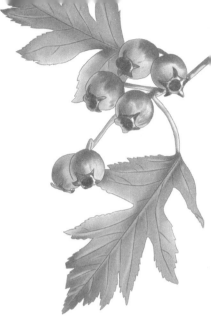

第二版

100味贵细中药材选用

曾宪策 曾 庆 编著

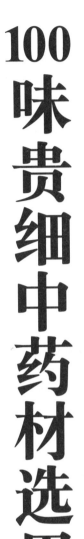

重庆出版集团
重庆出版社

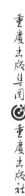

图书在版编目(CIP)数据

100味贵细中药材选用/曾宪策,曾庆编著. —2版. —重庆:重庆出版社,2017.8

ISBN 978-7-229-12440-3

Ⅰ.①1… Ⅱ.①曾… ②曾… Ⅲ.①中药材—基本知识 Ⅳ.①R282

中国版本图书馆CIP数据核字(2017)第166630号

100味贵细中药材选用(第二版)
100 WEI GUI XI ZHONGYAOCAI XUANYONG(DI ER BAN)
曾宪策 曾 庆 编著

责任编辑:陈 冲
责任校对:何建云
装帧设计:何海林

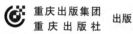 重庆出版集团
重庆出版社 出版

重庆市南岸区南滨路162号1幢 邮编:400061 http://www.cqph.com

重庆市国丰印务有限责任公司印刷
重庆出版集团图书发行有限公司发行
全国新华书店经销

开本:787mm×1092mm 1/16 印张:28.25 字数:500千
2006年1月第1版 2017年8月第2版 2017年8月第1次印刷
ISBN 978-7-229-12440-3
定价:58.00元

如有印装质量问题,请向本集团图书发行有限公司调换:023-61520678

作者简介

　　曾宪策　1964年毕业于成都中医学院中药专业本科。主任中药师，执业中医师，中医中药结合两栖专家，全国第四批老中医药专家学术经验继承指导老师，重庆市中医药学会资深专家咨询委员会副主任委员，重庆市中医药行业协会名中医分会副会长，重庆市药学高级职称评委，重庆市科学技术委员会、重庆市农业委员会、重庆市卫生与计划生育委员会及重庆市食品药品监督管理局在库成果审评及鉴定专家，《名老中医之路》选录刊载专家，《中国药业》杂志指导专家，《实用中医药杂志》编委会顾问。～团重庆桐君阁股份有限公司顾问，重庆西部医药商城中医　任四川省药物种植研究所副所长，太极集团重庆桐君阁股　总工程师，重庆市中医药学会常务理事兼中药专业委员会　都中医药大学重庆校友会常务副会长。

　　他极力推　药结合，承古医家医药融通的真谛，明医必精药，善药必通医。医师不能只会望闻问切、辨证、处方，还必须学会识别中药品质的真伪优劣、配方、炮制及制作膏丹丸散的方法；药师不能只会认药、配药、炮制药、制作膏丹丸散，更应懂得"辨证论治"的内涵。这样，才不失为一位真正的中医师或中药师。在医药结合思想的指导下，近年来，出版发行专著五部，逾两百万字，其中《100味贵细中药材选用》（第一版）、《100种常见病药食治》及《临床常用中药400种》均荣获西部地区优秀科技图书二等奖，前者还获得新中国成立60周年全国中医药科普图书著作三等奖；分别指导两名学生编写的《药食同源日常应用3000例》及《金佛山系列药膳》两书约70万字，已公开出版发行。

前　言

　　贵细中药材又称贵稀药材、名贵药材、参茸贵细，原是指来之不易、物稀量少、疗效卓著、价值高贵的中药材，是中药材中之精品，近年来人们常将一些药食两用且具有保健功能的中药材也列入其中，故业内又称这类药材为"土杂贵细"。

　　《100味贵细中药材选用》是在收集历代资料及民间使用习惯的基础上，结合本人临床工作实践经验，对100种较为常见的贵细药材（其中包括一部分具有保健作用的常用中药材），从药材名称、歌诀、来源、药材识别、规格标准、作用用途、用法推荐、使用注意事项、保存条件（对一些需要进行特殊处理的中药材还标明了加工制作方法）等几个方面进行疏理归纳，重点阐述了每一味药在历代临证处方配方外的一些使用简便、行之有效的民间习用方法。

　　书中药材"规格标准"一项，是根据原国家医药管理局、卫生部制定的《七十六种药材商品规格标准》、道地药材产地制定标准及中药材经营中的一些常见要求而写成。

　　本书主要是供贵细中药材经营人员作为培训教材使用，也可作为家庭自选保健强身中药材的参考书，还可供执业医师临床选药、执业药师推荐用药参考使用。书中所收录的部分品种具有很好的保健功能，亦可供中医"治未病"药材品种选择使用。

　　本书第一版出版后，受到广大读者的好评，并收获了许多宝贵的意见，因此再版时用法推荐从2036方增至3000余方，以满足读者的需求。

　　本书在编写及修订过程中，得到了太极集团董事局主席白礼西先生的大力支持。在此表示感谢！

　　由于时间仓促，加之编写水平有限，不当之处在所难免，敬请读者批评指正。

编　者

2016年5月

目录

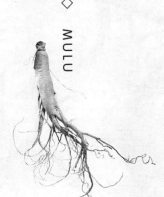

◇ MULU

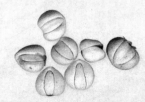

① 人 参

人参味甘微苦平　归脾归肺又归心
大补元气益脾肺　生津止渴安心神

　　人参又名人衔、鬼盖、黄参、玉精、血参、土精、地精、人侵、力参、棒槌、棒锤、孩儿参、金井玉阑。商品规格有红参、生晒参、边条参、高丽参、别直参、白糖参、参须、人参水子（鲜品）之分。为五加科植物人参的干燥根，主产于中国东北、朝鲜半岛、俄罗斯东西伯利亚等地。在深山老林中自然生长的称野山参；种植于园林之中的称园参；将野生小苗移植到山林中任其自然生长的称移山参；播种在山林野生状态下自然生长的又称林下参，习称籽海。有专家认为，林下参的收得率仅千分之一或万分之一，若自然生长达20年以上的可视作野山参，因为生长20年以上的林下参基本可以达到野山参的自然免疫功能，同时活性成分含量可高于一般市售人参一倍。各种参因加工方法不同又分为若干个规格，现就市售常见品种逐一介绍。

药材识别

　　山参生晒：主根与根茎略等长，呈人字形、菱形或圆柱形，长2～10cm。表面灰黄色，具纵纹，上端有紧密而深陷的环状横纹，侧根多为两条，须根细长，清晰不乱，有明显的疣状突起，习称"珍珠疙瘩"。根茎细长，上部具密集的茎痕，不定根较粗，形似枣核（习称"枣核艼"）。全质较硬，断面皮部显裂隙，形成层明显。气微香，味微苦、甘。

　　山参以"芦长碗密枣核艼，紧皮细纹珍珠须"，断面"菊花心"，具清香气者为佳。

　　生晒参：主根呈纺锤形或圆柱形，长3～15cm，直径1～2cm。表面灰黄色，上部或全体有疏浅断续的粗横纹及明显的皱纹，下部有侧根2～3条，并着生多处细长的须根，须根上偶有不明显的细小疣状突起。根茎多拘挛而弯曲，具有不定根（习称"艼"）和稀疏的凹窝状茎痕（习称"芦碗"）。质较硬，断面淡黄白色，显粉性，有一明显的棕黄色环纹，皮部有黄棕色的点及放射状裂隙。有特异香气，味微苦且回甜。

以体轻饱满、深土黄色或黄白色、皮细，无破疤者为佳。

红参：主根肥圆或呈纺锤形。长一般在6～17cm或更长，参体长3～10cm，上端钝圆与芦碗相接，下部较粗，带有多数分枝的参腿呈扭曲交叉状。表面红棕色或黄棕色，全体呈角质，半透明状，偶有不透明的暗褐色斑块，有纵向皱沟或皱纹及细根痕，上部可见环纹。质硬而脆，断面红棕色，中间有浅色菊花状圆心。气清香，味微苦微回甜。

以体质坚实、条粗、无黄皮及破疤者为佳。

糖参：主根长3～15cm，直径0.7～3cm。表面白色或浅黄白色，可见到针刺所形成的针痕，上部有较多的断续环纹。常具侧根2～3条，质脆，断面白色，有的具裂隙。气微香，味微苦、甘。

规格标准

1. 山参商品规格标准

等级	标准
一等	干货。纯野山参的根部，主根粗短呈横灵体，支根八字分开(俗称武形)，五形全美(芦、艼、纹、体、须相衬)。有元芦，艼中间丰满，形似枣核。皮紧细。主根上部横纹紧密而深。须根清疏而长，质坚韧(俗称皮条须)，有明显的珍珠疙瘩。表面牙白色或黄白色，断面白色。味甜微苦。每支重100g以上，艼帽不超过主根重的25%。无疤痕、杂质、虫蛀、霉变
二等	每支重55g以上。其他标准同一等
三等	每支重32.5g以上。其他标准同一等
四等	每支重20g以上。其他标准同一等
五等	主根呈横长灵体或顺体(俗称文形)，每支重12.5g以上，艼帽不超过主根重的40%。其他标准同一等
六等	主根呈横灵体、顺体、畸形体(俗称笨体)，每支重6.5g以上，艼帽不大。其他标准同一等
七等	干货。纯野山参的根部，呈横灵体、顺体或畸形体(俗称笨体)，元芦。有或无艼。紧细。主根上部横纹紧密而深。须根清疏而长，有珍珠疙瘩。表面牙白色或黄白色，断面白色。味甜微苦。每支重4g以上，无杂质、虫蛀、霉变
八等	每支重2g以上。间有芦须不全的残次品。其他标准同七等

2. 园参商品规格标准

品别	等级	标准
16边条红参	一等	干货。根呈长圆柱形，芦长、身长、腿长，体长18.3cm以上，有分枝2～3个，表面棕红或淡棕色，有光泽。上部色较淡，有皮有肉。质坚实，断面角质样。气香，味苦。每500g 16支以内，每支31.3g以上。无中尾、黄皮、破疤、虫蛀、霉变、杂质
	二等	稍有黄皮、抽沟、干疤。其他标准同一等
	三等	表面色泽较差。有黄皮、抽沟、破疤、腿红。其他标准同一等
25边条红参	一等	干货。根呈长圆柱形，芦长、身长、腿长，体长16.7cm以上，有分枝2～3个，表面棕红或淡棕色，有光泽。上部色较淡，有皮有肉。质坚实，断面角质样。气香，味苦。每500g 25支以内，每支20g以上。无中尾、黄皮、破疤、虫蛀、霉变、杂质
	二等	稍有黄皮、抽沟、干疤。其他标准同一等
	三等	表面色泽较差。有黄皮、抽沟、破疤、腿红。其他标准同一等
35边条红参	一等	干货。根呈长圆柱形，芦长、身长、腿长，体长15cm以上，有分枝2～3个，表面棕红或淡棕色，有光泽。上部色较淡，有皮有肉。质坚实，断面角质样。气香，味苦。每500g 35支以内，每支14.3g以上。无中尾、黄皮、破疤、虫蛀、霉变、杂质
	二等	稍有黄皮、抽沟、干疤。其他标准同一等
	三等	表面色泽较差。有黄皮、抽沟、破疤、腿红。其他标准同一等
45边条红参	一等	干货。根呈长圆柱形，芦长、身长、腿长，体长13.3cm以上，有分枝2～3个，表面棕红或淡棕色，有光泽。上部色较淡，有皮有肉。质坚实，断面角质样。气香，味苦。每500g 45支以内，支头均匀。无中尾、黄皮、破疤、虫蛀、霉变、杂质
	二等	稍有黄皮、抽沟、干疤。其他标准同一等
	三等	表面色泽较差。有黄皮、抽沟、破疤、腿红。其他标准同一等
55边条红参	一等	干货。根呈长圆柱形，芦长、身长、腿长，体长11.7cm以上，有分枝2～3个，表面棕红或淡棕色，有光泽。上部色较淡，有皮有肉。质坚实，断面角质样。气香，味苦。每500g 55支以内，支头均匀。无中尾、黄皮、破疤、虫蛀、霉变、杂质
	二等	稍有黄皮、抽沟、干疤。其他标准同一等
	三等	表面色泽较差。有黄皮、抽沟、破疤、腿红。其他标准同一等
80边条红参	一等	干货。根呈长圆柱形，芦长、身长、腿长，体长11.7cm以上，有分枝2～3个，表面棕红或淡棕色，有光泽。上部色较淡，有皮有肉。质坚实，断面角质样。气香，味苦。每500g 80支以内，支头均匀。无中尾、黄皮、破疤、虫蛀、霉变、杂质
	二等	稍有黄皮、抽沟、干疤。其他标准同一等
	三等	表面色泽较差。有黄皮、抽沟、破疤、腿红。其他标准同一等

续表

品别	等级	标准
小货边条红参	一等	干货。根呈长圆柱形，表面棕红或淡棕色，有光泽。上部色较淡，有皮有肉。断面角质样。气香，味苦。支头均匀。无中尾、黄皮、破疤、虫蛀、霉变、杂质
	二等	有黄皮不超过身长的1/2。稍有抽沟、干疤。其他标准同一等
	三等	表面色泽较差。有黄皮、抽沟、破疤、腿红。其他标准同一等
20普通红参	一等	干货。根呈圆柱形。表面棕红或淡棕色，有光泽。质坚实。无细腿、破疤、黄皮、虫蛀。断面角质样。气香，味苦。每500g 20支以内，每支25g以上
	二等	稍有黄皮、抽沟、干疤。其他标准同一等
	三等	色泽较差。有黄皮、抽沟、破疤、腿红。其他标准同一等
32普通红参	一等	干货。根呈圆柱形。表面棕红或淡棕色，有光泽。质坚实。无细腿、破疤、黄皮、虫蛀。断面角质样。气香，味苦。每500g 32支以内，每支15.6g以上
	二等	稍有黄皮、抽沟、干疤。其他标准同一等
	三等	色泽较差。有黄皮、抽沟、破疤、腿红。其他标准同一等
48普通红参	一等	干货。根呈圆柱形。表面棕红或淡棕色，有光泽。质坚实。无细腿、破疤、黄皮、虫蛀。断面角质样。气香，味苦。每500g 48支以内，支头均匀
	二等	稍有黄皮、抽沟、干疤。其他标准同一等
	三等	色泽较差。有黄皮、抽沟、破疤、腿红。其他标准同一等
64普通红参	一等	干货。根呈圆柱形。表面棕红或淡棕色，有光泽。质坚实。无细腿、破疤、黄皮、虫蛀。断面角质样。气香，味苦。每500g 64支以内，支头均匀
	二等	稍有黄皮、抽沟、干疤。其他标准同一等
	三等	色泽较差。有黄皮、抽沟、破疤、腿红。其他标准同一等
80普通红参	一等	干货。根呈圆柱形。表面棕红或淡棕色，有光泽。质坚实。无细腿、破疤、黄皮、虫蛀。断面角质样。气香，味苦。每500g 80支以内，支头均匀
	二等	稍有黄皮、抽沟、干疤。其他标准同一等
	三等	色泽较差。有黄皮、抽沟、破疤、腿红。其他标准同一等
小货普通红参	一等	干货。根呈圆柱形。表面棕红或淡棕色，有光泽。质坚实。无细腿、破疤、黄皮、虫蛀。断面角质样。气香，味苦。支头均匀
	二等	稍有黄皮、抽沟、干疤。其他标准同一等
	三等	色泽较差。有黄皮、抽沟、破疤、腿红。其他标准同一等

品别	等级	标准
全须生晒	一等	干货。根呈圆柱形。有分枝。体轻有抽沟，芦须全，有帽。表面黄白色或较深。断面黄白色。气香，味苦。每支重10g以上，绑尾或不绑。无破疤、杂质、虫蛀、霉变
	二等	每支重7.5g以上。其他标准同一等
	三等	每支重5g以上。其他标准同一等
	四等	有抽沟。大小枝。芦须不全，间有折断。其他标准同一等
生晒参	一等	干货。根呈圆柱形。体轻有抽沟，去净须。表面黄白色，断面黄白色。气香，味苦。每500g 60支以内。无破疤、杂质、虫蛀、霉变
	二等	每500g 80支以内。其他标准同一等
	三等	每500g 100支以内。其他标准同一等
	四等	体轻有抽沟、死皮。每500g 130支以内。其他标准同一等
	五等	每500g 130支以外。其他标准同四等
白糖参	一等	干货。根呈圆柱形，芦、须齐全。表面白色，体充实，枝条均匀，断面白色。味甜、微苦。不返糖，无浮糖、碎芦；无杂质、虫蛀、霉变
	二等	表面黄白色。不分大小。其他标准同一等
白直须	一等	干货。根须呈条状，有光泽。表面断面均黄白色。气香，味苦。长13.3cm以上，条大小均匀。无水锈、破皮；无杂质、虫蛀、霉变
红直须	一等	干货。根须呈长条形，粗壮均匀。红棕色或橙红色，有光泽，呈半透明状。断面角质。气香，味苦。长13.3cm以上。无干浆、毛须；无杂质、虫蛀、霉变
	二等	根须长13.3cm以下，最短不低于8.3cm。其他标准同一等

作用用途

　　人参具有大补元气、复脉固脱、补脾益肺、生津、安神的功效。主要用于体虚欲脱、肢冷脉微、脾虚食少、肺虚喘咳、津伤口渴、内热消渴、久病虚羸、惊悸失眠、阳痿宫冷、心力衰竭、心源性休克等，是秋冬季常用的补益药。人参能提高人体的抗病能力，对脾胃虚弱所致的消化不良、贫血、肺肾不足的虚喘、牙周病均有治疗作用，还能降低糖尿病病人的血糖和减少尿糖排出，防治放射病，提高视觉的适应能力。

　　现代临床上还用于危重症急救、肿瘤、性机能障碍、糖尿病、阿狄森氏病、冠心病、急性肝炎、高血压和动脉粥样硬化症等。

用法推荐 ⋯⋯⋯⋯⋯⋯⋯⋯⋯⋯⋯⋯⋯⋯⋯⋯⋯⋯⋯⋯⋯⋯⋯⋯⋯⋯⋯⋯⋯

1 医师处方用量。内服：煎汤，3~9g，大剂量时可用10~30g，宜另煎兑入；或研末，1~2g；或熬膏；或泡酒；或入丸、散。

2 直接含服人参片适量，用于身体虚弱。

3 人参、天花粉各等分，研为末，炼蜜为丸，如梧桐子大。每次服30丸，麦冬煎汤送下。用于治消渴引饮无度。

4 人参3g，核桃仁10g，煮汁代茶常饮，用于肺气虚所致的呼吸短促、行动乏力、短气咳喘、自汗等。

5 人参30g，白酒1000g。人参切片，投入白酒中，密封浸泡10天后服，每次25mL，每日2次。用于补虚、健身、抗衰老。

6 人参片5g，熟地25g，枸杞90g，白酒2500g。浸泡15天，纱布过滤，取药酒备用。另取冰糖100g放入锅中，加少量水加热溶化煮沸，煮至微黄时，趁热过滤去渣，待凉后加入药酒中，搅匀，静置一段时间后，取上清酒液早晚各服10~25mL。用于大补气血、安神、滋肝明目，也可用于身体虚弱、神经衰弱、头晕目眩、腰膝酸软等。

7 人参3g，丁香3g，干姜6g，柿蒂10个，共研为细末，一日分2次用开水送服。用于久病而致呃逆。

8 人参、丁香各等分，研为细末，每次服6g，空腹时用热米汤送下。用于脾胃肾气虚弱，呕吐不下食。

9 人参6g，大枣10枚，水煎服。用于大出血后引起的虚脱和身体虚弱。

10 人参3g，生地12g，天冬8g，山茱萸6g，枸杞3g。水煎，一日1剂，分3次服，连服1个月。用于糖尿病。

11 人参3g，大米100g，冰糖适量。将人参研为细末备用。先取大米煮粥，待熟时调入人参末、冰糖，再煮一二沸即成。常服用，可健脾益气，适用于脾胃亏虚所致的心悸、健忘、脚软乏力；还可用于病后体弱。

12 人参10~50g，与鸡、鸭、猪蹄等共炖服食，酌加食盐调味，用于补虚。

13 人参10g，远志30g。共杵为末，每包8g，每次1包，沸水冲泡代茶饮，连服7~10天。可益气养心，益智明目。

14 人参5g，冰糖适量，煎汤常服，用于气虚之人。

15 人参6g，天麻20g。与适量瘦猪肉共炖熟，一日分2次服，食肉、人参并喝汤。用于头痛。

16 人参、蜂蜜适量。熬膏常服，用于体虚之人。

⑰ 人参10g，阿胶10g，冰糖5g。上药放入碗内，加水适量，于锅中隔水蒸熟，加黄酒适量，一次服下。用于妇女血崩。

⑱ 人参9g，贯众炭21g。将贯众炭研为细末，用人参煎汤，分2次冲服药末。用于血崩。

⑲ 人参6g，生地10g，蒲黄炭10g，黑栀子10g。水煎服。用于血崩。

⑳ 人参20g。用文火炖后，一次服下。用于产后血晕。

㉑ 人参15g，苏木9g。水煎服。用于产后气喘。

㉒ 生晒参12g（切片），草决明30g打碎，煎水代茶饮，每天饮用，可连续饮用2～3周。用于老年人气虚便秘。

㉓ 人参3g，大枣50g，白果75g，莲米10g，白鸭1只，调料适量。将大枣去核，人参切片研末，白果取肉，白鸭子去头杂，洗净，而后纳诸药于鸭腹内，再于鸭表面涂上调料，上笼蒸烂时服。可补气养血，健脾和胃。适用于纳差食少、神疲乏力、头晕眼花、腹泻或大便溏薄、心悸、面色苍白等。特别适用于小儿腹泻的饮食治疗。

㉔ 人参6g，龙眼肉20g，枸杞子15g，瘦猪肉150g。将猪肉洗净切块，龙眼肉、枸杞子洗净，人参浸润后切薄片。全部用料共放入盅内，加水适量。用文火隔水炖至肉熟，即可食用。2日服1剂。用于气血亏虚而引起的脱发。

㉕ 人参须3g，黄连（研末）3g，姜生汁适量。将参须水煎，取汁，与黄连末、姜生汁和匀，一日分3次服下。用于呕吐不止，口渴喜饮。

㉖ 人参15g，苏叶、前胡、茯苓各9g，陈皮6g，茶叶3g。上药共研成细末即成。具有益气解表的作用。适用于气虚感冒，表现为恶寒发热、头痛鼻塞、少气懒言、咳嗽痰白、面色无华等。每次10g，用温开水冲服，一日2～3次。

㉗ 人参6g，五味子50g，紫苏梗6g，白糖100g。人参研为细末，五味子、紫苏梗水煎取浓汁，兑入人参粉末，加入白糖后随意饮用。用于气阴两虚，虚火上炎之咳嗽、口渴、气短乏力、言语无力者的辅助治疗。

㉘ 人参15g，生地15g，枸杞10g，淫羊藿10g，沙苑蒺藜10g，母丁香10g，沉香3g，远志肉3g，荔枝核7枚，高粱酒1000g。上药稍破碎，用布袋包扎好，投入酒中，密封浸泡1个半月以上开封，弃渣取酒饮用，每次10mL，呷服，一日1次。具有生精养血、益气宁神、乌须明目、延年益寿的功效。用于精力衰减，易于疲劳者服用，可治气血虚弱，肝肾不足之证。

㉙ 人参6g，白术8g，当归10g，肉桂2g，熟地10g。先将前4味分别捣碎，熟地撕碎后，一起放入茶杯中，倒入刚沸的开水，盖严杯盖，浸泡20分钟左右即可代茶饮。于月经干净后15日开始服用，一日1剂，15日（或用至经至）为一个疗

程。连用三个以上月经周期，至愈为止。用于血虚经期错后，月经量少色淡、质稀，或小腹隐痛、头晕眼花、心悸失眠、皮肤不润、面色萎黄、舌淡苔白、脉虚细者。

30 人参末3g，粳米100g，冰糖少许。同入砂锅内煮粥。早晚空腹时分服。用于各种心律失常。

31 人参3～5g。水煎，饮汤食参。亦可用人参片适量嚼服，一日1～2次。用于各种心律失常。

32 人参3～5g，麦冬10g。水煎，饮汤食参。每日2剂。用于各种心律失常。

33 高丽人参5g，紫藤子3g，薏苡仁15g，梓叶2g。高丽人参、紫藤子、薏苡仁分别用小火炒至微黄，同梓叶一起放入茶杯中，倒入刚沸的开水，盖严杯盖，浸泡20分钟左右即可代茶饮，可反复加入沸水浸泡数次，直至无味，每日上、下午各泡服1剂。用于强身、清热解毒，具有延年益寿的作用。

34 红参2g，熟地5g。上药切成小碎块，并置入茶杯内，倒入刚沸的开水，盖严杯盖，浸泡20分钟左右即可代茶饮，可反复加入沸水浸泡数次，直至无味，每日上、下午各泡服1剂。用于气血不足的各种虚劳证。症见气短乏力，神疲倦怠，头目昏花，面无血色等。

35 生晒参2g，麦冬5g，五味子5g。生晒参切成小薄片，五味子砸碎，与麦冬一起置入茶杯内，倒入刚沸的开水，盖严杯盖，浸泡20分钟左右即可代茶饮，可反复加入沸水浸泡数次，直至无味，每日上、下午各泡服1剂。用于暑热之邪耗伤阴津的气阴欲脱之证。症见气短乏力，口干喜饮，汗出不止等。

36 人参3g。切成小薄片，置入茶杯内，倒入刚沸的开水，盖严杯盖，浸泡20分钟左右即可代茶饮，可反复加入沸水浸泡数次，直至无味，最后将药渣嚼烂，用药液送服。每日上午泡服1剂，严重者下午可加服1剂。用于大病、久病、失血、误汗、误下等原因引起的气虚欲脱，症见气短乏力，神疲倦怠，动则出汗，汗出着凉，畏寒恶风，容易感冒，少言懒语，头晕目眩，面色无华等。

37 人参30g（研成细粉），鸡油300g（熬熟），玫瑰蜜150g（压制成泥状）或黑芝麻300g（炒香研成细粉），白糖1500g，面粉150g（炒黄），糯米粉5000g（其中粳米粉20%）。将玫瑰蜜泥或黑芝麻粉，加入白糖，撒入人参粉和匀，兑入鸡油调和，再加面粉揉至滋润作为心；糯米粉掺水淋湿，揉成滋润的粉团为皮；捏成汤圆煮食。适合心脾气虚，气短神疲，倦怠乏力，心悸自汗者服食。

38 红人参1支（20g左右），黄芪100g，当归头2枚（50g左右），三七1枚（约20g），大红枣50g，鸡1只（或鸭1只、猪蹄1只），姜生6g，精盐、味精各适量。鸡宰杀洗净去内脏，三七用麻油酥透、扎破，与洗净的红人参、黄芪、当归头、大红枣、姜生一起放入砂锅，加水适量。置武火上烧沸，再用文火煨炖，直至鸡肉熟烂即成。食用时加精盐、味精。吃肉、吃药（黄芪除外）、喝汤。此为四人一日量，分早、晚2次服食。具有养血补虚的功能。适用于各种贫血症。

㊴ 人参5g，子母鸡1只，料酒、胡椒面、姜生、葱、味精、食盐各适量。将鸡宰杀去毛及内脏，洗净；葱切段、姜切片，备用。把人参装入鸡腹，放入大碗内加水及葱、姜、料酒、食盐，上笼蒸烂，加入适量味精即可食用鸡肉、人参，并多喝鸡汤。精神困倦、声音低微、四肢乏力、食欲不振、腹部虚胀、易出虚汗、经常便溏、易于感冒，且对外界环境适应能力较差者可选用此类补气药膳。此方常用于考试期间考生药膳调理。

㊵ 鲜人参1～2支，白酒500g。浸泡1月后服，每次5～10毫升，一日2次。用于补虚、健身、抗衰老。

㊶ 鲜人参1支，核桃仁50g。煮汁代茶常饮。用于肺气虚所致的呼吸短促，行动乏力，短气咳喘，自汗，盛则咳喘遗尿等症。

㊷ 鲜人参1支，大米100g。煮粥，常食用，用于病后体弱之人调养身体。

㊸ 鲜人参1支，大枣10枚。水煎服，有强身健体的作用，适用于身体虚弱之人常服用。

㊹ 鲜人参1支，冰糖适量。煎汤常服，适用于气虚之人调养身体。

㊺ 鲜人参、蜂蜜各适量。熬膏常服，适用于体虚之人调养身体。

㊻ 鲜人参2支，天麻20g。与适量猪肉共炖熟，一日分2次服，食肉、人参并喝汤。适用于头痛之人常食用。

㊼ 鲜人参1～2支，与鸡、鸭、猪蹄等共炖服食，酌加食盐调味。用于补虚。

㊽ 鲜人参10g（切片），草决明30g打碎，煎水代茶饮，每天饮用，可连续饮用2～3周。用于老年人气虚便秘。

㊾ 鲜人参10g，龙眼肉20g，枸杞子15g，瘦猪肉150g。将猪肉洗净切块，龙眼肉、枸杞子洗净，鲜人参浸润后切薄片。全部用料共放入炖盅内，加水适量。用文火隔水炖至肉熟，即可食用。常服食。用于气血亏虚而引起的脱发。

㊿ 鲜人参、白砂糖各适量。将鲜人参洗净晾干水汽，用钢针在参体上密扎数个小眼，埋入白砂糖中，一个月后取出，捣成参泥，每天3～5g，调入1枚鸡蛋中，蒸服。适用于小儿多汗、易感冒、厌食等症。

(51) 鲜人参、纯蜂蜜各适量。将鲜人参洗净晾干水汽，切薄片，浸泡于蜂蜜中。1周后，每日晨空腹时取3～5片及少量蜂蜜冲开水服（参片可嚼烂吞食）。适合老年人因气虚所致便秘者常服用。

(52) 鲜人参10g，熟地5g。上药切成小碎块，并置入茶杯内，倒入刚沸的开水，盖严杯盖，浸泡20分钟左右即可代茶饮，可反复加入沸水浸泡数次，直至无味，每日泡服一剂。用于气血不足所致的各种虚劳证，症见气短乏力，神疲倦怠，头目昏花，面无血色等。

❺❸ 鲜人参10g，麦冬5g，五味子5g。上药切成小薄片（五味子砸碎），并置入茶杯内，倒入刚沸的开水，盖严杯盖，浸泡20分钟左右即可代茶饮，可反复加入沸水浸泡数次，直至无味，每日各泡服一剂。用于暑热之邪耗伤阴津的气阴欲脱之证。症见气短乏力，口干喜饮，汗出不止等。

使用注意

凡属气盛、身热、大小便不通、肝阳上亢的高血压，湿热壅滞所致的浮肿，失眠烦躁而属实者及感冒发热病人不宜选用。亦不宜过大剂量长期服用，否则会助火而产生不良后果。忌与藜芦、五灵脂同用。服人参时不宜喝茶、食萝卜，以免影响药力。

加工制作

各种参均先去芦头。①切片：取原药材快速水洗后用湿毛巾包裹润软（红参蒸软），切片，干燥。②煎汤：取参片在搪瓷锅中煎煮1小时，加入冰糖适量，汤药同食。③碾粉：原药材（需烘干劈碎）或参片用磨粉机直接碾磨成细粉。④熬膏：取参片在搪瓷锅中煎煮3次，合并三次药汁，文火浓缩至稠，加入适量蜂蜜煮沸片刻，再将药渣烘干后碾成的细粉均匀混合其中，用深色瓶装。⑤泡酒：洗净劈破的原药材或参片装入深色瓶中，加入白酒浸泡1周后再加冰糖适量。

保存条件

本品易虫蛀、霉腐、泛糖。保存方法：一是用防潮纸包好直接放入冰箱中，二是装入放有少量花椒、细辛或樟脑丸的石灰缸内。如出现虫蛀或霉腐，应及早用开水烫淋（红参可蒸）后烘干，再按上法保存。

三 七

三七味甘微苦温　　归属肝经和胃经
消除瘀血生新血　　活血通络将痛定

三七又名三漆、山漆、血参、田七、滇七、参三七、田三七、金不换、旱三七、滇三七、人参三七、佛手三漆。商品规格有春三七、冬三七之分，为五加科植物三七的干燥根。主产于云南、广西。

药材识别

呈类圆锥形或圆柱形，长1~6cm，直径1~4cm。外皮呈光亮的灰绿色，或灰褐色，或棕黑色，或带有黄斑（习称"铁皮"），或灰黄色（习称"铜皮"）。顶端较平或少有残茎，底部有剪断支根的痕迹，全体亦有凸起的瘤状物、支根茎及横向皮孔，并有断续的纵皱纹。体重，质坚实，难折断。横断面灰绿色、黄绿色或灰白色，破碎后皮部与木部易分离，角质样，呈放射状菊花心纹理。具特殊香气，味先苦而后微回甜。

以个大肥实、体重皮细、灰绿色有光泽、断面灰黑色带绿，无裂隙（习称"铜皮铁骨"）者为佳。

规格标准

品别	等级	标准
春三七	一等（20头）	干货。呈圆锥形或圆柱形。表面灰黄色或黄褐色。质坚实、体重。断面灰褐色或灰绿色。味苦、微甜。每500g 20头以内。长不超过6cm。无杂质、虫蛀、霉变
	二等（30头）	干货。呈圆锥形或圆柱形。表面灰黄色或黄褐色。质坚实、体重。断面灰褐色或灰绿色。味苦、微甜。每500g 30头以内。长不超过6cm。无杂质、虫蛀、霉变
	三等（40头）	干货。呈圆锥形或圆柱形。表面灰黄色或黄褐色。质坚实、体重。断面灰褐色或灰绿色。味苦、微甜。每500g 40头以内。长不超过5cm。无杂质、虫蛀、霉变

续表

品别	等级	标准
春三七	四等 （60头）	干货。呈圆锥形或圆柱形。表面灰黄色或黄褐色。质坚实、体重。断面灰褐色或灰绿色。味苦、微甜。每500g 60头以内。长不超过4cm。无杂质、虫蛀、霉变
	五等 （80头）	干货。呈圆锥形或圆柱形。表面灰黄色或黄褐色。质坚实、体重。断面灰褐色或灰绿色。味苦、微甜。每500g 80头以内。长不超过3cm。无杂质、虫蛀、霉变
	六等 （120头）	干货。呈圆锥形或圆柱形。表面灰黄色或黄褐色。质坚实、体重。断面灰褐色或灰绿色。味苦、微甜。每500g 120头以内。长不超过3cm。无杂质、虫蛀、霉变
	七等 （160头）	干货。呈圆锥形或圆柱形。表面灰黄色或黄褐色。质坚实、体重。断面灰褐色或灰绿色。味苦、微甜。每500g 160头以内。长不超过2cm。无杂质、虫蛀、霉变
	八等 （200头）	干货。呈圆锥形或圆柱形。表面灰黄色或黄褐色。质坚实、体重。断面灰褐色或灰绿色。味苦、微甜。每500g 200头以内。长不超过2cm。无杂质、虫蛀、霉变
	九等 （大二外）	干货。呈圆锥形或圆柱形。表面灰黄色或黄褐色。质坚实、体重。断面灰褐色或灰绿色。味苦、微甜。每500g 250头以内。长不超过1.5cm。无杂质、虫蛀、霉变
	十等 （小二外）	干货。呈圆锥形或圆柱形。表面灰黄色或黄褐色。质坚实、体重。断面灰褐色或灰绿色。味苦、微甜。每500g 300头以内。长不超过1.5cm。无杂质、虫蛀、霉变
	十一等 （无数头）	干货。呈圆锥形或圆柱形。表面灰黄色或黄褐色。质坚实、体重。断面灰褐色或灰绿色。味苦、微甜。每500g 450头以内。长不超过1.5cm。无杂质、虫蛀、霉变
	十二等 （筋条）	呈圆锥形或类圆形。间有从主根上剪下的细支根（筋条）。表面灰黄色或黄褐色。质坚实、体重。断面灰褐色或灰绿色。味苦、微甜。不分春、冬七，每500g 450～600头以内。支根上端直径不低于0.8cm，下端直径不低于0.5cm。无杂质、虫蛀、霉变
	十三等 （剪口）	干货。不分春、冬七，主要是三七的芦头（羊肠头）及糊七（未烤焦的），均称为剪口
冬三七		13个等级的头数与春七相同，但表面灰黄色，有皱纹或抽沟（拉槽）不饱满，体稍轻。断面黄绿色。无杂质、虫蛀、霉变

作用用途

三七具有散瘀止血、消肿定痛的功效。主要用于咯血、吐血、衄血、便血、崩漏、外伤出血、胸腹刺痛、跌扑肿痛等证。对跌打内伤或外伤出血、瘀血肿痛有消肿止痛的作用。对肺胃出血引起的吐、咯血，妇女崩漏引起的月经过多、出血紫黑成块，血小板减少引起的血液病出血有止血作用。对中风初期昏迷不醒的脑出血也有治疗作用。此外，内服三七粉对治疗冠心病也有一定帮助。熟三七可补益气血，用于贫血、失血。

现代临床上还用于急性坏死性节段性小肠炎、急性咽喉炎、高脂血症、脑出血、缺血性脑血管病、血瘀型慢性肝炎等；注射液用于治疗子宫下垂等。

用法推荐

① 医师处方用量。内服：煎汤 3 ~ 9g；研末，1 ~ 3g；或入丸、散。外用：磨汁涂、研末撒或调敷。

② 三七粉 50g，苎麻根 100g。共研为细粉，外敷伤处。用于治疗刀伤及其他外伤出血。

③ 生三七粉 1g，一日 2 ~ 3 次，冲服。用于治疗高脂血症；按前述剂量，一日 3 次，空腹时服，疗程 1 个月，对丙氨酸氨基转移酶增高症有治疗作用。

④ 三七粉。每次 1 ~ 1.5g，一日 1 ~ 2 次。用于治疗吐血、咯血、咳血、便血、尿血及外伤出血等。

⑤ 三七粉 10g。米泔水调服。用于治疗赤痢血痢。

⑥ 三七粉 6g。同淡白酒调服。用于治疗大肠下血。

⑦ 三七 7g，花蕊石 10g（煅存性），血余 3g。共研细末。分 2 次温开水送服。用于治疗咳血，兼治吐血，衄血，理瘀血及二便下血。

⑧ 三七粉 3g，灯草、姜煎汤送下。用于治疗血淋。

⑨ 三七粉 3g。用米汤调服。用于治疗妇女血崩或产后多血。

⑩ 三七粉 3g，鸡蛋 1 个，藕汁一小杯，陈酒半小杯。鸡蛋打开，和入三七粉、藕汁、陈酒，隔汤炖熟食之。用于治疗吐血。

⑪ 三七粉每次 1g，一日 2 ~ 3 次，用白酒吞服（亦可外敷）。用于治疗跌打损伤，瘀滞疼痛。

⑫ 三七、丹参各等分。研末常服。用于治疗冠心病心绞痛、高脂血症、预防中风及中风后遗症、脑血管供血不足所致的头痛、血瘀型慢性肝炎等。

⑬ 三七适量。切片开水泡当茶饮。用于治疗急性咽喉炎。

⑭ 三七、广玉金、浙贝母各 10g，黄连 5g。共研为细末，炼蜜和匀搓成 5g 丸。每次 1 丸，放置舌下含化后再慢慢咽下，一日 3 ~ 5 次，半月为一疗程。用于治疗食道炎。

⑮ 三七粉适量。外敷。用于治疗复发性口疮、颞下颌关节紊乱综合征。

⑯ 三七10~30g，白酒500g。泡7天后服，一次5~10mL，一日2~3次。用于治疗跌打损伤，瘀阻疼痛。

⑰ 三七粉12g，白及粉12g，薏苡仁100g。先将薏苡仁煮成粥，再加入三七粉和白及粉，搅匀，一日3次服。用于治疗肺痈。

⑱ 三七粉6g，蒲黄炭10g。将上药混匀，一次3~5g，一日2~3次，开水冲服。用于治疗咳血。

⑲ 三七20g，鲜鼠妇虫100g。将药捣烂，制成梧桐子大小的丸，一次5~10丸，一日3次，用热黄酒冲服。用于治疗跌打损伤。

⑳ 三七3g，䗪虫6g。共研为末，均分为10包，一次1包，一日3次，黄酒冲服。用于治疗外伤所致之瘀血肿痛。

㉑ 三七、白及各等分。共研为细粉，外敷伤处。用于治疗刀伤及其他外伤出血。

㉒ 三七粉、射干粉各等量。混合均匀，外敷伤口。用于治疗外伤出血。

㉓ 三七适量。研为细末，一次3g，一日2~3次，开水冲服。用于治疗跌打损伤。

㉔ 三七粉1g，黄芪10g。用黄芪煎汤，吞服三七粉，一日2~3次。用于治疗贫血。

㉕ 三七3g，黑荆芥穗30g，米醋5g。将三七研为细末，用荆芥的水煎液与米醋冲服。用于治疗产后血晕。

㉖ 三七6g。研为细末，用童便一次冲服。用于治疗产后腹痛。

㉗ 三七粉1.5~3g，艾叶煎汤，或老酒送下。用于治疗妇女产后败血作疼。

㉘ 三七粉1000g，冰片10g。将三七粉用乙醇制粒，烘干；冰片用95%乙醇溶解，喷入颗粒内并混合均匀，压片，包糖衣。每片重0.32g。口服，一次2片，一日3次。用于治疗冠心病心绞痛。

㉙ 三七20g，杜仲50g，海带30g，萝芙木30g，野芝麻根60g。共用米酒浸泡，3日后饮药酒，一次2~3mL，一日2次。用于治疗高血压。

㉚ 三七300g，黄芪300g，川芎500g，粉葛300g，丹参300g（若见血脂高可加何首乌300g，生山楂300g）。共研细粉。一日2~3次，每次饭后用温开水调服5g（亦可制成水泛丸服）。用于治疗高血压症见头晕、头胀痛、目眩等。

㉛ 三七60g，海螵蛸300g，浙贝母100g，沉香50g，砂仁50g，元胡50g（若见呕吐酸水可加黄连40g、吴茱萸20g；呕吐甚者可加姜制半夏50g；胀甚者可加木香、青皮各50g）。共研细粉。每次饭前15~30分钟用温开水调服5g。用于治疗各种胃炎、胃及十二指肠溃疡。

㉜ 三七10g，制乳香10g，丁香10g，五灵脂10g，云木香10g，荜茇10g。共研为细末，一次5g，一日1次，温开水冲服。用于治疗胃脘痛。

㉝ 三七6g，没药（去油）15g，青木香10g，乌贼骨20g。共研为细末，一次3g，一日3次，温开水冲服。用于治疗胃脘痛。

㉞ 三七粉12g，白及9g，海螵蛸3g。共研为细末，一次3g，一日3次，开水送服。用于治胃及十二指肠溃疡。

㉟ 三七10～15g。用鸡油酥制（勿焦枯）后砸碎炖鸡，酌加食盐等调味，吃肉喝汤。用于治疗气血不足，少气乏力，面色无华。

㊱ 三七适量。用麻油炸黄（勿焦枯），研细粉，一次2g，一日1～2次，用鸡汤或肉汤送服。用于治疗气血不足，少气乏力，面色无华。

㊲ 三七60g，草乌15g，重楼10g。先将草乌切片，用菜油炸黄，再与另二味药共研为末，一次2g，一日2次，开水冲服。用于治疗风湿性关节炎，着痹。

㊳ 三七1g。切成小碎块，置入茶杯内，倒入刚沸的开水，盖严杯盖，浸泡20分钟左右即可代茶饮，可反复加入沸水浸泡数次，直至无味，最后将药渣嚼烂，用药液送服。每日上、下午各泡服1剂。用于治疗瘀血阻滞，血不归经的各种出血，如衄血、咯血、呕血、便血、崩漏等。

㊴ 三七2g，百部5g，麦冬5g，山药5g。将三七打为粗颗粒，其他药切为小碎块，共置入茶杯内，倒入刚沸的开水，盖严杯盖，浸泡20分钟左右即可代茶饮，可反复加入沸水浸泡数次，直至无味。每日上、下午各泡服1剂。用于治疗肺结核症见咳嗽、胸痛、咯血、骨蒸潮热、消瘦等。

㊶ 三七20g，肥母鸡1500g。将母鸡宰杀去毛、爪及内脏并冲洗干净，剁成约2cm×3cm长方形小块装在蒸钵内，三七一半打成粉、另一半切成薄片，与洗净的20g姜片、50g葱节摆放在鸡面上，再灌入清汤，加入50g绍酒及适量食盐，上笼蒸约2小时，出笼后拣去姜、葱，调入味精约3g即可食用。本品有补虚益血的作用。用于久病体虚及产后血虚患者常服。

使用注意

血虚所致的吐血、衄血不宜生用。孕妇慎用。

加工制作

①切片：将原药材洗净，稍润，用蒸笼蒸软，切薄片。②打粉：取三七快速洗净、干燥、打碎、碾细粉。③熟三七粉：取净三七用麻油炸至表面黄色（勿焦枯），取出，碾细粉。④泡酒：取净三七，打碎，盛入密闭容器中，加白酒适量浸泡7天后服用。⑤炖鸡：取油酥制三七，劈破，装入去除内脏并洗净的鸡腹内，小火共炖至熟，酌加食盐等调味。

保存条件

本品易虫蛀、霉腐，在盛装原药材的密闭容器内放入适量用纸包裹的樟脑丸则可以预防。出现异常应立即取出晾晒或烘炕，这样可以起到杀虫、去霉的作用。粉末或片用瓶装好盖紧，放于阴凉干燥处。

③ 大　枣

大枣味甘性且温　和药归脾归胃经
补中益气还养血　安神可除脏躁症

> 大枣又名壶、木蜜、红枣、干枣、美枣、良枣、胶枣、南枣、干赤枣，为鼠李科植物枣的干燥成熟果实。主产于河南、河北、山东、陕西。

药材识别

呈椭圆形或类球形，长 2 ~ 3.5cm，直径 1.5 ~ 2.5cm。表面暗红色，略带光泽，有不规则皱纹。基部凹陷，有短果梗。外果皮薄，中果皮棕黄色或淡褐色，肉质柔软，富糖性而油润。果核纺锤形，两端锐尖，质坚硬。气微香，味甜。

以个大、完整、色紫红、核小、味甜者为佳。

规格标准

统货。

作用用途

大枣具有补中益气、养血安神的功效。主要用于脾虚食少、乏力便溏、妇人脏躁等，还有缓和药性的功能。可药食兼用，民间常作为补血之品。近用于血小板减少症、过敏性紫癜、肝炎、更年期综合征等，均取得较好疗效。大枣营养丰富，又为滋补佳品，有祛病强身两得之妙用。所含维生素C在水果中名列前茅，有"天然维生素丸"之称。据报导另具有强壮、保肝、抗癌功效。

现代临床上还用于过敏性紫癜、预防输血反应、营养不良性水肿、放射治疗引起的白细胞减少症、黄疸、慢性肝炎等。

用法推荐

1. 医师处方用量。内服煎汤9～15g。

2. 大枣（去核）1枚，五倍子（盐炒）3g。将五倍子放入大枣内，焙焦枯后，研为细末，撒患处，一日3次。用于牙疳。

3. 大枣10枚（去核），糯米（或小米）50g。煮粥，放适量白糖食用。用于脾胃气虚所致的倦怠乏力、心悸、食少便溏、胃隐痛及胃溃疡。

4. 大枣50g，粳米100g。同煮成粥，常服用。有健脾和胃及养血安神之功效。适用于久病体虚、脾胃功能虚弱者服食。另有民谚云："要想皮肤好，粥里加大枣。"可见大枣粥对美容护肤也大有好处。

5. 大枣10枚，小麦30g，甘草10g。煮粥食用。用于治妇女脏躁症所致的神志失常。

6. 大枣5枚，小麦15g，甘草3g，冰糖适量。将锅中加水500mL，再倒入药材煮5分钟，加入冰糖搅匀，代茶饮用。用于治疗小儿惊悸，夜啼。

7. 大枣10枚。一日3次，煎汤，连汤带枣服。治过敏性紫癜或非血小板减少性紫癜。

8. 大枣120g，仙鹤草60g。一日1剂，水煎代茶饮。用于紫癜。

9. 大枣20枚（去核），羊颈骨1～2根（劈破），糯米50～100g。共煮稀粥，食盐调味，分次食用。治再生障碍性贫血、血小板减少性紫癜。

10. 大枣（和核烧存性）、百药煎（煅）各等分。共研为细末。每次服6g，米汤调下服。用于治肺疽，吐血并妄行。

11. 大枣、红糖各50g。水煎，喝汤食枣。治脾胃虚寒型泄痢日久。

12. 大枣10枚，花生衣10g。加水炖服。用于放射治疗引起的白细胞减少症。

13. 大枣10枚，人参6g。煎汤饮汤食药。用于大出血后身体虚弱。

14. 大枣肉150g，炙甘草、杏仁、乌梅各100g。共研为细末，炼蜜为丸如枣核大。含化服。用于口干。

15. 大枣10枚，芹菜根10个。洗净、捣烂，水煎取汁，一日1剂，分2次服，连服15～20天为一个疗程。用于高血压病、冠状动脉硬化性心脏病等血清胆固醇增高者。

16. 大枣50g，鲜小蓟草100g。加水适量，二药同煮10～15分钟，代茶饮用，一日1剂，连服一个月。用于治疗高血压。

17. 大枣（去皮、核）15枚，蓖麻子（去皮）300粒。二味和捣，用绵裹塞入耳鼻，一日1次。用于治疗耳聋鼻塞，不闻声音香臭。

18. 大枣250g，茵陈60g。共煮，吃枣饮汤，早晚分服。治黄疸型肝炎。

⑲ 大枣、茵陈、白芍各100g，山栀子50g，柴胡25g。于锅中加水1600mL，煎至800mL，每周饮用1次，成人每次200mL，儿童减半。用于预防肝炎。

⑳ 大枣100g，鸡骨草200g。于锅中加水2000mL，文火煎至800mL，供4人饮用，每周1次，成人每次200mL，5岁以下儿童减半。用于预防传染性肝炎及治疗黄疸型肝炎（治疗用应每日服用一剂）。

㉑ 大枣10枚，葶苈子15g。煎汤分2次服，一日1剂。用于胸腔积液。

㉒ 大枣500g，姜生500g，红糖250g，牵牛子200g。先将大枣煮熟，牵牛子研为细末，再将枣肉、牵牛子粉、姜生、红糖四者共捣如泥，制21丸，一次1丸，一日3次，温开水送服。用于水肿。

㉓ 大枣50g，姜生5g。加水适量，姜生切片与大枣以文火同煮20分钟，再加入红糖适量，搅拌匀，趁热饮服。用于气血不足。

㉔ 大枣100g，葱白50g。同入砂锅中加水600mL，文火煎至250mL，取汁，睡前服。用于失眠症。

㉕ 大枣、生花生仁各50g。同放入砂锅中，加水适量，煎煮20分钟，再加入红糖适量，一日内频频服用。用于燥咳，反胃，乳汁稀少。

㉖ 大枣5枚，生甘草5g。开水浸泡15分钟后，代茶常饮。用于血压偏低，咽喉干痒，睡眠不好等。

㉗ 大枣核适量。于锅中炒焦，晚间泡开水代茶饮。用于失眠的辅助治疗。

㉘ 大枣50g，鲜橘皮10g。先将大枣炒焦，与橘皮同放入保温杯中，用开水浸泡10分钟，常饮用。用于食欲不振，消化不良。

㉙ 大枣200g，赤小豆250g。先煮赤小豆快熟时，加入洗净的大枣，同煮至熟，再加红糖150g，煮沸即可，常服用。用于年老体弱、腰酸腿痛，疗效明显。

㉚ 大枣15枚，炒枣仁15g，当归身10g，炮姜2g。水煎服。用于产后汗出不止。

㉛ 大枣21枚，蓖麻仁21枚，冰片3g。先将蓖麻仁、大枣炒焦，研为细末，再加入冰片共研均匀，用凉开立调成糊状，外敷患处。用于搭背疮初起。

㉜ 大枣生、熟皆可食用，亦可制作果脯、罐头、饮料，备受青睐，长期服用，延年益寿。

㉝ 大枣20枚。大枣去核后焙黄，研为细末，分成6包，一次1包，一日2次，开水冲服。用于小儿疳积。

㉞ 大枣60～120g，当归15g。水煎服，并分2次食枣。用于荨麻疹。

㉟ 大枣30g，胡麻仁15g，皂刺9g，白蒺藜15g，海桐皮15g。水煎服。用于皮肤瘙痒。

㊱ 大枣50g，茶叶3g，白糖适量。茶叶用沸水冲泡，取茶汁；大枣煮烂，加白糖、茶汁，搅匀后饮用。用于脾胃不健之小儿夜尿症。

㊲ 大枣30g，爵床草100g（干者减半）。先将爵床草洗净切碎，同大枣一起加水1000mL，煎至400mL左右，每日2次分饮药汁吃枣，有利水解毒的功效。适用于前列腺炎的治疗。

㊳ 大枣50g，鲜橘皮10g。先将大枣炒焦，与橘皮同置入茶杯内，倒入刚沸的开水，盖严杯盖，浸泡10分钟左右即可代茶饮，可反复加入沸水浸泡数次，直至无味。每日泡服1剂。用于脾胃不健之食欲不振，消化不良。

㊴ 大枣30枚，黑木耳30g，红糖适量。将黑木耳加水浸泡30分钟，与红枣一同入锅内，加水适量，用文火炖熟，加入红糖搅拌均匀即成。一日1次，长期服用。黑木耳凉血清热、育阴；红枣补心脾、益气血。本品具有补气血、清血热之功效。适用于头晕心悸、咽干口燥、鼻衄、齿衄、食欲不振等症。

㊵ 大枣250g，姜生500g，食盐70g，甘草70g，丁香15g，小茴香120g，共捣烂研细末，调匀备用。每次9～15g，于清晨煎服或泡服，令人容颜不老。

㊶ 大枣、白果、莲子各49枚，人参3g，鸭子1只。将鸭宰杀去毛、脚及内脏并洗净；绍酒、酱油各10g和匀，搽在鸭子的表皮和腹内（可在鸭皮上用竹签戳些小孔再搽），将去核的大枣、去果壳及心的白果、用水发胀后去皮及心的莲米装在碗内，撒入研细的人参粉，和匀后填入鸭腹内，再把鸭子放在蒸钵里，上笼用大火蒸约2.5～3小时，待鸭熟即可食用。用于脾虚食少、乏力、腹泻，血虚眩晕、心悸、面色无华等症，确有良好效果。本方可作病后体弱及营养不良、贫血、糖尿病患者之膳食。

㊷ 大枣肉60g，花生米100g，南瓜子50g，黄豆粉30g，粳米粉250g。上药与枣肉共捣为泥，再调入些面粉，加适量油与水，调匀做糕，蒸熟，一日吃完。可补脾益气，养血明目。用于治疗近视、视物模糊，伴心悸气短、体虚便秘者。

㊸ 大枣10枚，猪脾2个，粳米100g。将猪脾洗净切片，锅中微炒，加入大枣、粳米添水煮粥，可酌加白糖调味，空腹服食，一日1次。10天为一疗程。用于胃下垂引起的形体消瘦、脘腹胀满、食欲不振、倦怠乏力，确有康复保健之效。

㊹ 大枣50g，芹菜200g。将红枣、芹菜洗净后放入砂锅中，煲汤，分次服用。如不是芹菜上市季节，用干芹菜150g亦可。用于痛风患者辅助治疗。

㊺ 大枣10枚，白术10g，茯苓30g，粳米100g。红枣去核，茯苓捣碎与粳米共煮成粥，代早餐食。可滋润皮肤，增加皮肤弹性和光泽，起到养颜美容作用。

使用注意

因本品味甘易助湿生痰蕴热，令人中满，故湿盛脘腹满者忌用。实热、湿热、痰热诸疾均不宜服用。

保存条件

本品富含糖质，易泛糖、虫蛀、霉变。宜置于阴凉干燥处保存。

④ 土狗肾

土狗肾味咸性温　血肉之品归肾经
补肾壮阳治阳痿　阳虚阴冷及不孕

土狗肾又名狗肾、狗鞭、狗精、犬阴、黄狗肾、牡狗阴茎，为犬科动物狗的干燥阴茎及睾丸。全国各地均产。

药材识别

阴茎呈棒状，长9~15cm，直径1~2cm，表面较光滑，具一条不规则的纵沟，先端龟头（又称腺阴茎）色稍深，长2~3cm，微隆起与后部界限明显，剖开阴茎，内有阴茎骨一根，略呈扁长条形，长约10cm，腹面有一沟槽，端部圆钝尖，常残连结缔组织。阴茎后端由韧带连接两只睾丸，睾丸呈扁椭圆形，长3~5cm，宽2~3cm，表面干皱；附睾紧密地附着于睾丸外侧面的背侧方，与一条淡黄色输精管连接；全体淡棕色或棕褐色，质硬，不易折断，气腥臭。

以条形肥壮，少纵皱，表面光滑，色黄褐，无特异臭气为好。以条长9cm以上，粗壮者为佳。

规格标准

统货。

作用用途

土狗肾具有暖肾、壮阳、益精补髓的功效。主要用于性功能衰退所致遗精、阳痿不举或举而不坚；女子畏寒肢冷、白带清稀、性欲淡漠；中老年人由于肾阳虚衰出现的怕冷、腰膝酸软、尿频等。为冬令最佳常用补品。

本品可切成段片配方，也可研成细粉单服或加入丸，海狗肾优于本品；羊肾有类似本品的作用，均可选用。

① 医师处方用量。内服：煎汤，3～9g；或研末，一次1.5～3g；或入丸、散。

② 土狗肾1具。研细末，每服3g，淡盐汤送下，一日2～3次。治阳痿，精冷。

③ 土狗肾用滑石粉烫酥，取出，研粉。每次服5g，温开水送下，一日2次。用于治疗年老体弱，腰膝酸软无力。

④ 土狗肾1具，羊肉500g。共炖，食盐调味，食肉喝汤。治肾虚阳痿，腰痛，手足不温。

⑤ 土狗肾20g，当归10g，冰糖100g。用水酒各半炖熟，一日分2次食药喝汤。用于治疗阳痿。

⑥ 土狗肾2具，蜻蜓50只，蟋蟀50只。先将蜻蜓、蟋蟀去头、翅、足，狗肾切碎，再焙焦黄，共研为细末，一次5g，一日3次，白酒冲服。用于治疗阳痿。

⑦ 土狗肾10g，山羊肾100g。用水共炖熟，酌加调料，一日2次，食肉喝汤。用于治疗阳痿。

⑧ 土狗肾1具，菟丝子50g，淫羊藿50g，蛇床子50g，白酒1000g。将药捣碎，白酒浸泡，7日后服用，一次10mL，一日3次。用于治疗阳痿。

⑨ 土狗肾1具，锁阳、阳起石、龙骨、淫羊藿、山茱萸、乌贼骨各10g。共用水炖熟，一日分2次，食肾喝汤。用于治疗阳痿。

⑩ 土狗肾1具，驴肾1具，鹿鞭1具，海马1对，枸杞子15g。共研为细末，炼蜜为丸，每丸重15g。一次服1丸，一日2次服。用于治疗阳痿、遗精。

⑪ 土狗肾1～1.5g，朱砂、人中白各3g。混合研末，用猪油和稀饭调服（或将药粉装胶囊里），一日2次，开水送服。用于治疗精神分裂症（对狂躁型精神病疗效较好）。

⑫ 土狗肾100g，牛鞭1000g，羊肉1000g，菟丝子100g，肉苁蓉60g，枸杞100g，肥母鸡500g。牛鞭先用温水反复浸泡，发胀去净表皮，顺尿道对剖成两块，用清水洗净，再以冷水漂30分钟；狗肾用油砂炒炮，以温水浸泡约30分钟，刷洗洁净；羊肉洗净后入沸水锅内焯去血水，捞起入凉水内漂洗；菟丝子、肉苁蓉、枸杞用纱布袋子装好；将牛鞭、狗肾、羊肉共置沸水锅中烧开，撇去浮沫，放入花椒6g、葱白20g、绍酒50g、母鸡肉等，再烧沸后改移微火上煮至六成熟时，滤去汤中花椒、姜、葱，加入药包后再置火上炖至牛鞭、狗肾、羊肉和鸡肉熟烂时取出，捞出药包，分别将牛鞭切成3cm长条、狗肾切成1cm长节、羊肉和鸡肉切成块后返回锅内，加入适量食盐、猪油即可食用。用于肾阳不足，精血亏损的阳痿、早泄、遗精、形寒畏冷、神疲乏力，以及妇女少腹虚寒、宫冷不孕等。

使用注意

①因本品性大热，服后易动"火"，故阴虚火旺、性欲亢进、肺结核病人干咳等不宜选用。②海狗肾与本品作用相同，壮肾阳优于本品。

加工制作

①切段或片配方：取原药材，刷洗干净，再用清水泡漂，湿毛巾包裹润至软或置锅内隔水蒸软，切成小段或片，干燥即成。②研粉：将切制成段或片的土狗肾置铁丝筛网中，用文火将土狗肾烤热后离火，趁热喷淋适量白酒或黄酒，再置火上烤，再趁热喷酒，如此反复数次，直至酥。③炖汤：土狗肾用油砂炒炮，以温水浸泡约30分钟，刷洗洁净，再用冷水清洗干净后，放入装有其他药的锅中，共炖至熟，食盐调味（亦可加葱、姜、辣椒），喝汤食可食之药。④泡酒：土狗肾洗净，泡入白酒中，最少一周后服用。

保存条件

本品易生霉，走油，虫蛀。用防潮纸包裹放置于阴凉干燥处或冰箱中；土狗肾段片或粉用瓷瓶盛装密闭存放。原药材如出现生霉、虫蛀可用沸水烫淋或置锅内隔水加热稍蒸杀虫除霉，干燥后再按原法保存。

⑤ 山茱萸

山茱萸酸涩微温　既归肝经又归肾
收敛固脱治虚脱　补益肝肾治遗精

山茱萸又名枣皮、萸肉、蜀枣、魁实、鼠矢、鸡足、枣肉、药枣、山萸肉、实枣儿、红枣皮，为山茱萸科植物山茱萸的干燥成熟果肉。主产于浙江、安徽、陕西等地。四川亦少量产。

药材识别

呈不规则的片状或囊状，长 1~1.5cm，宽 0.5~1cm。表面紫红色至紫黑色，皱缩，有光泽。顶端有的具圆形宿萼痕，基部有果柄痕。质柔软。气微，味酸、涩、微苦。

规格标准

统货。干货，果肉呈不规则的片状或囊状。表面鲜红，紫色至暗红色，皱缩，有光泽。味酸涩，果核不超过3%，无杂质、无虫蛀、无霉变。

作用用途

山茱萸具有补益肝肾、涩精固脱的功效。主要用于眩晕耳鸣、腰膝酸痛、阳痿遗精、遗尿尿频、崩漏带下、大汗虚脱、内热消渴等。本品酸涩而温，质地柔润，既可收敛而固涩精气，又可补益肝肾而滋阴助阳，故为收敛、补益之良药。凡肝肾不足、阴虚、阳虚、滑脱不禁证均可应用。

现代临床上还用于糖尿病、高血压。

用法推荐

❶ 医师处方用量。内服：煎汤，6~12g；或入丸、散。大剂量可用至30~60g。

❷ 山茱萸25g。水煎服。用于盗汗、自汗。

❸ 山茱萸25g，党参25g，五味子15g。水煎服。用于自汗。

❹ 山茱萸30～50g，白酒500g。泡7天后服，一次10～20mL，一日1～2次。用于肾虚腰痛遗精，体虚多汗。

❺ 山茱萸60g，益智仁50g，党参25g，白术25g。于锅中加水适量煎煮，取液饮用，每剂可分10次服，一日2～3次。用于肾虚腰膝酸痛、眩晕耳鸣、阳痿、遗精、小便频数，或老人小便频数不禁，或虚汗不止。

❻ 山茱萸5g，五味子5g。将五味子砸为小碎块，与山茱萸一起置入茶杯内，倒入刚沸的开水，盖严杯盖，浸泡15分钟左右即可代茶饮，可反复加入沸水浸泡数次，直至无味。每日上午和晚上各泡服1剂。用于真阳亏损、肾失封藏的遗精、滑精、早泄、腰酸、神疲、盗汗等。

❼ 山茱萸5g，党参10g，白芍5g。将党参和白芍切成小碎块，与山茱萸一起置入茶杯内，倒入刚沸的开水，盖严杯盖，浸泡20分钟左右即可代茶饮，可反复加入沸水浸泡数次，直至无味。每日上午和晚上各泡服1剂。用于久病，或误汗、误下而致的汗出不止、四肢厥冷等。

❽ 山茱萸10g，枸杞10g，当归10g，肉桂3g。将肉桂、当归分别捣碎，加入枸杞、山茱萸一起置入茶杯内，倒入刚沸的开水，盖严杯盖，浸泡20分钟左右即可代茶饮。于月经干净后15日开始服用，一日1剂，15日（或用至经至）为一个疗程。连用三个以上月经周期，至愈为止。适用于冲任虚寒、月经延后、月经量少、经色淡质稀、小腹隐痛、喜热喜按、腰酸无力、小便清长、面色白、舌淡苔白、脉沉迟无力者。

❾ 山茱萸10g，枸杞10g，熟地10g，红参6g，肉桂3g。先将红参、肉桂分别捣碎，加入山茱萸、枸杞一起置入茶杯内，倒入刚沸的开水，盖严杯盖，浸泡20分钟左右即可代茶饮。于月经干净后15日开始服用，一日1剂，15日（或用至经至）为一个疗程。连用3个以上月经周期，至愈为止。适用于肾虚经行或先或后、量少色淡、质稀、头晕耳鸣、腰酸腿软、小腹坠痛、夜尿频数、舌淡苔薄、脉沉细者。

❿ 山茱萸5g，益智仁5g，黄芪5g，白术5g。将益智仁砸碎，黄芪和白术切为小碎块，与山茱萸一起置入茶杯内，倒入刚沸的开水，盖严杯盖，浸泡20分钟左右即可代茶饮，可反复加入沸水浸泡数次，直至无味。每日上、下午各泡服1剂。用于肾气不固的老人小便不节，或自遗不禁，面色无华，气短乏力等。

⓫ 山茱萸10g，核桃仁15g，猪腰2个。剖猪腰，去白色肾盂部分，洗净装药于肾中，扎紧，煮熟食用。治肾虚腰痛，遗精。

⓬ 山茱萸15g，熟地20g，茯苓12g，龟板10g，北沙参10g，肉苁蓉10g，陈皮10g，黄芪15g，肉桂3g，附片3g，甘草3g。一日1剂，水煎服。用于阳痿。

⑬ 山茱萸9g，锁阳9g，何首乌90g，枸杞90g。上药焙干，共研细末，一次6g，一日2次，开水冲服。用于头晕耳鸣，阳痿，遗精。

⑭ 山茱萸15g，枸杞15g，补骨脂15g，韭菜籽15g，牡蛎15g。水煎服，一日1剂，分2~3次服。用于遗精，滑泄。

⑮ 山茱萸12g，大米100g。加水共煮熟，除去药渣食之，一日1剂。用于遗精。

⑯ 山茱萸5g，五味子3g，知母3g，黄柏3g。知母、黄柏掰成小碎块，五味子砸碎，与山茱萸一起置入茶杯内，倒入刚沸的开水，盖严杯盖，浸泡20分钟左右即可代茶饮，可反复加入沸水浸泡数次，直至无味，最后将部分药渣嚼烂，用药液送服。每日晚上睡前泡服1剂。用于肾阴亏损，相火妄动所致的梦遗证，症见梦多纷纭，遗精频作，腰膝酸软，头晕乏力等。

⑰ 山茱萸5g，熟地5g，山药5g。熟地、山药切成小碎块，与山茱萸一起置入茶杯内，倒入刚沸的开水，盖严杯盖，浸泡20分钟左右即可代茶饮，可反复加入沸水浸泡数次，直至无味，最后将药渣嚼烂，用药液送服。每日上午和晚上各泡服1剂。用于肾阴亏虚所致的腰膝酸痛，萎软无力，耳鸣眼花，头晕，滑精遗精，或阳强易举等。

⑱ 山茱萸5g，肉桂3g。将肉桂切成小碎块，与山茱萸一起置入茶杯内，倒入刚沸的开水，盖严杯盖，浸泡20分钟左右即可代茶饮，可反复加入沸水浸泡数次，直至无味。每日上午和晚上各泡服1剂。用于肾阳不足的阳痿，症见阴茎不举，或举而不坚，腰膝酸软，肢冷畏寒等。

⑲ 山茱萸10g，芡实15g，山药20g，大米100g，白糖适量。将大米淘洗干净，同三药共置锅中，加清水适量煮粥，白糖调服，一日1剂，连服5~7天。可治小儿流口水、遗尿，老人夜尿频多。

⑳ 山茱萸35g，怀牛膝70g，桂心35g。共研为细末，一日3次，每次服7g，食前以温酒调服。用于治疗虚劳，下焦风冷，腰脚疼痛无力。

㉑ 山茱萸15g，黄芪30g，白茯神30g，肉桂10g，全当归18g，生熟地各20g，党参、白术、麦冬、茯苓、陈皮、枸杞子、川芎、防风、龟胶各15g，五味子、羌活各12g。以上药捣为粗末，用白布包好，置洁净的泡酒容器中，倒入白酒1500g，密封浸泡7日以上，去药渣，空腹温饮，每次20~30mL，一日3次。用于壮元气，和血脉，益精补髓。治气怯神疲，腰膝酸软，怔忡健忘等。

㉒ 山茱萸、桂圆肉、党参各50g。一日1剂，水煎分2~3次服。用于神经衰弱，失眠。

㉓ 山茱萸15g，玄参30g，麦冬30g，五味子6g，肉桂3g。一日1剂，水煎服。用于糖尿病。

㉔ 山茱萸60g，生地60g，山药30g，大柿饼15g，猪大肠60g。隔日1剂，水煎服并食猪大肠。用于糖尿病。

㉕ 山茱萸9g，黄芪30g，茯苓12g，桂枝9g，白术9g，甘草3g。一日1剂，水煎服。用于血虚头晕。

㉖ 山茱萸60g，山药30g，粳米100g，白糖适量。将山茱萸、山药煎汁去渣，加入粳米、白糖，煮成稀粥。一日2次，早晚温热食。可补肾敛精、调理冲任。用于妇女功能性子宫出血。

㉗ 山茱萸5g，续断5g，熟地5g，当归5g。将续断、熟地和当归切成小碎块，与山茱萸一起置入茶杯内，倒入刚沸的开水，盖严杯盖，浸泡20分钟左右即可代茶饮，可反复加入沸水浸泡数次，直至无味。每日上、下午各泡服1剂。用于肝肾不足、冲任虚损的崩漏证。症见月经过多，经期延长，绵绵不绝，腰腹酸痛，头晕神疲等。

㉘ 山茱萸10g，芡实粉30g，金樱子15g，大米50g。白糖适量。将金樱子水煎取汁，加淘洗干净的大米、山茱萸煮粥，待熟时调入芡实粉、白糖，再煮一二沸即成，一日1剂。具有补益肾精、固涩止带的功效。适用于肝肾阴虚，带下赤白，面部烘热，头目晕眩等。

㉙ 山茱萸9g，生熟地各12g，茯苓12g，远志9g，山药15g，夜交藤30g，生龙骨30g，生牡蛎30g。水煎服，一日1剂，分2~3次服。用于神经官能症。

㉚ 山茱萸、红枣各15克，首乌50克，鸡蛋2枚，红糖适量。先将山茱萸、红枣、首乌、带壳鸡蛋冲洗干净，放锅内加水适量煎煮。待蛋熟透后去壳，放入药汁中再煮20分钟，加入红糖溶化即可。食蛋和红枣，饮汤。一日1剂。能补肾养精，养血生发。适用于产后肝肾不足、精血亏虚而引起的脱发。

㉛ 山茱萸15g，大风子10g。将大风子去皮取仁，同山茱萸共研细研匀，每晚睡前用食醋调成糊，外涂患处。用于酒渣鼻。

㉜ 山茱萸5g，桂心5g，怀牛膝5g。将桂心和怀牛膝切成小碎块，与山茱萸一起置入茶杯内，倒入刚沸的开水，盖严杯盖，浸泡20分钟左右即可代茶饮，可反复加入沸水浸泡数次，直至无味。每日上、下午各泡服1剂。用于肾阴不足、下焦风冷所致的腰膝冷痛，得暖则减，遇寒则甚，俯仰艰难等。

㉝ 山茱萸10g，杜仲15g，大枣10枚，大米100g，白糖适量。将杜仲水煎取汁，加淘洗干净的大米、大枣、枣皮煮粥，待熟时调入白糖，再煮一二沸即可，一日1剂。具有补益肝肾、暖宫安胎的功能。适用于先兆流产，胎动不安。

㉞ 山茱萸6g，生地6g，白及15g，肉桂1g，丹皮10g，泽泻10g，五味子10g，天花粉10g，茯苓10g。一日1剂，水煎服。用于紫癜。

使用注意

因其酸涩收敛，故实邪、湿热证不宜用。

保存条件

本品商品多用瓦楞纸箱装，内衬防潮纸。置阴凉干燥处，防潮，防虫蛀，防霉变。酒山萸肉、蒸山萸肉应密闭，置阴凉干燥处。

6 山 药

山药味甘性且平　归脾归肺又归肾
补脾养胃生津液　益肺补肾且涩精

山药又名薯预、薯蓣、山芋、诸薯、薯豫、玉延、修脆、薯药、蛇芋、白苔、九黄姜、野白薯、山板薯、扇子薯、佛掌薯、生山药、淮山药、怀山药。商品规格有光条、毛条之分，为薯蓣科多年生蔓生草本植物薯蓣的根茎。主产于河南，习称怀山药。河北、陕西、江西、广东等地亦产。

药材识别

（1）毛山药（毛条）：略呈圆柱形，弯曲而稍扁，长15～30cm，直径1.5～6cm。表面黄白色或棕黄色，未去净外皮则显浅棕色斑点或须根痕，有纵沟与纵皱纹，两头不整齐。质脆易断，断面白色，颗粒状，粉性。味淡，微酸，嚼之发黏。

（2）光山药（光条）：圆柱形，两端平齐，长9～18cm，直径1.5～3cm。粗细均匀，挺直。全体洁白（陈久者显灰黄色），光滑圆润。粉性足。质脆易断，断面白色，颗粒状，粉性。味淡，微酸，嚼之发黏。

均以条粗、质坚实、粉性足、色洁白者为佳。未去外皮、质松、色棕黄者不宜入药。

规格标准

品别	等级	标准
光山药	一等	十货。呈圆柱形，条匀挺直，光滑圆润，两头平齐。内外均为白色。质坚实，粉性足。味淡。长15cm以上，直径2.3cm以上。无裂痕、空心、炸头、杂质、虫蛀、霉变
	二等	长13cm以上，直径1.7cm以上。其他同一等
	三等	长10cm以上，直径1cm以上。其他同一等
	四等	长短不分，直径0.8cm以上，间有碎块。其他同一等

品别	等级	标准
毛山药	一等	干货。呈长条形，弯曲稍扁，有顺皱纹或抽沟，去净外皮。内外均为白色或黄白色，有粉性。味淡。长15cm以上，中部围粗10cm以上。无破裂、空心、黄筋、杂质、虫蛀、霉变
	二等	长10cm以上，中部围粗6cm以上。其他同一等
	三等	长7cm以上，中部围粗3cm以上。间有碎块。其他同一等

作用用途

山药具有补脾养胃、生津益肺、补肾涩精的功效。主要用于脾虚食少、久泻不止、肺虚喘咳、肾虚遗精、带下、尿频、虚热消渴。因其味甘性平。故既可补气，又可养阴，作用和缓，不寒不燥，药食兼用，虽补气而不燥，养阴而不腻，为平补三焦之良药。略具涩性，以固肾涩精。生者性凉，养阴生津多用；熟者性温，补脾止泻宜炒用。因其富含营养成分，故有消化素之称，历代医家视为滋养佳品，常服久用，延年益寿，老少皆宜。

现代临床上还用于婴幼儿单纯性消化不良，肾炎蛋白尿和乳糜尿，美尼尔氏综合征等。

用法推荐

1. 医师处方用量。内服：煎汤，15～30g。大剂量60～250g；或入丸、散，每次6～10g。外用：捣敷。补阴，宜生用；健脾止泻，宜炒黄用。

2. 炒山药15g，炒白术15g，滑石粉5g，车前子（包煎）5g。水煎服。用于小儿腹泻。

3. 鲜山药30g，熟鸡子黄2枚。将山药切成块，捣成碎末，用凉开水调成山药浆，然后再将山药浆倒入锅内，置文火上，不断用筷子搅拌，煮2～3沸，加入鸡子黄，继续煮沸即可食用。一日1剂，分早、晚两次空腹温热服食。具有健脾止泻的功能。适用于脾虚久泻、大便清稀、水谷不化者食用。

4. 山药60g。去皮后切成薄片，放入锅中加水适量，煎煮30分钟，稍凉后，过滤取汁。在山药汁中加鲜甘蔗汁50mL、酸石榴汁20mL、事先调好的生鸡蛋黄150g，煮沸后分3次服用。用于虚劳咳嗽、消渴、遗精、妇女带下、脾虚泄泻等。

5. 山药100g，纯净硫黄5g。将上药分别研为细末，用开水冲山药末10g，取汁，送服硫黄末0.2g，一日2次，饭后服。用于小儿积滞，虚寒泻痢。

6. 山药5g，白术3g，砂仁3g，木香5g。将砂仁砸碎，其他药切成小碎块，一并置入茶杯内，倒入刚沸的开水，盖严杯盖，浸泡20分钟左右即可代茶饮，可反复加入沸水浸泡数次，直至无味。每日上、下午各泡服1剂。用于脾胃虚弱、水谷不运的消化不良。症见脘腹胀满，饮食不香，大便溏薄，面色萎黄。

⑦ 山药150g，剔除筋膜羊肉500g。羊肉略划几刀，入沸水锅内焯去血水；山药用清水润透后切成0.2cm厚的片，与羊肉一起置于锅中，加入清水适量，投入姜生15g、葱白30g、胡椒6g、绍酒20g，先用大火煮沸后，撇去浮沫，改用小火炖至熟烂，捞出羊肉晾凉切成片，装入碗中，再将原汤除去姜、葱，略加食盐调味，连山药一起倒入羊肉碗内即可食用。用于脾肾虚弱而见食少倦怠、便溏腹泻，或肺虚久咳、妇女脾虚带下、小儿营养不良等。

⑧ 山药25g，小米60g，白糖适量。将小米与山药同煮成粥，加入白糖搅匀。一日1剂，分早、晚两次温热服用。10日为一个疗程。用于治疗消化不良。

⑨ 山药60g，麦芽30g，鸡内金15g，白糖适量。上药共研为细末，用白糖适量调匀，一次10g，一日3次，开水送服。也可将上药与面粉烙饼或同大米煮粥食之。用于小儿消化不良，不思饮食。

⑩ 山药30g，白术30g，人参10g。共研为细末，煮白面糊为丸，如小豆大，一日3次，每次服30丸，饭前温米汤送服下。用于治疗脾胃虚弱，不思饮食。

⑪ 山药适量研末服，或山药15g与大米50g煮粥服。治脾胃虚弱之体倦食少、泄泻等证。

⑫ 山药、苍术各等分。共研细末，以饭为丸，如梧桐子大，一日3次，用温米汤送服。用于治疗湿热虚泻。

⑬ 山药10g，芦根10g，焦术5g。水煎服，连服3～5剂。用于腹泻及呕吐，食欲不振。

⑭ 干山药适量。一半炒至黄色，一半生用，共研为细末，温米汤送服。用于治疗噤口痢。

⑮ 山药30g，红、白糖各适量。将山药研末，蒸熟，加入红、白糖，每日早晨服一次，用量酌定。亦可用酸石榴皮煎汤冲服。用于腹泻。

⑯ 山药15g，薏苡仁10g。研细末，新鲜鸡肝1枚，加醋适量，蒸熟，早晚分2次服完。用于治小儿脾虚久泻。

⑰ 山药20g，莲米20g，粳米100g，枸杞子10g。同煮成粥，加适量白糖或蜂蜜食用，一日1剂。供脾胃功能较弱，食量较小、瘦弱，且患哮喘病的小儿作为食疗用。

⑱ 山药适量，水煎服。治婴幼儿单纯性消化不良。

⑲ 山药12g，党参12g，白术9g，茯苓9g，神曲6g。一日1剂，水煎分3次服。用于脾虚久泻。

⑳ 山药50g，大米50g，蜂蜜、食用油适量。将山药切成小块用油炒过，加入蜂蜜；大米煎熬成粥，加入炒过的山药再煮开，即可食用。经常食用可补肾益精、滋养血脉。适用于脾虚腹泻、慢性久痢、虚痨咳嗽、食少体倦，以及老年性糖尿病、慢性肾炎等。

㉑ 山药25g，赤小豆18g，白糖适量。将赤小豆洗净，放入锅内，加水适量，置大火上煮沸，再用小火煮至将熟。将山药磨粉，于赤小豆将熟时放入，搅匀继续煮至熟，放入白糖即可食用。一日1剂，分早、晚两次服食。具有清热利湿的功能。适用于湿热内蕴而致的急性肾小球肾炎。

㉒ 山药25g，薏苡仁18g，莲子肉8g，小米60g，大枣6枚，白糖适量。山药切细，莲子去皮心，大枣去核。淘洗干净后与小米共煮成粥，粥煮熟后加白糖调匀即可食用。一日1剂，分早、晚两次服食，10日为一个疗程。用于治疗老年浮肿。

㉓ 山药250g，黄酒1.5L，蜂蜜适量。山药去皮，洗净；锅内倒入部分黄酒，用中火煮沸后放入山药同煮，继续加入黄酒至尽；山药熟后将其捞出，再加蜂蜜拌匀即可食用。用于因脾肾不足，肌肉失荣，又因风邪而引起的风眩、口动、眼挛（口眼搐动），脚膝顽痹无力，小便频数等症。

㉔ 生山药25g，天花粉20g，玉竹15g，玉米须30g。加水适量煎煮25分钟，取汁当饮料服。用于消渴，热病口渴，小便频数等。

㉕ 山药60g，猪胰1具。共炖熟，食盐调味，饮汤食猪胰、山药。用于治糖尿病。

㉖ 生山药粉30g，天花粉15g，知母15g，生鸡内金粉10g，五味子10g，葛粉10g。先将知母、五味子加水500mL，煎汁300mL，去渣，再将山药粉、葛粉、天花粉、鸡内金粉冷水调糊，趁药液沸滚时倒入拌为羹。每次服100mL，一日3次。用于糖尿病尿频、下肢浮肿等。

㉗ 山药90g，天花粉9g。一日1剂，水煎服。用于糖尿病人的辅助治疗。

㉘ 山药120g，猪胰1个，蚕茧7个。猪胰低温烘干，与山药共研为细末，水泛为丸，一次9g，一日1次，用蚕茧煎取药汁送服。用于糖尿病人的辅助治疗。

㉙ 山药180g，天花粉180g，桑白皮90g。共研为细粉，一次9g，一日2次，饭前用开水冲服。用于糖尿病人的辅助治疗。

㉚ 生山药60g，粳米60g，酥油适量。粳米加水如常法煮粥。山药去皮为糊后用酥油炒至凝，用匙揉碎，放入粥内搅匀，可作早点食用。具有润肺健脾、益气的作用。用于糖尿病人的辅助治疗。

㉛ 山药50～60g（或鲜山药150～200g），粳米150g。将山药洗净切片，粳米淘洗干净加水适量同煮，米熟汤成，随意服用。具有补脾胃、滋肺肾的作用。适用于脾胃虚弱、肠鸣泄泻，或虚劳咳嗽、食少体倦，以及老年糖尿病、慢性肾炎

等属于脾胃气虚者。

㉜ 山药5g，知母3g，天花粉5g，葛根5g。上药切成小碎块，一并置入茶杯内，倒入刚沸的开水，盖严杯盖，浸泡20分钟左右即可代茶饮，可反复加入沸水浸泡数次，直至无味。每日上午和晚上各泡服1剂。用于糖尿病症见口干口渴，引饮无度，尿多清长，毛发枯焦等。

㉝ 山药15g，天花粉15g，沙参15g，知母9g，五味子9g。一日1剂，水煎分3次服。用于糖尿病。

㉞ 山药适量。煮汁代茶饮。用治肺虚咳喘、虚劳咳嗽。

㉟ 鲜山药250g。洗净，去皮，捣为泥；加入200mL现榨取的鲜甘蔗汁，搅拌均匀，隔水炖熟，趁热顿服。用于痰喘气急。

㊱ 山药5g，白术5g，玄参5g，牛蒡子5g。将牛蒡子砸碎，其他药切成小碎块，一并置入茶杯内，倒入刚沸的开水，盖严杯盖，浸泡20分钟左右即可代茶饮，可反复加入沸水浸泡数次，直至无味。每日上、下午各泡服1剂。用于支气管炎症见久咳不止，痰液稀少，气短气促等。

㊲ 山药30g，炒黄芩30g，黄柏3g。一日1剂，水煎分2～3次服。用于妇女下焦湿热出现的黄带。

㊳ 生山药30g，生龙骨（捣细）60g，生牡蛎（捣细）60g，海螵蛸（去净甲，捣细）12g，茜草10g。一日1剂，水煎分3次服。用于治疗妇女赤白带下。

㊴ 生山药30g，姜半夏15g，代赭石16g。水煎服。用于妊娠呕吐。

㊵ 鲜山药90g，杜仲6g，苎麻根15g，糯米38g。将杜仲和苎麻根用布包好，同余药共煮成粥，去药渣，经常服食此粥。用于妊娠滑胎。

㊶ 山药10g，党参10g，茯苓10g，白术8g，甘草3g。水煎服，连服3～5剂。用于低热不退，纳呆，面色萎黄。

㊷ 山药5g，芡实5g，五味子5g，金樱子3g。将山药切成小碎块，其他药砸碎，一并置入茶杯内，倒入刚沸的开水，盖严杯盖，浸泡20分钟左右即可代茶饮，可反复加入沸水浸泡数次，直至无味。每日上、下午各泡服1剂。用于肾气虚弱，精关不固的遗精、滑精和早泄。

㊸ 山药25g，芡实12g，莲子肉8g，糯米50g。将山药、芡实、莲子肉、糯米加水适量与砂糖同煮粥。一日1剂，分早、晚两次服食。具有补肾固精的功能。适用于肾虚之遗精。

㊹ 山药10g，党参10g，鹌鹑1只，将鹌鹑宰杀去毛及内脏，洗净，加山药、党参共煮熟，去药渣，分2～3次食汤与肉。用于脾胃虚弱之小儿厌食。

㊺ 山药30g，枸杞子15g，兔肉200g。炖服，三天1次，每次喝汤150mL。适用于

脾胃阴虚之小儿厌食。

46 山药50克，羊肉500克切片，党参30克，葱、姜、料酒、食盐、胡椒粉各适量，加水同入锅内煮至羊肉烂熟，吃肉喝汤，分3次食用。具有温阳补气、健脾益肾的作用。适用于体虚多病、畏寒肢冷、四肢乏力、腰膝酸软等症。

47 山药50g，肉苁蓉20g，菟丝子10g，胡桃肉2个，粳米100g，瘦羊肉500g，羊脊骨1具。羊脊骨砍成数块，与羊肉同洗净后入沸水锅内焯去血水，再洗净切成条块；药物用纱布袋装好扎口，同入锅内，加入清水适量，另加入拍破的姜生20g、葱白3根，大火煮沸，打去浮沫，再下入花椒、八角、绍酒适量，改用小火炖至肉烂骨酥为止，胡椒、食盐调味即可食用。用于老年肾虚或病后体弱，腰膝无力等证。

48 山药30g，枸杞子10g，猪脑1具，冰糖适量。将山药、枸杞子、猪脑同置砂锅内，加水适量，文火炖40分钟，搅成烂糊，兑入化开的冰糖水，温服。治老年性健忘、痴呆及神经衰弱。

49 山药25g，小麦、糯米各50g。将山药、小麦、糯米加适量砂糖同煮为稀粥。一日1剂，分早、晚两次服食。具有补脾胃、安心神的功能。适用于治疗妇女更年期精神不振，失眠多梦。

50 山药30g，枸杞子15g，瘦猪肉100g，鸡内金10g，芡实米30g。先将瘦猪肉洗净切碎，芡实米淘净，山药切成碎丁，加入枸杞子、鸡内金，砂锅加水煲至烂熟，调入少许食盐食之。用于治疗慢性虚性眼病、小儿弱视、近视。

51 山药50g，鲫鱼1尾，豆腐1方。先将鲫鱼去鳞剖除内脏，清水洗净，与山药、豆腐共炖烂，加入适当调料，食肉喝汤。用于产后调养及产妇通络催乳。

52 山药30g，百合30g，白鳝250g，调料适量。将白鳝去肠杂，与山药、百合同放入盅中，加清水适量炖熟后，食盐、味精、米酒、米醋等调味服食。可补虚健脾、养心安神，适用于脾胃亏虚之失眠多梦、精神不振、纳差乏力等。

53 鲜山药250g，鹧鸪1只，肥猪肉100g，火腿15g，调味品适量。将鹧鸪宰杀去毛杂，切块；山药去皮，洗净，切块；猪肉洗净，切丁。鹧鸪、山药、猪肉三者同入锅中，加清水适量炖至烂熟后，放入火腿、食盐、味精等调味，煮熟服食。可补肺益气，适用于老年性慢性支气管炎、消化性溃疡的食疗。

54 山药30g，鹧鸪1只，玉竹30g，红枣6个，姜生2片，调味品适量。将鹧鸪宰杀去毛杂；山药、玉竹、红枣等洗净。然后将鹧鸪、山药、玉竹、红枣及姜生一起放入炖盅中，加开水适量，炖盅加盖，文火炖约3小时，调味服食。可滋补养阴，清热生津。适用于咳嗽痰稠，咽干口渴，午后潮热等。

55 山药20g，泽泻20g，半夏10g，橘红10g，白术10g，薏苡仁20g，何首乌15g。

水煎。一日1剂，分3次服。用于降低血脂。

㊽ 山药30g，生花生米30g，枸杞15g，糯米60g。煮粥食，一日1剂。适用于各种癌症放疗后出现的体倦、乏力、口干舌燥、身热、心烦、白细胞下降等。

㊾ 山药30g，人参6g，大枣10枚，瘦猪肉适量。同煮熟食。用于治再生障碍性贫血。

㊿ 生山药30g，新鲜红薯150g，粳米100g，白糖适量。将山药、红薯洗净，连皮切成小块，加水与粳米同煮为粥，待即将熟时，加入白糖，再煮2~3沸即可食用。一日1剂，分早、晚两次服食。具有健脾养胃、益气通便的功能。适用于脾胃气虚而致的便秘。

㊾ 鲜山药50g，羊肉200g，糯米50g。将羊肉、山药洗净，同入砂锅内，加水适量，煮熟后加入糯米，再添加水煮成粥。此为一日量，分两次食用。可益肾壮骨。适用于治疗骨质疏松症。

⑥ 鲜山药100g，羊肉50g，大枣10枚，大米100g。将山药洗净去皮，切为小碎块，羊肉洗净切碎，同入砂锅内，加入大米、大枣及清水适量，共煮成粥，煮熟后食用。适用于中老年人脾肾不足，消化不良、五更泄泻、形体消瘦者食用。

⑥ 山药30g，肉桂5g，花椒3g，公鸡1只，调料少许。将公鸡宰杀洗净切块，加入诸药及调料，炖煮1小时，食肉喝汤。适用于中老年人肾阳虚损，有畏寒怕冷、腰膝酸软、阳痿早泄、手足发凉等症状者服食。

⑥ 山药30g，枸杞子20g，韭菜子15g，羊肉100g。将羊肉洗净切成小块，与诸药共炖煮1小时，加调料适量，食肉喝汤。适用于中老年人肾阳不足、腰膝酸软、畏寒肢冷、性功能低下者服食。

⑥ 山药30g（鲜者100g），莲子15g，芡实15g，薏苡仁15g，大米100g。将以上诸药及大米分别淘洗干净，加清水适量，共煮成粥食用。适用于中老年人消化不良性腹泻、便溏、全身无力、心悸气短者服食。

⑥ 鲜山药100g，白糖适量。将鲜山药洗净后蒸熟，去皮蘸白糖食用。适用于中老年人脾虚所致的食欲不振、消化不良、体弱无力，肺虚所致的虚劳乏力、气短咳喘，肾虚所致的腰膝酸软无力者服食。

⑥ 山药粉100g，莲子粉50g，薏苡仁粉50g，茯苓粉30g，白术粉20g，白糖适量。将诸药粉加入白糖，搅拌匀后加适量发酵粉和水，蒸熟后切块随意食用。适用于中老年人体质虚弱、体虚乏力、食欲不佳者服食。

⑥ 鲜山药少许，于新瓦上研如泥，涂患处治冻伤。

使用注意

本品养阴而兼涩性，能助湿，故湿盛中满或有积滞者不宜单独使用。实热邪实者忌用。

①切片：将原药材洗净，润透心，切片，干燥。②打粉：取山药除干净灰渣、干燥、打碎，碾细粉。

本品富含淀粉，易虫蛀、鼠盗、吸潮生霉。一般采用干燥后装箱，衬纸，密封保管，防虫蛀、防鼠食、防潮湿。

⑦山 楂

山楂酸甘性微温　归脾归胃归肝经
消食健胃除肉积　行滞散瘀治闭经

山楂又名酸楂、红果、鼠查、酸枣、海红、山梨、山楂肉、山里红、山里红果、赤爪实、赤枣子、鼻涕团、酸梅子、映山红果。商品规格有北山楂、南山楂之分。为蔷薇科植物山里红的干燥成熟果实。习称"北山楂"。主产于河北、山东、辽宁等地。习惯以产于山东的"东山楂"品质为最佳。

药材识别

呈圆形片，皱缩不平，直径1~2.5cm，厚0.2~0.4cm。外皮红色，具皱纹，有灰白色斑点。果肉深黄色至浅棕色。中部横切片具5粒浅黄色果核，但核多脱落而中空。有的片上可见短而细的果柄或花萼残迹。气微清香，味酸、微甜。

以片大、皮红、肉厚、核小者为佳。

规格标准

统货。

作用用途

山楂具有消食健胃、行气散瘀的功效。主要用于肉食积滞、胃脘胀满、泻痢腹痛、瘀血经闭、产后瘀阻、心腹刺痛、疝气疼痛、高脂血症等。可药食兼用。能助脾强胃，促进消化，为擅消油腻肉食之积滞的要药。又入血分，善能化瘀散结以止痛，多用于产后瘀滞腹痛、痛经之证。炒炭能止泻痢，可治泄泻腹痛之证，有寓止于消之义。

现代临床上还用于冠心病、高血压、高脂血症、病毒性肝炎等。

用法推荐

① 医师处方用量。内服：煎汤，9~12g；或入丸、散。大剂量可达30g。外用：煎水洗或捣敷。

② 山楂50g，姜生50g，红糖50g，柏子仁10g，蜂蜜60g。将山楂、姜生、柏子仁共研为末，用蜂蜜调和，加入红糖拌匀，放碗内蒸熟后分为5日服用，每日1份，分2次服，1个月为一疗程。用于慢性支气管炎。

③ 生山楂20g。水煎服。用于肉食积滞证。

④ 生山楂15g。民间常用开水泡代茶饮。用于降血脂、降血压、治疗冠心病。

⑤ 山楂6g，冰糖适量。水煎，常服用。治高血压症。

⑥ 山楂制成糖浆（每1mL含山楂干品0.65g），每次饭后口服20mL，一日3次，1个月为一个疗程。用于治疗高血压病。

⑦ 北五味子、山楂按1：4比例，粉碎后加糖及适量赋形剂制成片剂（每片0.5g），口服，每次5片，一日3次，2个月为一个疗程。用于治疗潜、慢性克山病。

⑧ 鲜山楂适量。捣糊外涂。用于治疗冻疮。

⑨ 服人参不适者，服山楂可解。

⑩ 焦山楂10g，红糖适量。水煎，常服用。治消化不良。

⑪ 鲜山楂50g（或干山楂15g），茶叶5g。将山楂洗净、捣烂，放入砂锅中，加水适量，煎煮，取煎液1杯，放入茶叶，闷泡片刻，频频饮用。用于降血压、降血脂、减肥等。

⑫ 山楂30g，泽泻20g，全栝楼20g，桔梗10g，丹参20g，丹皮10g，赤芍10g，川芎10g。水煎。一日1剂，分3次服。用于降血脂。

⑬ 鲜山楂50g，泽泻20g，粳米100g。将泽泻研为细粉，鲜山楂去核，捣碎，与粳米同放入砂锅内，加水适量，煮粥，代早餐服食。用于降血脂。

⑭ 鲜山楂20g（或干山楂7g），鲜橘皮30g，鲜白萝卜30g。山楂拍破、萝卜切成小块、橘皮撕碎，同放在锅中，加水500mL，煎煮10~15分钟，加入冰糖适量，代茶饮。用于小儿乳食停滞及小儿疳积。

⑮ 鲜山楂30g（或干山楂10g），生槐米5g，嫩荷叶15g，草决明10g。于砂锅中煎煮，至山楂酥烂时，将山楂压碎再煮10分钟，滤取煎液，加入适量白糖，频频代茶饮。用于高血脂症。

⑯ 鲜山楂150g（或干山楂50g），核桃仁150g。先将核桃仁用水浸泡40分钟，洗净后磨成浆备用。再将山楂洗净（鲜果需拍破）放入砂锅中加水煎煮30分钟，去渣，将汁浓缩至约1000mL，加入白糖150g，搅拌溶化后，将核桃仁浆慢慢倒

入，边倒边搅均匀，煮至微沸即可服用。常服用于老年便秘、冠心病、高血压、高血脂等。

⑰ 山楂30g，黑木耳10g，粳米100g。将黑木耳浸泡发透洗净，与山楂、粳米同放于砂锅内，加水适量，煮粥代早餐空腹服用。用于降血脂。

⑱ 鲜山楂50g，冬瓜150g。将山楂、冬瓜连皮切入，加水适量煎煮，沸后15分钟，取出汁液，加少量白糖饮服，一日1剂。用于降血脂。

⑲ 山楂15g，麦冬12g，白芍10g。于砂锅中加水700~800mL，煎煮20分钟，取汁，加入白糖适量饮之。用于暑热烦渴。

⑳ 山楂15g，麦芽10g，莱菔子8g，大黄2g。开水浸泡，代茶常饮。用于食积不化，食欲不振。

㉑ 山楂12g，荷叶半张。水煎，常服用。用于高血脂症、冠心病。

㉒ 山楂粉3g，白糖适量。温开水冲服，一日3次，10天为一疗程。治病毒性肝炎。

㉓ 山楂、当归各8g，白鲜皮、白蒺藜各6g。开水浸泡代茶常饮。用于消除面部黄褐斑。

㉔ 山楂100g，白酒500g。泡7天后服。每次10~20mL，一日2次。用于助消化、降血脂，并可治妇女痛经。

㉕ 山楂汁180mL，刺五加汁20mL，大枣汁60mL，柠檬酸0.76g，香精0.1mL，苯甲酸钠1g，白糖适量。混合均匀，即可饮用。用于强身健体，祛除疲劳。

㉖ 焦山楂12g。水煎服。用于伤食而致之呕吐。

㉗ 山楂200g，韭菜适量。用于治疗漆疮。先将山楂用水煎汤洗患处后，再用韭菜汁涂之，一日2~3次。

㉘ 山楂300g。研为细粉，一次6g，一日3次，温开水冲服。用于慢性胆囊炎。

㉙ 生山楂15g，肉桂5g，炮姜6g，红糖10g。水煎，取汁，一日分3次服。用于妇女痛经。

㉚ 山楂30g，红花6g，酒制香附10g。水煎，取汁，兑入红糖，趁热服之。用于产后腹痛。

㉛ 山楂120g，红糖60g。先将山楂研为末，再兑入红糖拌匀，一次9g，一日3次，开水送服。用于经闭。

㉜ 山楂30g，丹参15g，怀牛膝10g。一日1剂，水煎分3次服。用于经闭。

㉝ 山楂30g，八月瓜根30g，酸菜少许。将上药混合后炒热敷患处。用于小儿单侧睾丸肿大、疼痛、下坠。

㉞ 山楂50g，竹叶25g，麦芽25g，甘草10g。水煎服。用于荨麻疹。

㉟ 山楂肉 50g，炒大麦芽 100g，糯米 150g（炒），白糖 75g，拌匀。共研细粉，加入少量蜂蜜，压制成方块糕，常食之。对消化不良者尤宜。

㊱ 山楂 30g，神曲 15g，粳米 100g，红糖 6g。先煎山楂、神曲，取汁去滓，后煮米沸开，和入药汁，煮成稀粥，加红糖，趁热食之。适用于小儿消化不良，不思饮食等。

㊲ 生山楂 50g，荷叶 15g，蜂蜜 50g。前两味共入锅中，加水 1000mL，用小火煎煮至 300mL 左右，滤去药渣，加入蜂蜜，倒入保温杯中代茶饮用，一日 1 剂。山楂、荷叶均有扩张血管、降低血压、降血脂的作用，又具有减肥的功效，对高血压、高血脂、冠心病兼身体肥胖者尤为适宜。

㊳ 生山楂 30g，何首乌 20g，水煎代茶饮。山楂能改善冠状动脉供血，具有促消化、增进食欲、降低血脂作用。首乌含有卵磷脂，能促进细胞的新生和发育，振奋精神，并能降低胆固醇，促进肠蠕动，减少肠道胆固醇的吸收，阻止胆固醇在肝内沉积，缓解动脉粥样硬化的形成，有益于防止老年心血管系统疾病。高血压、高血脂及冠心病者长期服用效果更佳。

㊴ 生山楂 30g，菊花 10g，茶叶 10g。将三味药同放入茶壶中，用沸水冲沏。一日 1 袋，代茶常饮。具有清肝降压、降脂化瘀的功能，适用于高血压、高血脂及冠心病人常服。

㊵ 山楂 25g，金银花 15g，白糖 20g（糖尿病患病可不加）。将上三物置锅内加水适量，待沸后，文火再煎熬 15 分钟，去渣饮汤。常服，有降血脂的作用。

㊶ 生山楂 15g，金银花 15g，栀子 15g，甘草 5g。先将上药淘洗净，并置入茶杯内，倒入刚沸的开水，盖严杯盖，浸泡 30 分钟左右即可代茶饮，可反复加入沸水浸泡数次，直至无味，每日泡服 1 剂。具有清热、去火、消暑、爽身的作用。适用于小儿夏季热服用。

㊷ 山楂 100g，陈皮 50g，蜂蜜 20mL。将山楂、陈皮加水适量共煮 20 分钟，放温后再加入蜂蜜调匀。经常饮用，有解酒、护肝、消食、健胃之功。

㊸ 山楂 5g，丹参 5g，薤白 5g。将山楂切成小碎块，其他药砸碎，一并置入茶杯内，倒入刚沸的开水，盖严杯盖，浸泡 20 分钟左右即可代茶饮，可反复加入沸水浸泡数次，直至无味。每日上、下午各泡服 1 剂。用于冠心病症见胸前闷满，或心痛彻背，舌紫暗。

㊹ 山楂 10g，青皮 5g，木香 5g，甘草 2g。将上药切成小碎块，一并置入茶杯内，倒入刚沸的开水，盖严杯盖，浸泡 20 分钟左右即可代茶饮，可反复加入沸水浸泡数次，直至无味。每日上、下午和晚上各泡服 1 剂。用于食肉过多，肉积不化的消化不良。症见嗳腐酸馊，大便臭秽，腹痛不适等。

㊺ 山楂5g，神曲5g，白术5g，甘草3g。将山楂和白术切成小碎块，一并置入茶杯内，倒入刚沸的开水，盖严杯盖，浸泡20分钟左右即可代茶饮，可反复加入沸水浸泡数次，直至无味。每日上、下午和晚上各泡服1剂。用于饮食不节所致的消化不良，症见脘腹胀满、嗳腐吞酸，不思饮食，腹痛拒按等。

㊻ 山楂100g，猪瘦肉1000g，菜油500g（实耗100g），芝麻油15g。山楂切成圆片，取一半加水约1500mL在大火上烧开后，下剔除皮筋的猪瘦肉煮至六成熟，捞出凉后切成约5cm长的粗条，放在盆内用酱油50g、葱30g、姜30g、绍酒25g、花椒2g拌匀腌渍约1小时，沥去水，再倒入炼熟的菜油锅中炸至色微黄时捞出；余下的一半山楂，于锅中放少量菜油略炸，再将肉干倒入反复翻炒后起锅，淋入芝麻油，撒上味精、白糖和匀即可食用。用于脾虚食滞之食少、腹胀、脘痞、嗳腐等症，也可作高血压、高脂血症、冠心病、消化不良患者之膳食。

㊼ 山楂50g（布包），羊肉250g，鲜山药300g（或光条100g）。前三味加水适量，煮至羊肉烂熟时，将山楂捞出，再加糯米350克放高压锅内蒸煮成粥，可分作6~8次服用，早晚食用。能补虚温中，祛寒活血。治虚冷、反胃、腹痛、经痛、寒疝、易于感冒等。

㊽ 炒山楂15g，苡仁50g，粳米50g。将山楂加水煎煮2次，每次20分钟，合并药汁约1000mL，与苡仁、粳米共煮成粥食用，一日1剂。能健脾开胃。适用于戒毒之人纳食不香，消化不良者。

使用注意

胃酸过多、胃溃疡患者慎用；脾胃虚弱无积滞者慎用。

加工制作

①焦山楂：取洗净晒干的山楂置锅内，用武火炒至表面褐色，取出即可。②山楂粉：取洗净晒干的山楂，打碎，碾细粉。

保存条件

本品易吸潮变软，易虫蛀。置通风干燥处保存，防虫蛀。

⑧ 川贝母

川贝苦甘性微寒　归肺归心化热痰
清热润肺又止咳　散结消肿功能全

川贝母又名虻、川贝、知贝、黄虻、勤母、药实、京川贝。商品规格有青贝、松贝、炉贝之分，为百合科植物川贝母、暗紫贝母、甘肃贝母及梭砂贝母的干燥鳞茎。川贝母主产于四川、西藏、云南等地。暗紫贝母主产于四川阿坝。甘肃贝母主产于甘肃、青海、四川等地。梭砂贝母主产于云南、四川、青海、西藏等地。因产地不同又分为"松贝"主产于四川，集散于松潘地区；"青贝"主产于青藏高原，以甘孜、德格为集散地；"炉贝"主产于四川，以康定的打箭炉为集散地。有地方将产于东北的平贝、新疆的伊贝作为本品入药，但药典未收载。

药材识别

（1）松贝（尖贝、珍珠贝）：为最小的一种，如豆如珠，故又有"珍珠贝"之称。呈类圆锥形或近球形（苡米形）。颗粒均匀，高3～8mm，直径3～9mm。表面类白色。外层鳞叶2瓣，大小悬殊，大瓣紧抱小瓣（习称"观音合掌"）；未抱部分呈新月形（习称"怀中抱月"）；顶部闭合，内有类圆柱形、顶端稍尖的心芽和小鳞叶1～2枚；先端钝圆或稍尖，底部平，微凹入，中心有一个灰褐色的鳞茎盘，偶有残存须根。质硬而脆，断面白色，富粉性。气微，味微苦。

（2）青贝：呈扁球形或圆锥形（如桃形），大小不一，高4～14mm，直径4～16mm。外表白色或浅黄棕色；外层2瓣鳞片大小相近，偶有悬殊，相对合抱，顶端多开口，内可见心芽和小鳞片1～2枚及细圆柱形的残茎。质地较松贝略疏松，折断面粉白色。气弱，味微苦。

（3）炉贝（知贝、虎皮贝）：多呈长圆锥形或椭圆形，粒大，高7～25mm，直径5～25mm。外表白色或浅黄棕色；外面鳞叶2瓣大小相近，顶端多开口，内中有小鳞片和残茎，底端多呈锥形。常具棕色斑点，俗称"虎皮斑"，故有"虎皮贝"之称。无光泽。质较脆，断面粗糙，白色，粉性。气微，味微苦。

均以粒小均匀、质坚实、粉性足、色泽白者为佳。

规格标准

品别	等级	标准
松贝	一等	干货。呈类圆锥形或近球形，鳞茎2，大瓣紧抱小瓣，未抱部分呈新月形，顶端闭口，基部底平。表面白色，体结实，质细腻。断面粉白色。味甘、微苦。每50g在240粒以上。无黄贝、油贝、破贝、杂质、虫蛀、霉变
	二等	干货。呈类圆锥形或近球形，鳞茎2，大瓣紧抱小瓣，未抱部分呈新月形，顶端闭口或开口，基部底平或近平底。表面白色，体结实，质细腻。断面粉白色。味甘、微苦。每50g在240粒以上。间有黄贝、油贝、破贝。无杂质、虫蛀、霉变
青贝	一等	干货。呈扁球形或类圆形，两鳞片大小相似，顶端闭口或微开口，基部较平或圆形。表面白色，细腻、体结实。断面粉白色。味淡、微苦。每50g在190粒以上。对开瓣不超过20%。无黄贝、油贝、碎贝、杂质、虫蛀、霉变
	二等	干货。呈扁球形或类圆形，两鳞片大小相似，顶端闭口或微开口，基部较平或圆形。表面白色，细腻、体结实。断面粉白色。味淡微苦。每50g在130粒以上。对开瓣不超过25%。间有黄贝、油贝、不超过5%。无全黄贝、油贝、碎贝、杂质、虫蛀、霉变
	三等	干货。呈扁球形或类圆形，两鳞片大小相似，顶端闭口或开口，基部较平或圆形。表面白色，细腻、体结实。断面粉白色。味淡微苦。每50g在100粒以上。对开瓣不超过30%。间有黄贝、油贝，不超过5%。无杂质、虫蛀、霉变
	四等	干货。呈扁球形或类圆形，两鳞片大小相似，顶端闭口或开口较多，基部较平或圆形。表面牙白色或黄白色，断面粉白色。味淡微苦。大小粒不分。兼有油粒、碎贝、黄贝。无杂质、虫蛀、霉变
炉贝	一等	干货。呈长锥形，贝瓣略似马牙。表面白色。体结实。断面粉白色。味苦。大小粒不分。间有油贝及白色破瓣。无杂质、虫蛀、霉变
	二等	干货。呈长锥形，贝瓣略似马牙。表面黄白色或淡棕黄色，有的具有棕色斑点。断面粉白色。味苦。大小粒不分。间有油贝、破瓣。无杂质、虫蛀、霉变

作用用途

川贝母具有清热润肺、化痰止咳的功效。主要用于肺热燥咳、干咳少痰、阴虚劳咳、咯痰带血等。常用于虚劳咳嗽，肺热燥咳，尤多用于肺虚久咳，痰少咽燥或痰中带血等证。本品还有散结消肿作用，又治痈肿瘰疬、乳痈、肺痈等证。

现代临床上还用于百日咳、慢性支气管炎、乳头皲裂、婴幼儿消化不良等。

用法推荐

① 医师处方用量。内服：煎汤 3 ~ 9g；研末 1 ~ 1.5g；或入丸、散。外用：研末撒；或调敷。

② 川贝母、天麻各等分。共研细粉，一日 3 次，一次 2 ~ 3g，温开水冲服。用于老年哮喘。

③ 川贝母 6 ~ 9g。打碎后与适量蜂蜜同炖后常服。用于虚劳咳嗽、肺热燥咳等。治肺虚久咳，痰少咽燥或痰中带血。

④ 川贝母、三七、白及、神曲各 10g。共研为细末，一次 10g，冲服，一日 3 次，10 天为一个疗程。用于治疗肺结核咯血。

⑤ 川贝母（去心）、杏仁（汤浸去皮、尖，炒）各 45g。上二味，研为细末，炼蜜为丸如弹子大。含化咽津，一日数次。用于治疗肺热咳嗽多痰，咽喉中干。

⑥ 川贝母粉 2g，放入挖去心的梨内，加冰糖 20g，锅内蒸上汽后再蒸 10 分钟，服食，一次 1 个，一日 2 次。用于肺虚久咳。

⑦ 川贝母粉 10g，冰糖 20g，广柑 1 个。广柑去皮，在碗内压绒并去核，加入川贝母粉和冰糖，放入锅内隔水蒸上汽后再蒸 10 分钟，服食，一次 1 个，一日 2 次。用于肺虚久咳。

⑧ 川贝母粉 3g，冰糖适量，加开水适量炖服。用于肺燥及阴虚咳嗽。

⑨ 川贝母、白及、款冬花各等分。共研末用开水吞服。用于百日咳、慢性支气管炎。

⑩ 川贝母 5g，去皮杏仁 3g。上二味置锅中，加入适量冰糖同煮，小火煎熬 30 分钟即服。用于小儿外感咳嗽、痰热郁肺及阴虚燥咳等。

⑪ 川贝母、石膏各等量。共研为细末，一周岁内小儿一次 0.6g，一日 3 次，开水送服。用于小儿热盛咳嗽。

⑫ 川贝母 3g，天竺黄 3g，僵蚕 3g，蝉蜕 3g，姜生 1 片。一日 1 剂，水煎服。用于咳嗽。

⑬ 川贝母 6g，桔梗 6g，冬虫夏草 9g，梨皮 9g。一日 2 ~ 3 次，水煎服。用于肺虚咳嗽。

⑭ 川贝母 6g，苦杏仁 5g，桃仁 5g，地龙 9g。水煎，一日分 2 ~ 3 次服。用于咳嗽、支气管炎、哮喘。

⑮ 川贝母 5g，紫苏子 5g，葶苈子 3g，制半夏 6g，大黄 2g。水煎，一日分 2 ~ 3 次服。用于咳嗽、支气管炎、哮喘。

⑯ 川贝母 120g，核桃仁 100g，猪板油 100g，冰糖 100g。先将贝母、核桃仁研碎，猪板油切碎，再加入冰糖拌匀后共蒸熟。一次 25g，一日 2 次，暖开水冲服。用

于慢性支气管炎。

⑰ 川贝母30g，甘草15g，硼砂9g。共研为细末，一次5g，一日3次，温开水送服。用于大叶性肺炎。

⑱ 川贝母3g，生石膏5g，白僵蚕5g，苦杏仁5g，炙麻黄2g，蝉蜕2g。用麻油50mL煎炸至微黄，去渣，频频服用药油。用于小儿哮喘。

⑲ 川贝母10g，白花蛇5g，生甘草10g。以上三味，粉碎，过筛，混合均匀。口服，一次1.5～3g，一日3次，温开水吞服。用于治疗百日咳。

⑳ 川贝母9g，紫菀12g，核桃仁12g，莲藕节适量。将前3味药共研为细末，装入藕孔中，用荞麦面封口煮熟，一日分2次服。用于百日咳。

㉑ 川贝母10g，玄参10g，桔梗6g，三棱6g，郁金6g，甘草3g。先将诸药分别切或捣碎后，置入茶杯内，倒入刚沸的开水，盖严杯盖，浸泡30～60分钟即可代茶饮，可反复加入沸水浸泡数次，直至无味为度，每日泡服1剂，连用10～15日。用于慢性咽喉炎的治疗。

㉒ 川贝母、金银花各60g。共研为细末，一次10g，一日3次，饭后用酒调服。用于治疗乳痈。

㉓ 川贝母、炒黑（白）芝麻各等分。共研（可酌加麻油）调涂患处。用于治乳头皲裂。

㉔ 川贝母、百部各等分。研为极细末，用姜生自然汁调搽癜上。用于治疗白癜风。

㉕ 川贝母60g，白及60g，三七15g，黄连10g，百合120g。共研为细末。一次10g，一日2次，温开水送服。用于咳血、咯血。

㉖ 川贝母粉适量。内服可用于婴幼儿消化不良。

㉗ 川贝母30g，乌贼骨30g，白芍10g。共研为细末，一次5g，一日3次，温开水冲服。用于胃溃疡。

㉘ 川贝母30g，地龙30g，蜈蚣5条，全蝎6条。共研细末，一次2g，一日3次，开水冲服。用于顽固性头痛（脑震荡后遗症）。

㉙ 川贝母15g，制南星12g，法半夏12g，枯矾10g，紫河车1个。将紫河车焙干，与前四药共研为末，一次5g，一日3次，开水冲服。用于癫痫病。

㉚ 川贝母15g，朱砂10g，石菖蒲15g，胆南星30g，醋郁金30g，明矾30g。共研为细粉，水泛为丸，如黄豆大小，成人每次服15丸，小儿每次服5丸，一日2次，开水冲服。用于癫痫病。

㉛ 川贝母、炙半夏各15g。水煎，一日1剂，频频服用。用于咳嗽。

㉜ 川贝母3g，知母5g，桔梗5g，瓜蒌5g。将知母、桔梗和瓜蒌切成小碎块，川贝母砸碎，一并置入茶杯内，倒入刚沸的开水，盖严杯盖，浸泡20分钟左右即可

代茶饮，可反复加入沸水浸泡数次，直至无味。每日上、下午各泡服 1 剂。用于痰热壅肺所致的咳嗽证。症见咳嗽，痰多而稠黄，难以咯出。

33 川贝母 3g，瓜蒌 5g，橘红 5g，天花粉 5g。川贝母砸碎，天花粉、橘红和瓜蒌切成小碎块，一并置于茶杯内，倒入刚沸的开水，盖严杯盖，浸泡 20 分钟左右即可代茶饮，可反复加入沸水浸泡数次，直至无味。每日上、下午各泡服 1 剂。用于支气管炎，症见咳嗽痰多而稠黄，口渴喜冷饮，声音洪亮。

34 川贝母 5g，紫菀 5g，麦冬 5g，桔梗 5g。川贝母砸碎，紫菀、桔梗和麦冬切成小碎块，一并置于茶杯内，倒入刚沸的开水，盖严杯盖，浸泡 20 分钟左右即可代茶饮，可反复加入沸水浸泡数次，直至无味。每日上、下午各泡服 1 剂。用于肺阴亏虚的久咳不止症。症见久咳不止，痰少不易咯出，咳嗽胸痛，口干渴。

35 川贝母 3g，白茅根 30g，茜草根 5g。川贝母砸碎，与其他药一并置于茶杯内，倒入刚沸的开水，盖严杯盖，浸泡 20 分钟左右即可代茶饮，可反复加入沸水浸泡数次，直至无味。每日上、下午各泡服 1 剂。用于支气管扩张所致的久咳不止、干咳痰少、痰中带血，甚者大量咯血。

36 川贝母 2g，百合 5g，生地 5g，桔梗 5g，蜂蜜适量。川贝母砸碎，百合、生地和桔梗切成小碎块一并置于茶杯内，倒入刚沸的开水，盖严杯盖，浸泡 20 分钟左右即可饮用，服用时，先将蜂蜜溶入药液中，搅拌均匀后饮用，一剂泡一次，一次饮完，每日上午和晚上各泡服 1 剂。用于肺结核所致的久咳不止，痰中带血或咯血，骨蒸潮热。

37 川贝母 3g，百合 5g，生地 5g，玄参 5g。川贝母砸碎，其他药切成小碎块一并置于茶杯内，倒入刚沸的开水，盖严杯盖，浸泡 20 分钟左右即可代茶饮，可反复加入沸水浸泡数次，直至无味。每日上、下午各泡服 1 剂。用于肺阴虚所致的咳嗽。症见干咳无痰，或痰少而黏，难以咯出，久咳不愈。

38 川贝母 12g（打碎），糯米 100g，冬瓜条蜜饯 100g，雪梨 8 个，冰糖 180g。梨子削去皮，从蒂处切下一段梨把，用小勺挖出梨核，将糯米煮成的饭、切碎的冬瓜蜜饯与打碎的一半冰糖和匀后装入梨内；再把打碎的贝母粉分成 8 份逐个装入梨子内，盖上梨把，盛入盘内，上笼蒸约 40 分钟至梨软烂；剩下的一半冰糖加水约 200mL，烧开溶化收成浓汁，待梨出笼后逐个浇在梨子面上即可食用。对虚劳咳嗽之久咳、干咳、痰中带血，肺热咳嗽之咳喘、胸闷、吐痰黄稠等症有较好的疗效。本方可作肺结核、百日咳、急慢性气管炎之膳食。

使用注意

因其味苦性微寒，善化热痰、燥痰，若寒痰、湿痰则不宜用。反乌头。

加工制作

研粉：川贝母淘洗干净，干燥后打成细粉即可。

保存条件

本品易虫蛀，可用硫黄熏过，再用木或金属桶贮藏盖严。小量包装后贮于铁皮箱内或放入冰箱内。

⑨ 女贞子

女贞子甘苦凉性　既归肝经又归肾
滋补肝肾壮腰膝　明目乌发除骨蒸

女贞子又名女贞实、冬青子、爆格蚤、鼠梓子、白蜡树子，为木犀科植物女贞的干燥成熟果实。我国各地均有栽培。

药材识别

本品呈卵形、椭圆形或肾形，长6～8.5mm，直径3.5～5.5mm。外表黑紫色或灰黑色，皱缩不平，基部有果柄痕或具宿萼及短梗。体轻。外果皮薄，中果皮较松软，易剥离，内果皮木质，黄棕色，具纵棱，破开后种子通常为1粒，肾形，紫黑色，油性。无臭，味甘，微苦涩。

以粒大、饱满、肉质、色黑紫，无泥沙、杂质者为佳。

规格标准

统货。

作用用途

女贞子具有滋补肝肾、明目乌发的功效。主要用于眩晕耳鸣、腰膝酸软、须发早白、目暗不明等。为治肝肾阴虚之头晕、耳鸣，双目昏糊，腰膝酸软，须发早白及骨蒸劳热等症的常用药。女贞子的特点在于药性较平和，作用缓慢，久服始能见效。

现代临床上还用于视神经炎、白细胞减少症、慢性肝炎、高血脂症、冠心病、高血压、儿童中毒性听力减退、神经衰弱、面神经麻痹、脱发等。

用法推荐

❶ 医师处方用量。内服：煎汤6～12g；或入丸剂。外用：敷膏点眼。清虚热宜生

用，补肝肾宜熟用。

② 女贞子10g，旱莲草10g，何首乌10g，熟地10g。水煎，一日1剂分3次服，连服15剂。用于须发早白。

③ 女贞子12g，桑椹15g，制首乌12g，旱莲草10g。水煎服。用于肝肾不足之眩晕、骨蒸劳热、腰膝酸软、须发早白等。

④ 女贞子250g，冰糖50g。女贞子、冰糖打碎，加米酒1000g密封浸泡1个月以上，榨滤去药渣，每次空腹饮30~60mL，早晚各服1次。用于阴虚内热、头晕耳鸣、视物昏花、腰膝酸软、须发早白等，亦用于滋补强壮、强精养颜。

⑤ 女贞子、何首乌、菟丝子、当归各10g。水煎服，一日1剂，连服2个月。用于治疗脂溢性脱发。

⑥ 女贞子、旱莲草、丹参各100g。共研为细末（或水泛为丸），每日早、晚各服6g。用于油风，脱发。

⑦ 女贞子、枸杞、熟地各等量泡酒服用。用于肝肾阴虚、精血亏虚之视物昏花、目暗不明等证。

⑧ 女贞子60g，黄酒500g或女贞子1000g，米酒1000mL。浸泡7天后服，一次一小杯，一日1~2次。用于神经衰弱。

⑨ 女贞子适量，长时间煎服。用于慢性肝炎。

⑩ 女贞子适量。研末制成蜜丸，每丸含生药5.3g，一日1次，一次1丸，1个月为一个疗程。用于高脂血症的治疗。

⑪ 女贞子、旱莲草各15g。一日1剂，水煎分2~3次服，连服10日。用于冠心病、高血压病。

⑫ 女贞子18g，墨旱莲18g，夜交藤15g，合欢皮15g。水煎服，一日1剂，分2~3次服。用于高血压病。

⑬ 女贞子6g。捣碎，绿萼梅、橘络、绿茶各3g，混匀，冲沸水频饮。用于梅核气。

⑭ 女贞子、当归、白芍各6g，续断9g。水煎常服。用于治疗月经不调，腰酸带下。

⑮ 女贞子60g，旱莲草30g，桑椹30g。共研为细末，炼蜜为丸，如梧桐子大，一次10丸，一日2次，盐开水冲服。用于肾阴不足所致之眩晕；上药共研为细末，炼蜜为9g重丸，一次1丸，一日3次。用于咳嗽，咯血，骨蒸劳热，盗汗。

⑯ 女贞子10g，黑芝麻10g，桑叶10g，菊花10g。一日1剂，水煎分2~3次服。用于眩晕。

⑰ 女贞子12g，生地18g，小黑豆20g。一日1剂，水煎分2次服用。用于肝阴不足之眩晕。

⑱ 女贞子9g，五味子6g，党参9g，当归15g，桑枝30g，甘草6g。一日1剂，水煎分2～3次服。用于面神经麻痹（肌束震颤）。

⑲ 女贞子18g，旱莲草15g，桑椹30g，蜜炙远志5g。一日1剂，水煎分2～3次服。用于不寐。

⑳ 女贞子24g，炒枣仁15g，潼蒺藜12g，天麻4.5g，枸杞9g，桑椹9g，夜交藤9g，菊花9g，白芍9g，珍珠母30g，煅磁石30g，全蝎2只，蜈蚣1条。先将全蝎、蜈蚣研为细粉，再将余药水煎，用煎液冲服药粉，一次4g，一日2次。用于神经衰弱。

㉑ 女贞子、鳢肠、桑椹各15～18g。水煎服。或女贞子1000g，浸米酒1000g，每日酌量服。用于治疗神经衰弱。

㉒ 女贞子、地骨皮各9g，青蒿、夏枯草各6g。水煎常服。用于治疗阴虚骨蒸潮热。

㉓ 女贞子、龙葵各45g。水煎常服。用于治疗白细胞减少症。

㉔ 女贞子15克，青叶胆子10克，捣碎后用水煎取药汁，代茶饮。一日1次，用于急慢性肝炎谷丙转氨酶升高者，有较好的辅助治疗作用。

㉕ 女贞子5g，萆薢5g，怀牛膝5g。女贞子砸碎，萆薢和怀牛膝切成小碎块一并置于茶杯内，倒入刚沸的开水，盖严杯盖，浸泡20分钟左右即可代茶饮，可反复加入沸水浸泡数次，直至无味。每日上午和晚上各泡服1剂。用于前列腺炎症见小便浑浊不清，点滴难下。

㉖ 女贞子5g，沙苑蒺藜5g，菊花5g。女贞子砸碎，与沙苑蒺藜、菊花一并置于茶杯内，倒入刚沸的开水，盖严杯盖，浸泡20分钟左右即可代茶饮，可反复加入沸水浸泡数次，直至无味。每日上、下午各泡服1剂。用于肝肾阴虚，眼目失养而致的视物昏花、模糊不清。

㉗ 女贞子不拘多少，捣汁重汤熬膏，净瓶收固，每日点眼。用于治疗风热赤眼。

㉘ 女贞子、草决明、青葙子各50g。水煎常服。用于治疗视神经炎。

㉙ 女贞子9g，金银花12g。水煎常服。用于治疗口腔炎。

㉚ 女贞子、旱莲草、桃金娘根各等量。共研细粉，炼蜜为6～10g丸。每服1～2丸，一日3次，10天为一个疗程。用于治疗慢性苯中毒。

㉛ 女贞子5g，旱莲草5g，蜂蜜适量。女贞子砸碎，与旱莲草一并置于茶杯内，倒入刚沸的开水，盖严杯盖，浸泡15分钟左右即可饮用，服用时，先将蜂蜜溶入药液中，搅拌均匀后饮用，一剂泡一次，一次饮完，每日上午和晚上各泡服1剂。用于肝肾阴亏、精血不足的虚劳证，症见腰酸耳鸣，头昏目眩，须发早白。

使用注意

多用易伤脾阳，故脾胃虚寒泄泻及阳虚者忌服。

保存条件

本品易受潮生霉，宜放置于干燥通风处保存。

⑩ 马 宝

马宝小毒凉甘咸　既归心经又归肝
清热解毒疗疔疮　镇惊化痰除癫痫

马宝又名马结石、外鲊答，为马科动物马胃肠道中所生的结石。主产于河北、内蒙古、东北、新疆、甘肃、西藏、云南、贵州等地。

药材识别

呈圆球形、卵圆形或扁圆形，大小不等，一般直径为6～20cm，重250～2500g，但也有小如豆粒者。表面粉白色、灰白色或蛋青色，有光泽，光滑或凸凹不平。质坚重如石。锯开面灰白色，有同心层纹（习称"涡纹"），微具玻璃样光泽，有的还可见灰黑色细密纹理，中心常见有金属或树枝等异物。剖开后气臭、味淡而微咸，嚼之可成细末。

以色青白、外表有光泽、润滑如玉、有细草纹、质坚实、断面"涡纹"细微者为佳。

规格标准

统货。

作用用途

马宝具有镇惊化痰、清热解毒的功效。主要用于惊痫癫狂、痰热内盛、神志昏迷、吐血衄血、恶疮肿毒等。

现代临床上还用于肺结核。

用法推荐

❶ 医师处方用量。内服：研末，0.6～1.5g。不入煎剂。

❷ 马宝6g，牛黄1.5g。共研细末，一次0.3g，一日2次。用于小儿抽搐，癫痫。2

岁以下小儿酌减。

③ 马宝6g，百部6g，白及12g。共研细末，一次1.5~3g，一日3次。用于治肺结核。

④ 马宝10g，天竺黄60g。共研为细末，一次1.2g，一日1次，开水冲服，连服2~3个月。用于癫痫病。

⑤ 马宝10g，朱砂10g，天竺黄15g，僵蚕15g，全蝎15g，茯苓20g，制半夏20g，远志20g，石菖蒲20g，龙齿20g。共研为细末，一次3g，一日3次，开水送服。用于小儿惊风抽搐。

⑥ 马宝、狗宝、鱼脑石各等分。研细末。水冲服3g。用于治疗噎膈症。

使用注意

中寒痰湿者忌用，无热邪痰热者不宜用。

加工制作

取原药材，将表面擦拭干净研成细粉即可。

保存条件

马宝为贵重药品，置盒内或瓶内放阴凉干燥处或专箱保存。

11 天 麻

天麻味甘且性平　息风止痉归肝经
祛风通络平肝阳　专治头痛及眩晕

天麻又名冬麻、赤箭、离母、神草、独摇、明天麻、赤箭脂、合离草、鬼督邮、独摇芝、自动草、水洋芋。商品规格有冬麻、春麻之分，为兰科植物天麻的干燥块根，主产于贵州、四川、重庆、陕西、云南等地。

药材识别

呈椭圆形或长条形，略扁，皱缩而稍弯曲，长3～15cm，宽1.5～6cm，厚0.5～2cm。表面黄白色至淡黄棕色，具环节，有点状痕点或膜质鳞叶，全体多纵皱。顶端有红棕色至深棕色的干枯芽苞（习称"鹦哥嘴"或"红小瓣"），或留残留茎基；另一端有自母麻脱落后形成的圆脐形疤痕（习称"肚脐眼"或"圆盘底"）。质坚硬，不易折断。断面较平坦，角质样，黄白色至淡棕色。未蒸透者中间略有白磁，有时显裂隙。气特异（习称"马尿味"），味淡或微甜。

以质地坚实沉重，有鹦哥嘴，断面明亮，无空心者为"冬麻"，质佳；质地松泡，有残留茎基，断面色晦暗，空心者为"春麻"，质次。

规格标准

等级	标准
一等	干货。呈长椭圆形。扁缩弯曲，去净粗栓皮。表面黄白色，有横环纹，顶端有残留茎基或红黄色的枯芽。末端有圆盘状的凹脐形疤痕。质坚实、半透明。断面角质黄白色。味甘微辛。每千克26支以内，无空心、枯炕、杂质、虫蛀、霉变
二等	干货。呈长椭圆形。扁缩弯曲，去净栓皮。表面黄白色，有横环纹，顶端有残留茎基或红黄色的枯芽。末端有圆盘状的凹脐形疤痕。质坚实、半透明。断面角质、黄白色。味甘微辛。每千克46支以内，无空心、枯炕、杂质、虫蛀、霉变

等级	标准
三等	干货。呈长椭圆形。扁缩弯曲，去净栓皮。表面黄白色，有横环纹，顶端有残留茎基或红黄色的枯芽。末端有圆盘状的凹脐形疤痕。质坚实、半透明。断面角质黄白色或棕黄色稍有空心。味甘微辛。每千克90支以内，大小均匀。无枯炕、杂质、虫蛀、霉变
四等	干货。每千克90支以外。凡不合一、二、三等的碎块、空心及未去皮者均属此等，无芦茎、杂质、虫蛀、霉变

作用用途

天麻具有平肝息风、止痉的功效。主要用于头痛眩晕、肢体麻木、小儿惊风、癫痫抽搐、破伤风症等，为治疗眩晕、头痛的要药。对肝虚、肝风所致的眩晕、头痛，和与肝风痰湿有关的偏头痛疗效尤佳。对风寒湿痹（偏重于湿痹）引起的肢体麻木瘫痪，慢性风湿性关节炎，破伤风、流脑及乙脑引起的抽搐等也有较好的治疗作用。

现代临床上还用于高血压、动脉硬化、高脂血症（对高胆固醇血症有效率为82.6%、高甘油三酯血症有效率为75%）、美尼尔氏综合征、神经性头痛、三叉神经痛、坐骨神经痛及眶上神经痛等。

用法推荐

① 医师处方用量。内服：煎汤，3～9g；研末，一次1～1.5g；或入丸、散。

② 天麻10g，杜仲20g。水煎服，一日1剂，连服一周。用于高血压。

③ 天麻30g，白酒500g。泡7天后服，一次10～20mL，一日2～3次。用于风湿痹痛，肢体麻木。

④ 天麻粉2g，鸡蛋1个。调匀蒸熟食，一日1～2次。治眩晕，神经衰弱。

⑤ 天麻薄片3～6g。做肉片汤时加入共煮，药、菜、汤俱食。治眩晕。

⑥ 天麻片10g，猪、羊或狗脑一具。共炖1小时，加食盐调味，肉、汤、药俱食。治神经性偏、正头痛。

⑦ 天麻片5～10g。直接加适量水炖1小时，再加入冰糖适量，一日分3次服。用于偏、正头痛。

⑧ 天麻30g，藁本30g。共研为细末，一次6g，一日2次，开水冲服。用于偏头痛。

⑨ 天麻30g，当归30g，加入白酒500g。浸泡7天后服用，一次15mL，一日3次。用于偏、正头痛。

⑩ 天麻60g，蝉蜕30g。研为细末。每日早晨取药末9g，新鲜猪脑1个，加冰糖30g共蒸熟，饭前一次食之。用于偏头痛。

⑪ 天麻9.4g，川芎9.4g，焦白术9.4g，狗脊9.4g，茯神9.4g，白菊花9.4g，煅龙骨9.4g，煅牡蛎9.4g，玉竹25g，菟丝子12.5g，石菖蒲6.3g，熟地15.6g。一日1剂，水煎服。用于肝阳上亢之头痛、晕眩。

⑫ 天麻6g，白芷6g，羌活3g，独活3g，防风3g。一日1剂，水煎服。用于头痛。

⑬ 天麻30g，大枣30g，枸杞30g，党参30g，羊头肉适量。加水共炖熟，食盐调味，食肉喝汤。用于慢性头痛。

⑭ 天麻20g，乌鸦肉20g，米酒50mL。上药共蒸熟，一日分2次，食肉喝汤。用于头晕目眩。

⑮ 天麻30g，山药60g，鸡1只。杀鸡退毛去内脏，洗净，置药于腹内，蒸熟后，食盐调味，食肉喝汤，一日2次，量酌定。用于头晕目眩。

⑯ 天麻18g，钩藤30g。水煎服。用于眩晕。

⑰ 天麻30g，制白附子26g，南星30g，羌活30g，白芷30g，防风30g。共研为细末，一次6～9g，一日1～2次，黄酒冲服。用于半身不遂，眩晕。

⑱ 天麻10g，鲜橘皮20g。两药水煎，代茶饮。可燥湿化痰，平肝息风。天麻甘温，平肝息风。橘皮辛温，可健脾燥湿，化痰和中。对痰浊内蕴之眩晕有效。

⑲ 天麻、白芷、防风各7.5g，桑叶、羌活、银花各5g，薄荷4g，加水煎煮，取药汁浴发，可用于头发干枯而没有光泽且时有头痛眩晕者。

⑳ 天麻20g，人参6g。与适量瘦猪肉共炖熟，食盐调味，一日分2次服，食药、肉，喝汤。用于头痛。

㉑ 天麻15g，防风15g，荆芥穗15g，白芷30g。共研为细粉，一次15g，一日2次，开水冲服。用于偏、正头痛。

㉒ 天麻3g，山羊角6g（打碎，先下），川芎6g，丹参9g。一日1剂，水煎服。用于偏头痛，呕吐。

㉓ 天麻9g，天南星9g，僵蚕6g，全蝎6g，制半夏6g，皂角适量。先将前5味药加水煎汤备用，再取皂角适量捣碎，研为细粉，取少许吹入鼻内，即服备用汤药。用于中风不语，半身不遂。

㉔ 天麻12g，杜仲12g，络石藤10g，防风10g。煎汤备用；细辛、半夏、甘草各3g共研为细粉，取少许吹入鼻孔，男左女右，再服备用汤药。用于中风不语，半身不遂。

㉕ 天麻9g，伸筋草9g，防风6g，荆芥3g。一日1剂，黄酒、水各半煎服。用于产后中风。

㉖ 天麻、细辛、半夏各60g。共研粗末，用绢袋二个，各盛药末90g，煮熟。交互熨痛处，汗出则愈。用于治疗腰脚疼痛。

㉗ 天麻6g，制川乌2g，制草乌2g，全蝎2只，鸡蛋3个。先将鸡蛋分别打一个小孔，倒出蛋清，再将其他药共研为细末，分别装于3个鸡蛋内，用麻布封口，在炭火上煨熟，连皮一次吃下，黄酒为引，一日1次，连服3剂。用于产后手足拘挛。

㉘ 天麻15g，全蝎（去毒，炒）30g，天南星（炮，去皮）15g，白僵蚕（炒，去丝）6g。共研为细末，酒煮面糊为丸，如大麻子大。一岁每服10～15丸，一日2次，早、晚用荆芥汤送服。用于治疗小儿诸惊。

㉙ 天麻30g，蝉蜕30g，皂荚100g（去皮，酥炙令黄焦，去子）。共研为细末，用精羊肉研烂和捣为丸如梧桐子大。每日2次，早、晚用荆芥汤送服20丸。用于治疗肺脏风毒，外攻皮肤瘙痒生疮。

㉚ 天麻3g，川芎5g。切成小碎块，一并置于茶杯内，倒入刚沸的开水，盖严杯盖，浸泡20分钟左右即可代茶饮，可反复加入沸水浸泡数次，直至无味。每日上、下午各泡服1剂。用于血管神经性头痛，症见头昏头痛，甚者暴痛如裂，项强，肩背拘挛，嗜睡。

㉛ 天麻3g，钩藤5g，黄芩5g，怀牛膝5g。天麻、黄芩和怀牛膝切成小碎块，与钩藤一并置于茶杯内，倒入刚沸的开水，盖严杯盖，浸泡20分钟左右即可代茶饮，可反复加入沸水浸泡数次，直至无味。每日上、下午各泡服1剂。用于高血压病所致的头晕目眩、头胀痛、口苦咽干、烦躁易怒等。

㉜ 天麻5g，石菖蒲5g，木香5g，全蝎2g。天麻、石菖蒲和木香切成小碎块，与全蝎一并置于茶杯内，倒入刚沸的开水，盖严杯盖，浸泡20分钟左右即可代茶饮，可反复加入沸水浸泡数次，直至无味。每日上、下午各泡服1剂。用于脑血管意外出现的语言蹇塞、舌暗不语、口眼㖞斜、口中流涎等。

㉝ 天麻25g，川芎10g，茯苓10g，鲜鲤鱼1250g。鱼去鳞、剖腹、抠去内脏，剔数刀（不剔透为度）；川芎、茯苓切成大片放入二泔水（淘米的第二道水）中，再将天麻加入同浸泡约4～6小时，捞出天麻切成薄片；将川芎、茯苓装入鱼腹内，天麻片分别夹入鱼剔划的口中，鱼装入蒸钵，加入绍酒45g，姜15g，葱10g，兑上适量的清汤，上笼蒸30分钟后拣去葱、姜及川芎、茯苓，将原汤滗入火勺里，调入白糖、食盐、味精、胡椒粉、麻油、湿淀粉、清汤适量，烧沸打去浮沫，浇在鱼的面上即可食用。对肝风眩晕头痛、神经性偏正头痛、肢体麻木，以及神经衰弱所致的头昏、头痛、失眠等，均有辅助治疗作用。

因天麻甘温而燥，偏于治风寒夹有痰湿引起的头痛眩晕，因热而生风的头痛眩晕不宜选用天麻。本品伪品较多，应注意识别。

加工制作

①切片：一法为原药材除去杂质，大小个分开，浸泡至四五成干时（或温水浸泡半小时），捞出，湿毛巾包裹润透，纵切成薄片，阴干。另一法是将原药材洗净，放入锅内隔水蒸软，趁热纵切成薄片，阴干。②打粉：取天麻片，平铺于铁丝筛网上烘干，冷却后即可碾磨成细粉。③泡酒：最少浸泡7天后，加入适量蜂蜜服用。④天麻炖猪脑（或狗脑、羊脑）：药、脑共炖一小时，加食盐调味，肉、汤、药俱食。⑤天麻蛋：蛋打碎去壳，加入天麻粉调匀，加适量清水，蒸至熟取出，放调味盐，蛋、药俱食。

保存条件

本品易霉变、虫蛀，原药材宜存放于通风干燥处；片或粉宜瓷坛或瓶装，密闭，放于阴凉干燥处或冰箱中。原药材出现霉虫时，可用沸水淋洗或蒸后干燥，再按原法保存。

12 天　冬

> 天冬味甘苦寒性　既归肺经又归肾
> 养阴润燥治干咳　清肺生津除骨蒸

天冬又名天门冬、明天冬、大当门根。为百合科植物天冬的干燥块根，主产于贵州、四川、广西、浙江、云南等地。陕西、甘肃、湖北、安徽、河南、江西也产。

药材识别

呈长纺锤形或圆柱形，两端渐细，略弯曲，长5～18cm，直径0.5～2cm，表面黄白色至黄棕色，半透明，光滑或具细纵纹，纵沟偶有残存的灰棕色外皮。对光照视，有1条不透明的细心。质硬或柔润，有黏性，断面角质样，中柱黄白色。气微，味甜、苦，性寒。

以条粗壮、色黄白、半透明者为佳。

规格标准

等级	标准
一等	干货。呈长纺锤形，去净外皮。表面黄白色或淡棕黄色，半透明，条肥大，有糖质。断面黄白色，角质状，中央有白色中柱（白心）。气微，味甜微苦。中部直径1.2cm以上。无硬皮、杂质、虫蛀、霉变
二等	干货。呈长纺锤形，去净外皮。表面黄白色或淡棕黄色，间有纵沟纹，半透明，有糖质。断面黄白色，角质状，中央有白色中柱（白心）。气微，味甜微苦。中部直径0.8cm以上。间有未剥净硬皮，但不得超过5%。无杂质、虫蛀、霉变
三等	干货。呈长纺锤形，去外皮。表面红棕色或红褐色，有糖质。断面红棕色，角质状，中央有白色中柱（白心）。气微，味甜微苦。中部直径0.5cm以上。稍有未去净硬皮，但不得超过15%。无杂质、虫蛀、霉变

作用用途

天冬具有养阴润燥、清肺生津的功效。主要用于肺燥干咳、顿咳痰黏、咽干口渴、肠燥便秘等。对肺热阴伤之燥热咳嗽咯血，能起到养肺阴而润肺止咳、止血兼疗虚劳咳嗽的作用。对阴虚内热、津伤消渴、肠燥便秘之证也有治疗作用，还能滋肾养阴、润燥滑肠，也常用于须发早白的配方。

现代临床上还用于恶性淋巴瘤，糖尿病，乳腺小叶增生，急、慢性咽喉炎，催乳等。

用法推荐 ....

① 医师处方用量。内服：煎汤，6~12g；熬膏，或入丸、散。外用：鲜品捣敷；或捣烂绞汁涂。

② 鲜天冬500g（新掘者为好）。洗净，去心、皮，细捣，绞取汁用砂锅慢火熬成膏。一日2~3次，每次服用一二匙，空腹时用温酒调服。用于治疗血虚肺燥、皮肤皲裂及肺痿咳脓血等证。

③ 天冬10g，枇杷叶10g，金银花10g，桑枝15g，陈皮15g。水煎服，一日1剂，分2~3次服。用于咳嗽。

④ 天冬25g，生地20g，沙参20g。水煎服，一日1剂，分2~3次服。用于阴虚咳嗽。

⑤ 天冬20g，白果（去壳）15g，薏苡仁20g，桔梗20g，炙黄芪50g。水煎服，一日1剂，分2~3次服。用于咳嗽。

⑥ 天冬、麦冬各15g。煎汁浓缩，加入蜂蜜250g共熬成膏，一次15~25g，一日2次，开水冲服。用于咳嗽，咽痛，音哑。

⑦ 天冬12g，金银花12g，灯台树皮12g。水煎服，一日1剂，分2~3次服。用于肺燥咳嗽。

⑧ 天冬30g，鲜鲫鱼1条。共炖熟，加少许食盐调味，一日分3次服用。用于咳嗽。

⑨ 天冬60g，冰糖15g。加水共炖熟，一日2次分服。用于干咳。

⑩ 天冬15g，麦冬15g，百部9g，瓜蒌仁9g，陈皮9g。一日1剂，水煎分2~3次服。用于百日咳。

⑪ 天冬5g，麦冬5g。切成小碎块，一并置于茶杯内，倒入刚沸的开水，盖严杯盖，浸泡15分钟左右即可代茶饮，可反复加入沸水浸泡数次，直至无味。每日上、下午各泡服1剂。用于阴虚肺燥，或燥热伤肺的燥咳证，症见干咳无痰，口唇干燥，口渴引饮。

⑫ 天冬5g，生地5g，麦冬3g，黄连1g。将天冬和生地切成小碎块，与其他药一并置于茶杯内，倒入刚沸的开水，盖严杯盖，浸泡15分钟左右即可代茶饮，可反复加入沸水浸泡数次，直至无味。每日上、下午和晚上各泡服1剂。用于胃火

炽盛的消渴证所致的口干口渴，饮水难解，心中烦热。

13 天冬8g，人参3g，生地12g，山茱萸6g，枸杞3g。一日1剂，水煎服。用于糖尿病。

14 天冬、麦冬、五味子各等分。共熬膏，加入蜂蜜，每次一匙，开水调服，一日2次。治久咳痰少、消渴。

15 天冬8g，粳米60g，冰糖适量。将天冬水煎，去渣取汁，然后加入粳米煮粥，候熟入冰糖少许，稍煮即可。此为1日剂量，分早、晚两次服食。具有养阴清热、润肺滋肾的功效。适用于秋燥干咳、咽喉肿痛、口渴、便秘等。

16 天冬100g，麦冬80g，生地黄500g。天冬、麦冬共研为细末，生地取汁熬膏，共制丸如梧桐子大。一日2次，每次服50丸，用加减逍遥散（方中去甘草加人参）煎汤送服。用于治疗妇人喘、手足烦热、骨蒸寝汗（盗汗）、口干引饮、面目浮肿。

17 天冬30g，糯米500g，药曲适量。天冬水煎取汁，糯米蒸熟，天冬汁同药曲一起拌入蒸熟的糯米中，酿制成酒。1日数次，每次服2~5汤匙，久服能强壮补虚。

18 天冬、熟地黄、白茯苓各等分。共研为细末，炼蜜为10g。一日2次，饭后2小时用温酒调化服1丸。用于治疗诸虚不足、暖五脏。

19 天冬20g，黄精30g，枸杞30g，苍术30g，松针40g。上药捣至细碎，用白布包好，置洁净浸酒容器中，倒入白酒1500g，密封浸泡7日以上，弃去药袋，取酒常饮，空腹温饮，一次30~60mL，早晚各服1次。用于润养五脏，延年益寿。久服健身，治头晕目眩、腰膝不利、食少纳呆、体倦乏力等。

20 天冬、远志、茯苓、干地黄各等分。共研为细末，炼蜜为丸如梧桐子大。一日3次，开始时用酒吞服20丸，后可加至30丸，常服之勿绝。用于治疗健忘症。

21 天冬30g，鸡肉200g。共炖熟，食盐调味，食肉喝汤，一日2次。用于产后贫血。

22 天冬5g，生地5g，菊花5g，枳壳5g。将天冬、生地和枳壳切成小碎块，与菊花一并置于茶杯内，倒入刚沸的开水，盖严杯盖，浸泡15分钟左右即可代茶饮，可反复加入沸水浸泡数次，直至无味。每日上午和晚上各泡服1剂。用于肝肾阴虚、血不养睛的近视眼。

23 鲜天冬60g。撕去皮，放于碗中隔水蒸熟，用糖调味，分3次服。治乳房良性肿瘤（对乳腺小叶增生总有效率83%）。

24 鲜天冬450g。洗净，捣烂取汁，一日分3次，饭前用黄酒送服。用于早期乳腺癌。

25 天冬60g，瘦猪肉500g。炖服，治乳汁不通。

26 天冬150g，川贝母150g，鸡内金150g，乌贼骨350g。共研为细末，炼蜜为丸，每丸重9g，一次1丸，一日服3次。用于胃溃疡。

㉗ 天冬300g。水煎，取浓汁，加白酒15mL，一日分2次服下。用于崩漏。

㉘ 天冬（去心）、麦冬（去心）、玄参各等分。共研为细末，炼蜜为5g丸，一日数次，一次1丸，噙化慢服。用于治疗口疮连年不愈。

㉙ 鲜天冬20g。洗净，去粗皮，置碗内捣烂，一日1剂，早、晚各1次，温开水送服。用于痈、疽、疔肿。

㉚ 天冬15g，麦冬15g，淡竹叶15g。水煎服。用于口疮。

㉛ 天冬和蜂蜜打烂为丸。一日1次，一次30g，用于洗面。用于治疗面上黑气不退（黑斑）。

使用注意

脾胃虚寒、食少便溏者不宜。外感风寒咳嗽、虚寒泄泻者忌用。

保存条件

本品含多糖类成分，受潮易泛糖（泛油）、虫蛀。吸潮品返软，表面呈油渍样，常粘成坨块，颜色变为暗棕黑色。应置阴凉、干燥处保存。

13 五味子

五味子酸甘性温　归肺归心也归肾
收敛固涩又益气　补肾宁心且生津

五味子又名香苏、玄及、会及、山五味、山花椒、五梅子、红铃子。商品规格有北五味、南五味之分，为木兰科多年生落叶木质藤本植物北五味子或中华五味子的成熟果实。前者习称北五味子，后者习称南五味子。北五味子主产于东北三省，南五味子主产于河南、陕西、甘肃、云南等地。

药材识别

北五味子：果实呈不规则球形或扁球形，直径5～8mm；表面红色、紫色或暗紫红色，皱缩，有时数个粘在一起；果皮肉质柔软，内含种子1～2粒。种子肾形，表面黄棕色，具光泽；种皮坚硬而脆，剥去后可见淡棕色种仁，胚乳油质，胚小，不易察见。果皮气微，味酸。种子破碎后有香气，味辛辣而微苦。

南五味子：果实呈不规则形，较小，直径2～5mm；表面暗红色或棕褐色，果皮肉质较薄，无光泽，内含种子1粒。种子肾形，较北五味子种子略小，表面黄棕色，略呈颗粒状。

均以色红、粒大、肉厚、有油性及光泽者为佳。

规格标准

品别	等级	规格
北五味子	一等	干货。呈不规则球形或椭圆形。表面紫红色或红褐色，皱缩，肉厚，质柔软，内有肾形种子1～2粒。果肉味酸，种子有香气，味辛微苦。干瘪粒不超过2%，无梗枝、杂质、虫蛀、霉变
	二等	干货。呈不规则球形或椭圆形。表面黑红、暗红或淡红色，皱缩，肉较薄，内有肾形种子1～2粒。果肉味酸，种子有香气，味辛微苦。干瘪粒不超过20%，无梗枝、杂质、虫蛀、霉变
南五味子	/	统货、干货。呈球形或椭圆形。表面棕红色，皱缩，肉薄，内有种子1粒。味酸微苦辛，干枯粒不超过10%，无梗枝、杂质、虫蛀、霉变

作用用途

　　五味子具有收敛固涩、益气生津、补肾宁心的功效。主要用于久嗽虚喘、梦遗滑精、遗尿尿频、久泻不止、自汗、盗汗、津伤口渴、短气脉细、内热消渴、心悸失眠等。本品具有酸涩收敛之性，长于敛肺肾之气阴以止咳、止汗、涩精、止泻，又可收敛心气以宁心安神。其气虽温，但质地柔润，温而不燥，故对肺虚之久咳、肾虚之喘咳、阳虚自汗、阴虚盗汗、精滑不固、泄泻不止、津伤口渴及失眠多梦等证均为常用之品。

　　现代临床上还用于无黄疸型传染性肝炎，有明显地降低谷丙转氨酶的作用；另可用于水稻田皮炎、小儿遗尿等。

用法推荐

① 医师处方用量。内服：煎汤，1.5～6g；研末，一次1～3g；熬膏；或入丸、散。外用：研末掺；或煎水洗。

② 五味子，方红熟时，采得，蒸烂，研滤汁，去子，熬成稀膏。加蜂蜜适量，再上火煎熬至沸待蜜熟，冷却后存贮于密闭容器中。作汤，时时服用。用于治疗肺虚寒证。

③ 北五味子500g，洗净，水浸一宿，以手按搓去核，再用温水将核洗取余味，用纱布滤过，置砂锅内，浓缩至500mL左右，加入冬蜂蜜1000g，慢火煎熬，熬至1200g成膏为度，待数日后，略去火性。每次服一二匙，空腹时用开水调服。用于治疗梦遗虚脱。

④ 五味子适量。煎熬成膏，常服用。用于梦遗虚脱。

⑤ 五味子5g，金樱子5g。开水浸泡代茶常饮。用于遗精，滑精，早泄，腰酸，神疲，盗汗。

⑥ 五味子5g，山茱萸5g。代茶常饮。用于遗精，滑精，早泄，腰酸，神疲，盗汗。

⑦ 五味子30g。研为细末，用患者唾液调作饼。敷于脐上，用布扎定后睡，候天明时取下。用于治疗睡中盗汗。用一二晚汗即止。

⑧ 五味子5g，炒枣仁5g，丹参5g，生地5g。炒枣仁打碎与其余三味混合，开水浸泡代茶常饮。用于心悸，怔忡，失眠，健忘，多梦，易醒。

⑨ 五味子30g。炒黄，研细粉，用醋糊为丸，分3日服用，一日3次，醋汤送服。用于白浊及肾虚腰痛，两腰及背脊穿痛。

⑩ 五味子、川楝子、云木香各等分。共研为细末，一次1.5g，一日3次，温开水冲服。用于胃脘痛。

⑪ 五味子100g，白矾100g，猪肺1付。先将猪肺煮熟，切碎，再把五味子、白矾研为细粉，用猪肺蘸药粉食用。一次10g药粉，一日2次。用于哮喘。

⑫ 五味子500g，新鲜鸡蛋20个，白糖少许。五味子快速洗净，加冷水浸泡两小时，连水煎成浓汁，取渣再煎汁，合并两次煎液，冷却后泡入洗净的鸡蛋，泡7～10天，蛋壳变软后捞出，加水、白糖，小火煮熟，每天服1～2个，早晨空腹服食。可补气养阴。适用于气阴两虚所致的肺结核。

⑬ 五味子30～50g，地龙9～12g，鱼腥草30～80g。浸泡2～4小时，用文火煎15～20分钟，水煎2次，约250mL，于下午4时、晚上8时各服一半。用于治疗哮喘。

⑭ 五味子250g，鸡蛋20个。先将五味子加水3500mL，煎煮30分钟，待药液放凉后，再将鸡蛋放入，浸泡7天后食之。一次1个，一日2次（食时把鸡蛋置开水中浸5分钟）。用于治疗哮喘。

⑮ 五味子120g，生鸡蛋8个。先用开水浸泡五味子，待其稍凉后把扎有小孔的鸡蛋放入五味子水中（春、夏季浸泡5～6天，秋、冬季浸泡8～9天）浸泡后，取鸡蛋去壳，加少许白糖，用开水冲服。一次1个，一日2次。用于慢性支气管炎（虚证）。

⑯ 五味子10g，诃子3g，鲜猪肺200g。将鲜猪肺洗净后同五味子、诃子共煮烂，去药渣。一日分2次连汤服下。用于慢性支气管炎（虚证）。

⑰ 五味子60g，杏仁120g，罂粟壳250g，明矾30g。先将五味子、杏仁、罂粟壳分别用醋炒后焙干，加入明矾共研为细末。一次3g，早、晚用姜汤水送服。用于慢性支气管炎。

⑱ 五味子63g，吴茱萸16g。将上药炒熟，共研为细末，一次6g，一日3次。米汤送服。用于五更泻。

⑲ 五味子15g，生山楂15g，夏枯草30g。水煎，一日1剂，分3次服，一周为一个疗程。用于高血压。

⑳ 五味子6g，丹参9g。一日1剂，鲜开水浸泡常服。用于高血压。

㉑ 五味子5g，麦冬5g，太子参5g。一日1剂，开水浸泡代茶饮。用于热伤气阴，口渴多汗。为夏季常用饮品。

㉒ 五味子适量。研细粉，一次2g，一日3次，温开水冲服。用于无黄疸型传染性肝炎，有降低谷丙转氨酶的作用。

㉓ 五味子、茵陈、大枣各等量。共研细粉，炼蜜为10g丸。一日3次服，成人一次服2丸，14岁以下儿童每次服半丸至1丸，30天为一个疗程。用于治疗病毒性肝炎。

㉔ 五味子6克，木瓜12克。一日1次，煎汤代茶饮。用于肝功能异常转氨酶升高者。

㉕ 五味子10～20克，红枣5～10枚（去核），冰糖适量。加水同炖，去渣饮水，一日1次。用于肝炎患者转氨酶升高者。

㉖ 五味子、金樱子各10g，莲米、芡实、山药各15g，炮姜、肉豆蔻各5g，大米50g，葱白适量。将二子、葱、姜及豆蔻水煎取汁，加入大米、山药、芡实、莲米煮为稀粥服食，一日1剂，分2次服食，连续5～7天。可健脾止遗，用于治小儿流口水。

㉗ 五味子5g，乌梅10g，大枣5枚，茶叶2g。用开水浸泡，代茶饮。用于夏季心烦自汗、头晕头痛、身体倦困、身热食欲不振及肺虚喘等。

㉘ 五味子6g，枸杞子10g。共研细粉，放入保温杯中，冲入沸水300mL左右，盖严，闷泡3日，代茶饮。用于"注夏"（春末夏初出现的头晕、头痛，身体倦困，常常想打呵欠，脚软无力，体热食欲不振，心烦自汗等）。

㉙ 五味子、菟丝子、蛇床子各等分。共研为末，炼蜜为丸如梧桐子大。一日3次服，一次服3丸。用于治疗阳痿不起。

㉚ 五味子5g，白术5g，麻黄根3g，柏子仁5g。开水浸泡代茶常饮。用于久病、重病、大失血后元气受伤，气虚欲脱的气短懒言，汗出不止，口渴不思饮。

㉛ 五味子3g，罂粟壳1g，款冬花5g，党参5g。开水浸泡代茶常饮。用于肺气耗散，肺失宣降的慢性支气管炎。症见久咳不已，气少懒言，痰少清稀，头晕神疲等。

㉜ 五味子50g，蛇床子50g。水煎汤，多次外洗患处，一日1剂。用于水稻田皮炎。

㉝ 五味子10g，小茴香3g，猪膀胱1个。共用水煮熟，食盐调味，食膀胱并喝汤，两日1剂，连服数剂。用于小儿遗尿。

㉞ 五味子12g，枸杞10g，薄荷3g，菊花6g。先将上药淘洗干净，并置入茶杯内，冲入刚沸的开水300mL，盖严杯盖，浸泡10分钟左右即可代茶饮，可反复加入沸水浸泡数次，直至无味，每日泡服1剂。具有补肺生津的功能。适用于夏天暑热烦渴。

㉟ 五味子30g，滑石、黄柏（蜜炙）各15g。共研为末。每次服5g，干撒于疮上。用于治疗口内生疮。

㊱ 五味子适量。炒焦研细末，敷于溃烂处。用于治疗疮疡溃烂，皮肉欲脱者。

㊲ 五味子10～12g。水煎服，用于解酒。

㊳ 五味子3g，知母5g，天花粉5g，黄芪5g。切成小碎块，一并置于茶杯内，倒入刚沸的开水，盖严杯盖，浸泡20分钟左右即可代茶饮，可反复加入沸水浸泡数次，直至无味。每日上午和晚上各泡服1剂。用于消渴病，症见口干口渴，引饮无度，善食易饥，心中烦热等。

㊴ 五味子5g，杏仁5g，紫菀5g，党参5g。将杏仁和五味子砸碎，党参和紫菀切成小碎块，一并置于茶杯内，倒入刚沸的开水，盖严杯盖，浸泡20分钟左右即可代茶饮，可反复加入沸水浸泡数次，直至无味。每日上、下午各泡服1剂。用于慢性支气管炎所致的久咳不止、喘促气短、懒言神疲、痰少清稀等。

㊵ 五味子5g，海风藤5g，细辛1g，干姜2g。将五味子砸碎，海风藤和干姜切成小碎块，一并置于茶杯内，倒入刚沸的开水，盖严杯盖，浸泡20分钟左右即可代茶饮，可反复加入沸水浸泡数次，直至无味。每日上、下午各泡服1剂。用于老年性支气管炎所致的咳嗽、喘促、气急、胸闷、痰多稀白、一咯即出等。

使用注意

本品酸涩收敛之性太过，故对表邪未解，咳嗽初起，麻疹初发等新病、邪实者不宜用。对素有寒饮，外感风寒，出现咳嗽气急、痰多清稀者，本品用量要小。

保存条件

五味子易失润干硬、受潮生霉，严重时粘连结块。应置阴凉干燥通风处保存。

太子参

太子参甘微苦平　归脾归肺清补品

益气健脾治虚弱　生津润肺能滋阴

太子参又名童参、米参、孩儿参、双批七、四叶参，为石竹科植物孩儿参的干燥块根。主产于江苏、山东、安徽等地。

药材识别

呈细长纺锤形或细长条形，平直或弯曲，长3~10cm，直径2~6mm。表面淡黄白色，半透明，微有纵皱纹，并有若干横沟纹及须根断后的痕迹。根头钝圆，多有残留的茎基或茎痕，下端渐细。质坚硬而脆，易折断。断面黄白色，角质样（加工时沸水焯过）直接晒干的断面为白色，有粉性。气微，味甘。

以身干、条长粗肥、黄白色、质实无须根、无杂质和不霉蛀者为佳。

规格标准

统货。

作用用途

太子参具有益气健脾、生津润肺的功效。主要用于脾虚体倦、食欲不振、病后虚弱、气阴不足、自汗口渴、肺燥干咳等。本品虽有补益作用，用于脾、肺气虚证，气阴两伤证，但远较人参力弱，需大剂量持续使用方能生效。因平而偏凉，为清补之品，大剂量可代西洋参入药。热病及病后伤阴者宜选用本品。

现代临床上还用于小儿肺炎，急、慢性肝炎，早期肝硬化（血清白蛋白与球蛋白比例倒置者）。

用法推荐

❶ 医师处方用量。内服：煎汤9~30g。

② 太子参15g，浮小麦15g。先加水共煎煮10分钟，再用鲜开水浸泡频频服用。用于体虚自汗。

③ 太子参9g，浮小麦15g，大枣10枚。水煎。一日1剂，分3次服。用于治疗小儿出虚汗。

④ 太子参15g，麦冬12g，五味子6g，煅龙牡各15g。一日1剂，连服一周，先将龙骨、牡蛎打碎成细颗粒，再加水共煎煮，分3次服用。用于自汗，盗汗。

⑤ 太子参15g，炙黄芪15g，红枣6~8枚。一日1剂，水煎分3次服用。用于治小儿多汗；亦用于产后虚弱，心悸，盗汗，自汗。

⑥ 太子参15g，石斛10g，五味子5g。将上述药切成粗末，一并置于茶杯内，倒入刚沸的开水，盖严杯盖，浸泡20分钟左右即可代茶饮，可反复加入沸水浸泡数次，直至无味。每日泡服1剂。有益气生津、养阴止汗的功效，适用于热病伤阴之口舌干燥、胃脘作痛、干呕纳少、舌红少苔以及老年人气短乏力、头晕心悸等证，为夏季常饮佳品。

⑦ 太子参15g，银耳5g，冰糖适量。将银耳泡开，洗净，太子参布包，同冰糖加水适量炖至银耳熟，去药包饮用，一日1剂。可益气养阴，宁心安神。适用于心慌，气短。

⑧ 太子参、百合各25g，北沙参20g，饴糖50g。将二参同包，与百合一同水煎取汁；去药包，调入饴糖，拌匀服食，常服用可补气止汗。适用于气虚所致的自汗、体虚、气短、口渴等。

⑨ 太子参10g，石斛15g，大米100g。将太子参、石斛水煎取汁，纳入大米煮为稀粥服食，一日2次。可益气养阴。适用于气阴两虚之咳嗽、气短、肺燥咳嗽及病后体虚等。

⑩ 太子参15g，乌梅15g，甘草6g。加水共煎取汁，兑入适量冰糖或白砂糖代茶饮，用于夏季伤暑口渴，多汗，乏力。

⑪ 太子参5g，麦冬5g，淡竹叶10g，荷叶10g。太子参、麦冬切碎，与其他药共加开水泡20分钟后徐徐饮用，边饮边加开水。每日上午、下午各服1剂。用于暑天发热，心烦，口渴，尿少短赤，汗多，气短乏力。

⑫ 太子参15g，麦冬12g，甘草6g。水煎。一日1剂，分3次服。用于治疗肺虚咳嗽。

⑬ 太子参15g，百合15g，水煎服，一日1次，每晚睡前服。太子参益气生津，百合滋阴润肺，本方不仅可益气滋阴、润肺止咳，而且还具有润肤增白之功效。可用于气阴两虚，头昏乏力，面色无华，肺痨喘咳等症。

⑭ 太子参、生地、白芍、生玉竹各9g。水煎。一日1剂，分3次服。用于治疗病后

虚弱，伤津口干。

⑮ 太子参9g，南沙参9g，丹参9g，苦参9g。水煎。一日1剂，分3次服。用于治疗心悸。

⑯ 太子参15g，当归、酸枣仁、远志、炙甘草各9g。水煎。一日1剂，分3次服。用于治疗神经衰弱。

⑰ 太子参50g，黄芪50g，母鸡1只。先将鸡宰杀去毛，除去内脏及头足并清洗干净，与上药共炖烂，适当加入调料，食肉喝汤。可用于妇女产后调养及少乳、虚弱头晕等。

⑱ 太子参15g，全瓜蒌1个。一日1剂，水煎分3次服。用于乳汁稀少。

⑲ 太子参30g，麦冬25g，薏苡仁50g，白糖适量。三味药加水共煎煮，过滤取汁，加入白糖适量，晾凉后饮用。用于神疲，咽干口燥，烦热头昏等。

⑳ 太子参15g，棉花根（为锦葵科植物草棉的根皮）30g，益母草12g，熟地12g，当归9g，白芍9g，白术9g。加水共煎煮，分3次服用，一日1剂，连服10天。用于血虚所致的月经后期、经量少或一见即无。

㉑ 太子参15g，菟丝子15g，补骨脂12g，熟地12g，丹参9g，当归9g，女贞子9g，怀牛膝9g。加水共煎煮，分3次服用，一日1剂，连服1周。用于经闭。

㉒ 太子参15g，白术15g，茯苓15g，菖蒲15g，炙甘草15g，远志12g，朱砂1g（研末，分2次吞服）。水煎服。用于癫痫病。

㉓ 太子参20g，当归20g，天麻20g，川芎20g，秦艽15g，大枣15枚，甘草3g。一日1剂，水煎，分3次服，连服1周。用于腰痛。

㉔ 太子参15g。与鸡、鸭或瘦猪肉共炖，酌加食盐调味，饮汤食肉。用于体虚气血不足。

㉕ 太子参24g，玉竹15g，石斛12g，山药15g，乌梅3枚，大枣3枚。水煎加冰糖适量，一日1剂，分3次服。用于胃阴不足之食欲不振，口干。

㉖ 太子参10g，麦冬10g，五味子6g，玄参10g，竹茹3g，茶叶适量。先将前4味分别切或捣碎后，和入竹茹、茶叶，置入茶杯内，倒入刚沸的开水，盖严杯盖，浸泡30～60分钟即可代茶饮，可反复加入沸水浸泡数次，直至无味为度，每日上、下午各泡服1剂，至愈为止。用于慢性咽喉炎的治疗。

㉗ 太子参30g，玉米须30g。一日1剂，水煎，分3次服用。用于急、慢性肝炎。

使用注意

有邪实之证慎用。

保存条件

　　本品易泛油、虫蛀、受潮生霉。陈品泛油，表现为质地返软，两端颜色变深，光泽减退，表面出现油样物。放木箱内，置通风干燥处保存。防霉，防蛀。

15 牛 黄

牛黄甘苦性偏凉　归心归肝治癫狂
息风豁痰能开窍　清热解毒疗毒疮

牛黄又名心黄、丑宝、丑黄、犀黄、各一旺，为牛科动物牛干燥的胆结石，习称"天然牛黄"。商品规格有蛋黄、管黄、人工牛黄之分。全国各地屠宰场均有生产。东北地区产者，习称"东牛黄"；西北地区产者，习称"西牛黄"。近年尚有用牛胆汁或猪胆汁经人工提取制造而成者称为"人工牛黄"。

药材识别

多呈卵形、类球形、三角形或四方形，大小不一，直径0.6～4.5cm，少数呈管状或碎片。表面黄红色至棕黄色，有的表面挂有一层黑色光亮的薄膜，习称"乌金衣"，有的粗糙，具有疣状突起，有的具龟裂纹。体轻，质酥脆，易分层剥落，断面金黄色，可见细密的同心层环，有的夹有白心。气清香，味苦而后甘，有清凉感，嚼之易碎，不粘牙。

牛黄的经验鉴别常用：

1. 口尝法：用舌尖舔之，味先苦而后回甜，有清凉感直达舌根及喉部，唾液染成鲜黄色，嚼之不粘牙，无杂味及臭味者为真品。若入口纯苦而不能转甜，无清凉感，且有臭味或腥气者为伪品。

2. 挂甲法：取少许牛黄粉末与水调匀，涂于指甲上，若指甲被染上明亮的黄色，经久不退并有显著的清凉感者为真品。反之为伪品。

3. 水煮法：将牛黄少许放入半杯清水中煮沸，静置，真牛黄全部溶化为黄棕色澄清液，无沉淀和漂浮物。反之为伪品。

4. 针刺法：取小针烧红，刺入牛黄中，牛黄分裂，裂成层状，质细密酥脆，内心有白点，气清香者为真品。若刺入后不分裂，剖开内部不起层纹，内心无白点，并微有臭浊气味者为伪品。

5. 水试法：取缝衣针一枚，润水沾上牛黄粉末，用量筒或深玻璃杯盛满清水，将沾上牛黄的针垂直下沉，即见杯内从上至下有一条黄线，然后再慢慢散开者为真品。反之为伪品。

人工牛黄多数为土黄色疏松的粉末，也有制成不规则球形或方形的。浅棕黄色或浅金黄色，质轻松，水溶液亦能"挂甲"。气微清香而略腥，味微甜而苦，入口后无清凉感。

以完整、色棕黄、质松脆、断面层纹清晰而细腻者为佳。

规格标准

品别	等级	标准
天然	一等	干货。牛的胆结石呈卵形，类球形或三角形。表面金黄色或黄褐色，有光泽。质松脆。断面棕黄色或金黄色，有自然形成层。气清香，味微苦后甜。大小块不分，间有碎块。无管黄、杂质、霉变
	二等	干货。牛的胆结石呈管状（管黄）或胆汁渗入的各种块黄。表面黄褐色或棕褐色。断面棕褐色，有自然形成层。气清香，味微苦。无杂质、霉变

作用用途

牛黄具有清心、豁痰、开窍、凉肝、息风、解毒的功效。主要用于热病神昏、中风痰迷、惊痫抽搐、癫痫发狂、咽喉肿痛、口舌生疮、痈肿疔疮等。本品苦凉气香，主入心肝，故能清心开窍豁痰，凉肝息风定惊。治疗由于心火肝风、风火相搏、痰气壅塞而出现神昏谵语、惊风抽搐、中风痰迷等证，均有良效。其开窍之力虽不如麝香，而解毒之力却胜之，素以清热解毒之功著称。故为治疮痈咽痛之要药，不论内服外用皆有良效。

现代临床上还用于小儿感冒、喉炎、肺炎等引起的高热及乙型脑炎、脑血栓、食道癌等。

用法推荐

❶ 医师处方用量。内服：研末 0.15 ~ 0.35g；或入丸散用；外用：研末撒或调敷患处。

❷ 牛黄如豆大一粒（约 0.5g）。加入蜜蜂调成膏。乳汁化开，时时滴婴儿口中。用于初生儿胎热或身体发黄者。

❸ 牛黄 0.3g。研末，用竹沥调匀，擦在小儿口中，用于小儿鹅口疮，不能饮乳。

❹ 牛黄 1g，硼砂 15g，琥珀 6g，冰片 2g，珍珠（煅）7个，蜘蛛 7只。共研为细粉，取少许吹喉内，一日 3 ~ 4次。用于扁桃体炎。

⑤ 牛黄（研）、朴硝（研）、甘草（炙、锉）各30g，升麻、山栀子（去皮）、芍药各15g。共研为细末。每次用姜蜜煎汤冷后调匀缓缓吞服0.5g。用于治疗伤寒咽喉痛，心中烦躁，舌上生疮。

⑥ 牛黄3g，雄黄5g，冰片2.5g，大黄10g，黄芩10g，桔梗10g，石膏20g，甘草3g。共研细粉，取少许吹患处，一日2～3次。用于喉痹、喉暗、口疮、牙疳。

⑦ 牛黄0.3g，朱砂15g。共研末，少量服用。用于小儿心肺烦热，黄瘦，睡卧多惊，狂语。

⑧ 牛黄0.3g，朱砂1.5g，白牵牛（头末）6g。共研为极细末，1次服，小儿减半。痰厥，温香油下；急慢惊风，黄酒加入蜂蜜少许送下。用于治疗中风、痰厥不省人事，小儿急慢惊风。

⑨ 牛黄0.3g（细研），川大黄15g，蝉蜕0.3g（微炒），黄芩15g，龙脑15g（细研）。共研细末，炼蜜为丸如麻子大，不计时候，金银花、薄荷煎汤下3丸，儿童根据年龄大小，酌量服之。用于治疗小儿惊热，发歇不定。

⑩ 牛黄0.3g，琥珀3g，郁金3g，朱砂0.5g。共研为细末，1岁以下一次0.15g；1～3岁一次0.3g，一日2次，开水送服。用于小儿惊风，抽搐呕吐。

⑪ 牛黄0.3g，全蝎2只（去头、尾刺）。共研为细末，分为12份，一次1份，一日3次，开水送服。用于新生儿破伤风。

⑫ 牛黄0.6g，朱砂0.5g，大黄9g，巴豆霜2g。共研为细末，一次0.3g，一日3次，开水送服。用于新生儿破伤风。

⑬ 牛黄1g，全蝎3g，僵蚕3g。共研细末，用黄酒或冷饮送服。用于破伤风。

⑭ 牛黄3g，僵蚕3g，胆南星2.5g，麝香0.3g。共研为极细末。一次1.5g，用姜生汁服下。用于治疗一切脐风撮口。

⑮ 牛黄0.5g，朱砂0.5g，蝎尾0.5g，钩藤1g，天竺黄1g，麝香0.025g，僵蚕1.5g。共研为细末，分作8份，早、晚各用乳汁调服1份。用于新生儿破伤风。

⑯ 牛黄4g，麝香6g，三七60g，海藻60g，水蛭60g，壁虎60g。共研为细末，一次4g，一日2次，黄酒送服。用于食道癌。

⑰ 牛黄1g，麝香1.5g，乳香、没药（各去油）各30g。以上药材均研极细末，用黄米饭30g捣烂为丸，晒干，忌火烘。用于治疗乳岩，横痃，瘰疬，痰核，流注，肺痈，小肠痈。

⑱ 牛黄30g，郁金30g，水牛角提取物30g，黄连30g，朱砂30g，梅片8g，麝香8g，珍珠15g，山栀30g，雄黄30g，黄芩30g。共研为极细末，炼老蜜为3g丸，金箔穿衣，包蜡壳。用于治疗高热惊厥。脉虚者，人参汤服下；脉实者，金银花、薄荷汤服下。一次服1丸，成人病重体实者，日再服，甚至一日3服；小儿

服半丸，症状未明显减轻者，再服半丸。用于治疗温病邪入心包，神昏谵语，兼治卒厥，五痫，中恶，成人、小儿痉厥之因于热者。

⑲ 牛黄0.3g，杏仁0.3g（汤浸去皮尖、麸炒微黄）。共研如膏状，炼蜜为丸如麻子大。一日3次，每次用温开水送服3丸。用于治疗小儿疟疾烦热。

⑳ 人工牛黄1g，鼠妇虫3只（焙干），朱砂0.5g，冰片0.3g。共研为细粉，每次取少许吹喉部，一日3次。用于喉痹、喉喑。

使用注意

孕妇慎用。

保存条件

本品多用瓷瓶装，封严瓶口。置阴凉干燥处，防潮，防压，遮光保存。

16 牛 膝

牛膝苦甘酸性平　逐瘀通经归肝肾
补肝肾且强筋骨　引血下行还通淋

牛膝又名怀膝、百倍、牛茎、真夕、怀牛膝、淮牛膝、脚斯蹬、铁牛膝、杜牛膝，为苋科植物牛膝的干燥根。主产于河南。山东、江苏、浙江、江西等地亦有栽培。

药材识别

呈细长圆柱形，有时稍弯曲，上端较粗，长30～60cm，最长可达90cm，直径0.2～1cm。表面土灰黄色或淡棕色，有细皱纹和侧根痕，皮孔明显。质较韧，断面微呈角质状而油润，可见筋脉点（维管束）断续排列成数圈。气特异，味微甜而稍苦涩。

以根长、肉肥、皮细、黄白色者为佳。

规格标准

品别	等级	标准
怀牛膝	一等（头肥）	干货。呈长条圆柱形。内外黄白色或浅棕色。味淡微甜。中部直径0.6cm以上，长50cm以上。根条均匀。无冻条、油条、破条、杂质、虫蛀、霉变
	二等（二肥）	干货。呈长条圆柱形。内外黄白色或浅棕色。味淡微甜。中部直径0.4cm以上，长35cm以上。根条均匀。无冻条、油条、破条、杂质、虫蛀、霉变
	三等（平条）	干货。呈长条圆柱形。内外黄白色或浅棕色。味淡微甜。中部直径0.4cm以下，但不小于0.2cm，长短不分，间有冻条、油条、破条。无杂质、虫蛀、霉变
	等外	平条和牛膝肉（细小肉条、枝杈、尖梢）各半混合而成，统称牛膝肉

作用用途

　　牛膝具有补肝肾、强筋骨、逐瘀通经、引血下行的功效。主要用于腰膝酸痛，筋骨无力，经闭癥瘕，肝阳眩晕等证。本品还可治疗血瘀经闭腹痛，恶露不尽，胎衣不下，跌打伤痛，痹痛关节不利，以及热淋、血淋等。取其引血下行，对血热上炎之头痛、目赤、牙痛、吐血、衄血等也为引导药。有"无牛膝不过膝"之说，凡足膝之病，或用药欲其下行者，常用牛膝作引经药。

　　现代临床上还用于高血压、慢性肾炎、麻疹合并喉炎、妇女扩宫引产、小儿幽门痉挛症等。

用法推荐

① 医师处方用量。内服：煎汤，4.5～9g；或浸酒；或入丸、散。外用：捣敷；捣汁滴鼻；或研末撒入牙缝。

② 怀牛膝20g，桑寄生25g，杜仲25g，夏枯草50g，豨莶草20g。水煎，一日1剂，分3次服。用于高血压。

③ 怀牛膝、生地各15g，白芍、茺蔚子、菊花各9g。水煎常服。用于治疗高血压。

④ 怀牛膝15g，莲须10g，泽泻10g，五加皮6g。水煎，一日1剂，分3次服。用于慢性肾炎。

⑤ 怀牛膝150g，生绿豆适量。一日1剂，水煎至绿豆烂，分3次服用。用于尿血。

⑥ 怀牛膝一把。加水5份，煮至1份，去渣，用麝香、乳香少许，研末调服。用于治疗尿路结石。

⑦ 怀牛膝90～120g，芹菜45～60g。水煎2次，混合均匀，分2～3次服下。用于治疗丝虫病引起的乳糜尿。

⑧ 怀牛膝20g，泽泻50g，炒白术20g。水煎，一日1剂，分3次服。用于眩晕。

⑨ 怀牛膝25g，当归10g，黄芪10g，丝瓜络25g。水煎，一日1剂，分3次服。用于中风后半身不遂。

⑩ 怀牛膝20g，鸡血藤15g，石南藤20g，绣花针30g，大伸筋草20g。水煎，一日1剂，分3次服。用于风湿腰痛。

⑪ 怀牛膝60g，川牛膝60g，木瓜120g。用白酒500g浸泡，5天后酌情服药酒。用于风湿性关节炎。

⑫ 怀牛膝120g，木瓜120g，白酒500g。二味药泡入白酒中，5天后酌情服用。用于风湿性关节炎。

⑬ 怀牛膝60g，麻黄60g，苍术60g，全蝎60g，僵蚕60g，甘草60g，马钱子30g

（用油炸至棕黄色），蜈蚣2条。共研为细末，一次3g，一日3次，开水冲服。用于风寒湿痹。

⑭ 怀牛膝（酒浸，切，焙）30g，肉桂（去粗皮）15g，山茱萸30g。共研末。一日2次，每次1.5g，空腹时用温酒送服。用于治疗冷痹脚膝疼痛无力。

⑮ 带叶怀牛膝一大把。用酒煮饮之。用于治疗小便不利，茎中疼痛；兼治妇女血结腹坚痛。

⑯ 怀牛膝30g，当归30g，川芎30g，香附30g。共研为细末，每次6g，一日2次，温开水送服。用于经闭。

⑰ 怀牛膝5g，桃仁5g，红花5g，柴胡5g。桃仁砸碎，牛膝切成小块，与其他药一起置入茶杯内，倒入刚沸的开水，盖严杯盖，浸泡20分钟左右即可代茶饮，可反复加入沸水浸泡数次，直至无味，每日早、晚各泡服1剂。用于瘀血内停所致的经闭，症见月经数月不行，少腹疼痛拒按。

⑱ 怀牛膝120g（酒浸一宿，焙干研为细末），干漆15g（捶碎，炒至冒烟）。共研为末，酒煮面糊为丸如梧桐子大。一日2~3次，每次5丸，空腹时用米汤送服。用于治疗血瘕、脐腹坚胀、下痢、羸瘦。

⑲ 怀牛膝90g。捣碎，用黄酒浸泡一宿。一日3次，每次服两杯。用于治疗痢下先赤后白。

⑳ 怀牛膝6g，大黄10g，栀子8g，黄芩6g。共研为细末，分成7小包备用。一次1包，用凉开水加醋数滴和成糊状，敷于脐部，上以鲜桑叶（干品润湿亦可）一片覆盖，外用胶布或绷带封固固定。每晚换药1次，于经前3日开始，7日为一个疗程，连用3个月经周期。用于妇女行经吐血或鼻出血。

㉑ 怀牛膝15g，代赭石20g，仙鹤草15g。水煎服。用于急性鼻衄。

㉒ 怀牛膝15g，丹参15g，甘草10g。一日1剂，水煎分3次服用。用于足跟痛。

㉓ 怀牛膝20g，千层塔5g，黄酒红糖各适量。先将两味药水煎，取汁，再兑入黄酒、红糖调匀，一日服2次。用于跌打损伤。

㉔ 怀牛膝5g，双钩藤5g，白芍5g，生地5g。牛膝、白芍、生地切成小碎块与钩藤一起置入茶杯内，倒入刚沸的开水，盖严杯盖，浸泡20分钟左右即可代茶饮，可反复加入沸水浸泡数次，直至无味，每日上、下午各泡服1剂。用于肝阳上亢之高血压病引起的头晕目眩、头痛、眼球胀痛、耳鸣耳聋、心悸烦躁、手指麻木。

㉕ 怀牛膝5g，木瓜5g，桂心5g，吴萸5g，巴戟5g。吴萸砸碎，其他药切成小碎块，一起置入茶杯内，倒入刚沸的开水，盖严杯盖，浸泡20分钟左右即可代茶饮，可反复加入沸水浸泡数次，直至无味，每日上、下午各泡服1剂。用于风

湿之邪客于经络的痹痛。症见手、足、腰疼痛不适，不能举动。

26 怀牛膝5g，当归5g，熟地5g，黄柏3g。各药切成小块，并置入茶杯内，倒入刚沸的开水，盖严杯盖，浸泡20分钟左右即可代茶饮，可反复加入沸水浸泡数次，直至无味，每日上、下午各泡服1剂。用于肝肾亏虚，精血不足，不能濡养筋骨，症见两脚痿软无力，行走困难，腰脊酸软。

27 怀牛膝5g，骨碎补5g，蜂蜜适量。先将前2味药切成小碎块，一起置入茶杯内，倒入刚沸的开水，盖严杯盖，浸泡20分钟左右即可代茶饮（亦可加入蜂蜜调匀代茶饮），可反复加入沸水浸泡数次，直至无味，每日早、晚各泡服1剂。用于肾阳不固，虚火上浮之耳鸣耳聋、牙齿浮动疼痛难忍、口腔糜烂、咽喉疼痛。

28 怀牛膝（烧灰）、细辛（去苗叶）各30g，公丁香1g。共研极细末。每次用0.5g贴于患处，一日更换3次。用于治疗牙齿痛痒。

29 怀牛膝30g。研细，用水一杯，白酒半杯，同煮至一杯。去渣，放温时时呷服。用于治疗舌上生疮烂。

30 怀牛膝5g，制何首乌5g，豨莶草5g。牛膝、首乌切成小碎块，与豨莶草一起置入茶杯内，倒入刚沸的开水，盖严杯盖，浸泡20分钟左右即可代茶饮，可反复加入沸水浸泡数次，直至无味，每日早、晚各泡服1剂。用于肾气不足，筋骨失养的痿证，症见腰膝酸软疼痛，俯仰不能，屈伸不利，遍身瘙痒，皮肤干燥。

保存条件

本品见风易转软，受潮或高温易走油。故宜放30℃以下，阴凉干燥处密封保存。

17 丹 参

丹参味苦性微寒　归心心包又归肝
活血祛瘀能止痛　通经清心又除烦

丹参又名赤参、逐马、山参、红根、红参、紫丹根、紫丹参、郗蝉草、木羊乳、奔马草、山红萝卜、活血根、靠山红、大红袍、蜜罐头、蜂糖罐、血参根、烧酒壶根、野苏子根、山苏子根、朵朵花根，为唇形科植物丹参的干燥根及根茎。主产于四川、安徽、江苏、山东、河北等地。四川龙安、中江等地栽培者习称"川丹参"，质佳。

药材识别

本品根茎短粗，顶端有时残留茎基。根数条，长圆柱形，略弯曲，有的分枝并具须状细根，长10～20cm，直径0.3～1cm。表面棕红色或暗棕红色，粗糙，具纵皱纹。老根外皮疏松，多显紫棕色，常呈鳞片状剥落。质硬而脆，断面疏松，有裂隙或略平整而致密，皮部棕红色，木部灰黄色或紫褐色，可见黄白色点状维管束，呈放射状排列。气微，味微苦涩。

栽培品较粗大肥实，直径0.5～1.5cm。表面红棕色，具纵皱纹，外皮紧贴不易剥落。质坚实，断面较平整，略呈角质样。

以条粗壮、色紫红者为佳。

规格标准

品别	规格	等级	标准
丹参	野生	统货	干货。呈圆柱形，条短粗，有分枝，多扭曲。表面红棕色或深浅不一的红黄色，皮粗糙，多鳞片状，易剥落。体轻而脆。断面红黄色或棕色，疏松有裂隙，显筋脉白点。气微，味甘、微苦。无芦头、毛须、杂质、霉变

续表

品别	规格	等级	标准
川丹参	家种	一等	干货。呈圆柱形或长条形，偶有分枝。表面紫红色或黄红色，有纵皱纹。质坚实，皮细而肥壮。断面灰白色或黄棕色。无纤维。气弱，味甜、微苦。多为整枝，头尾齐全，主根上中部直径在1cm以上。无芦茎、碎节、须根、杂质、虫蛀、霉变
		二等	干货。呈圆柱形或长条形，偶有分枝。表面紫红色或黄红色，有纵皱纹。质坚实，皮细而肥壮。断面灰白色或黄棕色。无纤维。气弱，味甜、微苦。主根上中部直径在1cm以下，但不得低于0.4cm。有单枝及撞断的碎节。无芦茎、须根、杂质、虫蛀、霉变

作用用途

丹参具有祛瘀止痛、活血通经、清心除烦的功效。主要用于月经不调、经闭痛经、癥瘕积聚、胸腹刺痛、热痹疼痛、疮疡肿痛、心烦不眠、肝脾肿大、心绞痛等。古有"一味丹参散，功同四物汤"之说。后世也誉为妇科要药。但其属凉血活血通经之品，以血热瘀滞所致月经不调、经闭痛经等用之为宜。

现代临床上还用于急性病毒性肝炎、慢性肾功能不全、冠心病、高血脂症、宫颈糜烂、硬皮病等。

用法推荐

❶ 医师处方用量。内服：煎汤，9～15g，大剂量可用至30g。

❷ 丹参适量。研为末，白酒调服。用于月经不调、痛经、经闭、产后瘀滞腹痛。

❸ 丹参15g，郁金6g。水煎。一日1剂，分2次服。用于治疗痛经。

❹ 丹参15g，川芎5g，乌药5g。一日1剂，水煎分3次服。用于痛经。

❺ 丹参9g。研为细末，用黄酒一次冲服。用于痛经，月经过少。

❻ 丹参适量。洗净，切片，晒干，研为末。每次服6g，用温酒调服。用于治疗妇女月经不调，或前或后，或多或少，产前胎不安，产后恶血不下；兼治冷热劳，腰脊痛，骨节烦疼。

❼ 丹参260g。以黄酒适量，煮后余酒3/5，一日分3次，每次温服余下酒的1/3。用于治疗落胎身下有血（小产后流血不止）。

❽ 丹参250g，黄酒适量。丹参研为末，每晚睡前用黄酒冲服10g。用于月经不调。

❾ 丹参30g，元胡30g，牛膝15g，红花15g，郁金15g，白酒300mL。将上药切

碎，置容器中，用白酒密封浸泡15～20天，即可饮用。行经前两天即开始饮服，一日2次，一次15～20mL，到经血干净时停饮。此方有活血散瘀，行气调经，解郁止痛之功效。对血瘀气阻，经水不畅，5天以上经血仍不干净者甚有效。

⑩ 丹参30g，水蛭6g。共研为细末，一日分2次兑水、酒适量服。用于闭经，腹胀，腹痛。

⑪ 丹参5g，益母草5g。丹参切成小块，与益母草一起置入茶杯内，倒入刚沸的开水，盖严杯盖，浸泡20分钟左右即可代茶饮，可反复加入沸水浸泡数次，直至无味，每日早、晚各泡服1剂。用于气血不合的月经不调。症见有经期先后不定，经量多少不定，时而痛经，时而经闭。

⑫ 丹参60g，红花10g，炒曼陀罗籽10粒。共研为细末，一次6g，一日3次，开水送服。用于胸痹，胸痛，心绞痛，气短。

⑬ 丹参15g，砂仁3g，檀香7g。水煎服。用于胸痛（心绞痛）。

⑭ 丹参30g，山楂15g。水煎服。用于胸痛（心绞痛）。

⑮ 丹参100g，山楂100g，延胡索35g，白酒500g。将药泡入白酒中，7日后服药酒，一次20mL，一日2次。用于心绞痛。

⑯ 丹参5g，生山楂5g。丹参切成小碎块，生山楂砸破，同置入茶杯内，倒入刚沸的开水，盖严杯盖，浸泡20分钟左右即可代茶饮，可反复加入沸水浸泡数次，直至无味，每日早、晚各泡服1剂。用于冠心病症见心胸刺痛，胸痞气短，心烦不安，夜卧不宁。

⑰ 丹参5g，白芍5g，柴胡5g，枳壳5g。丹参、白芍、枳壳切成小碎块，与柴胡一起置入茶杯内，倒入刚沸的开水，盖严杯盖，浸泡20分钟左右即可代茶饮，可反复加入沸水浸泡数次，直至无味，每日早、晚各泡服1剂。用于气滞血瘀，肝失疏泄所致的胁痛，症见胁肋刺痛，胸闷腹胀，不思饮食。

⑱ 丹参9g，柴胡9g，乌药9g。水煎服。用于胁痛。

⑲ 丹参、赤芍各60g，白芷30g。上3味以醋浸渍一夜，加猪油300g，用文火炸至药色深黄，滤去药滓，放置于土地上一昼夜，以去火毒。一日数次，摩于患处。用于治疗妇女乳房肿胀。

⑳ 丹参240g，羊脂1000g。将丹参研粗末，用少量水微调，放入羊脂中，用文火炸至药色深黄，滤去药滓，放置于土地上一昼夜，以去火毒。一日数次，摩于患处。用于治疗热油灼伤，除痛生肌。

㉑ 丹参、桑皮各60g，甘菊花、莽草各30g。共研为粗末，每次取3匙，加水3碗，煎至2碗。避风用药汁擦洗患处。用于治疗小儿天火丹发遍身，赤如绛，痛痒甚。

㉒ 丹参90g，苦参150g，生蛇床子60g，白矾60g（研细）。上药除白矾外共研为粗末，加水适量，煎煮至水去1/3时取出，滤去药渣，加入白矾搅拌令溶均匀。趁热于避风处洗浴之，至水冷为度，拭干后，用藜芦粉摩擦患处，一日1次，以愈为度。用于治疗风癣瘙痒。

㉓ 丹参、雷丸各15g，猪油60g。用文火同煎炸至药色深黄，滤去药渣，放置于土地上一昼夜，以去火毒，一日3次，摩于小儿身上。用于治疗惊痫发热。

㉔ 丹参30g，橘核10g，川楝子10g，檀香6g。水煎服。用于胃痛。

㉕ 丹参30g，松香3g。水煎服。用于胃脘痛。

㉖ 丹参15g。研为细末。每次用热黄酒调服0.6g。用于治疗寒疝，小腹及阴中相引痛，自汗出欲死。

㉗ 丹参30g，胡椒10粒，姜生5片，大柑橘1个。将柑橘挖去适量果肉，纳入前三味药，置锅中蒸2小时后，去药渣，一日内分3次服。用于胃脘痛（胃寒型及气滞血瘀型）。

㉘ 丹参60g，生甘草60g，海螵蛸60g，三七60g。共研为细末，一次3g，一日3次，空腹时服用。如痛甚者，可加制乳香15g，没药15g，腹胀可加白芷20g效更佳。用于胃及十二指肠溃疡。

㉙ 丹参30g，制鳖甲12g。红糖适量。一日1剂，水煎服。用于早期肝硬化。

㉚ 丹参30g，景天三七5~7g。一日1剂，水煎服。用于吐血。

㉛ 丹参30g，珍珠母30g，当归15g，甘松15g。水煎常服。用于心律失常，心悸怔忡。

㉜ 丹参100g，人参50g，柏子仁50g。共研为细末，一次5g，一日2次，开水冲服。用于心律不齐。

㉝ 丹参15g，五味子30g。水煎服。用于治疗神经衰弱。

㉞ 丹参30g，茯苓15g。一日1剂，水煎分3次服。用于鼓胀，肝硬化腹水。

㉟ 丹参15~30克。水煎服，一日1剂。用于预防肝硬化的发生。

㊱ 丹参、三棱、莪术各9g，皂角刺3g。水煎服。用于治疗腹中包块。

㊲ 丹参30g，葛根30g。一日1剂，水煎分3次服。用于瘀血头痛。

㊳ 丹参30g，白芍30g，桂枝12g，制川乌9g，甘草9g。一日1剂，水煎分3次服。用于坐骨神经痛。

㊴ 丹参25g，当归25g，牛膝25g，鹅掌金星（为水龙骨科植物金鸡脚的全草或带根全草）50g。一日1剂，水煎分3次服。用于坐骨神经痛。

㊵ 丹参12g，当归10g，红花4.5g。一日1剂，水煎分3次服。用于癔病性肢体瘫痪或肢体抖动。

㊶ 丹参9g，老母鸡1只。将丹参用纱布包好，与母鸡共炖，食盐调味，食鸡喝汤，分2天服完。用于乳汁不通。

㊷ 丹参30g，白酒500g。浸泡7天后服，一次20～30mL，一日2～3次。用于瘀阻疼痛。

㊸ 丹参20g。研为细末，用白酒调湿后，外敷患处。用于跌打损伤。

㊹ 丹参6g。切片，泡开水代茶饮，味淡为止，一日1～2次。常服可用于治疗心烦失眠。

㊺ 丹参30g。一日1剂，水煎代茶饮。用于足跟痛。

㊻ 丹参30g，槟榔30g，青橘皮15g（汤浸，去白瓤，焙），小茴香15g。共研细末为散。每次饭前用热酒调下6g。用于治疗阴疼痛或肿胀。

㊼ 丹参90，杜仲、怀牛膝、续断各90g，桂心、干姜各60g。共研为末，炼蜜为丸如梧桐子大。每日2次，早、晚各服20丸。用于治疗腰痛并冷痹。

㊽ 丹参240g。用醋拌炒，研为极细末。每日早、晚用淡盐汤各冲服10g。用于治疗妇女卒然风狂，忘言妄动，不避亲疏，不畏羞耻。

㊾ 鲜丹参70g，白酒30g。先将丹参捣烂，再加入白酒调匀，外敷患处，每日换敷2次，连用2～3天。用于手背疔毒。

㊿ 丹参30g，当归15g，制乳香10g，制没药10g，生苡仁30g，炒苍术10g，黄柏10g，川、怀牛膝各10g，生甘草10g。一日1剂，水煎分3次服用。用于治疗瘀血型前列腺增生症见小便不通，点滴难下，小腹胀痛，前列腺增大且质硬，舌质紫暗，舌苔黄腻，脉象弦紧等。

51 丹参30g，香附20g，蝉蜕10g，浮萍15g，赤芍20g，当归10g，女贞子15g，枸杞15g，熟地15g。一日1剂，水煎分3次服。10天为一个疗程。用于治疗妇女病所引起的贫血、面色萎黄、黄褐斑等。

使用注意

本品不宜与藜芦同用。

保存条件

本品质脆易折断，要防止重压；易吸潮生霉，易虫蛀。宜保存于干燥处。

18 乌 梅

乌梅酸涩且性平　归肝脾肺大肠经
敛肺涩肠也安蛔　虚热消渴可生津

乌梅又名合汉梅、黄仔、梅干、梅实、黑梅、酸梅、熏梅、桔梅肉，为蔷薇科植物梅的干燥近成熟果实。主产于福建、四川、浙江、湖南、广东等地。此外，湖北、贵州、陕西、安徽、江苏、广西、江西、河南等地亦产。福建产者肥大肉厚、色带红，习称"红梅"。重庆綦江产者亦优，习称"大红梅"。

药材识别

呈不规则的球形或扁圆形，直径 1.2～3cm。表面棕黑色至灰黑色，皱缩，凹凸不平，于放大镜下可见细毛茸，基部有明显的凹陷圆形果柄痕。果肉柔软，乌黑色或黑棕色，易剥离。核坚硬，椭圆形，棕黄色，表面密布小凹点，内含卵圆形、淡黄色种子1枚，形状及气味酷似杏仁。气酸并具有烟熏样臭气，味极酸而涩。

以个大、体重、肉厚、乌黑、完整、柔润、味极酸者为佳。

规格标准

统货。

作用用途

乌梅具有敛肺、涩肠、生津、安蛔的功效。主要用于肺虚久咳、久痢滑肠、虚热消渴、蛔厥呕吐腹痛、胆道蛔虫等证。

现代临床上还用于治疗胆道蛔虫引起的胆绞痛、阴道滴虫、骨质增生、慢性支气管炎等。

① 医师处方用量。内服：煎汤，6~12g；或入丸、散。外用：烧存性研末撒，或调敷患处。

② 乌梅肉（微炒）、粟壳（蜜炙）各等分。共研为末。每次服6g，睡觉时用蜂蜜水调下服。用于治疗久咳不已。

③ 乌梅、防风、银柴胡、五味子各12g。水煎服。一日1剂，分3次服。用于治疗过敏性哮喘。

④ 乌梅适量。煎熬汤。调百草霜服。用于治疗咯血。

⑤ 乌梅30g，金银花60g，雄黄12g。共研细末，炼蜜为3g丸。一日3次，每次含化1丸，徐徐咽下。用于治疗咽喉肿痛。

⑥ 乌梅5g，诃子5g，党参5g，生地5g。乌梅和诃子砸碎，党参和生地切成小碎块，共置入茶杯内，倒入刚沸的开水，盖严杯盖，浸泡20分钟左右即可代茶饮用，可反复加入沸水浸泡数次，直至无味，每日上、下午各泡服1剂。用于声音嘶哑、不能言语、气短汗出、咽干嗓痛等。

⑦ 乌梅1个。洗净，含服，将津液慢慢下咽，一日2次。用于治疗急慢性咽喉炎。

⑧ 乌梅1枚，花椒7粒。水煎即刻服，用于呃逆。

⑨ 乌梅3枚。水煎即刻服。用于蛔虫病引起的呕吐清水。

⑩ 乌梅12g，冰糖15g。水煎即刻服，用于呕吐。

⑪ 乌梅1枚，大枣3枚，杏仁7粒，白胡椒7粒。共研为末，男患者用白酒为引冲服，女患者用醋为引冲服，一日1~2次。用于胃寒疼痛。

⑫ 乌梅3枚。打碎，水煎即刻服。用于便血。

⑬ 乌梅肉100g（炒焦），僵蚕50g（炒黄）。共研为末，米醋为丸，如梧桐子大，每次40丸，空腹时用醋汤送下，一日1~2次。用于便血。

⑭ 乌梅25g，当归40g，甘草40g，大枣5枚，大麦100g。一日1剂，水煎分2~3次煎服。用于过敏性紫癜。

⑮ 乌梅10g，白糖适量。乌梅洗净，去核，加水适量，煎煮15分钟，加入白糖，冷却后饮用。用于消渴，烦热口渴等。

⑯ 乌梅10g。煎汤代茶饮，具有生津止渴的作用。用于糖尿病。

⑰ 乌梅（温水洗净）取肉250g，白砂糖250g，南薄荷头末250g。共捣成膏，做丸如弹子大。一次1丸，口中噙化，行路备之，解渴极妙。用于治疗上焦肺热，口渴少津。

⑱ 乌梅肉（焙）、麦冬（去心，焙）各45g，生干地黄90g，炙甘草30g，共研细末

为散。每次用温开水调服1.5g。用于治疗虚燥暴渴。

⑲ 乌梅150g，金银花、菊花、玫瑰花、五味子各10g，麦冬15g，冰糖适量。先将乌梅洗净，去核，放入砂锅中，加水适量煮烂；再将其余各药加入煮沸，然后去渣取汁。在汁中加入冰糖搅匀，晾冷后饮用。有清热敛阴、生津止渴的功效。用于温病发热，暑热干渴等。

⑳ 乌梅6g，竹茹30g，甘草3g。将乌梅打碎，与其他两味药同煎，取汁代茶饮。适用于糖尿病有胃热呕逆、暑热烦渴等。

㉑ 乌梅20枚，石膏150g，蜂蜜1~3g。将石膏打碎用纱布包裹，与乌梅置入砂锅内同煎煮，取汁调入蜂蜜搅匀，饮之。能清热泻下，生津止渴。

㉒ 乌梅5g，防风8g，当归8g，白糖适量。先将乌梅洗净，与防风、当归同放入杯中，用沸水冲泡饮用。有收敛生津的功能。用于过敏性肠炎所引起的泄泻。

㉓ 乌梅2g，诃子3g。二药洗净，放入茶杯中，用沸水冲泡，温服。一日5~6次。用于幼儿久泻不止者。

㉔ 乌梅12g，白芍12g，酸枣仁12g。一日1剂，水煎分3次服。用于自汗，盗汗。

㉕ 乌梅炭60g。水煎服。用于崩漏。

㉖ 乌梅适量。烧存性，研末，以醋糊为丸如梧桐子大，每次服40丸，酒下。用于治疗尿血。

㉗ 乌梅22g。将乌梅炒焦，研末，每日早晨服6g。用于白带。

㉘ 乌梅30g，蜈蚣30g，全蝎30g，紫硇砂15g，麝香0.3g，冰片3g。共研为细末，炼蜜为丸，每丸重6g，一日含化2~3丸。用于食道癌。

㉙ 乌梅30g，生地30g，白芍15g。水煎服。用于鼻衄。

㉚ 乌梅50g，吴茱萸50g，大黄50g。共研细末，一次5g，一日服2~3次。用于胆道蛔虫病。

㉛ 乌梅肉适量。烧灰研末。以麻油调涂患处。用于治疗小儿头疮，积年不瘥。

㉜ 乌梅适量。烧存性，研末，以茶油调敷。用于治疗皮肤溃疡。

㉝ 乌梅肉适量。加适量醋研烂，或用乌梅肉2份，凡士林1份，制成乌梅软膏外敷。每日上药1次。用于治疗皮肤溃疡。

㉞ 鲜乌梅适量。捣汁，涂擦患处。或干乌梅烧存性，调醋涂抹患处。用于治疗白癜风。

㉟ 乌梅14枚，蛇床子250g。煎汤，日洗五六次。用于治疗阴脱。

㊱ 乌梅3~5个，陈醋适量。捣如泥，待用温水将鸡眼处泡软，削去厚皮后涂药糊，外用胶布贴盖，隔日换药一次。用于鸡眼。

㊲ 乌梅120g（去核），食盐2g。乌梅肉用水煎熬成膏，加入食盐调匀，涂于鸡眼处，外用胶布贴盖。用于鸡眼。

㊳ 乌梅肉、蓖麻子各等量。共捣烂，涂于患处，外用胶布贴盖，一日换药1次。用于鸡眼。

㊴ 乌梅肉、荔枝肉各等分，捣成膏贴敷于鸡眼上。用于治疗鸡眼。

㊵ 乌梅200g。煮烂去核，文火收膏，加适量盐、醋调成稀糊，涂于患处，一日1次。用于治疗鸡眼、疣。

㊶ 乌梅60g，蛇床子15g。水煎，取汁，趁热熏洗阴部，一日1次，7天为一个疗程。用于阴道滴虫。

㊷ 乌梅100g，陈醋适量。将乌梅焙黄，研为细粉，加入陈醋调成膏状，敷于患部，外用热砖熨之。用于骨质增生。

㊸ 乌梅10g，五味子5g，红枣3枚，茶叶2g。先将上药淘洗干净，并置入茶杯内，再加入茶叶，冲入刚沸的开水300mL，盖严杯盖，浸泡10分钟左右即可代茶饮，可反复加入沸水浸泡数次，直至无味，每日泡服1剂。本方剂量为一人一次的服用量。具有生津止渴，清燥润肺的功能。适用于夏天口干舌燥，燥渴引饮，出汗多等症。

㊹ 乌梅30g。水煎服。可解醉酒后烦渴。

㊺ 乌梅5g，罂粟壳2g，阿胶5g，甘草3g。共置入茶杯内，倒入刚沸的开水，盖严杯盖，浸泡20分钟左右即可代茶饮用（饮用时，先用汤匙搅拌药液，使阿胶完全溶化），每剂泡1次，每日上、下午各泡服1剂。用于慢性支气管炎，症见久咳不已、痰少易咯、神疲气短、汗多易感冒等。

㊻ 乌梅肉10枚（微炒），黄连60g（去须，微炒）。共研为细末，炼蜜为丸如梧桐子大。不计时服，以粥饮下30丸。用于治疗时气下痢不能食。

㊼ 乌梅肉60g，黄连90g，当归60g，枳壳60g（去白）。共研为末，醋糊为丸如梧桐子大。每服70丸，用米汤送服。用于治疗脐腹疼痛，下痢纯血或浓血。

㊽ 乌梅（同核烧灰存性）、白芷、百药煎（烧灰存性）各等分。共研为末，用米汤做成糊丸，如梧桐子大。每次服70丸，空腹时用米汤送服。用于治疗肠风脏毒下血。

㊾ 乌梅5g，肉豆蔻3g，党参5g，炮姜3g。乌梅和肉豆蔻砸碎，党参和炮姜切成小碎块，共置入茶杯内，倒入刚沸的开水，盖严杯盖，浸泡20分钟左右即可代茶饮用，可反复加入沸水浸泡数次，直至无味，每日上、下午各泡1剂。用于慢性肠炎，症见久泻不已、日泻数次、气短神疲、面色无华、肢冷畏寒等。

使用注意

表邪、实热积滞者不宜用。

加工制作

①乌梅炭：取乌梅除净杂质，入锅内，用大火加热，不断翻动，炒至表面呈焦黑色，内部焦黄色或焦褐色，放冷即成。②乌梅肉：取乌梅除净杂质，水洗，湿毛巾包严，润软，撕下外层净肉即可。

保存条件

本品富含糖分及有机酸，易吸潮。保存中应注意防潮，放置于阴凉干燥处为好。

⑲ 乌梢蛇

乌梢蛇味甘性平　祛风通络归肝经
半身不遂眼歪斜　止痉还能治癣证

乌梢蛇又名乌蛇、青蛇、乌风蛇、剑脊蛇、黑乌蛇、黑梢蛇、黑花蛇、剑脊乌梢，为游蛇科动物乌梢蛇除去内脏的干燥体。主产于浙江、江苏、贵州、湖北等地。

药材识别

1. 盘蛇：呈圆盘状，盘径大小不一，约16cm。头扁圆形，略似龟头，盘于中间，口内有多数刺状小牙。尾部渐细，尾端插入外缘的腹腔内，脊部高耸呈屋脊状，俗称"剑脊"。通体乌黑色，表面可见菱形细鳞，腹部剖开，边缘向内卷，内表面黄白色或熏成灰黑色，可见到排列整齐的肋骨。质坚韧，气腥，味淡。剥去蛇皮者仅留头、尾皮部，蛇体中间黄白色而光滑，排列整齐的肋骨明显可见。

2. 蛇棍：系加工时未卷成盘者，蛇体为长20～30cm的圆形。其余同盘蛇。

均以头尾齐全、皮黑肉黄、质坚实者为佳。

规格标准

统货。

作用用途

乌梢蛇具有祛风、通络、止痉的功效。主要用于风湿顽痹、麻木拘挛、中风口眼喎斜、半身不遂、抽搐痉挛、破伤风症、麻风疥癣、瘰疬恶疮等证。本品特点性缓无毒，能内通经络，外达皮肤，以除内外风湿之邪，凡风湿为患，不管内侵筋脉关节之痹痛，或外致皮肤之顽癣及肝风内动之中风等均可应用，但较白花蛇力逊，用量宜重。

现代临床上还用于小儿麻痹后遗症、牛皮癣、肺脓肿、烧伤等。

用法推荐

① 医师处方用量。内服：煎汤，9~12g；研末，1.5~3g；或入丸剂、浸酒服。外用：研末调敷。

② 乌梢蛇肉（去头、皮）焙干研细末。炼蜜为3g丸。每日2~3次，每次服1丸。用于治疗虚弱儿童，颈间淋巴有小核，常易伤风咳嗽，或肺门淋巴结结核。

③ 乌梢蛇头数个。焙干，研为细末，用香油调成糊状，涂患处，一日2~3次。用于脱骨疽（坏死性脉管炎）。

④ 乌梢蛇15g，僵蚕9g，地龙9g，黄蜡60g。先将前三味药共研为细末，再用黄蜡制丸，共做5丸，一次服1丸，温开水送服。用于肺脓肿。

⑤ 乌梢蛇1条，赤链蛇1条，蝮蛇1条，虎杖100g，锦鸡儿根（为豆科植物锦鸡儿的根，锦鸡儿又名土黄芪）100g。将上药泡入1500g白酒中，10天后服药酒，一次30mL，一日2次。用于类风湿性关节炎。

⑥ 乌梢蛇20g，青竹标15g，透骨草15g，乌龙过江20g，四块瓦20g。将上药泡入1000g白酒中，半月后服药酒，一次5mL，一日2次。用于风湿性肢体麻木。（青竹标为天南星科植物下延崖角藤的根茎；乌龙过江为菊科植物美形金纽扣的全草；透骨草为杜鹃花科植物云南白珠树的茎叶；四块瓦为报春花科植物重楼排草的全草。）

⑦ 乌梢蛇1条，黄鼠狼1只。共泡入1000g白酒中，半月后服药酒，一次10mL，一日1次。用于风湿性腰痛。

⑧ 活乌梢蛇1条。先将其置清水中养3天以后，漂洗干净，再置入3倍量白酒中浸泡半月，取药酒内服，一次10mL，一日2次。用于风湿痹痛。

⑨ 乌梢蛇一条，白酒500g。泡7天后服，一次1小杯，一日2次。用于风湿痹痛，关节屈伸不利，半身不遂。

⑩ 乌梢蛇90g（酒浸，炙微黄，去皮、骨），天南星30g（炮裂），干全蝎30g（微炒），白附子30g（炮裂），羌活30~50g，白僵蚕30g（微炒），麻黄60g（去根、节），防风1g（去芦头），桂心30g。共研细末，炼蜜为丸如梧桐子大。一日2~3次，一次10丸，用热酒送下。用于治疗风痹，手足缓弱，不能伸举。

⑪ 乌梢蛇150g，大白花蛇20g，脆蛇10g，生地50g，冰糖500g，白酒适量。三种蛇均去头部，用酒洗润切成短节干燥；生地洗净泥沙切成碎块；冰糖置锅中，加入适量水置火上加热溶化，待糖汁成黄色时，趁热用一层纱布过滤去渣；白酒装入酒坛，三蛇、生地直接倒入酒中，加盖密闭，每天搅拌一次，10~15天后开坛过滤，加入冰糖汁充分拌匀后再过滤一次即可服用。用于祛风湿，通经络，散瘀肿，定惊搐。

⑫ 乌梢蛇15g，伸筋草15g，舒筋草15g，软筋草15g，大血藤15g，小血藤15g，油麻藤15g，破骨风15g，老鹳草15g。水煎，一日1剂，分3次服用。用于风湿性关节炎，类风湿性关节炎。（舒筋草为石松科植物石子藤石松的全草；软筋草即玉带草，为百合科植物吉祥草的全草；油麻藤为豆科植物常绿油麻藤的根及茎叶；破骨风为木犀科植物破骨风的根及茎；大血藤为木通科植物大血藤的藤；小血藤为木兰科植物铁箍散的根。）

⑬ 乌梢蛇粉4.5g，金银花藤30g，蒲公英30g，络石藤30g，苍耳草30g，两面针30g，竹黄9g，当归9g，伸筋草15g。后8味药水煎取汁，一日1剂，分3次冲乌梢蛇粉服用。用于风湿性关节炎。

⑭ 乌梢蛇60g，制附子30g，麦冬30g，蜈蚣20g，制半夏12g，全蝎12g，制南星60g，白矾60g，僵蚕90g，朱砂10g。共研为细末，炼蜜为丸，如梧桐子大，一次20丸，一日3次，温开水送服。用于癫痫。

⑮ 乌梢蛇3g，水牛角6g，僵蚕6g，制南星3g，制半夏3g，制白附子3g，全蝎3g，明矾3g，雄黄2.4g，朱砂2.4g。先将朱砂研为细粉备用，再将余药共研末，制成糊丸，上朱砂衣，一次3g，一日2次，温开水冲服。用于癫痫。

⑯ 乌梢蛇（制）10g，姜生3片。一日1剂，水煎分3次服。用于盗汗，淋漓不止。

⑰ 乌梢蛇（酒浸炒焦）10g，鸡蛋2个。将乌梢蛇研为细末，与鸡蛋共炒熟食之。用于瘰疬。

⑱ 乌梢蛇适量。焙干，研为细末，再加入冰片少许，用香油调成糊，外涂伤面。用于烧伤。

⑲ 乌梢蛇1条。将蛇置适量菜油内浸15日以上，越久越佳，取蛇油外涂患处。用于牛皮癣。

⑳ 乌梢蛇30g，蜈蚣10g。共研为细末，一次4g，一日2次，黄酒送服，连服2周。用于牛皮癣。

㉑ 乌梢蛇30g，全蝎30g，白芷30g，人参30g，酒大黄30g。共研为细末，每次3g，一日2次，开水送服。用于麻风。

㉒ 乌梢蛇60g，制马钱子4g。共研为细末，6个月至1岁，一次0.6～0.9g；2岁一次1.5～2.1g；3～5岁一次3g；一日2次，开水送服。用于小儿风痒。

㉓ 乌梢蛇1.5g，蜈蚣1.5g，全蝎1.5g。共研细粉，每晚睡前用温开水一次送服。用于皮肤瘙痒。

㉔ 乌梢蛇1条（去皮、骨，酒蒸），地骨皮、栀子、白芷、草乌、白附子、胡椒各等分。共研为细末，加入大枫子肉150g，和为小蜜丸。一日3次，一次30～40丸，空腹时用温酒送服。用于治疗麻风病。

㉕ 乌梢蛇（酒浸，去皮、骨，炙）30g，干荷叶15g，枳壳（去瓤，麸炒）1g。共研为极细末。每日2～3次，每次0.6g，空腹时用蜂蜜兑酒送服。用于治疗一切干湿癣。

㉖ 乌梢蛇适量。用砂炒至黄色，去砂，酒浸3次，再炒干，研为细末，一次3g，一日2次，开水送服。用于小儿麻痹后遗症（以下肢麻痹为主者）。

㉗ 乌梢蛇、白花蛇各15g（取颈项后段，先酒浸去骨，并酒炙），蜈蚣1条（全者）。共研细末。一日2～3次，一次1.5～2g，用温酒送服。用于治疗破伤风，项颈紧硬，身体强直。

㉘ 乌梢蛇（酒浸，去皮、骨，炙）15g，麝香0.3g。共研为极细末。一次0.15g，用荆芥煎汤送服。用于治疗婴儿撮口，不能吸乳者。

㉙ 乌梢蛇1条。研末，每次3g，黄酒为引，开水冲服。用于小儿惊风，抽搐。

使用注意

本品虽无毒，但如属阴亏血虚或内热生风，仍应慎用。

加工制作

①乌蛇段：取原药材，除去杂质、头、鳞片及灰屑，切段。②乌蛇肉：取净乌梢蛇段，喷淋黄酒，拌匀闷透后，除去皮骨，晾干即得。③乌梢蛇粉：取净乌梢蛇段，烤干，研为细末即得。

保存条件

本品富含脂肪，易虫蛀、受潮发霉、泛油及遭鼠盗。吸潮品返软，颜色变深，有的现霉斑；有的外渗油样物，散发出哈喇味。保存应盛装于内衬防潮纸的纸箱中，置通风干燥处，防霉，防蛀。乌蛇粉，密封于瓷瓶中保存。

20 巴戟天

巴戟天甘辛微温　既归肝经又归肾
祛风除湿治痹痛　补肾健骨又强筋

巴戟天又名巴戟、戟天、巴戟肉、巴吉天、鸡肠草、猫肠草、兔儿肠，为茜草科植物巴戟天的干燥根。主产于广东、广西、福建等地。为四大南药之一。

药材识别

呈扁圆柱形，略弯曲，长短不等，直径0.5～2cm。表面灰黄色或暗灰色，粗糙，具纵纹及横裂纹，有的皮部横向断离露出木心，形似连珠。质坚硬。肉厚，易剥落。断面皮部淡紫色或紫色，木部齿轮状黄棕色或黄白色，木质坚韧，直径1～5mm。无臭，味甘而微涩。

以条大、肥壮、肉厚色紫、木心细者为佳。

规格标准

统货。分广东混装、广西去心片装等规格。

作用用途

巴戟天具有补肾阳、强筋骨、祛风湿的功效。主要用于阳痿遗精、宫冷不孕、月经不调、少腹冷痛、风湿痹痛、筋骨痿软等。本品虽温而不燥，虽补而不滞。属温补肾阳之品，只用于虚寒证。

现代临床上还用于慢性肝炎、女性性功能低下、更年期综合征、高脂血症等。

用法推荐

① 医师处方用量。内服：煎汤，3～9g；或入丸、散；亦可浸酒或熬膏。

② 巴戟天50g，怀牛膝50g，覆盆子50g，人参25g，白酒1000g。先将上4味药切成

片，用纱布袋装好，与白酒共浸泡，7天后适量服用。用于阳痿，尿频。

③ 巴戟天 10g，杜仲 10g，小茴香 10g，补骨脂 15g，肉苁蓉 15g，青盐 5g，猪肾 1对。先将上药共蒸熟，再焙干，研为细末，一次 6g，一日 2次，白酒送服。用于肾虚腰痛。

④ 巴戟天 15g，鸡肠 2付，放入砂锅内，加水 2碗，煎至 1碗，加食盐少许调味，饮汤食肠。有温补肾阳之功，用于肾阳不足之阳痿。

⑤ 巴戟天（去心）、补骨脂（炒）、小茴香（炒）各 150g，附子（去皮、脐，盐炒）300g。共研为细末，用酒熬一半成膏，留一半拌和为丸，如梧桐子大。一日 2~3次，每次饭前用盐汤送服 20丸。用于治疗肾虚日久，体瘦骨痿，腰脚酸疼，脐腹冷痛，饮食无味，行坐少力，梦遗滑精，耳内蝉鸣。

⑥ 巴戟天 3g，小茴香 3g，熟地 5g，菟丝子 5g，益智仁 3g。巴戟天和熟地切成小碎块，益智仁砸碎，与其他药一起置入茶杯内，倒入刚沸的开水，盖严杯盖，浸泡 20分钟左右即可代茶饮用，可反复加入沸水浸泡数次，直至无味，每日上午和晚上各泡服 1剂。用于肾虚寒滞的腰痛，症见腰膝酸软冷痛，转侧不便，得暖则减，阳痿不举，遗滑早泄，肢冷畏寒。

⑦ 巴戟天 15g，酒制大黄 30g。巴戟天切片用糯米拌炒至米焦，去米，与酒大黄共研粉，用蜂蜜适量调服，一次 3g，一日 1次。用于戒酒。

⑧ 巴戟天 30g，淫羊藿 30g，鸡血藤 30g，白酒 1000g，冰糖 60g。先将上 3味药切成片，用纱布袋装好，与白酒和冰糖共浸泡，7天后适量服。用于风湿腰腿痛，肾虚腰痛。

⑨ 巴戟天 5g，肉苁蓉 5g，小茴香 3g，丁香 1g。丁香砸碎，巴戟天和肉苁蓉切成小碎块，与小茴香一起置入茶杯内，倒入刚沸的开水，盖严杯盖，浸泡 20分钟左右即可代茶饮用，可反复加入沸水浸泡数次，直至无味，每日上午和晚上各泡服 1剂。用于肾阳虚衰的肾功能不全，症见腰膝酸软冷痛，肢冷畏寒，神疲乏力，男子阳痿早泄，女子阴冷情淡。

⑩ 巴戟天 10g，仙茅 10g，淫羊藿 10g，急性子 3g。隔日 1剂，水煎分 2次服。用于女性性功能低下。

⑪ 巴戟天 240g，当归、枸杞子各 120g，广陈皮、川黄柏各 30g。俱用酒拌炒，共研为细末，炼蜜为丸如梧桐子大。每日早晚各服 10g，用白开水送服，男女皆可用。用于治疗阳衰气弱，精髓空虚，形神憔悴，腰膝痿痹，或妇女血海干虚，月经不调，不孕。

⑫ 巴戟天 5g，肉苁蓉 5g，覆盆子 5g，菟丝子 5g。巴戟天、肉苁蓉切成小碎块，与其他药一起置入茶杯内，倒入刚沸的开水，盖严杯盖，浸泡 20分钟左右即可代

茶饮用，可反复加入沸水浸泡数次，直至无味，每日上午和晚上各泡服1剂。用于肾阳不足，精气不固的性功能不足，症见阳痿，早泄，遗精，滑精，女子阴冷不孕。

⑬ 巴戟天3g，高良姜3g，肉桂3g，吴茱萸3g。将吴茱萸砸碎，其他药切成小碎块，同置入茶杯内，倒入刚沸的开水，盖严杯盖，浸泡20分钟左右即可代茶饮用，可反复加入沸水浸泡数次，直至无味，每日上午和晚上各泡服1剂。用于肾阳虚衰，胞宫寒盛的多种妇科病，如月经不调、带下、不孕、阴冷等。

⑭ 巴戟天15g，白术15g，山药15g，茯苓15g，白果4枚。一日1剂，水煎分2次服。用于妇女痛经。

⑮ 巴戟天15g，白术15g，白果15g，白扁豆10g。一日1剂，水煎分2～3次服。用于妇女月经期延后。

⑯ 巴戟天，益智仁（去心）二味以青盐、酒煮；桑螵蛸、菟丝子（酒蒸）各等分。共研为末，酒煮糊为丸，如梧桐子大。每次饭前用盐酒或盐汤送服20丸。用于治疗小便不禁。

⑰ 巴戟天5g，菟丝子5g，肉桂5g。将巴戟天和肉桂切成小碎块，与菟丝子一起置入茶杯内，倒入刚沸的开水，盖严杯盖，浸泡20分钟左右即可代茶饮用，可反复加入沸水浸泡数次，直至无味，每日上午和晚上各泡服1剂。用于下元虚寒的遗尿或尿频，症见小便清长频数，夜间遗尿，甚者失禁，腰膝酸软，肢冷畏寒。

⑱ 巴戟天10g，生地15g，菟丝子10g，枸杞15g，淫羊藿10g。隔日1剂，水煎分2～3次服。用于更年期综合征。

⑲ 巴戟天10g，生地15g，制首乌10g，枸杞10g。一日1剂，水煎分2～3次服。用于高脂血症。

⑳ 巴戟天30g，怀牛膝30g，白酒500g。共浸泡7天后服，一次10～20mL，一日2次。用于肾虚阳痿、脚软无力。

㉑ 巴戟天100g，白扁豆50g，鲤鱼1条。将上药共炖至鱼熟，食盐调味，食鱼肉并喝汤，用量酌定。用于胃痛。

㉒ 巴戟天9g，肉苁蓉10g，桑寄生10g，大生地15g，虎杖10g。一日1剂，水煎分2～3次服。用于慢性肝炎。

㉓ 巴戟天15g，小茴香15g，橘核10g。一日1剂，水煎分2次服。用于疝气。

㉔ 巴戟天5g，杜仲5g，萆薢5g，肉苁蓉5g。将上药切成小碎块，与其他药一起置入茶杯内，倒入刚沸的开水，盖严杯盖，浸泡20分钟左右即可代茶饮用，可反复加入沸水浸泡数次，直至无味，每日上、下午各泡服1剂。用于肾阳不足，

精血亏损，筋骨失养的痿证，症见双腿痿软无力，行步艰难，肌肉萎缩。

使用注意

阴虚火旺者不宜单用。饮此期间，忌吃生冷食物。

保存条件

巴戟天易虫蛀、受潮生霉、泛油。应置通风干燥处，防霉，防蛀。

㉑ 玉 竹

玉竹味甘微寒性　滋阴归肺归胃经
生津养胃治消渴　润肺能除燥咳证

玉竹又名荧、葳蕤、萎蕤、葳参、萎香、乌萎、女萎、委萎、玉马、地节、虫蝉、王马、节地、青粘、马熏、玉术、山姜、尾参、连竹、西竹、山玉竹、笔管子、十样错、竹七根、竹节黄、黄脚鸡、百解药、黄蔓菁。为百合科植物玉竹的干燥根茎。主产于河南、湖南、浙江、江苏、辽宁等地。东北产者习称"关玉竹"。浙江新昌等县产者习称"本山玉竹"，奉为道地药材。河南、湖南产量大。

药材识别

呈长圆柱形，略扁，少有分枝，粗细均匀，长4～18cm，直径0.3～1.6cm。表面黄白色或淡黄棕色，半透明，具纵皱纹及微隆起的环节，节上残留白色圆点状的须根痕，偶有圆盘状的地上茎痕。质硬而脆或稍软，易折断，断面角质样或显颗粒性，受潮变柔软。无臭，味甘，嚼之发黏。

以条长、肥壮、黄白色者为佳。

规格标准

主产区湖南将家种玉竹商品分为如下3个等级：

一等：条长10cm以上，粗壮，色黄白，每公斤不超过60支。

二等：条长7cm以上，粗壮，色黄白，每公斤不超过100支。

三等：条长3.5cm以上，每公斤不超过200支。

野生玉竹商品：根茎长多节，淡黄色，半透明，质较柔润，去净毛须，不分等级。

作用用途

玉竹具有养阴润燥、生津止渴的功效。主要用于肺胃阴伤，燥热咳嗽，咽干口渴，内热消渴等。有补而不腻，补养而不恋邪的优点，还可用于阴虚之体感受外邪发热咳嗽之证。生用清热养阴较好，熟用专于滋补养阴。

现代临床上还用于去面皱、消老年色素斑，另可用于脑力不足、记忆力减退、冠心病、肺心病、风心病、脂溢性脱发等。

用法推荐

① 医师处方用量。内服：煎汤，6~12g；熬膏、浸酒或入丸、散。外用：鲜品捣敷；或熬膏涂。

② 玉竹、北沙参、石斛、麦冬各9g，乌梅5枚，冰糖适量。水煎代茶饮。用于热病伤阴，或夏天多汗口渴。

③ 玉竹15~20g（鲜品30~60g），粳米100g，冰糖少许。先将鲜肥玉竹洗净，去掉根须，切碎煎取浓汁后去渣，或用干玉竹煎汤去渣，入粳米，加水适量煮为稀粥，粥成后放入冰糖，稍煮一二沸即成。一日2次，5~7天为一疗程。有滋阴润肺、生津止渴的功效。适用于糖尿病或高热病后的烦渴、口干舌燥、阴虚低热不退。

④ 玉竹5g，麦冬5g。切成小碎块，并置入茶杯内，倒入刚沸的开水，盖严杯盖，浸泡20分钟左右即可代茶饮用，可反复加入沸水浸泡数次，直至无味，每日上、下午各泡服1剂。用于暑热或邪热伤及肺胃，津液耗伤的口干唇焦，口渴喜饮，引饮无度，心中烦躁，舌红少津。

⑤ 玉竹5g，沙参5g，麦冬5g。切成小碎块，并置入茶杯内，倒入刚沸的开水，盖严杯盖，浸泡20分钟左右即可代茶饮用，每日上午和晚上各泡服1剂。用于热伤胃阴，阴虚津亏的糖尿病，症见口干口渴，引饮无度，咽干舌燥，大便秘结。

⑥ 玉竹5g，薄荷5g，葱白2个。葱白捣烂，玉竹切成小碎块，与薄荷一起置入茶杯内，倒入刚沸的开水，盖严杯盖，浸泡15分钟左右即可代茶饮用，可反复加入沸水浸泡数次，直至无味，每日上、下午各泡服1剂。用于阴虚体质，外邪侵袭所致的感冒，症见发热恶寒，头昏头疼，口干口渴，舌红少苔。

⑦ 玉竹5g，麦冬5g，沙参5g，糯稻根须5g。沙参和玉竹切碎，与其他药一起置入茶杯内，倒入刚沸的开水，盖严杯盖，浸泡20分钟左右即可代茶饮用，可反复加入沸水浸泡数次，直至无味，每日上、下午各泡服1剂。用于胃阴亏虚，津液耗伤的消渴证，症见口干口渴，引饮无度，烦热汗出，舌红少苔。

⑧ 玉竹15g，沙参15g，猪心1个，猪肺1个，葱25g，食盐3g。玉竹、沙参洗净用清水漂后再用纱布包起。猪心、肺冲洗干净，挤净血污，同玉竹、沙参一起放入锅内，再放入葱，加清水约2000mL，先大火煮沸后，改用小火炖约一个半小时，猪心、肺熟透即可食用，食时加入食盐。用于肺胃阴虚的燥咳、咽干少

津、大便燥结等，都有一定的辅助治疗作用。

⑨ 玉竹10g，麦冬10g，沙参6g，生甘草3g。加水适量，煎取2/5，一日分2次服。用于治疗秋燥伤胃阴。

⑩ 玉竹、生地、枸杞各500g。加水7.5kg，熬成膏。一日3次服，每次服1匙。用于治疗糖尿病。

⑪ 玉竹9g，蚕茧6g。一日1剂，水煎分2～3次服。用于糖尿病。

⑫ 玉竹30g，天花粉30g，葛根15g。一日1剂，水煎分2～3次服。用于糖尿病。

⑬ 玉竹100g，猪心1000g，卤汁适量。玉竹切成米粒大小的节，用水稍润后放入锅内，注入清水煮二次，收取滤液约500mL；猪心破开洗净血水，锅内先注入清水适量，加入适量花椒和姜、葱与猪心共煮沸后再加入玉竹液同煮至猪心六成熟时捞出；锅内重新倒入适量卤汁烧开后下猪心，用文火卤熟，捞出放在盘内。炒锅置中火上，加入适当卤汁、食盐、白糖、味精，收成浓汁，涂抹在猪心外，汁冷凝后，再刷上芝麻油即可食用。用于心阴不足之心悸、心烦、失眠、多梦、健忘，肺阴不足之久咳、干咳，胃阴不足之烦渴、不思饮食等。本方可作冠心病、肺心病、糖尿病、肺结核患者之膳食。

⑭ 玉竹适量。制成梧桐子大丸，一日3次，每服30～50丸。用于去面皱、消老年色素斑。

⑮ 玉竹15g。水煎取汁，加白糖适量调味，一日1剂，用于风心病、冠心病、肺心病引起的心力衰竭。

⑯ 生玉竹9g，生葱白3根，桔梗5g，白薇3g，淡豆豉13g，薄荷5g，炙甘草2g，大枣2枚。水煎服。用于治疗阴虚之体感冒风温，及冬温咳嗽，咽干痰结。

⑰ 玉竹15～30g。适量瘦猪肉同煮熟，食盐调味，食肉喝汤。用于肺阴虚之久咳痰少。

⑱ 玉竹12g，百合9g。水煎服。用于治疗虚咳。

⑲ 玉竹9g，大黄炭3g，地骨皮炭、白及各12g。水煎服。用于治疗肺结核咳血。

⑳ 玉竹10g，沙参10g，麦冬10g，生地10g，清茶5g。共同煎汤当茶饮。一日1剂。具有滋阴解表的功效。适用于感冒夹燥，表现为口咽干燥、鼻出热气、干咳少痰等。

㉑ 玉竹15g，鹧鸪1只，调味品适量。将鹧鸪宰杀去毛杂，洗净，切块，置碗中，放入玉竹及调味品，隔水炖熟，去药渣服食，一日1剂。可养心益气。适用于气阴两虚之心悸，干咳少痰，纳差食少。

㉒ 玉竹5g，川贝母2g，桔梗5g，紫菀5g。将川贝母砸碎，其他药切成小碎块，同时置入茶杯内，倒入刚沸的开水，盖严杯盖，浸泡20分钟左右即可代茶饮用，可反复加入沸水浸泡数次，直至无味，每日上、下午各泡服1剂。用于肺经热

盛，燥邪伤阴，肺失宣降的燥咳，症见干咳无痰，或痰少而黏，不易咯出。

㉓ 玉竹15g，丹参8g。水煎服。用于治疗男女虚证，肢体酸软，自汗盗汗。

㉔ 鲜玉竹1500g。每年2月、9月采取鲜玉竹根，置锅内蒸烂，布包榨取原汁。熬稠，其渣晒干，研细末，再同其汁熬制成丸，如鸡蛋黄大。一日3次，一次1丸，温开水送服。有补肺阴，滋阴养颜之效。用于干性皮肤和皱纹初期阶段。

㉕ 玉竹3g，薄荷叶2片，姜生1片，蜂蜜少许。一日1剂，水煎，晚饭后临卧时服。用于眼见黑花，赤痛昏暗。

㉖ 玉竹30g，两面针15g，虎杖15g，地榆12g，白及10g。一日1剂，用于胃及十二指肠溃疡，消化道出血。

㉗ 玉竹20g，黄精20g，党参15g，柏子仁15g，红花15g，郁金15g，川芎15g。水煎服。用于心绞痛（肝肾阴虚型）。

㉘ 玉竹25g，党参15g，丹参10g。水煎服。用于心绞痛。

㉙ 玉竹9g，芭蕉头9g，小龙胆草9g，酸枣仁7粒。炖鸡，酌量食鸡肉喝汤，一日2次。用于风湿性心脏病。

㉚ 玉竹30g，夏枯草30g。一日1剂，水煎分2～3次服。用于老年性头目眩晕。

㉛ 玉竹20g，黄精20g。隔日1剂，共蒸熟后食之。用于神经衰弱。

㉜ 玉竹60g，生地60g，桂枝6g。水煎服。用于喉暗、喉痹。

㉝ 玉竹10g。焙干，研为细末，用适量醋调成糊状，敷双足足心。用于小儿鹅口疮。

㉞ 玉竹9g，泽兰9g，草果3g。隔日一剂，水煎分3次服。用于小儿停食积滞，腹痛腹胀。

㉟ 玉竹15g，生地10g，黄精10g，肉苁蓉10g。水煎分3次服，连服5～7剂。用于肾虚牙痛。

㊱ 玉竹10g，山药15g，莲子15g，百合15g，桂圆肉15g，芡实10g，大枣10g，白糖适量。先将上药淘洗干净，除桂圆肉外并置入锅中，加水适量以中火煮开，改用小火煎熬20～30分钟，再加入桂圆肉以小火煮2～3分钟，加入白糖即可食用。具有健脾益气、滋阴润肺的功效。适用于夏季不思饮食、汗出过多、头晕眼花、心悸气短等症。

㊲ 玉竹15g，百合15g，瘦猪肉100g。先将玉竹、百合淘洗净，并置入锅内，倒入温水浸泡约1小时，加入切成小块的瘦猪肉，盖严锅盖，大火煮沸，改用小火煮至药烂肉熟，加入食盐等调味，一日1次，连药带汤服。具有养阴生津、润肺的作用。适用于肺阴虚之肺痨喘咳等症，可预防秋冬季疫病的发生。

㊳ 玉竹、莲须、金樱子各9g，五味子6g。水煎服。用于治疗梦遗、滑精。

㊟ 玉竹30g，芭蕉根120g。加水适量，煎取药液3/4，去药渣，加入滑石粉10g，搅匀。每次饭前分服1/3。用于治疗小便淋涩痛。

㊵ 玉竹150g。水煎服。用于治疗发热口干，小便涩。

㊶ 玉竹、麦冬、百合、石斛各9g。水煎服。用于治疗白喉性心肌炎及末梢神经麻痹。

㊷ 玉竹30g，茯苓10g。水煎服。用于治疗湿温伤人，久久不已，发热身痛。

㊸ 玉竹25g，木通10g。水煎服。用于治疗嗜睡。

㊹ 玉竹、当归、赤芍、黄连各等分。煎汤熏洗。用于治疗赤眼涩痛。

㊺ 玉竹15g。泡酒服。用于治疗跌打损伤。

㊻ 玉竹10g，鹧鸪2只，干章鱼150g，火腿片15g，调味品适量。将鹧鸪宰杀去毛杂，洗净，斩去脚爪，剖开脊背，下沸水锅焯一下，捞出洗净；章鱼洗净，用开水浸泡10分钟，捞出脱去黑衣，洗净后切成条。玉竹用冷水洗净后同章鱼、火腿片同放入蒸碗中，放入鹧鸪、鸡汤、姜片、葱段、味精、食盐、料酒等，上笼蒸至肉熟烂，出笼后拣出葱、姜即成。可养血益气，健脾开胃。适用于气血虚弱及脾胃功能低下者食用。

㊼ 玉竹9g，木贼9g，山楂9g，粉条儿菜（为百合科植物肺筋草的全草）9g，山药9g。水煎，取汁，加甜酒、白糖适量调匀，一日分2次服，连服7剂为一个疗程。用于小儿疳积，毛发干枯，精神不振。

㊽ 玉竹15g，山药20g，瘦猪肉200g。煲汤饮用，每次约饮200mL，隔日1次，2周为一个疗程。适用于脾胃阴虚之小儿厌食。

使用注意

脾虚及痰湿内盛者，不宜使用。

保存条件

本品易虫蛀、生霉、泛油。应置通风干燥处保存，防霉，防蛀。

22 石斛

石斛味甘微寒性　　既归肺胃又归肾
清热明目除烦渴　　滋阴益胃能生津

石斛又名林兰、禁生、杜兰、悬竹、金钗、黄草、枫斗、千年竹、鲜石斛、川石斛、霍山石斛、耳环石斛、铁皮石斛，为兰科植物环草石斛、马鞭石斛、黄草石斛、铁皮石斛或金钗石斛的新鲜或干燥茎。铁皮石斛剪去部分须根后，边炒边扭成螺旋形或弹簧状，烘干，习称"耳环石斛"。主产于四川、云南、贵州、广东、广西、湖北等地。

药材识别

鲜石斛：呈圆柱形或扁圆柱形，长约30cm，直径0.4~1.2cm。表面黄绿色，光滑或有纵纹，节明显，色较深，节上有膜质叶鞘。肉质，多汁，易折断。气微，味微苦而回甜，嚼之有黏性。

环草石斛：呈细长圆柱形，常弯曲或盘绕成团，长15~35cm，直径0.1~0.3cm，节间长1~2cm。表面金黄色，有光泽，具细纵纹。质柔韧而实，断面较平坦。无臭，味淡。

马鞭石斛：呈长圆柱形，长40~120cm，直径0.5~0.8cm，节间长3~4.5cm。表面黄色至暗黄色，有深纵槽，质疏松，断面呈纤维性。味微苦。

黄草石斛：长30~80cm，直径0.3~0.5cm，节间长2~3.5cm。表面金黄色至淡黄褐色，具纵沟。体轻，质实，易折断，断面略呈纤维性。嚼之有黏性。

铁皮石斛（耳环石斛、枫斗）：呈螺旋形或弹簧状，一般为2~4个旋纹，茎拉直后长3.5~8cm，直径0.2~0.3cm。表面黄绿色，有细纵皱纹，一端可见茎基部留下的短须根。质坚实，易折断，断面平坦。嚼之有黏性。

金钗石斛：呈扁圆柱形，长20~40cm，直径0.4~0.6cm，节间长2.5~3cm。表面金黄色或黄中带绿色，有深纵沟。质硬而脆，断面较平坦。味苦。

主产区广西所制定的地方标准如下：

品别	等级	标准
环草石斛	一级	足干，色金黄，身幼细坚实，柔软，横直纹如蟋蟀翅脉，无白衣，无芦头须根，无杂质
	二级	标准与一级基本相同，但有部分质地较硬
	三级	足干，色黄，条较粗，身较硬，无芦头须根，无杂质
马鞭石斛	小马鞭石斛	足干，色黄身结实，无枯死草，无芦头须根，无霉坏，条粗直径0.3cm以内
	大马鞭石斛	足干，色黄身结实，无枯死草，无芦头须根，无霉坏，条粗直径超过0.3cm
黄草石斛	黄草节	足干，色黄结实，不捶破，无枯死草，无芦头须根，无霉坏，条长1.5cm左右，粗0.5cm以内
	小黄草	标准要求与黄草节基本相同，条长30cm左右，粗0.3cm以内
	大黄草	标准要求与黄草节基本相同，条长30cm以上，粗0.3cm以上
铁皮石斛	一级	足干，螺旋形紧贴，2～4个旋纹，身幼细结实，全部具有"龙头凤尾"，黄绿色或金黄色，无杂质，无霉坏
	二级	足干，螺旋形稍松不紧贴，2～4个旋纹，身稍粗较结实，其余与一级相同
	三级	足干，螺旋形较松散不紧贴，身粗不甚结实，不具"龙头凤尾"，其余与一级相同
金钗石斛	统庄	足干，色黄，无须根，无枯死草，不捶破，无霉坏
圆钗石斛	统庄	足干，色金黄，茎圆形，无须根，无霉坏。条长30cm以下
圆石斛	统庄	足干，色淡黄或黄色，质松泡，无须根，无霉坏，不捶破
金黄泽	统庄	足干，大瓜饱满，金黄色，无须根，无霉坏，不捶破
有瓜石斛	统庄	足干，有瓜，金黄色，不捶破，无枯死草
鲜石斛	统庄	全株，色鲜，无枯死草，无腐烂茎叶，无泥杂

作用用途

石斛具有益胃生津、滋阴清热的功效。主要用于阴伤津亏、口干烦渴、食少干呕、病后虚热、目暗不明等。温热病中每将本品视为要药。鲜石斛清热生津之力较胜，霍石斛滋阴生津之力为佳，所以热病伤津、燥渴当用鲜石斛；病后阴虚津亏，虚热不退用霍石斛；一般津少用干石斛。

现代临床上还用于萎缩性胃炎、鼻咽癌（近年有人以本品配玄参、党参、白术等为基本方用于治疗鼻咽癌）、糖尿病、扁桃体炎等。

用法推荐

① 医师处方用量。内服：煎汤，6 ~ 12g，鲜品加倍，或入丸、散；或煎膏。

② 鲜石斛15g，冰糖适量（也可用干石斛6g，水煎后加冰糖）。一日1剂，泡开水代茶饮。用于烦渴、口干、不思饮食。

③ 鲜石斛（铁皮石斛）、麦冬、五味子各9g。水煎代茶饮。用于治疗病后虚热口渴。

④ 石斛5g，藿香5g，陈皮5g。先将石斛和藿香切成小碎块，陈皮撕碎，一起置入茶杯内，倒入刚沸的开水，盖严杯盖，浸泡20分钟左右即可代茶饮用，可反复加入沸水浸泡数次，直至无味，每日上、下午各泡服1剂。用于邪热壅胃，胃阳不足，胃气上逆的胃炎，症见恶心呕吐，或呕酸苦水，口干思饮。

⑤ 石斛5g，野菊花5g，蒲公英5g，连翘5g。先将石斛切成小碎块，再与其他药一起置入茶杯内，倒入刚沸的开水，盖严杯盖，浸泡20分钟左右即可代茶饮用，可反复加入沸水浸泡数次，直至无味，每日上、下午各泡服1剂。用于扁桃体炎所致的咽喉红肿疼痛、吞咽困难、口干口渴。

⑥ 鲜石斛50g，花生米500g，食盐6g，大茴香3g，山奈3g。石斛切成1cm长的节子，放入锅内，注入适量清水，放入食盐、大茴香、山奈，待盐溶化后把花生米倒入锅中，置武火上烧沸，再移至文火上煮约1.5小时，待花生米入口成粉质时即可食用。用于肺胃阴虚、咽干津少、舌上无苔、咳嗽痰少、肠燥便秘、乳汁清稀的病人食用。

⑦ 石斛5g，麦冬5g，连翘5g，桑叶3g，茉莉花1g。先将石斛切成小碎块，再与其他药一起置入茶杯内，倒入刚沸的开水，盖严杯盖，浸泡20分钟左右即可代茶饮用，可反复加入沸水浸泡数次，直至无味，每日上、下午各泡服1剂。用于热病后期，热邪伤阴，阴津耗伤，余热未清的口燥烦渴，低热不退，舌红少苔。

⑧ 金石斛10g，金银花10g，甘草6g。先将上药淘洗干净，并置入茶杯内，冲入刚沸的开水600mL，盖严杯盖，浸泡20分钟后即可代茶饮，可反复加入沸水浸泡数次，直至无味，每日泡服1剂。具有清热解毒的功能。适用于暑天口干舌燥，咽喉肿痛，尿道感染等症。

⑨ 石斛（去根）、淫羊藿（锉）各30g，苍术（米泔浸，切，焙）15g。共研为细末。一日2次，一次15g，空腹时用米汤调服。用于治疗夜盲症。

⑩ 石斛5g，枸杞5g，生地5g，菊花5g。将生地和石斛切成小碎块，与其他药一起置入茶杯内，倒入刚沸的开水，盖严杯盖，浸泡20分钟左右即可代茶饮用，可反复加入沸水浸泡数次，直至无味，每日上、下午各泡服1剂。用于肝肾阴虚，眼目失养所致的视物昏花、目暗瞳散、头晕神疲。

⑪ 石斛、天冬、人参、茯苓各60g，五味子（炒）15g，菟丝子（酒浸）21g，菊花21g，麦冬30g，生、熟地各30g，杏仁23g，山药、枸杞各21g，怀牛膝23g，白蒺藜、肉苁蓉、川芎、炙甘草、枳壳（麸炒）、青葙子、防风、黄连各15g，草决明25g，水牛角提取物15g，羚羊角15g。共研为细末，炼蜜为丸，如梧桐子大。每次服30~50丸，温酒、盐汤任下。用于治疗视物不清，白内障等目疾。（此为"石斛夜光丸"处方。）

⑫ 石斛5g，川贝母3g，沙参5g。将川贝母砸碎，沙参切成小碎块，与石斛一起置入茶杯内，倒入刚沸的开水，盖严杯盖，浸泡20分钟左右即可代茶饮用，可反复加入沸水浸泡数次，直至无味，每日上、下午各泡服1剂。用于肺阴耗伤，肺气上逆的咳喘证。症见咳嗽喘逆，日久不愈，干咳无痰，舌光无苔。

⑬ 石斛30g，杠板归75g，一枝黄花15g。一日1剂，水煎代茶频频饮用。用于急性喉喑，咽喉肿痛。

⑭ 金石斛15g，蝉衣3g，胖大海2枚。先将上药淘洗净，并置入茶杯内，倒入刚沸的开水，盖严杯盖，浸泡30分钟左右即可代茶饮，可反复加入沸水浸泡数次，直至无味，每日泡服1剂。具有养阴润喉、利咽治喑的功效。适用于慢性咽炎伴有声音嘶哑者服用。

⑮ 石斛10g，生地10g，赤芍10g，丹皮10g，茯苓10g，麦冬10g，黄芩5g。一日1剂，水煎分2~3次服。用于血热所致月经先期。

⑯ 石斛15g，菊花参15g。水煎服或水煎取汁外洗患处。一日1剂。用于乳痈，中耳炎。

⑰ 鲜石斛15g，玉竹12g，麦冬12g，北沙参15g，山药10g，甘蔗汁250g。前五味加水煎取汁，和甘蔗汁代茶饮。用于口干思饮、恶心、食欲不振。

⑱ 石斛30g，玄参6g。水煎服。用于治疗胃火上冲，心中烦热，怔忡惊悸，久则成痿，两足无力，不能步履。

⑲ 石斛100g，天花粉250g。共研细粉，一次9g，一日2次，开水冲服。用于糖尿病。

⑳ 鲜石斛30g。洗净切碎，沸水冲泡代茶频饮。能清热生津，滋阴养胃。适用于糖尿病多饮善饥，暑热口渴者。

㉑ 石斛10g，木耳炭10g。焙干，研为细末，一日2次，一次10g，开水冲服。用于老年血崩。

㉒ 石斛25g，生地30g，麦冬20g。一日1剂，水煎代茶饮。用于口疮。

㉓ 石斛12g，地骨皮12g，骨碎补12g，槐花6g，甘草3g。一日1剂，水煎代茶饮。用于牙龈出血、溃烂。

使用注意

本品有敛邪之弊，故温热病初期不宜用，又味甘助湿，湿温未化燥者忌用。

保存条件

干品置通风干燥处，防潮；鲜品置阴凉潮湿处，防冻。

23 龙眼肉

龙眼肉味甘性温　既归脾经又归心
补益心脾能养血　怔忡健忘且安神

> 龙眼肉又名蜜脾、龙眼、益智、比目、木弹、骊珠、燕卵、鲛泪、圆眼、龙眼干、元眼肉、荔枝肉。为无患子科植物龙眼的假种皮。主产于福建、广西。福建产品质最佳，广西产量最大。

药材识别

呈不规则块片或圆筒块片或为纵向破裂的不规则薄片，常数片相互黏结。片长约 1 ~ 1.5cm，宽 1 ~ 4cm，厚约 0.1cm。棕褐色，半透明。外面（靠果皮的一面）皱缩不平，内面（紧贴种子的一面）光亮而有细纵皱纹。质柔润，有黏性。气微香，味甚甜。

以片厚、柔润、色棕褐、甜味浓者为佳。

规格标准

龙眼肉按厚薄大小色泽分为 1 ~ 3 等。

作用用途

龙眼肉具有补益心脾、养血安神的功效。主要用于气血不足、心悸怔忡、健忘失眠、血虚萎黄等。本品甘平质润，药食兼用，滋补强壮，延年益寿，养营血而又有良好的安神作用，故对心脾血虚之证，效果良好。还能长智、开胃益脾，味道鲜美，深受人们喜爱。作为食疗，治疗神经性心悸有较好的疗效。

现代临床上还用于提高智商，治疗克山病、食道癌等。

用法推荐

1 医师处方用量。内服：煎汤，9 ~ 15g，大剂量 30 ~ 60g；或熬膏；或浸酒；或入丸、散。

② 龙眼肉、炒枣仁、白术、茯神、黄芪各30g，人参、木香各15g，炙甘草8g。共研为末，不拘时，每次服12g，用姜生5片、大枣2枚煎温汤送服。用于治疗思虑过度、劳伤心脾、健忘、怔忡。

③ 龙眼肉30g，大枣30g。常煮食之。用于贫血及神经衰弱。

④ 龙眼肉15g，大枣5枚，粳米100g。加清水适量同煮成粥服食，喜好甜食者可加白砂糖适量同煮服食。可养心安神，健脾补血。适用于心血不足所致的心悸、失眠、健忘等，为治疗女性贫血的经典药方。

⑤ 龙眼肉10g，冰糖3g。一日1剂，泡服代茶饮。用于贫血，失眠，心悸，多梦。

⑥ 龙眼肉30g，白糖3g。置碗内或瓷盅内，上罩纱布一层，于饭锅上蒸多次，每次以开水调服1～2匙。用于衰老瘦弱、产后体虚。

⑦ 龙眼肉10g，茯苓5g，红参1g。一日1剂，水煎分2～3次服。儿童发育期食用，有显著提高儿童智商的作用。

⑧ 龙眼肉50g，五味子50g，山药50g，酸枣仁15g，柏子仁15g。水煎常服用。用于神经衰弱。

⑨ 龙眼肉、炒酸枣仁各10g，芡实12g。三味药先煎后泡代茶饮，一日1剂。用于心悸、怔忡、失眠、神倦乏力。

⑩ 龙眼干12g，红枣12g，花生米15g，糯米50g，红糖适量。洗净，共熬粥。早、晚各服1次。用于治疗贫血及身体虚弱。

⑪ 龙眼干12粒，莲子10g，芡实10g，酸枣仁10g。水煎，于睡前服。一日1次。用于治疗自汗盗汗、心悸怔忡、失眠健忘。

⑫ 龙眼干10粒，黑木耳3g，白糖适量。煨汤常服用。用于治疗白发、脱发。

⑬ 龙眼肉3g，枸杞子5g。一起置入茶杯内，倒入刚沸的开水，盖严杯盖，浸泡20分钟左右即可代茶饮用，可反复加入沸水浸泡数次，直至无味，每日上午和晚上各泡服1剂。用于阴血不足，不养心神所致的神经衰弱，症见头晕眼花、心悸怔忡、失眠不寐或多梦易醒。

⑭ 龙眼肉500g，白酒1000g。浸泡一个月后服，每次一小杯（以不醉为准），每日早、晚饭前及睡前饮。用于补心健脾、养血安神。治心血不足、怔忡健忘、惊悸不寐、年老体虚等。

⑮ 龙眼肉不拘多少，用白酒浸泡100日以上。常服用。用于温补脾胃、助精神、壮颜色（有美容的作用）。

⑯ 龙眼肉250g，枸杞子120g，当归、菊花各30g，白酒3500g。四味药用纱布包扎好投入酒坛中与白酒共浸泡30天后服用。用于和气血、补筋骨及皮肤美容。

⑰ 龙眼肉5g，莲子肉10g，大米100g。煮粥常食之。用于贫血。

⑱ 龙眼肉10g，连衣花生米15g。加食盐适量煮食。用于贫血。

⑲ 龙眼肉15g，连衣花生30g，鸡蛋1个。共炖汤饮食，一日1次。用于血小板减少、畏寒怕冷有阴斑者较合适。

⑳ 龙眼肉50g，小红枣30g，桑椹子30g，枸杞子30g。加水适量，用小火煮30分钟，放入蜂蜜适量，煮至汁液黏稠即可。一日2次，一次20mL。能养血生发，对面色苍白、阴血亏损者尤为适合。

㉑ 龙眼10枚，羊胫骨1～2根（捣碎），红枣10枚，糯米100～150g，加水适量，煮粥食用。此粥有温肾补血的功效，适合脱发兼肾虚腰酸、轻度贫血者服用。

㉒ 龙眼肉15g，酸枣仁30g（捣烂，双层纱布包好），粳米100g。加清水熬煮成粥，用红糖10g调味，早晨温热食用。具有补益心脾、养血安神、悦色润肤的功效。适用于心脾气血不足所致面色萎黄与肌肤干燥。

㉓ 龙眼肉、丹参各9g。以两碗水煎成半碗，睡前30分钟服用。可达镇静的效果，尤其对心血虚弱的失眠者，功效佳。

㉔ 龙眼肉3g，枣仁5g。枣仁砸碎与龙眼肉一起置入茶杯内，倒入刚沸的开水，盖严杯盖，浸泡20分钟左右即可代茶饮用，可反复加入沸水浸泡数次，直至无味，每日上午和晚上各泡服1剂。用于心神失养所致的神经衰弱，症见心悸、怔忡、健忘、失眠、多梦、易醒、汗多、神疲等。

㉕ 龙眼肉5g，党参5g，枣仁5g，柏子仁5g。将枣仁砸碎、党参切成小碎块与其他药一起置入茶杯内，倒入刚沸的开水，盖严杯盖，浸泡20分钟左右即可代茶饮用，可反复加入沸水浸泡数次，直至无味，每日晚上睡觉前泡服1剂。用于心脾两伤，心血不足，血不养心的神经衰弱，症见心悸怔忡、失眠多梦、面色无华、神疲气短等。

㉖ 龙眼肉5g，大枣3枚。大枣切碎去核，与龙眼肉一起置入茶杯内，倒入刚沸的开水，盖严杯盖，浸泡20分钟左右即可代茶饮用，可反复加入沸水浸泡数次，直至无味，每日上午和晚上各泡服1剂。用于心血不足，心神失养所致的神经衰弱，症见失眠、健忘、心悸、怔忡、多梦、食少、头晕等。

㉗ 龙眼肉15g，大枣50g，乌豆50g。加清水3碗煎至2碗，早晚分服。用于安神静心。

㉘ 龙眼肉200g，刚开啼的雄鸡睾丸4对，白酒1000g。鸡睾丸放入碗中蒸熟，然后剖开，晾干，与龙眼肉同放入白酒中，密封浸泡3个月即可饮用。用于阳虚畏寒、腰膝酸痛、头晕目眩、心烦失眠、便溏泄泻、夜尿频多。

㉙ 龙眼肉10g，枸杞子10g，制黄精10g，鸽蛋4个，冰糖50g。龙眼肉、枸杞子、制黄精均洗净切碎，加水750mL同煮至沸后约15分钟，再把鸽蛋打破后逐个下

入锅内，同时将冰糖打碎后下入锅中同煮至熟即可食用。每日服一次，连服七日。用于补肝肾、益气血，对肺燥咳嗽、气血虚弱、智力衰退等证有较好疗效。本方可作肾虚腰痛、面黄羸瘦、年老体衰者膳食。

③⓪ 龙眼肉（桂圆肉）50g，百合30g，鹌鹑2只。将鹌鹑宰杀后去毛和内脏，洗净，与龙眼肉、百合同放入碗内，加适量沸水，隔水炖熟，调味后饮汤食肉。适用于老年人记忆力减退。

③① 龙眼肉、姜生、大枣各适量。水煎服。用于治疗妇女产后浮肿。

③② 龙眼肉15g，大枣5枚，姜生5g。一日1剂，水煎分2～3次服。用于妇人产后气血双亏浮肿。

③③ 龙眼肉干14粒，姜生3片。水煎服。用于治疗脾虚泄泻。

③④ 龙眼肉100g，山药100g，薏苡仁100g，大枣10枚。常将上药共煮成稀饭服用。用于食道癌。

③⑤ 龙眼肉适量，苦参30g。先将苦参烧灰存性，研为细末，早、晚各服3g，用开水送下，服药后吃龙眼肉适量。用于痔疮出血。

③⑥ 龙眼肉适量，桂花30g。同煮，冲红糖、黄酒服。用于经闭腹痛。

③⑦ 龙眼干20枚，莲子60g。将龙眼干去壳和核，莲子去心，洗净后放在陶瓷罐内加水500mL，上蒸笼用中火蒸熟即可食用。可补血健脾，补气固涩，能治疗因脾虚引起的功能性子宫出血。

③⑧ 龙眼干9枚，红糖30g。龙眼干煮汤一碗，加红糖冲服，连服3～4次。用于荨麻疹。

③⑨ 龙眼肉、龙芽草、人参、黄芪、丹参各等量，蜂蜜适量。将诸药水煎2次，2次药液并合，去渣文火炼熬至浓稠时，调入蜂蜜混匀即成。一次15～30mL，一日2次，温开水送服。具有降压降脂、活血通脉的功能。适用于治疗高血压、冠心病。

④⓪ 龙眼干10枚。一日1次，连服数日。用于小儿遗尿。

④① 龙眼干7枚，大枣5枚。加水适量煮30分钟。一日1剂，分2次饮服。用于老人腹泻。

④② 龙眼肉30g，月黄15g。共捣如泥，外敷患处，一日1次。用于痈疽未成脓者。

④③ 龙眼肉、莲子各30g，枸杞子10g，大枣30g，糯米100g。莲子用清水发透，大枣去核，与龙眼肉、枸杞子、糯米共煮成粥。常服此粥可养心补血，润肤红颜。

使用注意 ··

湿阻中满及有停饮者不宜用。

保存条件 ··

置通风干燥处，防潮，防蛀。

24 北沙参

微苦甘寒北沙参　养阴归肺归胃经
益胃生津除烦渴　清肺能治燥咳证

北沙参又名真北沙参、辽沙参、北条参、莱阳参、银条参、海沙参、苏条参、野香菜根，为伞形科植物珊瑚菜的干燥根。主产于山东莱阳、烟台、文登、海阳，辽宁及江苏等地。以山东产者奉为道地药材。

药材识别

呈细长圆柱形，偶有分枝，长15～45cm，直径0.4～1.2cm。表面淡黄白色，略粗糙，偶有残存外皮，不去外皮的表面黄棕色。全体有细纵纹及纵沟，并有黄棕色点状细根痕。顶端常留有黄棕色根茎残基，上端稍细，中部略粗，下部渐细。质脆，易折断，断面皮部浅黄白色，木部黄色。气特异，味微甘。

带皮生晒者，外皮淡棕色，断面白色粉性。

均以质紧密、色白者为佳。

规格标准

等级	标准
一等	干货。呈细长条状的圆柱形，去净栓皮。表面黄白色。质坚而脆。断面皮部淡黄白色，有黄色木质心。微有香气，味微甘。条长34cm以上，上中部直径0.3～0.6cm。无芦头、细尾须、油条、虫蛀、霉变
二等	干货。呈细长条状的圆柱形，去净栓皮。表面黄白色。质坚而脆。断面皮部淡黄白色，有黄色木质心。微有香气，味微甘。条长23cm以上，上中部直径0.3～0.6cm。无芦头、细尾须、油条、杂质、虫蛀、霉变
三等	干货。呈细长条状的圆柱形，去净栓皮。表面黄白色。质坚而脆。断面皮部淡黄白色，有黄色木质心。微有香气，味微甘。条长22cm以下，粗细不分，间有破碎。无芦头、细尾须、杂质、虫蛀、霉变

北沙参具有养阴清肺、益胃生津的功效。主要用于肺热燥咳、劳嗽痰血、热病津伤口渴。本品既能养肺阴、润肺燥，对肺燥干咳而肺阴虚者最为适宜，又能养胃阴、生胃津、清虚热，所以热病伤阴、胃燥咽干口渴之证，也常应用。

现代临床上还用于食道炎、冬令性皮炎、皮肤瘙痒、小儿百日咳，慢性咽炎等。

用法推荐 ....

① 医师处方用量。内服：煎汤，4.5~9g；或入丸、散、膏剂。

② 北沙参9g，麦冬6g，甘草3g。开水冲泡，代茶饮。用于肺结核咳嗽的辅助治疗。

③ 北沙参、车前子各10g，生甘草5g。水煎。一日2~3次分服。用于急、慢性支气管炎的辅助治疗。

④ 北沙参25g，天花粉20g，麦冬20g，桔梗15g。一日1剂，水煎分2~3次服。用于哮喘。

⑤ 北沙参12g，枇杷叶9g，百部6g，甘草3g。一日1剂，水煎分2~3次服。用于小儿百日咳、阵发痉挛性咳嗽。

⑥ 北沙参、生山药各15g。水煎。一日1剂，分2~3次服。用于治疗小儿迁延性肺炎。

⑦ 北沙参25g，甘草15g，拳参10g，紫草茸10g。水煎。一日1剂，分2~3次服。用于治疗小儿迁延性肺炎。

⑧ 北沙参、玉竹、麦冬各10g。一日1剂，水煎分2~3次服。用于治冬令性皮炎、皮肤瘙痒。

⑨ 北沙参15g，麦冬15g，生地15g，玉竹5g，冰糖3g。水煎分二次服或代茶饮。用于热病伤阴、口渴。

⑩ 北沙参30g，百合30g，冰糖50g。共煎，分2~3次饮汤食药。用于口燥咽干、干咳。

⑪ 北沙参15g，杏仁10g，瘦猪肉50g，调料适量。将沙参、杏仁布包，猪肉洗净，切丝，勾芡。先取二药水煎取汁去渣，再煮沸后，下肉丝煮熟，加食盐、味精等调料服食。具有清肺、化痰、生津的功效。适用于治疗咳嗽少痰、口渴咽干、咽痒等。

⑫ 北沙参12g，粳米60g，冰糖适量。先煮沙参，去渣取汁，加入粳米，煮至米熟后加入冰糖，再稍煮为稀粥。此为一日量，分早、晚2次服食。具有滋阴清热的功能。适用于秋燥干咳、咽喉肿痛、口渴、便秘等。

⑬ 北沙参、花生米、银杏、百合各25g，冰糖适量。将上述四味药水煎取汁，纳入

冰糖溶化饮服，嚼食百合、银杏、花生，一日1剂。具有润肺化痰的功效。适用于治疗咳嗽痰少、气短咽干、舌红少苔、大便秘结、小便短黄等。

⑭ 北沙参30g，鸡蛋2个，冰糖30g。将沙参布包，鸡蛋洗净，加清水适量煮至蛋熟后，去壳再煮半小时，去药渣，纳入冰糖溶化，饮汤食蛋。具有养阴清肺、降火除热的功效。适用于治疗肺结核咳嗽痰中带血、虚火牙痛、咽痛干痒等。

⑮ 北沙参30g，瘦猪肉250g，调料适量。将猪肉洗净，切丝，锅中放素油适量烧热后，下猪肉煸炒，而后下沙参（布包）及食盐、葱花、味精、姜末、料酒等，加清水适量，煮至猪肉熟后，去药渣，分2次食完，一日1剂，连续7~10天。具有益气养阴的功能。适用于治疗气阴两虚的咳嗽。

⑯ 北沙参100g，西洋参片10g，白果仁100g（去内皮），百合100g，天门冬30g，鸭1只，姜生、葱、精盐、味精适量。鸭宰杀洗净去内脏，与洗净的苏条参、西洋参片、白果仁、百合、天冬、姜生、葱一起放入砂锅，加水适量。置武火上烧沸，再用文火煨炖，直至鸭肉熟烂即成。食用时加精盐、味精。吃肉、吃药、喝汤。此为四人一日量，分早、晚两次服食。具有补肺养阴的功能。适用于肺阴虚所致各种虚劳燥咳。

⑰ 北沙参、玉竹、百合、山药各15g，瘦猪肉1~2斤。共炖，食盐调味，饮汤食肉、食药。用于气短乏力、口干思饮、出汗。

⑱ 北沙参30g，玉竹30g，老鸭1只，调味品适量。老鸭宰杀去毛及内脏洗净，取半只，同北沙参、玉竹加适量水共煮1小时以上，调味后饮汤吃鸭。适用于肺肾阴虚型老年性慢性支气管炎症见咳嗽时发，干咳少痰，或痰中带血，或伴喘息，咽干口燥、失眠、盗汗、五心烦热、面色潮红或颧红，舌质红，舌苔少，脉细数弱。

⑲ 北沙参20g，麦冬20g，玉竹20g，百合20g，炒麦芽20g。煲汤服用。一日1剂，用于小儿形体消瘦，口气臭秽，呕吐酸腐，烦躁，口干不欲饮等症。

⑳ 北沙参15g，丹参15g，何首乌15g。加水适量，煎至800mL即可，一日1剂，分3~4次饮用。也可酌加糖调味，或炖汤饮用。用于补肾养胃，生津填精，治血通脉，抗老祛病。对肺肾阴虚兼有瘀血证者应用最好。

㉑ 北沙参30g，麦冬30g，黄芩15g，桑白皮12g，天花粉12g，桔梗10g，生甘草6g。一日1剂，水煎分2~3次服。用于梅核气，慢性咽炎。

㉒ 北沙参15g，玉竹10g，桑叶10g，天花粉12g，甘草5g。一日1剂，水煎，频频代茶服。用于慢性喉喑。

㉓ 北沙参15g，王不留行21g，党参12g，猪蹄2只。共炖至肉熟，食肉喝汤，一日分2次服。用于产后缺乳。

㉔ 北沙参10g，麦冬10g，桑叶5g，天花粉5g，玉竹5g，甘草3g。一日1剂，水煎分2～3次服，连服3～5剂。用于小儿干咳少痰，舌红无苔。

㉕ 北沙参6g，山药10g，使君子仁6g，鸡内金3g，陈皮3g。一日1剂，水煎分2～3次服。用于小儿疳积。

㉖ 北沙参6g，麦冬5g，黄芪5g，知母5g，五倍子3g，甘草2g。一日1剂，水煎分2～3次服。用于小儿气阴虚弱而盗汗。

㉗ 北沙参15g，黄芪30g，小红枣20枚。先将上药淘洗干净，用温水浸泡半小时，加水煮沸三次，共取药液约800mL，一日1剂，分3次服用。具有益气养阴的功能。适用于气阴两虚所致的白细胞减少症。

㉘ 北沙参100g，潞党参100g，山药100g，薏苡仁50g，莲米50g，大红枣50g，鸡1只（或猪肉1000g），姜生、葱、精盐、味精适量。鸡宰杀洗净去内脏，与洗净的北沙参、潞党参、山药、薏苡仁、莲米、大红枣、姜生、葱一起放入砂锅，加水适量。置武火上烧沸，再用文火煨炖，直至鸡肉熟烂即成。食用时加精盐、味精。吃肉、吃药、喝汤。此为四人一日量，分早、晚两次服食。具有健脾养阴的功能。适用于脾胃虚弱各症。

㉙ 北沙参15g，泽泻20g，玉竹20g，白芍15g，枸杞子20g，天麻10g，钩藤15g，菊花10g，川牛膝15g，夏枯草10g。水煎。一日1剂，分3次服。用于高血压患者降血脂。

㉚ 北沙参15g，麦冬15g，鲜山药100g，枸杞子10g，母鸡半只，干香菇2朵，葱、姜少许。将鸡肉切块，与北沙参、麦冬、干香菇、姜生块同放入砂锅内加热。山药切片，待鸡肉酥软后将山药与枸杞子加入砂锅内再煲15分钟左右。起锅加葱末和少许食盐、香油调味，食肉饮汤。具有滋阴补气、健脾明目的功能。适用于气阴两虚、冬天手脚发冷的女性；经常食用可促进血液循环，增加皮肤之润泽，减轻干燥瘙痒。

使用注意

本品只宜于肺胃伤阴而有热者；如属虚寒证，则忌用。不宜与藜芦同用。

保存条件

置通风干燥处，防蛀。

㉕ 白 果

白果甘苦涩性平　收敛有毒归肺经
敛肺定喘治咳嗽　止带缩尿治尿频

白果又名银杏、灵眼、白果仁、白果肉、鸭脚子、佛指甲，为银杏科植物银杏的干燥成熟种子。主产于广西、四川、河南、山东、湖北、辽宁等地。以广西产者为最佳。

药材识别

略呈椭圆形，一端稍尖，另一端钝，长1.5~2.5cm，宽1~2cm，厚1cm。表面黄白色或淡棕黄色，平滑，具2~3条棱线。中种皮（壳）骨质，坚硬。内种皮膜质，种仁宽卵球形或椭圆形，一端淡棕色，另端金黄色，横断面外层黄色，胶质样，内层淡黄色或淡绿色，粉性，中间有空隙。无臭，味甘、微苦。

以身干、粒大、壳色黄、种仁饱满、肥壮充实、断面色淡黄者为佳。

规格标准

统货。

作用用途

白果具有敛肺定喘、止带浊、缩小便的功效。主要用于痰多喘咳、带下白浊、遗尿尿频等。因其苦甘涩而性沉降，能敛肺气、平喘咳、止带浊、缩小便。故对痰多咳喘、带下淋浊、小便频数等证有治疗作用。本品为亦药亦食之品，但有毒，故不宜多食。

现代临床上还用于神经性头痛、肺结核、痤疮、美尼尔氏综合征、慢性支气管炎、糖尿病等。

[附] 近年来用8~9月采收的白果树叶片，晒干，一日1剂，煎服5~10g。可用于调理冠心病心绞痛、高血压、高脂血症及脑血管痉挛等病。

1 医师处方用量。内服：煎汤，4.5 ~ 9g；或捣汁。外用：捣敷；或切片涂。

2 白果仁1 ~ 4枚，鸡蛋1只。鸡蛋敲破一小口，将白果仁装入鸡蛋内，蒸熟服用，一日1次。治白带增多，小儿腹泻。

3 白果仁1 ~ 3枚。焙干捣碎，冲入煮沸的豆浆内，一日1次。用于带下症。

4 白果5个（去皮，炒黄），黑豆90g，大枣20枚（去核）。共炖熟，一日分2次食完，连服3剂。用于白带。

5 白果10枚（去皮）。研为细末，一日分3次服，用米汤冲服。用于白带、小便过多。

6 白果、莲子肉、江米各15g，胡椒5g。共研为末。另取乌骨鸡1只，除去内脏，将药末装入鸡腹内，用瓦罐煮烂，空腹食之。用于治疗赤白带下、下元虚惫。

7 白果120g，硫黄6g。置锅内共炒熟，去壳，再放入炼好的白蜜中浸泡，每日早上空腹服白果10枚，淡盐汤送服。用于赤白带下。

8 白果仁10g，硫黄5g，面粉500g。上药共研为细末，加入面粉，做成4个饼，烤熟后食之，一日2次，一次1个，连服5天。用于白带过多、腥臭、腰酸腿痛。

9 白果10g，粳米30g。共煮成粥，一次服完，连服7天。用于白带过多。

10 白果仁、莲子肉、糯米各15g。研为细末。取乌骨鸡1只，去内脏，装入药末，炖烂熟，空腹调味食之。用于妇女虚弱、赤白带下。

11 白果50g，冬瓜子25g，莲子20g，胡椒粉15g，白糖适量。白果去皮、芯，冬瓜子洗净，莲子去芯，放入锅中，加水适量，煎煮40分钟，过滤取汁，加入胡椒粉和白糖，搅匀即可食用。用于热淋、小便白浊、白带异常等。

12 白果15g，豆浆500mL。白果取仁砸碎，与豆浆同用小火煎煮熟饮用。用于妇女腰酸带下多及更年期综合征等。

13 白果肉适量，同糯米共蒸熟，和蜂蜜为丸，与捣烂的核桃肉共服食。用于治疗噎食反胃、白浊、冷淋。

14 白果仁12g，豆腐皮60g，生山药30g，粳米50g。煮粥食用。适用于老年人肺虚咳嗽、尿频、遗尿、女子白带异常等症。

15 白果仁15g，莲米、白扁豆、生山药各30g，乌骨鸡1只。先将乌骨鸡宰杀去毛，剖洗干净，与上述药材共炖烂后食用。适用于妇女赤白带下、腰酸背痛、少腹疼痛等症。

16 白果仁适量。用菜油浸泡一个月之后，少量服用。用于肺结核。

17 白果10g（去壳），加水煮熟，兑砂糖或蜂蜜，连汤食，常服用。用于咳喘、肺结核咳嗽。

119

⑱ 白果汁120g，秋梨汁120g，鲜藕汁120g，甘蔗汁120g，淮山药汁120g，霜柿饼120g，蜂蜜120g，生核桃仁120g。先将需取汁的各药取足量汁水，再将柿饼捣如膏，生核桃仁捣如泥；将蜂蜜溶化稀释，与柿饼膏、核桃泥、山药汁一起搅匀，微微加热，融合后离火稍凉，趁温（勿过热），将其余四汁加入，用力搅匀，用瓷罐收存，一次服2茶匙，一日3~4次。可清虚热、止咳止血。适用于肺结核属肺阴虚型者保健使用药。

⑲ 白果4个，蜂蜜25g。先用水煎白果，取汁，后加蜂蜜调匀，每晚睡前服，连服5日。用于哮喘。

⑳ 白果仁9g，炙麻黄6g，射干10g，陈皮10g，桑白皮15g。一日1剂，水煎，分2~3次服。用于哮喘。

㉑ 白果仁6g，杏仁6g，葶苈子9g，甘草9g。一日1剂，水煎，分2~3次服。用于慢性支气管炎。

㉒ 白果仁10粒（去壳、衣，捣碎），石苇30g。两药同放入砂锅内，加水两碗，煮至一碗，去药渣，加入白糖适量，待溶化后饮用。用于治疗慢性支气管炎的饮食疗法。

㉓ 陈细茶120g（略焙，研为细末），白果肉120g（去内皮膜，擂烂），核桃肉120g（擂），蜂蜜250g。共入锅内熬炼成膏。不拘时候服用。用于治疗久咳吐痰。

㉔ 白果100g，嫩鸡肉（无骨）250g，蛋清2个，猪油500g（实耗油约50g）。白果去壳，热油锅内爆至六成熟时捞出剥去薄衣，洗净；鸡肉切成约1.2cm见方的丁，加入蛋清、食盐3g，淀粉5g拌和上浆；炒锅烧热，放入猪油，烧至六成热时将鸡丁下锅用勺划散，放入白果炒匀至熟，捞起沥去油；原锅内留猪油约20g，投入葱段煸炒，随即烹入适量绍酒、清汤、食盐、味精，倒入鸡丁和白果，翻炒匀，用湿淀粉着薄芡，淋入芝麻油，再颠翻几次即可食用。用于老年体虚湿重之久咳、痰多、气喘，小便频数及妇女脾肾亏虚浊湿下注之带下量多，质稀等症。身体虚弱或无病食之，亦可营养健身。也可作老年慢性气管炎、肺心病、肺气肿及带下患者之膳食。

㉕ 白果仁5枚，龙眼肉10g，大枣7个。共煮熟后，每天早晨服用一次。适用于脾肺虚弱引起的眩晕眼花、心悸气短等症。

㉖ 白果15粒，鸡冠花15g，臭椿树皮15g，童子鸡1只。共用水炖熟，酌加食盐调味，一日分数次食鸡喝汤，2日1剂，连服3剂。用于糖尿病。

㉗ 白果适量。捣破，剥去外壳，取种仁炒熟，5~10岁儿童每次吃5~7个，成人每次吃5~10个，一日食2次，吃时细嚼慢咽。用于遗尿。

㉘ 陈白果5粒，蜗牛3个（焙干）。共研末冲服。用于治疗小便频数、遗尿。

㉙ 白果仁15g，生芡实30g，金樱子12g。水煎服。适用于男子肾虚遗精、夜间多尿。

㉚ 白果3~5g，狗肉200g。共炖熟，食盐调味，酌情食用，连用2~3剂。用于小儿夜间尿多。

㉛ 白果1000g，白砂糖500g。白果去壳，用清水洗干净，沸水稍焯，捞出后撕去外膜，抠去心，漂洗后再放入锅内，置中火上煮沸后约40分钟，捞出沥净水，放在方盘内待凉，撒入白糖和匀，装入洁净的小坛内，封口，密渍24小时后即可食用。用于脾虚湿盛之腹泻、带下及痰多咳喘，小便频数、失禁、遗尿等症。也可供慢性气管炎、肺气肿、遗尿症患者食用。

㉜ 生白果仁20g，生龙骨50g。共研为末，炼蜜为丸，每丸重9g，一次1丸，一日2次，开水冲服。用于遗精。

㉝ 白果3个，五味子15g。一日1剂，水煎，分2~3次服。用于遗精。

㉞ 白果200g，白鸭1只，鸡油15g，化猪油500g。白果取仁，煮熟，撕去皮膜，切去两头，去心，用水焯去苦味，在猪油锅内炸至微黄；白鸭宰杀并退净毛、剖去内脏、宰去头足、洗净的鸭，用食盐适量、胡椒粉2g、绍酒60g将鸭身内外抹匀放入盆中，加入姜、葱、花椒适量，腌约1小时取出，用刀从脊背处宰开，去净全身骨头，铺入碗内，修下的鸭肉切成白果大小的丁，同白果和匀，放于鸭脯上，注入清汤，上笼蒸约2小时，至鸭肉熟烂后翻入盘内；滗出碗内汤汁装于火勺内，烧沸，加适量绍酒、食盐、味精、胡椒粉、湿淀粉少许勾薄芡，放猪油，挂白汁蘸于鸭肉上即可食用。食之对肺虚或虚劳的咳喘痰多、带下清稀、小便频多等症的患者有保健治疗作用，也可用于营养不良性水肿。

㉟ 白果仁2枚，鸡蛋1只。将白果仁研细后装入开一小孔的鸡蛋内，外用面糊住小孔，再用面团包裹后放到炭火上烧熟食用。对于治疗小儿腹泻有效。

㊱ 鲜白果（带果肉）30g。将鲜白果连果肉一起捣碎，水煎服。用于神经性头痛。（本方有毒，应在医生指导下使用。）

㊲ 白果3~6g。炒熟后研粉，加红枣煎汤调服。用于头风眩晕。

㊳ 鲜白果肉捣烂敷太阳穴。用于治疗头风、眼疼。

㊴ 白果烧炭存性，内服。用于癫痫。

㊵ 白果10g，夏枯草50g，豆腐50g，甘草10g。一日1剂，水煎喝汤及食可食之药。用于癫痫。

㊶ 白果仁10枚，姜生3片，鲜藕250g，梨1个，甘蔗汁50mL，竹沥10g，白萝卜1个，蜂蜜250g。将上药共捣烂，绞取汁，一日分2次服。用于胃痛。

㊷ 鲜白果适量。将鲜白果洗净，切开，绞取其汁。频涂于患处，干后再涂，直至汁净。每日用鲜白果2~3粒。白果具有解毒排脓的作用，用于治疗粉刺及面部

黑斑。

㊸ 白果仁适量。将其捣烂，外敷患处。用于头癣。

㊹ 生白果仁，切开，频擦患处。用于治疗头面癣疮，痤疮。

㊺ 白果（去壳）100g。用水煎汤洗患处。用于漆疮。

㊻ 白果15g，白果叶15g，木兰皮（为木兰科植物辛夷的皮）60g。共置100mL陈醋内浸泡7日后，取药液每日晚上涂患处。用于酒渣鼻。

使用注意

本品有毒，大量或生食易引起中毒，须注意；因其涩敛壅气，故对感冒咳嗽、痰稠不利者不宜用。

中毒表现及救治：食用白果中毒后可出现恶心、呕吐、腹痛、腹泻、发热、烦躁不安、惊厥、精神萎顿、呼吸困难、紫绀、昏迷、瞳孔对光反应迟钝或消失，严重者可因呼吸中枢麻痹而死亡。少数有末梢神经功能障碍，如肢体弛缓性瘫痪，腱反射减弱，感觉减退等。脑脊液检查可发现细胞增多及蛋白增加。救治用0.05%高锰酸钾溶液或0.5%活性炭悬液洗胃，或服蛋清，或灌肠，或硫酸镁导泻，或静脉输入葡萄糖盐水。烦躁不安、抽搐者肌注氯丙嗪、人工冬眠或其他镇静药。必要时吸氧及注射呼吸中枢兴奋剂。民间验方以白果壳60g，水煎服可解毒。

保存条件

置通风干燥处。

26 白扁豆

白扁豆甘性微温　补脾归脾归胃经
健脾化湿炒后用　和中消暑除胸闷

白扁豆又名扁豆、茶豆、树豆、藤豆、眉豆、白梅豆、南扁豆、沿篱豆、峨眉豆、羊眼豆、膨皮豆、小刀豆、扁豆子、火镰扁豆，为豆科植物扁豆的干燥成熟种子。全国各地均产，以安徽、陕西、湖南、河南及山西、浙江等地产量为大。

药材识别

呈扁椭圆形或扁卵圆形，长8～13mm，宽6～9mm，厚7mm。表面淡黄白色或淡黄色，平滑，略有光泽，一侧边缘有隆起的白色眉状阜。质坚硬。种皮薄而脆，子叶2，肥厚，黄白色。气微，味淡，嚼之有豆腥味。

以粒大饱满、色白者为佳。

规格标准

统货。分江苏、安徽、湖南统装等。

作用用途

白扁豆具有健脾化湿、和中消暑的功效。主要用于脾胃虚弱、食欲不振、大便溏泻、白带过多、暑湿吐泻、胸闷腹胀等。炒扁豆健脾化湿，用于脾虚泄泻、白带过多；也用于大病之后以之调养，养正气而无壅滞之弊。此外尚可解毒，单用即效。用于解暑宜生用，健脾炒用。本品亦药亦食，可为菜肴。

现代临床上还用于肺心病缓解期、黄褐斑、百日咳、解砒霜中毒等。

用法推荐

❶ 医师处方用量。内服：煎汤，9～15g；或生品捣研水绞汁；或入丸、散。外

用：捣敷。健脾止泻宜炒用；消暑养胃解毒宜生用。

② 炒白扁豆适量。研为细末，一日2~3次，以米汤冲服6g。用于带下症。

③ 炒白扁豆20g。一日1剂，水煎分2~3次服。用于白带过多。

④ 炒白扁豆50g，炒山药30~50g。水煎，一日数次代茶饮。用于白带过多。

⑤ 炒白扁豆60g，芡实60g。加水煎煮至熟，加入冰糖30g煮至溶化，一日1剂，代粥食。用于白带过多。

⑥ 白扁豆15g，白果10粒，冬瓜子30g，茯苓15g，胡椒15g。先将白扁豆炒熟，加适量水与其他共煎服，每日2次。经常服用。治脾虚型带下病。

⑦ 白扁豆60g，肉丝150g。共加水煮熟，食盐调味，一日分2次服食。用于白带多，经年不愈。

⑧ 白扁豆适量（用米泔水浸后去皮），用红糖、怀山药适量同煮，至豆熟为度，饮汤食扁豆、山药，每日服2次，连续服用。用于脾虚白带增多。

⑨ 炒白扁豆50g，山药50g。共置罐中炖成稀糊状，加入白糖50g，搅匀，一日分2次服。用于小儿脾虚泄泻、饮食不佳、消瘦。

⑩ 白扁豆适量。水煎服。用于暑湿内蕴，脾失健运之呕吐、腹泻。

⑪ 白扁豆15g，白术15g，茯苓15g，猪苓15g。一日1剂，水煎分3次服。用于腹泻。

⑫ 白扁豆（研碎）15g，干姜3g，甘草3g。一日1剂，水煎分3次服。用于慢性腹泻。

⑬ 白扁豆60g，炒稻谷60g，狗骨头炭60g，车前子30g。共研为末，一日3~4次，每次9g，开水冲服。用于泄泻。

⑭ 白扁豆6g，香薷6g，甘草6g，滑石15g。水煎服。用于伤暑腹泻。

⑮ 生白扁豆10g，香薷10g，炒白术15g，厚朴3g。水煎服。用于腹泻。

⑯ 白扁豆15g，香薷6g，鲜荷叶半张。同煮至扁豆熟，取汁加白糖适量饮服。可作夏季家庭饮料，能清暑热并治伤暑头痛吐泻。

⑰ 白扁豆、绿豆、赤小豆各50g。加水共煮烂，取汁饮服。用于防暑、暑热疮疖、暑湿吐泻等。

⑱ 白扁豆25g，大枣20g，白芍5g，陈皮5g。加水1000mL，煎煮取汁800mL，温服。用于慢性胃炎、慢性肠炎、大便稀溏等。

⑲ 白扁豆5g，厚朴5g，香薷3g，黄连2g。将白扁豆炒至焦黄并砸碎，厚朴切成小碎块，与其他药一起置入茶杯内，倒入刚沸的开水，盖严杯盖，浸泡20分钟左右即可代茶饮用，可反复加入沸水浸泡数次，直至无味，每日上、下午各饮1剂。用于暑湿内伤，脾胃不和的暑泻，症见恶心呕吐、腹痛肠鸣、泄泻不止等。

⑳ 白扁豆适量。研末外敷。用于恶疮连痂痒痛。

㉑ 生白扁豆12g，当归12g，乳香12g，没药12g，苍术9g，玄参50g，金银花50g，甘草50g。一日1剂，水煎分3～4次服。用于脱骨疽。

㉒ 生白扁豆30g，土茯苓30g，生薏苡仁30g，夏枯草10g。一日1剂，水煎服，同时煎汤外洗患部。用于扁平疣。

㉓ 白扁豆30g。加水煎取浓汁，一日服2次。用于淋证（属脾虚者）。

㉔ 生白扁豆20g，野菊花根20根，鲜大青叶30g。野菊花根、大青叶捣烂，取汁内服，再将生白扁豆研为细末，开水冲服。用于砒霜中毒。

㉕ 白扁豆适量。生研，水绞汁饮。用于治疗砒霜中毒。

㉖ 白扁豆10～15g。水煎服。兼杀酒毒，亦解河豚毒。

㉗ 白扁豆10g，水灯芯5g。将白扁豆砸烂，与水灯芯一起置入茶杯内，倒入刚沸的开水，盖严杯盖，浸泡20分钟左右即可代茶饮用，可反复加入沸水浸泡数次，直至无味，每日上、下午各饮1剂。用于全身浮肿、小便不利、腹胀纳差、妇女赤白带下、小儿湿疹等。

㉘ 鲜白扁豆适量。加冬蜂蜜少许，同捣烂敷患处。用于治疗疖肿。

㉙ 白扁豆16g，大枣10枚。水煎，饮汤食扁豆、大枣。连服3～5日。用于小儿百日咳。

㉚ 炒白扁豆、党参、玉竹、山楂、乌梅各等分，水煎至豆熟透时，取汁，加适量白糖饮服。用于胃酸缺乏症。

㉛ 白扁豆30g，红枣20粒。水煎服。一日1剂，分3次服。用于治疗慢性肾炎，贫血。

㉜ 白扁豆（微炒）5g。研为细末，用白糖水送服，每隔两天服1剂，连服数日。用于胎动不安。

㉝ 白扁豆25g，小米30g，鲫鱼肉200g，盐、葱花适量。将白扁豆、小米洗净，加适量水，大火煮5分钟，改小火煮至八成熟后，将鲫鱼肉放入，煮至烂熟。撒少许葱花、盐。此粥益气滋阴，对糖尿病患者的恢复有明显辅助疗效。

㉞ 白扁豆、赤豆、花生仁、薏苡仁、核桃仁、龙眼肉、莲米、红枣各30g，粳米500g。共加水煮粥，拌糖温食。可健脾补气、益气明目。宜用于近视、不耐久视、寐差纳少、消化不良者食用。

㉟ 白扁豆150g，黑芝麻25g，核桃仁5g，熟猪油及白糖适量。将白扁豆入沸水煮30分钟后去外皮，再将豆仁蒸烂熟，捣成泥。炒香芝麻、核桃仁，分别研末待用。熟猪油热后将扁豆泥倒入翻炒至水分将尽，再放入芝麻末、核桃仁末、白糖溶化炒匀即可。每日适量食用。能健脾益肾，抗骨质疏松。

㊱ 白扁豆3g，佩兰3g，藿香3g，香薷3g。将白扁豆砸烂，其他药切成小碎块，一起置入茶杯内，倒入刚沸的开水，盖严杯盖，浸泡20分钟左右即可代茶饮用，

可反复加入沸水浸泡数次，直至无味，每日上午、下午和晚上睡前各饮1剂。用于暑日贪凉，感受风寒所致的夏季感冒，症见发热恶寒，头痛无汗，胸闷纳差等。

㊲ 白扁豆10g，天花粉10g。将白扁豆炒至焦黄并砸碎，天花粉切成小块一起置入茶杯内，倒入刚沸的开水，盖严杯盖，浸泡20分钟左右即可代茶饮用，可反复加入沸水浸泡数次，直至无味，每日上、下午各饮1剂。用于糖尿病，症见善吃易饿，口干喜饮，饮食无度，小便清长而多等。

㊳ 白扁豆150g，黑芝麻10g，蜜饯樱桃5g，化猪油125g，白砂糖120g。白扁豆淘净，入沸水煮约30分钟（以能挤脱皮为度），捞出挤脱皮，放入碗中，再加清水淹平豆仁，上笼蒸约2小时，待烂取出滤去水，压成泥；炒锅中放入猪油，油炼至熟时倒入豆泥翻炒，至水分将尽时，放入白砂糖炒至不粘锅、匀为度，再将炒香研细的黑芝麻面、白糖、樱桃蜜饯放入，溶化混合后炒匀即可食用。用于脾虚久泻、带下，暑湿腹痛、吐泻有较好治疗作用，对精血不足之便秘、须发早白及小儿百日咳亦有一定作用。本方可作老年便秘及带下证、胃肠炎患者之膳食。夏季食用，尤为适宜。

㊴ 白扁豆、赤小豆、花生仁、薏苡仁、核桃肉、龙眼、莲子、红枣肉各30g，粳米500g。共加水煮粥，拌糖温食。可健脾补气、益气明目。适用于近视、不耐久视、寐差纳少、消化不良等症者食用。

使用注意

多食能壅气，伤寒邪热炽者勿服。患疟者忌用。因含毒性蛋白质，生用有毒，加热毒性大减，故生用研末服宜慎。

加工制作

炒扁豆：取净扁豆或仁，置锅内文火炒至微黄，略有焦斑及香气时，取出，摊凉即得。

保存条件

置通风干燥处，防蛀。

27 冬虫夏草

冬虫夏草甘性平　既归肺经又归肾
补肺益阴助肾阳　止血化痰治肺病

冬虫夏草又名虫草、冬虫草、夏草冬虫。商品规格有藏草、川草之分，为麦角菌科冬虫夏草真菌寄生在蝙蝠蛾科昆虫幼虫上的子座及幼虫尸体的复合体。主产于四川、青海、西藏等地。云南、甘肃、贵州等地也产。以四川产量最大。

药材识别

由虫体与从虫头部长出的真菌子座相连而成。虫体似蚕，长3～5cm，直径0.3～0.8cm；表面深黄色至黄棕色（川虫草色较深），有环纹20～30个，近头部的环纹较细；头部红棕色，足8对，中部4对较明显；质脆，易折断，断面略平坦，淡黄白色。子座细长圆柱形，长4～7cm，直径0.3cm；表面深棕色至棕褐色，有细纵皱纹，上部稍膨大；质柔韧，断面类白色。气微腥，味微苦。

以虫身色黄、发亮、丰满肥大，断面黄白色，不空心，子座短小，无霉变和无杂质为佳。

规格标准

按产地分为川草、藏草两种，又以每公斤的条数作为市场商品规格，一般分为1800条/公斤、2000条/公斤、2200条/公斤、2400条/公斤、3000条/公斤等。

作用用途

冬虫夏草具有补肺益肾、止血、化痰的功效。主要用于久咳虚喘，劳嗽咯血，阳痿遗精，腰膝酸痛等，是秋冬季常用的补药。对病后体弱、头晕、食欲减退、自汗、贫血有治疗作用；对抵抗力低下、易患感冒者，食后可增强抗病力；能治疗阳痿，腰酸腿软，遗精；对肺结核之阴虚喘嗽、咳血、胸痛亦有治疗作用；能提高细胞免疫功能，对增强体质也有好处。

现代临床上还用于病后体弱及晚期癌症、肾病综合征、慢性肾炎（通过改善肾功能和提高患者细胞免疫功能）、慢性支气管炎、肺结核、高脂血症、性功能低下、血小板减少症、心律失常、变态反应性鼻炎等患者。

用法推荐

1　医师处方用量。内服：煎汤，3～9g；或入丸、散；或与鸡、鸭炖服。

2　冬虫夏草粉1～2g。凉开水吞服或蒸鸡蛋服，一日1次，连服两周。用于肾阳虚之阳痿、遗精、腰膝酸软。

3　冬虫夏草30g，枸杞子30g，黄酒1000g。浸泡1周后饮用。一日2次，一次1小盅。用于治疗肾虚腰痛。

4　冬虫夏草10～15g。与鸡、鸽、猪肉或海狗肾、鲍鱼等蒸或炖，肉、药、汤俱食。用于肾虚阳痿、遗精、腰膝酸软，咳嗽气喘。

5　冬虫夏草15g，黄芪30g。水煎服。用于治疗贫血、病后体弱、阳痿、遗精。

6　冬虫夏草10g，水鸭1000g。先将水鸭去毛及内脏，洗净，冬虫夏草洗净，一起放入砂锅内加姜生和水适量，先用武火煮沸，再转用文火炖4～5小时，炖好后加适当调味品即可食用。此汤具有滋阴补肾、壮阳涩精的功效。可用于身体虚弱、腰膝酸软、遗精、阳痿及各种贫血、病后体虚诸症。

7　冬虫夏草10g，甲鱼1000g，红枣20g，调味品适量。将甲鱼杀后去甲壳、头足，切成四大块，放入盆中，摆上洗净的虫草、红枣，加姜末、大蒜、葱、盐、料酒及鸡肉清汤1000g，隔水蒸至熟烂即可食用。此汤具有滋阴益气，补肾固精的功效。可用于肝肾亏虚所致的阳痿、遗精、早泄、性冷淡以及月经不调、带下病和病后、产后身体虚弱、体倦乏力、神疲心悸、失眠多梦、食欲减退、各种贫血、更年期综合征等。

8　冬虫夏草5g，粳米100g。先将冬虫夏草用清水洗净，与粳米同入锅内，加适量清水煮粥，待粥煮至浓稠时，放入适量冰糖再煮片刻，即可食用。此粥有补虚损、益肺肾、止咳喘之功效。适用于虚劳咳喘、干咳咯血、盗汗自汗、腰膝酸软、阳痿遗精、病后体虚等症；产后体弱者食用能增强体质，恢复健康。

9　冬虫夏草20g，鲜胎盘1具，蘑菇100g。先将胎盘洗净切成小块与蘑菇、冬虫夏草一起放入砂锅内，加姜生、大蒜、胡椒、食盐等调料，隔水炖至烂熟即可食用。此汤具有调补气血、滋阴壮阳、生精益髓和抗癌、抗衰老之功效。对肺癌、乳腺癌、前列腺癌有治疗或辅助治疗作用。

10　冬虫夏草20g，羊肉500g，枸杞子15g，淮山药30g，大枣30g，姜生6g，精盐适量。先将羊肉洗净切块，入沸水锅中汆一下，与洗净的枸杞子、淮山药、大枣、姜生一同入砂锅内，加水适量，先用武火煮沸，再转用文火炖至羊肉熟烂，加精盐调味食用。此汤有调补肝肾、益精壮阳之功效。适用于肝肾两虚之妇女带下、阴冷不孕、子宫发育不良及男子精少不育、阳痿早泄、腰酸腿软、夜尿频多、心悸失眠、自汗盗汗等症。但外感发热湿热内盛者不宜食用。

⑪ 冬虫草20g，枸杞15g，羊肉500g，姜生6g，精盐适量。先将羊肉洗净切块，入沸水锅中汆一下，与洗净的冬虫夏草、枸杞子、姜生一同入砂锅内，加水适量，先用武火煮沸，再转用文火炖至羊肉熟烂，加精盐调味。吃肉、吃药、喝汤。此汤适用于肝肾两虚之妇女带下、阴冷不孕、子宫发育不良及男子精少不育、阳痿早泄、腰酸腿软、夜尿频多、心悸失眠、自汗盗汗等症。

⑫ 冬虫夏草100g，人参50g，蛤蚧1对。将上述药用白酒2000mL浸泡，每隔7天振摇一次，30天后即可饮用。一日2次，一次20～40毫升。此酒具有补虚损、益精气、抗衰老之功效。可用于治疗虚劳咳喘、气血不足、自汗盗汗、阳痿、早泄遗精、男子不育、女子不孕、各种贫血、失眠健忘、心悸恍惚以及须发早白、形体憔悴、肢体软弱、动作迟缓等症。

⑬ 冬虫夏草20g，老鸭1只。鸭宰杀后去净毛，剁去脚爪，剖腹去内脏，冲洗干净，在开水锅内略焯片刻，捞出用凉水洗净；虫草用温水洗净泥沙；将鸭头顺颈劈开，取8～10条虫草纳入鸭头内，再用绵线缠紧，余下的虫草同姜、葱一起装入鸭腹内，放入蒸钵中，再加入清汤、食盐、胡椒粉、绍酒调好味，蒸钵加盖，上笼蒸约1.5小时鸭即熟。出笼后拣去姜、葱，加味精即可食用。用于肺气虚或肺肾两虚之喘嗽、自汗、阳痿、遗精及病后虚弱、神疲食少等。有增加营养和辅助治疗的作用。

⑭ 冬虫夏草4～4.5g。煎汤连渣服，一日1次，连服1周。用于慢性肾衰。

⑮ 冬虫夏草。每日2条，煎汤服用，连服两个月以上。用于肾病综合征。

⑯ 冬虫夏草粉1g，蛤蚧粉1g。凉开水吞服或蒸鸡蛋服，一日1次，连服两周。用于肺气虚或肺肾两虚之久咳、虚喘、劳嗽、咯血等证。对慢性支气管炎有效。

⑰ 冬虫夏草30g，贝母15g，百合12g。水煎服。用于治疗肺结核咳嗽、咯血，老年虚喘。

⑱ 冬虫夏草50g，白及50g，黄连3g，鸡内金3g。共研为末，一次3～6g，一日3次，开水送服。用于哮喘。

⑲ 冬虫夏草10g，川贝母10g，沙参20g，杏仁15g，麦冬15g。水煎服。用于咳血。

⑳ 冬虫夏草8g，鹌鹑8只，鸡汤300g。虫草用温水洗净；鹌鹑宰杀后沥净血，用约75℃的热水烫透，退净毛，剁去脚和爪，从背部剖开抠去内脏，洗净后沥去水，再入沸水内焯水约1分钟捞出晾凉。每只鹌鹑的腹内放入冬虫夏草2～3条，8g虫草分成8份放完，逐只用线缠紧后放入蒸锅内；鸡汤用食盐和胡椒粉

调好味，灌在蒸锅内，取姜生片、葱白（劈破）各10g摆放在面上；盖严蒸盖，上笼蒸约40分钟即可食用。用于肺虚或肺肾两虚的咳喘短气、劳嗽痰血、腰膝酸痛，以及病后虚弱、神疲少食等，有辅助调治之功。

㉑ 冬虫夏草3g，鸡肉165g。鸡肉砍成约2.5cm见方的块，在沸水锅内先下入姜3片、葱白3节、胡椒粉0.5g，约2分钟后再下入鸡肉焯去血水，待肉质变色后捞出，沥净水后放入汽锅内；虫草用清水漂洗后，分散开摆在鸡肉的上面，然后再加姜葱少许，掺入少量清水、盖严盖子，旺火时上笼蒸约1.5小时即可取出；滗出原汁加食盐和胡椒粉调味，再倒入汽锅内即可食用。用于肺虚或肺肾两虚的咳喘短气、劳嗽痰血、腰膝酸痛，以及病后虚弱、神疲少食等，有辅助调治之功。

㉒ 冬虫夏草30g，龟肉250g，沙参90g，食盐5g。龟肉切成块，放入砂锅中，放入冬虫夏草、沙参和适量水，煮沸，加盐调味，再以文火炖至龟肉酥烂。一日2次食用。能补肺肾、养阴润燥。适用于肺肾阴虚型糖尿病，以及体质虚弱、骨蒸咳血等。

㉓ 冬虫夏草10g，核桃仁20g，枸杞子30g，猪肉150g。先将猪肉切成块，用开水焯一次，放入锅内，加入冬虫夏草、核桃仁、枸杞子及各种调料，武火煮沸，再用文火炖煮，至肉烂汤浓为止，肉、药、汤俱服。具有补肾益肺、止咳平喘的作用，为治疗慢性支气管炎的食疗方法。

㉔ 冬虫夏草45g，百部60g，白及60g，黄芩30g，牡蛎30g，蛤蚧1对。共研为细末，炼蜜为丸，每丸重9g，早、晚各服一丸。用于空洞型肺结核。

㉕ 冬虫夏草10g，百部15g，鲜竹叶适量。一日1剂，水煎分2~3次服。用于肺结核。

㉖ 冬虫夏草30g，乌梢蛇20g。共研为细末，一日服3次，一次3~4g。用于空洞型肺结核。

㉗ 冬虫夏草10g，百合15g。一日1剂，水煎分2~3次服。用于肺结核。

㉘ 冬虫夏草10g，鱼腥草30g，夏枯草30g，野荞麦根15g，百部15g。一日1剂，水煎分2~3次服。用于肺结核。

㉙ 冬虫夏草10g，百部15g，黄芩12g，丹参12g，桃仁6g。一日1剂，水煎分2~3次服。用于肺结核。

㉚ 冬虫夏草10g，贝母10g，沙参20g，杏仁10g，麦冬15g。一日1剂，水煎分2~3次服。用于肺结核，咳嗽，咯血。

㉛ 冬虫夏草10g，甲鱼1只（约500g）。清炖至熟，冬瓜500g切块加入再炖约15分钟，加食盐、味精等调味即可，不宜多放花椒、大料等辛温之品。适用于午后低热患者食用。

㉜ 冬虫夏草9g，川贝母6g，桔梗6g，梨皮9g。一日1剂，水煎分2~3次服。用于小儿咳嗽。

㉝ 冬虫夏草粉1g，装胶囊，一日3次，连服40天。用于性功能低下、高脂血症、血小板减少症。

㉞ 冬虫夏草粉0.5g，装胶囊，一日3次，连服2周。用于心律失常。

㉟ 冬虫夏草15~30g，白酒500g。泡7天后服，一次10~20mL，一日2~3次。用于病后体弱、食少乏力、失眠。

㊱ 冬虫夏草30g，黑枣30g，白酒1500g。装入酒瓶中，封口浸泡60天后适量饮用。用于身体虚弱、病后久虚不复、虚喘、吐血、贫血及食欲不振等。

㊲ 冬虫夏草1.5g，肉桂1.5g，广木香1.5g，佛手3g，炮姜2.5g，茴香虫1只。共研为细末，黄酒为引，一日2次分服。用于胃寒痛。

㊳ 冬虫夏草10g，老白公鸭1只。鸭宰杀退毛、去内脏、洗净，加水与冬虫夏草共炖熟，酌加调料，食肉喝汤，一日2次。用于心肌供血不足、心悸怔忡。

㊴ 冬虫夏草6g，天花粉24g，甘草3g。一日1剂，水煎分2~3次服。用于乳少。

㊵ 冬虫夏草5g，鸡蛋4~7个，猪蹄2只。虫草与鸡蛋、猪蹄加水适量，共炖熟，食肉喝汤，吃蛋，一日分3次服下。用于缺乳。

㊶ 冬虫夏草3~5g，研末，沸水冲泡，一日1次，当茶饮。用于慢性乙型肝炎。

㊷ 冬虫夏草粉0.25g，装胶囊。一日3次，一次5粒，连服3个月为全疗程。用于治疗慢性肝炎。

㊸ 冬虫夏草粉0.25g，装胶囊。一日3次，一次4粒，连服30天。用于治疗高血压病。

㊹ 冬虫夏草10g，鸡肉250g。先将鸡肉切成小块，与冬虫夏草一起放入砂锅内，加姜生、大蒜、葱、胡椒、料酒及清水适量，先用武火煮沸，再转用文火炖至鸡肉熟，加食盐调味，佐餐食用。此汤具有补虚损、益五脏的功效。可用于身体虚弱或虚劳引起的诸症。老年人食之有充沛精力、抗衰老、延年益寿的作用。

㊺ 冬虫夏草15g，大枣5枚，甲鱼1只，冬菇、姜生、瘦肉、食盐适量。先将甲鱼宰杀洗干净，在清水中煮一煮除去腥味，再将冬虫夏草、大枣、冬菇、姜生、瘦肉一同放入砂锅内，加入高汤或水适量，武火煮沸，改用文火煮3~4小时，酌加食盐调味，即可食用。冬虫夏草具有滋阴补气的功能，大枣补血，甲鱼能清热解毒。长期服用可强身祛寒气，补气补血，令面色红润。

㊻ 冬虫夏草10g，瘦猪肉（切片）50g，小米100g。将冬虫夏草用布包好，与小米、瘦猪肉一同放入砂锅内，加水煮至粥熟。一日1剂，分次食用，需连续食用方可见效。此粥具有润肺滋肾、补气生精、纳气定喘的功效，用于肺肾亏虚

的咳喘劳嗽、自汗盗汗、阳痿遗精、腰膝酸痛，也可以作为中老年人的保健食品。用于治疗高血压病。

㊼ 冬虫夏草3~5条。置老鸭头内，用线扎牢同煮食之。虚损病人可常食之。

㊽ 冬虫夏草15~30条。与老雄鸭蒸而食之。用于虚喘。

㊾ 冬虫夏草20~30条。炖肉或炖鸭食之。用于治疗阳痿遗精。

㊿ 冬虫夏草15g，炮附子、肉苁蓉各10g，羊肉500g。将羊肉切成块，与药物一同放入锅内，待肉熟后离火，加入调料，即可食用。用于老年人阳虚肢冷、精力不足的治疗。

51 冬虫夏草15g，核桃仁50g，龙眼肉10g，牛骨髓250g，猪腰1对，姜生2片，红枣5枚。先将猪腰对半剖开，去净筋膜，洗净；核桃仁保留核桃衣；姜生去皮，洗净；红枣洗净，去核；牛骨髓、龙眼肉洗净。将所有用料放入煲滚的水中，用火煲3个小时，加入食盐调味即可食之。此汤具有抗衰老的作用，可作放化疗后与病后康复的食疗，也可作日常保健食养之用。

52 冬虫夏草20根。加水100mL，随饭蒸食，三日1次。可促进消化，增加饮食，治疗喘后虚劳。

53 冬虫夏草、蝉蜕、防风各10g，连翘、广地龙、金银花各12g。水煎服，用于治疗过敏性哮喘。凡遇花粉、灰尘或食鱼虾而发者，可用此方。

使用注意

本品为平补药品，起效较缓，须长期服食效果才好。另外，对由于肺热引起的咯血患者不宜选用。

保存条件

易虫蛀、发霉、变色。可采用下列方法保存：①在盛装冬虫夏草的容器内，放入适量的碎丹皮，密封，置干燥处存放，能有效地防止生虫；②本品最适宜在冰箱中冷藏，将其装入防潮纸或食品塑料袋，密封，放入电冰箱内，冰箱温度应控制在-1℃~5℃为宜；③传统养护方法是，选一陶瓷容器，底部放入适量60度白酒，用筛网隔开，虫草放于筛网上，切忌与乙醇接触，密封严，可保存一年以上；④也可用食品塑料袋充氮保管；⑤可采用日晒或低温烘烤的方法防止霉蛀。

㉘地 黄

生者甘寒熟微温　归肝归肾又归心
生地凉血又止血　熟地补血填肾精

地黄又名地髓、原生地、怀地黄、怀庆地黄。商品规格有鲜地黄、生地黄、熟地黄之分，为玄参科植物地黄的新鲜或干燥块茎。主产于河南，以该省温县、博爱、沁阳、武陟、孟县等地产者质量为最佳。另浙江、河北、陕西、甘肃、湖南、湖北、四川、山西等地亦产。采挖后除去芦头、须根及泥沙，鲜用者称"鲜生地"。烘焙至八成干者称"生地黄""干地黄"或"生地"。用酒炖法或蒸法至黑润者称"熟地黄"。

药材识别

鲜地黄：呈纺锤形或条状，长8～24cm，直径2～9cm。外皮薄，表面浅红黄色，具弯曲的纵皱纹、芽痕、横长皮孔及不规则疤痕。肉质，易折断，断面皮部淡黄白色，可见橘红色油点，木部黄白色，导管呈放射状排列。气微，味微甜、微苦。

生地黄：多呈不规则的团块状或长圆形，中间膨大，两端稍细，长6～12cm，直径3～6cm。有的细小，呈长条状，稍扁而扭曲。表面棕黑色或棕灰色，极皱缩，具不规则的横曲纹。体重，质较软而韧，不易折断，断面棕黑色或乌黑色，有光泽，具黏性。无臭，味微甜。

均以油性大、皮细、菊花心、块大、体重、断面乌黑色者为佳。

熟地黄：呈不规则的块片、碎块，大小、厚薄不一。表面乌黑色，有光泽，黏性大。质柔软而带韧性，不易折断，断面乌黑色，有光泽。无臭，味甜。

规格标准

以下为生地规格标准。其他两个品种均为统货。

133

规格	等级	标准
生地	一等	干货。呈纺锤形或条形圆根。体重质柔润。表面灰白色或灰褐色。断面黑褐色或黄褐色，具有油性。味微甜。每公斤16支以内。无芦头、老母、生心、焦枯、杂质、虫蛀、霉变
	二等	干货。呈纺锤形或条形圆根。体重质柔润。表面灰白色或灰褐色。断面黑褐色或黄褐色，具有油性。味微甜。每公斤32支以内。无芦头、老母、生心、焦枯、杂质、虫蛀、霉变
	三等	干货。呈纺锤形或条形圆根。体重质柔润。表面灰白色或灰褐色。断面黑褐色或黄褐色，具有油性。味微甜。每公斤60支以内。无芦头、老母、生心、焦枯、杂质、虫蛀、霉变
	四等	干货。呈纺锤形或条形圆根。体重质柔润。表面灰白色或灰褐色。断面黑褐色或黄褐色，具有油性。味微甜。每公斤100支以内。无芦头、老母、生心、焦枯、杂质、虫蛀、霉变
	五等	干货。呈纺锤形或条形圆根。体重质润。表面灰白色或灰褐色。断面黑褐色或黄褐色，具有油性。味微甜。但油性少，支根瘦小。每公斤100支以外，最小货直径1cm以上。无芦头、老母、生心、焦枯、杂质、虫蛀、霉变

备注：1.保持原形即可，不必加工搓圆。2.野生地如与栽培生地质量相同者，可同样按其大小分等。

作用用途

鲜地黄：具有清热生津、凉血、止血的功效。主要用于热邪伤阴、舌绛烦渴，发斑发疹、吐血、衄血、咽喉肿痛等证。其滋阴力稍逊，清热凉血、止渴除烦功优，滋腻之性较小，血热阴亏、热邪较盛者多用，有大平血逆之效。

生地黄：具有清热凉血、养阴、生津的功效。主要用于热病舌绛烦渴、阴虚内热、骨蒸劳热、内热消渴、吐血、衄血、发斑发疹等证。本品长于滋阴，清热凉血之功弱于鲜品，滋腻性也较小，凡血热津伤、阴血亏虚有热者宜用。

熟地黄：具有滋阴补血、益精填髓的功效。主要用于肝肾阴虚、腰膝酸软、骨蒸潮热、盗汗遗精、内热消渴、血虚萎黄、心悸怔忡、月经不调、崩漏下血、眩晕、耳鸣、须发早白等证。本品功专养血滋阴，填精益髓，一切阴亏血虚之证均可为主药。滋腻之性强，常与少量砂仁、陈皮同用，以保胃气，助药力生效。也是目前防治冠心病、动脉硬化、糖尿病的理想药品。

现代临床上还用于高血压、退行性脊柱炎、食管上皮细胞增生、电光性眼炎、视网膜脉络炎等。

用法推荐

❶ 医师处方用量。（鲜地黄）内服：煎汤，12～30g；捣汁或熬膏，外用：捣烂

敷；或取汁涂搽。（生地黄）内服：煎汤，9～15g，大剂量可用至30g；亦可熬膏、浸酒或入丸、散；或浸润后捣绞汁饮。外用：捣敷。（熟地黄）内服：煎汤9～15g；或入丸、散；或熬膏，或浸酒。

② 鲜地黄、白茅根各15g，葱白2根。水煎，每日分2次，饭前温服。用于治疗小肠实热，心中烦闷，小便出血。

③ 鲜地黄、生大蓟（小蓟）各150g。共捣烂绞取汁。每次一小杯，饭前服。用于治疗产后小便出血。

④ 鲜地黄50g，鲜茅根50g。一日1剂，水煎分3～4次服。用于尿血。

⑤ 鲜地黄30g，大黄粉10g。鲜生地洗净，捣烂取汁，用药汁冲服大黄粉，一次5g，一日2次。用于吐血。

⑥ 鲜地黄100g，蜂蜜50g。鲜生地洗净，捣烂取汁，与蜂蜜调匀，一日分3次服用。用于便血。

⑦ 鲜地黄150g，黄连120g。先将黄连研细粉，再将鲜地黄研烂连汁、渣与黄连粉拌匀晒干，研细末，炼蜜为丸如绿豆大。一日3次，饭后用麦门冬汤（麦冬15g，法半夏12g，潞党参6g，甘草6g，粳米15g，大枣4枚。水煎汤）送服20粒。用于治疗心热肠风脏毒出血。

⑧ 鲜地黄适量。榨取自然汁，每100mL地黄汁中加入冰片1g，先用过氧化氢溶液清洗耳道，然后滴入药液2～3滴，每日或隔日1次。用于治疗化脓性中耳炎。

⑨ 鲜地黄汁3份，蜂蜜5份。共拌匀，慢火煎如稠膏。每次服半匙，含化，徐徐咽津，不拘时服。用于治疗口舌生疮，咽喉肿痛。

⑩ 鲜地黄150g，粳米50g。先将生地黄洗净捣烂，用纱布挤汁，淘洗干净的粳米加水500mL煮成粥后，将生地汁加入，用文火再煮沸，即可食用。一日1～2次服。具有清热凉血、养阴生津的作用。适用于血糖高者服用。

⑪ 鲜地黄15g，桃仁5g，红花3g，荆芥穗3g。一日1剂，水煎分3～4次服。用于水痘。

⑫ 鲜地黄50g。将生地捣烂，外敷患处。用于乳痈。

⑬ 生地黄25g，麦冬（连心）25g，玄参30g。水煎一次服用。用于治疗阴虚之人数日不大便。若仍不大便，可再服1剂。

⑭ 生地黄汁、生藕汁、姜生汁、生蜂蜜各等分。和匀，饭后临睡前服，服时微煎。用于治疗时疾壮热，头痛，鼻衄不止。

⑮ 生地黄9g，赤芍9g，丹皮9g，侧柏炭9g，荷叶炭9g，茅根炭15g。水煎服。用于吐血，衄血。

⑯ 生地黄、冰片、薄荷等分为末。冷水调下服。用于治疗鼻衄及膈上热盛。

17 生地黄50g，红米100g，冰糖适量。取生地黄洗净后煎取药汁，与红米加水共煮，煮沸后加入冰糖，煮成稀粥。每日早晚空腹温热食。可清热生津、凉血止血。用于血热崩漏、鼻衄及消化道出血。但此粥不宜长期食用。

18 生地黄30g，黄芩15g。一日1剂，水煎分3~4次服。用于鼻衄。

19 生地黄30g，何首乌30g，白糖30g。一日1剂，水煎分3~4次服，并以少量姜生汁搽头部，一日搽数次。用于脱发。

20 生地黄120g，旱莲草120g，黑豆900g。先水煎前两味药，取汁与黑豆共煮熟，酌情服食黑豆。用于脱发。

21 生地黄（焙干）30g，熟地黄（焙）120g。共研为细粉。一日3次，每次用温酒或温粥调下服5g。用于治疗产后血虚烦热，引饮不止。

22 生地黄20g，山楂500g，白糖200g。先将生地水煎取汁，再将山楂果去核、捣烂后放入白糖，与生地汁共调匀，浓缩成膏，酌量吞服，一日3~5次。用于高血压。

23 生地黄30g，玄参30g，生石膏30g。一日1剂，水煎分3次服。用于胃火牙痛。

24 生地黄5g，独活5g，升麻3g。上药切成小碎块，并置入茶杯内，倒入刚沸的开水，盖严杯盖，浸泡20分钟左右即可代茶饮，可反复加入沸水浸泡数次，直至无味。每日上、下午各泡服1剂。用于风火上炎所致的牙痛，症见牙龈红肿，齿根浮动，疼痛难忍。

25 生地黄10g，玄参10g，麦冬10g，川贝母6g，薄荷3g，花茶适量。先将前4味分别切或捣碎后，和入薄荷、茶叶，置于带盖茶杯中，倒入刚沸的开水，盖严杯盖，浸泡20分钟左右即可代茶饮，可反复加入沸水浸泡数次，直至无味为度。每日上、下午各泡服1剂，连用5~10天。用于慢性咽喉炎的治疗。

26 生地黄25g，玄参25g，川芎25g，黄芩15g，苦丁茶15g，红花15g，郁金15g，桃仁10g。水煎服。用于心绞痛。

27 生地黄9g，木通9g，甘草梢9g，淡竹叶5g。一日1剂，水煎分3~4次服。用于急性肾小球肾炎、肾盂肾炎。

28 生地黄12g，木通5g，黄柏5g，淡竹叶10g，车前子（包煎）10g，笔管草（即问荆，为木贼科植物问荆的全草）10g。一日1剂，水煎分3~4次服。用于膀胱湿热，小便淋沥涩痛。

29 生地黄20g，当归15g，川芎10g，怀牛膝10g。水煎服。用于尿血。

30 生地黄30g，木通12g，甘草12g，淡竹叶12g，黄柏12g，灯心草12g。一日1剂，水煎分3~4次服。用于尿道炎。

31 生地黄50g，鲜大蓟100g。一日1剂，水煎分3~4次服。用于血淋。

㉜ 生地黄30g，炒枣仁15g，赤茯神15g，生栀子9g，生龙骨8g，远志6g，黄连3g。一日1剂，水煎分3～4次服。用于失眠。

㉝ 生地黄20g，鸭蛋1～2个。加水适量隔水炖。蛋熟后去壳，再放入汁中炖20分钟。加冰糖适量调味，食蛋饮汁。一日1次或一周2～3次。具有滋阴清热、生津止渴的功效。适用于熬夜后口燥咽干、牙龈肿痛、手足心热者食用。

㉞ 生地黄5g，党参5g，火麻仁5g，炙甘草5g。将火麻仁砸破，其他药切成小碎块，并置入茶杯内，倒入刚沸的开水，盖严杯盖，浸泡20分钟左右即可代茶饮，可反复加入沸水浸泡数次，直至无味。每日上午和晚上睡前各泡服1剂。用于心血不足、心阳不振的房室传导阻滞，症见心悸怔忡，噩梦纷纭等。

㉟ 生地黄5g，黄连2g，麻黄根10g。上药切成小碎块，并置入茶杯内，倒入刚沸的开水，盖严杯盖，浸泡20分钟左右即可代茶饮，可反复加入沸水浸泡数次，直至无味。每日上午和晚上各泡服1剂。用于阴虚内热，迫汗外泄所致的盗汗，症见五心潮热，夜寐盗汗，醒则汗止，口干喜饮。

㊱ 生地黄9g，丹皮3g，麦冬12g，陈皮6g，茯苓6g，甘草3g。先将上药淘洗净，水煎分3次服，或煮取汁当茶饮。具有养阴清热、健脾和胃的功能。适用于治小儿夏季热缠绵日久，且发汗无汗、口渴、多尿，伴身体瘦弱、食欲不振、倦怠烦躁等。

㊲ 生地黄汁、葡萄汁、藕汁各150mL，白花蛇舌草汁、王不留行汁各100mL，蜂蜜250mL。将以上各味相和，煎为糖稀状，饭前服60mL。适用于前列腺炎、小便淋涩的治疗。

㊳ 生地黄5g，木通5g，竹叶3g，甘草2g。将生地黄、木通和甘草切成小碎块，与竹叶并置入茶杯内，倒入刚沸的开水，盖严杯盖，浸泡20分钟左右即可代茶饮，可反复加入沸水浸泡数次，直至无味。每日上、下午各泡服1剂。用于心火上炎所致的口腔炎，症见口舌生疮，溃疡糜烂，心烦口渴，小便短赤。

㊴ 生地黄25g，大米75g。将生地黄洗净切细，用适量清水在火上熬沸约半小时后，滗出汁，再复熬一次。合并药液浓缩至约100mL；将大米淘洗后加水适量煮成白粥，趁热时掺入生地汁搅匀，加入白糖少许即可食用。用于阴虚潮热、盗汗、久咳、咳血、食少、消瘦、热证心烦、口渴，以及睡眠起床后目赤良久难消等症。本方还可作肺结核、糖尿病患者之膳食。

㊵ 生地黄、麦冬各15g，莲藕适量。生地黄、麦冬洗净，生地黄切片。两药同放入锅中加水适量，煮沸后改用小火煎20分钟，取药汁；将莲藕洗净切片，放入锅中加水适量，煮沸后改用小火煎30分钟，取汁；两汁合并混匀即可食用。用于津液不足之咽喉发干，火逆上气。

㊶ 生地黄250g，母鸡1只，饴糖150g，桂圆肉30g，大枣5枚。将母鸡宰杀去毛洗

净后出背部颈骨剖至尾部，掏去内脏，剁去爪、翅尖，洗净血水，入沸水中略焯片刻；生地黄洗净切成约0.5cm见方的颗粒，桂圆肉撕碎与生地混合均匀，再掺入饴糖调拌后塞入鸡腹内，将鸡腹部向下置于蒸钵中；大枣去核洗净放入蒸钵内，灌入米汤，盖严后上笼大火蒸制约2~3小时，待其熟烂即可，取出后加白糖调味即可食用。用于辅助治疗心脾虚弱的气血不足，及肾阴亏损的虚热、盗汗等症。

㊷ 生地黄5g，防风5g。上药切成小碎块，并置入茶杯内，倒入刚沸的开水，盖严杯盖，浸泡20分钟左右即可代茶饮，可反复加入沸水浸泡数次，直至无味。每日上午和晚上各泡服1剂。用于血分有热，风邪客于肌肤的各种瘙痒性皮肤病，如风疹、瘾疹、疥癣等。

㊸ 生地黄15g，白鲜皮5g，蒲公英30g，芦根15g。一日1剂，水煎服分3次服，并用药渣外擦洗皮肤患处，20天为一个疗程。用于治疗寻常型银屑病。

㊹ 熟地黄、当归、白芍、川芎各等分。共研为粗末。一日3次，一次10g，水煎，空腹时趁热服用。用于调益荣卫，滋养气血。治疗月经不调，经期少腹疼痛，崩中漏下，血瘕块硬，胎动不安等。

㊺ 熟地黄25g，山茱萸、山药各12g，泽泻、丹皮、白茯苓各10g。共研为末，炼蜜为丸，如梧桐子大。一日2~3次，空腹时用温开水化服3丸。用于治疗小儿囟门不合，神不足，目中白睛多，面色不华。

㊻ 熟地黄30g，生石膏15g，麦冬6g，知母、牛膝各5g。水煎服。用于治疗胃火炽盛之烦热干渴、头痛、牙痛。

㊼ 熟地黄、龙骨、桑螵蛸、天花粉、黄连（去须）各30g。共研为细末。每次饭前，以粥饮调服下6g。用于治疗小便数而多。

㊽ 熟地、当归、北沙参、麦冬、枸杞子、川楝子各等分。水煎服。用于治疗肝气犯胃之胃脘当心而痛及胁痛吞酸、吐酸、疝瘕。

㊾ 熟地、巴戟（去心）、山茱萸、石斛、肉苁蓉（酒浸，焙）、炮附子、五味子、官桂、白茯苓、麦冬（去心）、菖蒲、远志（去心）各等分。共研为末。每次用姜生5片、大枣1枚、薄荷适量煎水送服10g。用于治疗肾虚引起的声音不出，足无力。

㊿ 大熟地黄300g，沉香3g或檀香10g，枸杞120g，白酒3000g。浸泡10日以上，即可饮用，但勿过量。用于男女精血不足、腰痛、乏力、眩晕、性功能减退等。

51 熟地300g，枸杞150g，肉桂15g。共研为细末，炼蜜为丸如梧桐子大。一日2次，每次饭前服30~50丸。用于益颜色，填骨体，去劳倦膈热、咯血。

52 熟地30g，肉桂3g，麻黄2g，鹿角胶10g，白芥子6g，姜炭2g，生甘草3g。水煎服。用于治疗鹤膝风、贴骨疽及一切阴疽。

53 将熟地洗净切片，每片约2mm厚薄。患者平卧，头后仰，将熟地片贴在眼上，约2分钟换一次，轮流重复使用。用于治疗电光性眼炎。

54 熟地黄30g，当归身30g，地榆9g，木耳9g，灶心土20g，茜草炭20g。水煎服。用于便血。

55 熟地黄30g，龙骨15g，桑螵蛸6g。一日1剂，水煎分3～4次服。用于遗精。

56 熟地黄120g，白糖60g。将熟地用水煎，取汁，加入白糖调匀，一日分2次服。用于痔瘘下血。

57 熟地黄60g，白酒500g。浸泡7天后服，一次服一小杯，一日2次。用于虚弱、足软、须发早白。

58 熟地黄12g，当归12g，麦冬12g，豆豉9g，姜生9g，葱白20g，茶叶3～5g。共同煎水代茶饮，每天1剂。具有养血解表的功效。适用于血虚感冒，表现为头痛身热、微寒无汗、面色无华、唇甲淡白、头晕心悸等。

59 熟地黄30～50g。一日1剂，水煎分3～4次服，连续服用2周。用于高血压病，血清胆固醇、甘油三酯高者。

使用注意

生地性寒滞腻，脾虚腹满便溏及胸闷食少者不宜用。熟地滋腻、碍胃，宜与陈皮、砂仁同用以健胃行滞。凡气滞、痰多、脘腹胀满、食少便溏者忌服。

保存条件

鲜地黄埋在沙土中，防冻；生地黄置通风干燥处，防虫、防蛀；熟地黄置通风干燥处。

29 西红花

西红花味甘性平　既归肝经又归心
活血化瘀且凉血　解毒解郁安心神

西红花又名番红花、藏红花、泊夫蓝、撒馥兰、撒法郎、番栀子蕊，为鸢尾科植物番红花的干燥柱头。主产于西班牙、希腊、法国等。近年我国上海、江苏、浙江、西藏、新疆等地已试种成功，上海已有一定规模的产量。

药材识别

呈线形，分三枝，长约3cm，暗红色，上部较宽而略扁平，顶端边缘呈不整齐的齿状，内侧有一短裂隙，下端有时残留一小段黄色花柱。体轻，质松软，无油润光泽，干燥后质脆易断。气特异，微有刺激性，味微苦。入水则柱头膨胀，呈长喇叭状，散出橙黄色色素，染水呈黄色。

以花柱细长弯曲、红棕色少带黄棕色、鲜艳油润、香气浓郁者为佳。

规格标准

历史规格分档：有干红花（人头牌）和湿红花（象牌）、散装生晒和采花生晒等几种规格。以干红花品质为优。

现行规格标志：为统货。有进口听装、散装，国产生晒盒装等规格。

作用用途

西红花具有活血化瘀、凉血解毒、解郁安神的功效。主要用于经闭癥瘕、产后瘀血腹痛、跌扑肿痛、温毒发斑、忧郁痞闷、惊悸发狂等证。

现代临床上还用于降血压。

1. 医师处方用量。内服：煎汤，3～9g；冲泡或浸酒炖。

2. 西红花5g，郁金12g，小茴香15g，丝瓜络15g。一日1剂，水煎，取汁，以黄酒为引，分2～3次服。用于治疗腰扭伤。

3. 西红花5g，草乌5g，大血藤15g，虎杖15g，四块瓦10g，岩马桑20g。将上药共研为细末，置1500mL白酒中浸泡，7天后服药酒，一次30mL，一日2次。用于治疗扭伤。

4. 西红花3g。水煎汁，加白酒少许。外洗患处。用于治疗跌打损伤。

5. 西红花2g，丹皮、当归各6g，大黄4.5g，干荷叶6g。共研细末。一日3次，每次6g，用温开水调服。用于治疗产后瘀血。

6. 西红花3g，黑豆150g，红糖90g。一日1次，水煎服。用于治疗月经不调。

7. 西红花200g，白酒1000mL，红糖适量。将西红花、红糖用纱布包好，置容器中，加入白酒中浸泡7天。即可饮用。一日1～2次，一次服20～30mL。此方有养血、活血、调经、散瘀止痛之功效。适用于妇女血虚、血瘀性痛经等症。

8. 西红花适量。研细粉，涂于羊心、牛心或鹿心上，用火炙其颜色变红。食之。用于治疗腰背、胸膈、头项作痛。

9. 西红花1朵、无灰酒1杯。将花浸入酒内，隔水炖至出红汁服之。用于治疗吐血。

10. 西红花适量。每次用汤冲服1朵，忌食油荤、盐，宜食淡粥。用于治疗各种痞结。

11. 西红花汁、鲜薄荷汁适量，加入白（明）矾末少许，搅匀。滴耳中。用于治疗中耳炎。

12. 西红花0.7g。以凉开水一杯，浸泡一宿后服。用于治疗发狂、惊恐恍惚。

使用注意

孕妇忌服。

保存条件

铁盒或瓶装。本品易泛油、变色，应密封，置阴凉干燥处保存。要防潮、避光。

③⓪ 西洋参

西洋参甘微苦寒　心肺肾经皆归全
补气养阴能清火　生津润肠止血便

西洋参又名西参、洋参、花旗参、西洋人参、广东人参，为五加科植物西洋参的干燥根。主产于美国、加拿大，我国亦有大量栽培。分为野生进口、栽培进口、国产引种三类。

药材识别

野生进口品：呈圆柱形，长纺锤形。长2～6厘米，直径0.5～1厘米，无芦头、侧根及须根，表面淡棕黄色（原皮参）或类白色（粉光参）。全身密集灰色横纹，上部较密，纹理常呈环状，较深。质松，断面黄白色，粉性，有细菊花心纹理。有特异香气，味微苦而回甜。

进口栽培品：习称种洋参，一般支条大，无芦头，但有枝杈，身多直纹，断面呈黄白色，粉性差，心实，无菊花心纹理。有特异香气，味微苦而回甜。

国产西洋参：称引种参，呈圆柱形，长3～10厘米，直径0.5～2厘米，亦无芦头、支根及须根。表面浅黄褐色或黄色，皮细腻，上部有密集环纹，全体有纵皱纹，并有疤痕，一般较细长，微隆起。质地较重，断面平坦，浅黄白色，粉性差，有一颜色较深的环纹，并有多数散在的红棕色小点，靠环纹越近越密集，放射状纹理明显。有特异香气，味微苦，微回甜。

以条粗壮，色白起粉，表面细横纹密集、质硬，含口中能生津者为佳。

规格标准

分野生进口、进口栽培（种洋参）、国产西洋参（引种参）。除整支野生外，均以支头大小分档，如：15、20、30、60、80、150、200、300、500、600、700、800支等。

西洋参具有益气养阴、清热、生津的功效。主要用于肺虚久咳、失血、咽干燥、口渴、虚热烦倦、夏季多汗等症。本品的价值主要在于生津而兼有一定的益气作用。由于性较清润而不燥热，不同于人参之温燥，故常用于热证患者，凡有高热所致气津两伤的体力不足和失水，尤其小儿高热烦渴、腹泻脱水，可用本品配清热药同用，因性凉而补，故能消暑、解酒。此外，肺结核之虚热、燥咳可用本品治疗，在养阴清热中又有一定补性。

现代临床上还用于流行性出血热休克、糖尿病、鼻咽癌放疗反应等。

用法推荐 --

① 医师处方用量。内服：煎汤（另煎汁和服），3～10g；或入丸散。

② 西洋参3g，麦冬9g，北五味9粒。沸水浸泡当茶饮。一日1剂。用于治疗夏伤暑热，舌燥咽干，能生津润燥，敛气除烦。

③ 西洋参1～2g。切薄片，泡开水代茶常饮。用于暑热烦渴。

④ 西洋参3g，麦冬10g，淡竹叶6g，大米30～50g。麦冬、淡竹叶煎取汁煮粥，待将熟时加入西洋参共煮，常服。治气阴不足之烦渴、口干、气短、乏力。

⑤ 西洋参1g，生地5g，麦冬5g。均切成小碎块，一起置入茶杯内，倒入刚沸的开水，盖严杯盖，浸泡20分钟左右即可代茶饮，可反复加入沸水浸泡数次，直至无味，剩余药渣亦可吃下，每日上午和晚上各服1剂。用于气阴不足、津液耗损的糖尿病，症见气短神疲、口干渴、引饮无度、小便清长而多等症。

⑥ 西洋参2～3g或配伍天冬、麦冬、知母、玉竹各5g。水煎服，连续使用一周。用于治疗津液亏虚出现的诸症。

⑦ 西洋参3g，龙眼肉15g。同蒸内服。用于肠热津亏便血。

⑧ 西洋参10g，麦冬10g，橄榄1枚（打碎）。大田蛙1只，除去肠杂，纳入上三味药。水煎服。用于治疗小儿夏季热。

⑨ 西洋参3g，地骨皮6g，粉丹皮6g。同煎饮服。每剂浓煎2次，一日1剂，以热退为止。用于治疗原因不明的长期低热。

⑩ 西洋参3g，穭豆衣30g。分别煎煮，合兑服，一日1剂。用于治疗顽固性盗汗。

⑪ 西洋参3g，仙鹤草30g，红枣7枚。后两味药煎浓汁，西洋参另煎兑入浓汁中服。用于治疗过度体力劳伤，疲乏难复。

⑫ 西洋参10g，白术10g，茯苓10g。水煎。一日1剂，分3次服。用于治疗食欲不振，体倦神疲。

⑬ 西洋参3g。水煎服，一口1剂，丁放疗前两个星期开始服用，直至放疗完毕。用于缓解鼻咽癌放疗反应。

⑭ 西洋参9g，麦冬30g，五味子4g。一日1剂，水煎分3～4次服，不能口服者可鼻饲。用于流行性出血热（少尿期）。

⑮ 西洋参3g，升麻3g，炙甘草3g，白术5g，当归身5g，怀山药10g，茯苓10g，炙黄芪10g。一日1剂，水煎分3～4次服。用于治疗妇女子宫脱垂。

⑯ 西洋参2g，麦冬7g，白茅根7g，白芍7g，山楂7g，薄荷5g。先将后五味药水煎取汁，再将西洋参粉碎为细末兑入，一日分2次服，连服3剂。用于治疗小儿疳积，发热，毛发枯焦，精神不振。

⑰ 西洋参15g，白酒250g，黄酒250g。西洋参切片与两种酒共密封浸泡10天后饮用，一次25mL，一日1～2次。用于肺阴虚，津液不足，兼有虚火引起的咽干口渴、久咳、虚热疲倦等。

⑱ 西洋参10g。炖鸡或鸭或团鱼等。用于身体虚弱的调理。

⑲ 西洋参2g。切薄片，做菜汤时加入共煮，菜、汤、药同食。用于养阴益气，健身补虚。

⑳ 西洋参5g，百合15g，大米100g，冰糖适量。先煎西洋参、百合，去渣取汁，再加入大米煮熟后，加冰糖。分两次服完，3～5日为一个疗程。用于慢性支气管炎的饮食治疗。

㉑ 西洋参5g，北杏仁10g，雪梨1个，冰糖30g，阿胶10g。将前四味药放入碗内，加水半碗，隔水炖1个小时，后加入阿胶烊化，吃梨喝汤。用于慢性支气管炎的饮食治疗。

㉒ 西洋参片50g，薏苡仁100g，绿豆50g。绿豆、薏苡仁先用清水泡半日，煮粥至熟，加入西洋参再煮10分钟，加糖喝粥。用于午后低热患者食用。

㉓ 西洋参1g，龙眼肉3g，冰糖适量。将西洋参切成小碎块，与其他药一起置入茶杯内，倒入刚沸的开水，盖严杯盖，浸泡20分钟左右即可代茶饮，可反复加入沸水浸泡数次，直至无味，剩余药渣亦可吃下，每日上午和晚上各服1剂。用于产后、大病之后、老年体衰等所致的气血虚弱，心脾失养所致的心悸、气短、口干、乏力、神疲、易感冒等。

㉔ 西洋参2g，沙参10g，麦冬10g。放入杯中，加沸水冲泡当茶饮，频冲频饮，一日1剂。最后，将西洋参片取出嚼食。本方具有滋阴生津、润燥、养颜之功效，尤其适用于年老体虚者。

㉕ 西洋参2g，麦冬4g，五味子4g，甘草2g。先将上药淘洗净，并置入茶杯内，倒入刚沸的开水，盖严杯盖，浸泡20分钟左右即可代茶饮，可反复加入沸水浸泡

数次，直至无味，每日泡服1剂，茶喝淡之后可将西洋参片挑出服下。具有益气养阴、生津的功能。适用于夏季天热汗出过多，头晕眼花，心悸气短等。

㉖ 西洋参1g，莲须5g，天花粉5g，五味子5g。西洋参、天花粉切成小碎块，与其他药一起置入茶杯内，倒入刚沸的开水，盖严杯盖，浸泡20分钟左右即可代茶饮，可反复加入沸水浸泡数次，直至无味，每日上午和晚上各服1剂。用于气阴亏损、津液不足的糖尿病，症见口干渴、引饮无度、小便清长而多等。

㉗ 西洋参10g，百合30g，粳米100g，冰糖适量。西洋参、百合、粳米加水适量煮粥，粥将成时加入冰糖。代早餐服用。用于面容憔悴、长期神经衰弱、失眠多梦以及更年期妇女的面色无华，有较好的恢复容颜色泽作用。

使用注意

中阳衰微、胃有寒湿者忌用。补气救脱（抢救危重病人）不宜选用本品，凡失血或感染中毒性休克、虚脱的危重患者，仍以选用人参为好。

加工制作

切片：取净药材，用清水喷湿，湿布覆盖润软（夏秋季2天，冬春季3天），取出，切1~2mm厚片，晾干即得。也可用微火烤软或蒸后，趁热切片。

保存条件

本品含糖量较高，易生虫、霉腐、泛糖。原药材可装入石灰缸内存放。参片用铁盒或瓶装盖严，置阴凉干燥处或用防潮纸包严存放于冰箱中。

31 百合

百合味甘且性寒　既归肺经又归心
养阴润肺治咯血　清心安神定精神

百合又名韭番、重迈、中庭、重箱、强瞿、野百合、喇叭筒、山百合、药百合、家百合、白百合、百合蒜。为百合科植物卷丹、百合或细叶百合的干燥肉质鳞叶。主产于重庆、甘肃及山东、河北等地。以重庆永川为原产地，所产者质量最佳。

药材识别

呈长椭圆形，长2～5cm，宽1～2cm，中部厚1.3～4mm。表面类白色、淡棕黄色或微带紫色，有数条纵直平行的白色维管束。顶端稍尖，基部较宽，边缘薄，微波状，略向内弯曲。质硬而脆，断面较平坦，角质样。无臭，味微苦。

以肉厚、质硬、色白者为佳。

规格标准

江苏分甲、乙、丙三等，浙江分1～3等等规格。

作用用途

百合具有养阴润肺、清心安神的功效。主要用于阴虚久咳、痰中带血、虚烦惊悸、失眠多梦、精神恍惚等证。本品甘润能补，药食兼用，对肺燥干咳、劳嗽吐血，以及热病后期，虚烦惊悸、失眠多梦、精神不安之证最为适宜。常服有保健益寿作用。

现代临床上还用于神经衰弱、失眠、更年期综合征、肺结核、肺痈、慢性支气管炎、萎缩性胃炎、药源性耳聋（链霉素引起）等。

1. 医师处方用量。内服：煎汤，9～12g；或入丸、散；亦可蒸食、煮粥。外用：捣敷。

2. 百合20g，大米30g。百合水浸一宿，去白沫，去其水，加入清水煮粥食。用于治疗干咳、咳血、心中烦热。

3. 新百合120g，蜂蜜适量。用蜂蜜拌百合，蒸软。常含如枣大一粒，咽津。用于治疗肺脏壅热烦闷。

4. 百合45g，鸡蛋1枚。百合水浸一宿，去白沫，去其水，加入清水煮熟，加鸡蛋黄搅匀再煮沸，放白糖或冰糖调味。用于大病后精神失常，妇女癔病及惊悸不宁，神经性呕吐。

5. 百合30g加蜂蜜适量煮熟。缓嚼，时时吞津。用于治疗肺阴不足所致的久咳、口干、痰少及肺热胸中烦闷。

6. 百合30g，党参15g，猪肺半斤。百合水浸一宿，去白沫，去其水，猪肺洗净黏液质，与党参、百合共炖熟后放入适量食盐调味，饮汤食猪肺及百合、党参。用于治疗肺虚咳嗽反复难愈。

7. 百合30g，金银花20g，冰糖适量。加水1000mL，煎煮5分钟，凉后取汁代茶饮用。用于治疗咽喉肿痛，口干咽燥等。亦可作凉茶饮用，清热利咽。

8. 鲜百合50g。洗净，捣烂取汁，用温开水150mL冲服。每日2次。用于治疗阴虚肺燥咳嗽、肺结核吐血。

9. 百合15g，莲米15g，白扁豆10g，核桃仁15g，鲜荸荠15g，玫瑰蜜3g，金丝蜜枣10g，蜜樱桃10g，瓜片10g，肥儿粉50g，面粉80g，猪化油125g，白糖100g。鲜荸荠去皮切成指甲片大小，莲子去皮、心，扁豆去壳同百合上笼蒸至烂熟，核桃仁泡胀去皮炸酥剁碎，蜜樱桃对剖，瓜片、蜜枣切成丁；锅内下油50g，烧至五成热，先将面粉下锅炒散，再下肥儿粉炒匀，即掺入适量开水、面、油炒到合为一体后，放入白糖炒匀，下鲜荸荠等配料继续炒匀，起锅前放入玫瑰蜜及余下的化猪油，炒匀，起锅即可食用。用于脾虚食少、腹泻、带下，肺燥干咳、痰少、咽干以及心虚不宁，肾虚遗精等症有较好疗效。本方可作病后体弱及营养不良、慢性肠炎、肺结核、神经衰弱患者之膳食。

10. 百合30g，麦冬9g，桑叶12g，杏仁9g，蜜炙枇杷叶10g。先将上药淘洗干净，用温水浸泡半小时，加水煮沸3次，共取药液约800mL，一日1剂，分3次服用。具有养阴润肺止咳的功效。适用于老年人肺虚久咳、干咳无痰或痰少及肺结核病人之咳嗽。

11. 百合5g，玄参5g，川贝母3g，生地5g。将川贝母砸碎，其他药切成小碎块。一

147

起置入茶杯内，倒入刚沸的开水，盖严杯盖，浸泡20分钟左右即可代茶饮，可反复加入沸水浸泡数次，直至无味，每日上午、下午各服1剂。用于阴虚肺燥咳嗽所致的干咳无痰或痰少而黏，难以咯出，久咳不愈。

⑫ 鲜百合150g，鹧鸪2只，马蹄（荸荠）10个，姜1块，鸡蛋1只，淀粉、食盐适量。鹧鸪宰杀起肉，剁碎，倒入鸡蛋、淀粉及食盐，拌匀，腌一会儿。鲜百合切开，洗净。马蹄剁碎，姜切碎粒。烧热锅，下油把腌好的鹧鸪肉炒熟，先用碟子盛起。放入鲜百合、马蹄和姜粒，炒香，调味，然后再放入已炒熟的鹧鸪肉，翻炒几遍即可服食。可润肺止咳。适用于气喘和咳嗽的病人食用。

⑬ 百合60g，款冬花（蜜炙）15g，冰糖适量。前两味药加水适量先煎煮，然后加入冰糖，溶化代茶饮。用于咽喉干痛、秋冬燥咳、慢性支气管炎咳嗽等。

⑭ 百合、绿豆各30g。加水1000mL，煎汤代茶饮。用于夏日暑热。

⑮ 百合30g，枇杷30g（去核），鲜藕30g，白糖适量。将鲜藕去节、切片，与百合、枇杷共煮熟，加入白糖即可食用，药、藕、汤同食。用于肺阴不足、口干舌燥、干咳少痰等。

⑯ 新鲜百合250g，冰糖适量。洗净，放入沸水中略烫，捣烂取汁，加入冰糖，稍加温后饮用，每日1~2次。能润肺止咳，适用于体质虚弱、慢性支气管炎、肺气肿、咳嗽咯血等症。

⑰ 百合30g，枇杷30g（去核），莲藕30g，桂花少许，淀粉适量。将前3味药材洗净，莲藕切成片，加水合煮，将熟时，调入淀粉，再煮成羹，食用时，调入桂花。可滋阴润肺、清热生津。适用于肺胃燥热、口渴多饮、干咳带血、口舌干燥等。

⑱ 款冬花、百合（焙，蒸）各等分。共研为细末，炼蜜为丸，如龙眼大。每次服1丸，食后临卧细嚼，姜汤咽后，噙化尤佳。用于治疗咳嗽不已，或痰中有血。

⑲ 鲜百合2500g，芝麻（炒黄）250g，紫苏21g，前胡15g，姜生9g。将以上各药研细后共蒸熟，每天早晨服30g，温开水送服。用于老年体弱之咳嗽、哮喘。

⑳ 百合25g，白及25g，红糖适量。将药水煎，取汁，兑入红糖调溶后分2次常服。用于慢性支气管炎久咳不止。

㉑ 百合30g，杏仁6g，赤小豆60g，粳米100g，冰糖适量。共煮成粥食用。适用于咳嗽、喘促、口干者服用。

㉒ 百合250g，鲫鱼800g，香油、胡椒粉、精盐各适量。将鲫鱼去鳞、内脏、鳃，洗净，用香油炸至金黄色，加水、精盐煮烂，再加入百合煨30分钟，撒上胡椒粉即可食用。适用于虚热、虚咳、虚肿、肺燥、干咳等证。

㉓ 百合20g，莲米15g，粳米适量。共煮成粥。可养肺健脾。供小儿哮喘期间作食

疗用。

㉔ 百合15g，板蓝根15g，蒲公英30g。一日1剂，水煎分3次服。用于肺脓肿。

㉕ 百合15g，瓜蒌15g，蒲公英30g，大青叶30g，杏仁9g，梨1个。将前五味药水煎，取汁，一日1剂，一日分2次服，同时食梨。用于大叶性肺炎。

㉖ 白花百合适量。或煮或蒸，频频食用，若拌蜜蒸更好。用于治疗肺痈。

㉗ 百合30g，乌药9g，元胡10g。水煎服。用于胃脘痛。

㉘ 百合50g，白芍15g，甘草9g。水煎服。用于胃脘痛。

㉙ 百合30g，乌药10g。加水适量煎服。用于治疗心口痛，服诸热药不效者。

㉚ 百合15g，枣仁15g，远志9g。水煎服。用于治疗神经衰弱、心烦失眠。

㉛ 百合30g，苏叶9g，茯神9g，砂仁9g，龙骨4.5g（先煎），牡蛎6g（先煎）。一日1剂，水煎分3次服。用于失眠、多梦、心悸。

㉜ 生百合15g。蒸熟，加入一个鸡蛋黄，用200mL水搅匀，加入少许冰糖，煮沸后再加50mL水搅匀，于睡前一小时饮用。百合有清心、安神、镇静的作用，经常饮用，可收到立竿见影之效。

㉝ 百合、绿豆各500g，冰糖少量。煮熟烂后，服用时加些牛奶，对于夏天睡不着的人，有清心除烦镇静之效，牛奶所含色氨酸能于脑部转成血清素而促进睡眠。

㉞ 百合5g，枣仁5g，远志5g。将枣仁砸碎，其他药切成小碎块，一起置入茶杯内，倒入刚沸的开水，盖严杯盖，浸泡20分钟左右即可代茶饮，可反复加入沸水浸泡数次，直至无味，每日上午和晚上各服1剂。用于心阴亏损、心肾不交的神经衰弱引起的心烦、失眠、健忘、多梦、神疲、腰酸、乏力。

㉟ 百合50g，粳米60g，冰糖适量。将百合、粳米加水适量，共煮成粥，再加入冰糖调味食用。用于治疗燥热咳嗽、劳嗽久咳、热病失眠、多梦等疾病。

㊱ 百合、莲子各30g，粳米100g，冰糖适量。共煮成粥。适用于心烦燥热、心悸失眠及皮肤患病者。

㊲ 百合30g，去皮杏仁30g，粳米100g，冰糖适量。共煮成粥。适用于久咳不愈、干咳无痰、气喘虚烦少眠者。

㊳ 百合15g，知母10g，炙甘草9g。一日1剂，水煎分3~4次服。用于脏燥症。

㊴ 百合6g，合欢皮6g，远志3g。水煎服。用于小儿夜啼。

㊵ 鲜百合50g，白糖12g。将上药共捣为泥，外敷患处。用于乳腺炎。

㊶ 百合60g，大枣30g。共用水炖熟，食药饮汤，一日1剂，7日为一个疗程。用于药源性耳聋（包括链霉素过敏引起）。

㊷ 干百合研为细末。温开水冲服6g，一日2次。用于治疗耳聋、耳痛。

㊸ 百合20～30g，粳米200g，冰糖适量。将百合研碎与淘洗干净的粳米加水适量同煮，米熟时加入冰糖，稍煮沸即可，随意服用。具有养心安神、润肺止咳的作用。适宜于慢性支气管炎、肺热或肺燥干咳，热病恢复期，或见坐卧不安、神志恍惚、妇女更年期综合征等。

㊹ 百合20g，红枣20枚，绿豆50g，大米50g。先煮绿豆至半熟，放入百合、红枣和大米，再煮成粥服食。早晚各1次。用于夏季失眠及妇女更年期失眠伴有心悸、心烦、潮热、自汗者。

㊺ 百合20g，柏子仁10g，夏枯草15g，蜂蜜适量。将三味药加水500mL，文火煎30分钟后，去渣取汁，蜂蜜调匀，分2次饮服，一日1剂。可清肝泻火、养心安神。适用于肝火上攻之头痛失眠、烦躁易怒等。

㊻ 百合60g，粳米60g。先将百合与粳米分别淘洗干净，放入锅内，加水适量，用小火同煮为粥，百合与粳米烂熟时，加糖适量即可食用。适宜于中老年人及病后身体虚弱而有心烦失眠、低热易怒者食用。另外，在百合粥内加入银耳，有较强的滋阴润肺之功；加入绿豆，可加强清热解毒之效。

㊼ 野百合同盐捣泥敷患处。用于治疗疮肿不穿。

㊽ 鲜百合50g，猪肚1具，胡椒粉、盐、味精、葱、姜各适量。把清洗干净的猪肚放入开水中用大火焯一下，加入料酒去除腥味，再用清水洗去猪肚上的浮沫并切成小条，葱切段、姜切片备用；将切好的猪肚条和葱、姜放入盛有开水的砂锅里，盖上砂锅盖，用大火煮开后，改用小火炖30分钟，再将洗净的百合放入锅中煮30分钟，然后加入胡椒粉、盐、味精，搅拌均匀后即可出锅食用。具有防癌抗癌、缓解放化疗后胃部不适的作用。

使用注意

百合属甘寒滑利之品，风寒咳嗽、中寒便溏者忌服。

保存条件

不易虫蛀，置通风干燥处即可。不宜用硫黄熏，熏后虽然较白，但肉质变僵而且味酸。

32 当 归

当归甘辛且性温　归心归肝归脾经
补血活血又止痛　润肠通便能调经

当归又名秦归、干归、云归、西当归、西秦归、油当归、马尾归、西当归、岷当归、马尾当归，为伞形科植物当归的干燥根。商品规格有全当归、当归头、当归尾、当归身之分。主产于甘肃、宁夏、云南、四川等地。以甘肃所产为最佳。

药材识别

略呈圆柱形，下部有支根 3 ~ 5 条或更多，长 15 ~ 25cm。表面黄棕色至褐色，具纵皱纹及横长皮孔。根头（归头）直径 1.5 ~ 4cm，具环纹，上端圆钝，有紫色或黄绿色的茎及叶鞘的残基；主根（归身）表面凹凸不平；支根（归尾）直径 0.3 ~ 1cm，上粗下细，多扭曲，有少数须根痕。质柔韧，断面黄白色或淡黄棕色，皮部厚，有裂隙及多数棕色点状分泌腔，木部色较淡，形成层环黄棕色。有浓郁的香气，味甘、辛、微苦。

柴性大、干枯无油或断面呈绿褐色者不可供药用。

以主根粗长、支根少、粗壮、表面黄褐色、断面粉白色或淡黄白色者为佳。

规格标准

规格	等级	标准
全归	一等	干货。上部主根圆柱形，下部有多条支根，根梢不细于0.2cm。表面棕黄色或黄褐色。断面黄白色或淡黄色，具油性。气芳香，味甘微苦。每公斤40支以内。无晃根（未完全腐烂的茎基残留部分）、杂质、虫蛀、霉变
	二等	干货。上部主根圆柱形，下部有多条支根，根梢不细于0.2cm。表面棕黄色或黄褐色。断面黄白色或淡黄色，具油性。气芳香，味甘微苦。每公斤70支以内。无晃根、杂质、虫蛀、霉变

规格	等级	标准
全归	三等	干货。上部主根圆柱形，下部有多条支根，根梢不细于0.2cm。表面棕黄色或黄褐色。断面黄白色或淡黄色，具油性。气芳香，味甘微苦。每公斤110支以内。无晃根、杂质、虫蛀、霉变
全归	四等	干货。上部主根圆柱形，下部有多条支根，根梢不细于0.2cm。表面棕黄色或黄褐色。断面黄白色或淡黄色，具油性。气芳香，味甘微苦。每公斤110支以外。无晃根、杂质、虫蛀、霉变
	五等	（常行归）干货。凡不符合以上分等的小货。全归占30%，腿渣占70%，具油性。无晃根、杂质、虫蛀、霉变
归头	一等	干货。纯主根，呈长圆形或拳状。表面棕黄色或黄褐色。断面黄白色或淡黄色，具油性。气芳香，味甘微苦。每公斤40支以内。无油个、枯干、杂质、虫蛀、霉变
归头	二等	干货。纯主根，呈长圆形或拳状。表面棕黄色或黄褐色。断面黄白色或淡黄色，具油性。气芳香，味甘微苦。每公斤80支以内。无油个、枯干、杂质、虫蛀、霉变
归头	三等	干货。纯主根，呈长圆形或拳状。表面棕黄色或黄褐色。断面黄白色或淡黄色，具油性。气芳香，味甘微苦。每公斤120支以内。无油个、枯干、杂质、虫蛀、霉变
归头	四等	干货。纯主根，呈长圆形或拳状。表面棕黄色或黄褐色。断面黄白色或淡黄色，具油性。气芳香，味甘微苦。每公斤160支以内。无油个、枯干、杂质、虫蛀、霉变

备注：全归一至四等内，包装、运输时自然压断腿的比例不超过16%。

作用用途

当归具有补血活血、调经止痛、润肠通便的功效。主要用于血虚萎黄、眩晕心悸、月经不调、经闭痛经、虚寒腹痛、肠燥便秘、风湿痹痛、跌扑损伤、痈疽疮疡等证。酒当归活血通经，用于经闭痛经、风湿痹痛、跌扑损伤。临床应用一般认为，当归身长于补血，当归尾长于活血祛瘀，全当归则补血活血，酒炒能增强活血作用。

现代临床上还用于心律失常、缺血性中风、脑血栓、脑动脉硬化、胸外科手术术后止痛、TTT异常的慢性肝炎、急性肾炎、上消化道出血、子宫脱垂、失眠、遗尿、颞颌关节功能紊乱、血栓闭塞性脉管炎、带状疱疹、牛皮癣、斑秃、湿疹、荨麻疹、肛裂、慢性化脓性上颌窦炎、慢性鼻炎、慢性咽炎、突发性耳聋、阴茎纤维性海绵炎。

❶ 医师处方用量。内服：煎汤，4.5～9g；或入丸、散；或浸酒；或熬膏。

❷ 当归（去芦，酒浸，炒）、川芎、熟地（酒洒蒸）、白芍各等分。共研为粗末。每次10g，水煎，去渣，空腹时热服。用于调益荣卫、滋养气血，治冲任虚损，月经不调，脐腹疼痛，崩中漏下，血瘕块硬，发歇疼痛，妊娠宿冷、将理失宜、胎动不安，血下不止，及产后乘虚，风寒内搏，恶露不下，结生瘕聚，少腹坠痛，时作寒热。

❸ 全当归、远志各150g，甜酒1500g。当归切碎，同远志和匀，用纱布包好，置于洁净的容器中，倒入甜酒，密封口，每日搅拌一次，7日后弃去药袋，取酒饮用，每晚睡前温服，饮量酌定。用于活血通经，调和气血。治月经不调，气血虚弱，不孕等。

❹ 当归（切、焙）30g，干漆（炒烟出）、川芎各15g。共研为细末，炼蜜为丸如梧桐子大。每次用温酒送服20丸。用于治疗室女月经不通。

❺ 当归、贝母、苦参各120g。共研末，炼蜜为丸如小豆大，每次服3丸，可加至10丸。用于治疗妊娠小便难。

❻ 当归15g，葱白1根。先用水煎至失水1/3，再加入酒1/3，续煎数沸，去渣，分作3次服。用于治疗妊娠胎动不安，腰腹疼痛。

❼ 当归（洗）、肉桂（去皮）、延胡索（炒）各等分。共研为末，每次服6g，用热酒或童便调服。用于治疗儿枕痛（产后腹痛）不可忍者。

❽ 当归90g，姜生150g，羊肉500g。加水适量，共炖熟烂时服用。一日3次，食肉饮汤。用于治疗产后腹痛、寒疝痛。

❾ 当归、五灵脂（炒）各60g，没药15g。共研为末，醋糊丸如梧桐子大。每次用姜汤送服30丸。用于治疗瘀血作痛、手足麻木疼痛。

❿ 当归（米醋微炒）、延胡索、红花、没药各等分。共研为末。每次用温酒调服6g。用于治疗月经欲来前后腹中痛。

⓫ 当归18g，炒茜草18g，鸡血藤18g，月月红36g，益母草36g，香附12g，红花12g，小茴香12g。将上药共切碎，用1500mL米酒浸泡10天。一日2次，一次30mL。有调经止痛的作用。适用于气滞血瘀所致的经前乳胀、月经不调、痛经等。

⓬ 当归150g，黄芪150g，米酒1500mL。将上药切碎，放入广口玻璃瓶内，加米酒1500mL密封，浸泡7天后取出服用。行经前5天始服，一日2次，每次服10mL，7日为一个疗程。有补中益气、养血活血、调经止痛的作用。适用于痛

经、月经不调、崩漏等症。

⑬ 当归20g。水煎，取汁，用其汁煮鸡蛋服。用于月经不调。

⑭ 当归50克，红花6克（布包），羊肉500克，姜生10克，葱、料酒、食盐、水各适量。文火焖至羊肉烂熟，捞去红花，食肉喝汤，分3次食用。具有温阳补气、温中和胃、生血化瘀的作用。适用于产后气血虚衰、阳气不足，畏寒腰酸，或月经不调、经血不净、面黄色黯、腹痛等症。

⑮ 当归250g，益母草200g，白酒1000mL。将上药切碎，放入广口玻璃瓶内，加白酒1000mL密封，浸泡15天后取出服用。一日2次，一次10~20mL。此方有养血调经、活血止痛、润燥滑肠之功效。用于痛经、腰痛、便秘、产后瘀血阻滞小腹疼痛等症。

⑯ 当归、白芷各等分。共研为末。每次用米汤送服6g。用于治疗大便不通。

⑰ 当归、黄芪各30g，麻黄根15g。共研为粗末，一次10g，水煎服。用于治疗产后自汗、盗汗。

⑱ 当归6g，黄芪12g，炒穿山甲粉3g，皂角刺5g。水煎服。用于治疗痈疽诸毒，内脓已成不穿破者，服之即破。

⑲ 生当归45g，白蜡30g，麻油120g。油煎当归令焦黑，去渣入蜡成膏，去火毒。涂敷患处。用于治疗汤泼火烧伤，疼痛甚者。

⑳ 当归90g，川大黄30g，麝香粉少许。先将当归、大黄共研为细末，再加入麝香研匀。每次服10g，空腹时用热酒调服。用于治疗跌打损伤，瘀血作痛，大便不通。

㉑ 当归30g，麻油适量。先用麻油浸泡当归1周，再用小火油炸当归，去渣取油汁约150mL，放置于地上一昼夜，以去火毒，每日早、晚各服30mL。用于老年人便秘。

㉒ 当归身6g（酒制），黄芪30g。水煎。趁热，空腹服用。用于治疗妇女肌热燥热、目赤面红、烦渴引饮、昼夜不息、脉洪大而虚。

㉓ 全当归15g，阿胶15g。先将当归水煎取汁，分3次烊化阿胶服，一日1剂。用于产后贫血。

㉔ 当归10g，黄芪15g，党参10g，羊肉250g，葱、姜生、料酒、味精各适量。羊肉洗净，当归、黄芪、党参装入纱布袋内，扎好口，与葱、姜、盐、料酒一起放入铝锅，加水适量。置武火上烧沸，再用文火煨炖，直至羊肉熟烂即成。食用时加味精。吃肉、喝汤。此为一日量，分早、晚两次服食。有养血补虚的功能。适用于白细胞减少及各种贫血症。

㉕ 当归、黄芪、党参各25g，羊肉500g。将药包在纱布里，加水与羊肉共煨熟，至

羊肉将烂时，放入姜生片25g，食盐少许，待肉熟烂时即可食用，常食用，可补气养血，强壮身体。适用于面色萎黄、唇色淡白、手足麻木、心慌心悸或病后、产后气血虚弱，营养不良、贫血等症。此方常用于考试期间考生的药膳调理。

㉖ 全当归60g。切片，浸入2斤米酒中，7天后常服用。用于手臂久痛，痛位固定。

㉗ 当归身15g，黄花菜根15g，瘦猪肉适量。同煮汤，食盐调味，食肉喝汤。用于血虚经闭、身体瘦弱、奶汁不足等。

㉘ 当归12g，丹参12g，乳香9g。水煎服。用于胸痛。

㉙ 当归30g，桂心15g，干姜6g，炙甘草6g。水煎服。用于虚寒腹痛。

㉚ 当归16g，地榆炭16g，槐花9g，黄芩9g，黄连3g，生甘草3g。一日1剂，水煎分3~4次服。用于便血。

㉛ 当归12g，生地黄10g，黑豆10g，煅牡蛎10g（先煎）。一日1剂，水煎分3~4次服。用于尿血。

㉜ 当归12g，赤芍12g，赤茯苓12g，栀子6g，甘草6g。一日1剂，水煎分3~4次服。用于泌尿系感染。

㉝ 酒当归、去芦川牛膝、酒大黄、木香、海金沙各等分。将上药共研为末，一次4.5g，晚上睡前用米酒冲服。用于淋证。

㉞ 当归60g，白芍60g，蜈蚣20条，小茴香10g。共研为细末，分成30包，一次1包，一日2次，盐水冲服。用于阳痿。

㉟ 当归15g，川芎15g。一日1剂，水煎分3~4次服。用于血虚头痛。

㊱ 当归120g，白酒500g。将当归置白酒中浸泡，三日后酌量服药酒。用于血虚寒凝头痛。

㊲ 当归30g，生地黄30g，羊肉150~200g。去骨，剔去筋膜，入沸水锅内焯去血水后，捞出切成小块，加水适量煲汤，食盐调味，饮汤食肉。具有补血、和血、止血之功。用于妇女月经过多、功能性子宫出血等症。

㊳ 当归、姜生各75g，羊瘦肉1000g，大茴香、桂皮少许。同放入砂锅内，用文火焖至羊肉烂熟，去药渣，加入少量食盐调味即可，每次适量，食肉饮汤。用于心动过缓、传导阻滞等。

㊴ 当归30g，海螵蛸30g，鸡肉100g，精盐、味精适量。把鸡肉切成丁，当归切成片，海螵蛸打碎，装入陶罐内加清水500mL，精盐适量，上蒸笼蒸熟，一日1次。用于妇女功能性子宫出血。

㊵ 当归50g，大血藤60g，白酒1500mL。将上药切碎，放入广口玻璃瓶内，加白酒1500mL密封，浸泡20~30天后取出服用。每日2次，早、晚各服10mL，7日为一个疗程。此方有活血通络、强筋壮骨、健腰膝之功效。用于月经不调，风湿

痹痛、跌打损伤等症。

㊶ 当归20g，猪肝200g，川断30g。将上药共煮熟，食盐调味，一日分2次服，食肝喝汤。用于类风湿性关节炎。

㊷ 当归500g，柏子仁500g。将上药焙干，共研为细末，炼蜜为丸，如黄豆大，一次10～15粒，一日3次，饭后开水冲服。用于脱发。

㊸ 当归10g，川芎3g，黄芪5g。用米酒洗后，切成薄片，加上红花2g，装入布袋，加入鸡汤1000g，清水适量，煎取药汁，去布袋加入粳米100g，熬煮成粥。一日1剂，分数次食用，可补血、理气、祛瘀、悦色、除斑，令人容颜红润，柔滑而有光泽。

㊹ 当归5g，夜交藤5g。切成小碎块，一起置入茶杯内，倒入刚沸的开水，盖严杯盖，浸泡20分钟左右即可代茶饮，可反复加入沸水浸泡数次，直至无味，每日上、下午各泡服1剂。用于血虚生风的瘙痒，症见皮肤干燥，瘙痒难忍，无丘疹红癍。

㊺ 当归5g，熟地5g，党参5g，山药5g。切成小碎块，一起置入茶杯内，倒入刚沸的开水，盖严杯盖，浸泡15分钟左右即可代茶饮，可反复加入沸水浸泡数次，直至无味，每日上、下午各泡服1剂。用于肾气不足、经血亏虚的经行量少。症见每次月经一来即净，经色清淡，腰腹酸痛。

㊻ 当归、黄芪各5g。切成小碎块，一起置入茶杯内，倒入刚沸的开水，盖严杯盖，浸泡20分钟左右即可代茶饮，可反复加入沸水浸泡数次，直至无味，每日上、下午各泡服1剂。用于久病、产后或大失血后所致血亏气衰而产生的发热、汗出、神疲、懒言、头晕、面白无华等。

㊼ 当归5g，熟地5g，枸杞5g，杜仲5g。当归、熟地、杜仲切成小碎块，与枸杞一起置入茶杯内，倒入刚沸的开水，盖严杯盖，浸泡20分钟左右即可代茶饮，可反复加入沸水浸泡数次，直至无味，每日上、下午各泡服1剂。用于肝肾不足、冲任空虚、血少行经所致的月经数月不行、头晕眼花、腰膝酸软。

㊽ 当归5g，续断5g。切成小碎块，一起置入茶杯内，倒入刚沸的开水，盖严杯盖，浸泡20分钟左右即可代茶饮，可反复加入沸水浸泡数次，直至无味，每日上、下午各泡服1剂。用于产后失血，胞宫失养而致的产后腹痛，症见少腹空痛、喜温喜按，腰膝酸软，头晕眼花。

㊾ 当归10g，香附12g，乌药8g，木香3g，红花3g。将前四味药分别捣碎，加入红花一起置入茶杯内，倒入刚沸的开水，盖严杯盖，浸泡20分钟左右即可代茶饮。于月经干净后15日开始服用，一日1剂，15日（或用至经至）为一个疗程。连用三个以上月经周期，至愈为止。适用于气滞血瘀，经期错后、量少、色暗或有块，少腹胀痛，精神抑郁，胸闷不舒，舌苔薄白，脉弦等症。

50 当归6g，柴胡8g，香附8g，白芍8g，白术6g。将上述药材分别捣碎，一起置入茶杯内，倒入刚沸的开水，盖严杯盖，浸泡20分钟左右即可代茶饮。于月经干净后15日开始服用，一日1剂，15日（或用至经至）为一个疗程。连用三个以上月经周期，至愈为止。适用于肝郁经行或先或后、经量或多或少、色暗有血块或经行不畅，胸胁、乳房、少腹胀痛，精神抑郁，时欲太息，嗳气食少，舌苔薄白，脉弦等症。

51 当归6g，肉桂1.5g，陈皮3g，鲜羊肉250g，葱、姜少许。羊肉洗净切块，与陈皮、当归同放入煲内焖煮至烂，放入肉桂煲10分钟，起锅调味食用。具有温经散寒、活血养血、调经止痛的功效。适用于脾肾阳虚导致四肢不温、精神倦怠、腰腹冷痛。

使用注意

本品味甘，滑肠、湿盛中满、大便溏泻者不宜用。

加工制作

酒当归：将当归切成2～4mm的厚片，按10%的比例喷洒白酒（或黄酒）并拌匀，稍润，使其闷透，置锅内炒至深黄色，取出晾凉。

保存条件

本品易虫蛀、发霉、泛油。置阴凉干燥处保存，防潮，防蛀。

33 虫白蜡

白蜡生血又定痛　生肌止血敛疮用
民间常用治心慌　现代用治心绞痛

> 虫白蜡又名白蜡、虫蜡、蜡膏、川蜡、木蜡、树蜡，为介壳虫科昆虫白蜡虫的雄虫群栖于木犀科植物白蜡树、女贞或女贞属他种植物枝干上分泌的蜡，经精制而成。主产于湖南、四川、贵州、云南等地。

药材识别

呈块状，白色或类白色。表面平滑或稍有皱纹，具光泽。体轻，质硬而稍脆，搓捻则粉碎。断面呈条状或颗粒状。气微，无味。

以色白、质硬、致密无气泡、无败油气味者为佳。

规格标准

分川白蜡和高压白蜡。川白蜡又分马牙白蜡和米心白蜡。

作用用途

虫白蜡具有生血、生肌、定痛、敛疮的功效。主要用于创伤出血、尿血、下血、疮口久溃不敛、下疳等。多作赋型剂入膏丸剂，外用研粉撒敷患处。

现代临床上还用于心绞痛、脉管炎、湿疹等。

用法推荐

① 医师处方用量。内服：入丸、散，3～6g。外用：熔化调剂药膏。

② 虫白蜡3g。蒸鸡蛋服。用于心慌、心跳。

③ 虫白蜡30g，三七粉10g。共研为末，一次2g，一日2次，开水冲服。用于心绞痛。

④ 虫白蜡10g，四季菜（为菊科植物四季菜全草）20g。用蜡油炒四季菜，酌情食之。用于热淋。

⑤ 虫白蜡5g，鲜仙茅10g，鲜女儿红（为鼠李科植物云南勾儿茶的根）50g，鲜白及50g，猪肉100g。加水共炖熟，食盐调味，一日分2次，食肉喝汤。用于遗精。

⑥ 虫白蜡25g，蜂蜜25g。共调匀，一日分3~4次含服。用于牙齿出血。

⑦ 虫白蜡30g，藤黄10g。加入麻油溶化，涂伤处。用于止血止痛，治烫伤。

⑧ 虫白蜡30g，猪骨髓5个，潮脑10g。共炼成膏，用甘草煮油纸摊贴。用于治疗杖伤。

⑨ 虫白蜡3g，轻粉3g，猪油90g。共捶烂以油纸摊膏贴之。用于治疗外臁疮。

⑩ 白蜡、白及各等分。共研细末。轻剂3g，中剂6g，大剂9g，用黄酒或米汤调服。用于治疗渊疽（凡肋、胸、胁、腰、腹空软之处发痈疽者），当在将溃未溃之际，服之可免透膜之患。

⑪ 虫白蜡30g，当归30g，白芷30g，轻粉30g，甘草30g，紫草30g，血竭30g，乳香30g，没药30g。共研为细末，用香油调成糊，外涂患处。用于脱骨疽。

⑫ 虫白蜡15g，百草霜20g，生石膏6g，黄丹6g，臭牡丹皮10g，冰片3g。先将百草霜、生石膏、黄丹、臭牡丹皮共研为细末，再加入虫白蜡、冰片研细研匀，用鸡蛋清调成糊状，外涂患处，一日2~3次。用于脓疱疮，亦治湿疹。

⑬ 虫白蜡1.5g，黄蜡1.8g，防风3g，白芷3g，生桐油90g，鸡蛋壳适量。将防风、白芷两味药入生桐油内，置火上共熬至枯焦，去渣，加入鸡蛋壳，再熬至蛋壳变黄时，取出蛋壳，然后再入白蜡、黄蜡，待蜡熔后，下火备用，用时，取少许外涂患处。用于臁疮。

保存条件

密闭，置阴凉处保存。

34 肉 桂

肉桂大热味辛甘　归经心肾脾和肝
散寒止痛通经脉　补火助阳火归元

肉桂又名桂、桂皮、玉桂、油桂、官桂、牡桂、菌桂、大桂、筒桂、辣桂、企边桂，为樟科植物肉桂的干燥树皮。主产于广西、广东及云南、海南、台湾等地。国外产于越南、印度等国，其中以越南为主产地。以越南产的"交趾桂"为最佳，奉为道地药材。

药材识别

呈板片状、槽状或卷筒状，长30～40cm，宽或直径3～10cm，厚0.2～0.8cm。外表灰棕色，稍粗糙，有不规则的细纵纹及横向突起的皮孔，有的可见灰白色的地衣斑纹；内表面红棕色，略平坦，有细纵纹，用指甲刻划之显油痕。质硬而脆，易折断，断面不平坦，外层棕色而较粗糙，内层红棕色而油润，两层间有一条黄棕色的线纹。有浓烈的特殊香气，味甜、辣。

以体重、肉厚、油性大、香气浓厚、嚼之少渣者为佳。

规格标准

历史规格分档比较复杂，现少用。

现行规格标志：分企边桂1～3等及等外；广西油桂通1～3等；以及板桂、桂尔通、桂碎片等规格。进口品分高山、破桂、低山3等。

作用用途

肉桂具有补火助阳、引火归源、散寒止痛、活血通经的功效。用于阳痿、宫冷、腰膝冷痛、肾虚作喘、阳虚眩晕、目赤咽痛、心腹冷痛、虚寒吐泻、寒疝、奔豚、经闭、痛经，是一味常用的温里药。以治中下焦阳虚、阴寒内盛、寒邪凝滞于经脉所致之症为主，能引火归源。

现代临床上还用于支气管哮喘、化脓性急病（绿脓杆菌感染引起的烧伤感染、骨髓炎）、小儿流涎、高山低血压症等。

用法推荐

① 医师处方用量。内服：煎汤，1～4.5g，不宜久煎；研末，0.5～1.5g；或入丸剂。外用：研末，调敷；浸酒，涂擦。

② 桂心、当归各30g，栀子14枚。共研为散。每日3～5次，酒调服1g。用于治疗卒心痛，亦治久心病发作有时节者。

③ 肉桂100g，姜生100g，枳实5枚（亦可加白术60g，胶饴250g）。水煎分3次服。用于治疗心下牵急懊痛。

④ 桂心、黄连各等分。共研为末，以白糊为丸如小豆大。每次30丸，用米汤送服。用于治疗小儿下痢赤白，腹痛不可食。

⑤ 肉桂10g，附子10～12g（急则用生附子），杜仲6g。煎汤，热服；如上焦假热格拒，冷服。如膝冷而痛，加川牛膝6～10g；如兼湿者，加苍术6g。用于治疗真寒腰痛、口舌青、阴囊缩、身战栗。

⑥ 桂心60g，木瓜60g，乌梅肉60g。共研为粗散。每次服15g，以水煎，去渣温服，一日3次。用于治疗脚转筋。

⑦ 桂心30g，石菖蒲0.3g。共研为粗末。三岁以上每次3g，水煎服。用于治疗小儿失音不语。

⑧ 官桂、陈皮各等分。共研为末。水调敷肿处。用于治疗痈疔欲成，未见其头，但肿痛不已。

⑨ 桂心、甘草各0.6g，乌头0.3g（炮）。共研为末。用醋调，涂于纸上覆之。用于治疗乳痈。

⑩ 肉桂30g，青礞石30g，皂角60g。将上药共研为细末，炼蜜为丸，朱砂为衣，每丸重3g，每晚睡前含化2丸。用于风寒及肾虚咳喘。

⑪ 肉桂60g，干姜60g，皂荚30g。先将干姜、皂荚切碎，焙干，肉桂去粗皮，再把三味药共研为粗末，炼蜜为丸，如黄豆大，一次10丸，一日2～3次，开水送服。用于哮喘。

⑫ 肉桂30g，草果6g。共研为细末，一次3g，一日3次，开水送服。用于胃寒呕吐。

⑬ 肉桂6g，艾叶10g，石菖蒲10g，樟树根皮（去粗皮）10g。水煎服。用于胃痛。

⑭ 肉桂10g，木香15g，台乌15g，荜茇10g，地不容（为防己科植物地不容的块根）10g，金丝岩陀5g。共研为细末，一次5g，一日3次，开水冲服。用于胃溃

疡病。

⑮ 肉桂15g，丁香15g，膏药1张。将前两味药共研为细末，用膏药将药末固定在肚脐上。用于寒性泄泻。

⑯ 肉桂3g，干姜6g，胡椒6g，砂仁6g，陈皮3g，猪肚1个，调味品适量。将猪肚洗净，诸药布包，加水同煮至猪肚烂熟后，去渣取汁饮服，猪肚取出切片，调味服食，每周2剂，连续3～5剂。可健脾益气，温中和胃。适用于胃脘隐痛，喜热饮，纳差食少，面色无华等。可用作小儿腹泻之食疗。

⑰ 肉桂6g，山楂6g，草豆蔻9g，槟榔9g，鸡内金3g，干姜5g。隔日一剂，水煎服。用于消化不良。

⑱ 肉桂6g，高良姜6g，胡椒3g，丁香1.5g。上药共研为细末，分为2包，一次1包，一日2次，盐开水冲服。用于寒证腹痛。

⑲ 肉桂5g，土茯苓30g，陈葫芦30g。一日1剂，水煎分3次服。用于肾阳虚水肿。

⑳ 肉桂5g，茯苓皮18g。水煎服。用于癃闭。

㉑ 肉桂10g，蝼蛄30只。共研为细末，一次2g，一日3次，开水冲服。用于尿闭。

㉒ 肉桂5g，车前草30g，粳米50g。先煎肉桂、车前草，去渣取汁，再加入粳米煮熟后加适量红糖，空腹服。有温阳利水之功效。用于前列腺增生的辅助治疗。

㉓ 肉桂6g，鲜猪肝适量。上药共用水煮熟，食盐调味，酌情食肝饮汤。用于遗尿。

㉔ 肉桂1g，雄鸡肝一具。肉桂研细粉，鸡肝切片，拌肉桂粉放入碗内蒸数分钟，低盐调味。用于小儿遗尿。

㉕ 肉桂10g，红花15g。水煎服，甜酒为引。用于产后水肿。

㉖ 肉桂6g，延胡索6g，干姜6g，小茴香12g。水煎服。用于痛经。

㉗ 肉桂15g，蒲黄30g，五灵脂30g。共研为细末，于月经来潮前6天开始服，一次10g，一日2次，开水送服。用于痛经。

㉘ 肉桂15g，肉苁蓉30g，五倍子10g。水煎服。用于阳痿。

㉙ 肉桂3g（去粗皮研细粉），蜂蜜30g。用冷开水250mL，于瓶内密闭浸泡，每日转摇数分钟，7日后分服。用于夏季受暑烦渴。

㉚ 肉桂3g，姜生9g，红糖适量。煎服。用于胃脘冷痛，风湿身痛。

㉛ 肉桂10g，桂枝10g，甘草10g。共稍煮片刻，倒入茶杯中，加沸水反复浸泡代茶饮，一日1剂。用于低血压（高山低血压症）。

㉜ 肉桂10g，米醋适量。将肉桂研细末，用醋调成糊状，于每晚临睡前外敷于双足心涌泉穴，外用敷料、胶布固定，一日1次，连续敷3～5天。用于治疗小儿脾冷多涎。

㉝ 肉桂3g，黄连3g。将肉桂砸成小碎块，与黄连一起置入茶杯内，倒入刚沸的开水，盖严杯盖，浸泡20分钟左右即可代茶饮，可反复加入沸水浸泡数次，直至无味，每日上午和晚上睡前各泡服1剂。用于水火不济所致的怔忡，症见怔忡不安，失眠不寐，心烦口燥，腰膝酸软。

㉞ 肉桂3g，山茱萸5g。将肉桂砸成小碎块，与山茱萸一起置入茶杯内，倒入刚沸的开水，盖严杯盖，浸泡20分钟左右即可代茶饮，可反复加入沸水浸泡数次，直至无味，每日上午和晚上各泡服1剂。用于肾阳不足的阳痿，症见阴茎不举，或举而不坚，腰膝酸软，肢冷畏寒。

㉟ 肉桂2g，山茱萸5g，熟地5g，肉苁蓉5g，枸杞5g。将肉桂砸碎，熟地和肉苁蓉切成小碎块，与其他药一起置入茶杯内，倒入刚沸的开水，盖严杯盖，浸泡20分钟左右即可代茶饮，可反复加入沸水浸泡数次，直至无味，每日晚上泡服1剂。用于性功能不全，症见阳痿，滑精，早泄，畏寒肢冷，腰膝冷痛，头晕乏力。

㊱ 肉桂2g，干姜3g，当归5g，熟地5g。先将肉桂砸碎，其余药物切成小碎块，一起置入茶杯内，倒入刚沸的开水，盖严杯盖，浸泡20分钟左右即可代茶饮，可反复加入沸水浸泡数次，直至无味，每日上、下午各泡服1剂。用于冲任虚寒的痛经，症见月经逾期不至，经行上腹冷痛，得暖痛减，肢冷畏寒。

㊲ 肉桂5g，公丁香5g，草蔻5g，鸭子1只。上3味药用水煎煮2次，每次20分钟，滗出两次药汁约200mL；锅内注入适量的水置大火上，加入姜15g，葱15g，放入宰杀去毛及内脏洗净的鸭子，烧沸后撇去浮沫，改移小火上加入药汁，盖上盖，保持微沸煮约15分钟，捞出鸭子，放入预先制好的卤汁中，用小火卤熟捞出；留适量卤汁于锅内，加入冰糖3g炒化，食盐调味，均匀涂在卤好的鸭子全身，再均匀涂上芝麻油即可食用。用于肾阳不足之阳痿、遗精、腰下觉冷，脾胃虚寒之食少、腹胀、脘腹冷痛、呃逆嗳气等症，亦可作性功能低下、慢性胃炎、消化不良及胃肠功能紊乱之膳食。

使用注意

阴虚火旺、里有实热、有出血倾向者及孕妇慎用，不宜与赤石脂同用。本品过量亦可引起中毒，应注意。

保存条件

散装原货，应用纸或油纸包裹，贮于容器内。置阴凉干燥处，密闭保存。切不可散放、露放，也不可久藏。

35 肉苁蓉

肉苁蓉甘咸性温　既归大肠又归肾
润肠通便除便秘　补肾壮阳能益精

肉苁蓉又名大芸、寸芸、苁蓉、纵蓉、地精、马足、肉松蓉、黑司令、马芝淡大芸。商品规格有咸苁蓉、淡苁蓉之分，为列当科植物肉苁蓉的干燥带鳞叶的肉质茎。主产于内蒙古、陕西、甘肃、宁夏、新疆、青海等地。

药材识别

呈不规则的扁圆柱形，稍弯曲，长10～20cm，直径3～4cm。表面暗棕色或棕褐色。密被鳞片状肉质叶片或残茎，呈覆瓦状排列。质坚而稍有韧性，不易折断。断面淡棕色至棕黑色，深浅不一，有辐射状花纹，中心有髓心，有时中空。显肉性。气微，有酱样气味，味微甜、微苦。

以肉质茎粗壮肥大、密被鳞叶、表面棕色、内碴棕黑色显油润者为佳。

规格标准

品别	等级	标准
淡苁蓉	统货	干货。呈圆柱形略扁，微弯曲。表面赤褐色或暗褐色。有多数鳞片覆瓦状排列。体重。质坚硬或柔韧。断面棕褐色，有淡棕色斑点组成的波状环纹。气微、味微甜。枯心不超过10%。去净芦头、无干梢、杂质、虫蛀、霉变
咸苁蓉	统货	干货。呈圆柱形或扁长条形，表面黑褐色，有多数鳞片呈覆瓦状排列，附有盐霜。质柔软。断面黑色或黑绿色，有光泽。味咸。枯心不超过10%。无干梢、杂质、霉变

作用用途

肉苁蓉具有补肾阳、益精血、润肠通便的功能。主要用于阳痿、不孕、腰膝酸软、筋骨无力、肠燥便秘等。本品温而不燥，滋而不腻，从容和缓，补而不峻，润而不泄，为平补之剂。肾阳不足、精血亏虚、肠燥便秘者需大剂量使用，方可见功。常服温补益气，滋润强壮，抗衰延年益寿，增强抵抗力，尤宜老年人。

现代临床上还用于前列腺肥大、老年顽固性口腔干燥症、肾阳虚型糖尿病、乳腺增生等。

用法推荐

① 医师处方用量。内服：煎汤，6～9g；或入丸、散；或浸酒。

② 肉苁蓉15～20g，精羊肉100g，山芋50g，粳米100g，葱、姜各适量。煮粥常服，味美可口，可温补益气、滋润强壮、抗衰延年、增强抵抗力，尤其宜于老年人食用。

③ 肉苁蓉15g。洗净切薄片，加精羊肉适量、大米30～60g共煮稠粥，空腹食。用于肾虚面黑、阳痿、遗精、腰痛。

④ 肉苁蓉15g。洗净，刮去鳞，再用酒洗，去黑汁，切薄片与羊肉共煮成羹，食盐调味，食药、汤、肉，用于肾虚阳痿、遗精、腰痛、尿频。

⑤ 酒炒肉苁蓉15g，鹿角霜15g，制附子6g。一日1剂，水煎分2～3次服，连服7天。用于阳痿。

⑥ 肉苁蓉15g，盐炒杜仲15g，青盐9g。一日1剂，水煎分2～3次服。用于肾虚腰痛。

⑦ 肉苁蓉30g，白酒500g。浸泡7天后服，每次一小杯，一日2次。用于肾虚阳痿。

⑧ 肉苁蓉、何首乌、怀牛膝、柏子仁各50g，白酒1500g。各药切碎，用纱布袋装好，共浸泡入白酒中，隔日搅拌一次，10～20天后取澄清药酒饮用。一次25mL，一日2次。用于气血不足，肾虚精亏。

⑨ 肉苁蓉5g，巴戟天5g，枸杞5g，五味子5g。将五味子砸碎，肉苁蓉、巴戟天切成小碎块，与枸杞一起置入茶杯内，倒入刚沸的开水，盖严杯盖，浸泡20分钟左右即可代茶饮，可反复加入沸水浸泡数次，直至无味，每日上午和晚上睡前各泡服1剂。用于肾阳不足，精血亏损的阳痿、早泄、遗精、滑精、白浊等。

⑩ 肉苁蓉50g，枸杞15g，黄牛鞭1000g，带骨肥母鸡500g。先将牛鞭用热水发涨，约5～6小时，中途换几次热水保持热度，然后顺尿道对剖成两块，刮洗干净，以冷水漂洗30分钟；肉苁蓉洗净，用酒润透，蒸约2小时取出漂洗干净，切成薄片后与枸杞共用纱布包好；锅内加入清水8000mL，放入牛鞭烧开，撇去浮沫，放入姜片20g，花椒6g，绍酒20g及带骨母鸡肉，用大火再烧开移小火上炖，至六成熟时，用纱布滤去汤中的姜、花椒，再至大火上烧开，加入包好的

药，改小火炖至牛鞭八成熟时取出切成3cm的指条形仍返回锅内，直至熟烂为止。取出鸡肉另用，药包取出不用，再加食盐10g，猪油30g调味即可食用，食牛鞭并喝汤。用于肝肾虚损，精血不足，而见腰膝酸软、头昏、耳鸣、阳痿、遗精等证。

⑪ 肉苁蓉20g，淮山药50g，菟丝子10g，核桃仁2枚，羊瘦肉500g，羊脊骨1具，粳米100g，以及葱白、姜生等调料。先将羊脊骨剁成数节，羊肉切成条块，中药装布袋扎口，葱白、姜生拍松，同置砂锅内，加水适量，煮沸后撇去浮沫，再放入花椒、料酒，文火煎熬至肉烂粥熟。出锅后加入胡椒粉、食盐调味即成。温热后分3~4次空腹食用。用于性功能减退属于肾阳虚的患者。

⑫ 肉苁蓉、鳝鱼各适量。焙干研为末，黄精酒丸服之。用于强筋健髓。

⑬ 肉苁蓉120g，粳米、精羊肉适量。先将肉苁蓉用水煮烂，烘干研为末。与粳米、精羊肉共煮成粥，空腹服用。用于补精败、疗面黑劳伤。

⑭ 肉苁蓉120g。加水3碗，煎煮至1碗，顿服。用于精血亏虚，肠燥便秘，尤其适宜于虚人、老人食用。

⑮ 肉苁蓉60g，当归身60g，熟地30g，黄芩15g，火麻仁15g，生龙骨15g（先煎）。水煎服。用于血虚型便秘。

⑯ 肉苁蓉15g，火麻仁15g，当归9g。水煎，取汁，加蜂蜜15g调匀，一日分2次服。用于老年体弱、久病、产后津少等引起的便秘。

⑰ 肉苁蓉适量。用开水浸泡后，代茶饮。用于便秘。

⑱ 肉苁蓉20g。水煎取汁，加精羊肉、大米60g煮为稀粥，调味早晚食用。可益肝肾、补精血、润肠通便，适用于因为体虚而致便秘者。

⑲ 肉苁蓉5g，当归5g，枳壳5g。将上各药切成小碎块，一起置入茶杯内，倒入刚沸的开水，盖严杯盖，浸泡20分钟左右即可代茶饮，可反复加入沸水浸泡数次，直至无味，每日晚上睡前泡服1剂。用于肾气虚弱、血不濡肠的老年习惯性便秘。症见大便秘结，数日不解，长期不愈，甚者如羊屎，面色无华。

⑳ 肉苁蓉5g，熟大黄5g，党参5g，当归5g。将上各药切成小碎块，一起置入茶杯内，倒入刚沸的开水，盖严杯盖，浸泡15分钟左右即可代茶饮，可反复加入沸水浸泡数次，直至无味，每日晚上睡前泡服1剂。用于血虚津枯的便秘，症见大便干结，几日不解，甚或者如羊屎，腹部胀满，解便无力。

㉑ 肉苁蓉5g，当归5g，何首乌5g，火麻仁5g。将火麻仁砸破，其余药物切成小碎块，一起置入茶杯内，倒入刚沸的开水，盖严杯盖，浸泡20分钟左右即可代茶饮，可反复加入沸水浸泡数次，直至无味，每日晚上睡前泡服1剂。用于阴血不足无以润泽肠道的老年习惯性便秘，症见大便干结，数日不解，努挣无力，

神疲气短，面色无华等。

㉒ 肉苁蓉（酒浸，焙）60g，沉香粉30g。共研为细末，用麻子仁汁打糊为丸如梧桐子大。每次70丸，空腹时用米汤送服。用于治疗小儿因发汗、利尿过度而损伤津液所致大便秘结。

㉓ 肉苁蓉12g，生黄芪30g，白茅根30g，西瓜皮60g。一日1剂，水煎分3~4次服。用于泌尿系感染。

㉔ 肉苁蓉30g，麻黄根15g，煅牡蛎60g（先煎），母鸡1只。母鸡宰杀去毛和内脏，洗净，与诸药共炖熟，少量食盐调味，酌量食肉喝汤，一日2次。用于自汗。

㉕ 肉苁蓉6g，升麻6g，党参9g，地龙6g。一日1剂，水煎分2~3次服。用于脱肛。

㉖ 肉苁蓉25g，熟地30g，石菖蒲20g，磁石10g，黑豆60g。将上药用水煎至熟，食豆服汤，隔日一剂。用于老年耳聋。

㉗ 肉苁蓉30g，龙胆草30g，白茅根30g。共烧为灰，研细，以少量蜜和匀后，加入鲤鱼胆汁三枚，搅令稀，以细绢滤取稀者，以薄纸裹塞于耳中。用于治疗耳疾，长年脓水不绝，臭秽难闻。

㉘ 肉苁蓉50g（酒浸切片），枸杞15g，羊肾1对。先将羊肾除去筋膜，加入肉苁蓉、枸杞共煮汤，可加入葱白、盐、姜生等调味。既能饱腹、补益强壮，又能去病疗疾。

使用注意

本品药力和缓，故用量宜大。本品助阳滑肠，故阳事易举、精滑不固者，腹泻便溏者忌服。实热便秘者不宜服。

加工制作

咸肉苁蓉应反复用清水漂洗数次（约需4天，每天换水1次），直至无咸味为止，洗净，晒7~8成干时，置蒸笼内蒸2小时左右，取出切薄片，干燥即可。

保存条件

置通风干燥处，防蛀。

100味贵细中药材选用

168

36 肉豆蔻

肉豆蔻味辛性温　归脾归胃大肠经
温中行气除腹胀　涩肠止泻久泻停

肉豆蔻又名肉果、玉果、豆蔻、扎地、麻尖、顶头肉、迦拘勒，为肉豆蔻科植物肉豆蔻的干燥种仁。主要产于马来西亚、印度、巴西等地。

药材识别

呈卵圆形或椭圆形，长 2～3cm，直径 1.5～2.5cm。表面灰棕色或灰黄色。有时外面被白粉（石灰粉末）。全体有浅色纵行沟纹及不规则网状沟纹。种脐位于宽端，呈浅色圆形突起，合点呈暗凹陷。种脊呈纵沟状，连接两端。质坚，断面显棕黄色相杂的大理石花纹，宽端可见干皱缩的胚，富油性。气香浓烈，味辛。

以个大、体重、坚实、破开后香气强烈为佳。

规格标准

历史规格分档：多经香港进货，加工后分为玉果面，顶玉果，上玉果，中玉果。

现行规格标志：分 1～2 等及果统装等规格。

作用用途

肉豆蔻具有温中行气、涩肠止泻的功效。主要用于脾胃虚寒、久泻不止、脘腹胀痛、食少呕吐等证。本品用于涩肠止泻多煨用，行气止痛多生用。

现代临床上还用于肝硬化腹水、新生儿吐乳。

作用用途

❶ 医师处方用量。内服：煎汤，4.5～9g；或入丸、散。

❷ 肉豆蔻1粒，丁香7粒，神曲15g。共研为细末，一日分2次，温开水冲服。用于胃痛。

❸ 肉豆蔻5g，黄连1.5g。一日1剂，水煎服。用于溃疡病。

❹ 煨肉豆蔻30g，木香9g，煨诃子9g。共研为细末，用枣肉泥为丸，一次3g，一日3次，米汤送服。用于五更泻。

❺ 肉豆蔻9g，破故纸9g。水煎常服。用于虚寒泄泻。

❻ 煨肉豆蔻60g，乳香30g。共研为细末，加米粉调糊为丸，如梧桐子大，一次30粒，一日2次，空腹时用米汤送服。用于久泻不止。

❼ 肉豆蔻30g，山药500g，鸭子1只。先将鸭子宰杀去毛和内脏，洗净，再把肉豆蔻、山药装入鸭腹腔内，外用线缝好，炖熟，一日2~3次服食，食量酌定。用于慢性泄泻。

❽ 肉豆蔻末2g，鸡蛋1个，大蒜2瓣。将鸡蛋打一小孔，纳入肉豆蔻末及大蒜，外用浸透水的草纸包裹4~5层，置火灰中煨熟，每日早晨空腹时服1个。用于虚寒水泻。

❾ 肉豆蔻（去壳）150g，附子（炮裂，去皮、脐）5枚。共研为末，酒煮面糊为丸，如梧桐子大。每次服15~20丸，空腹时用米汤送服。

❿ 肉豆蔻12g，甘遂12g，大戟12g，广木香12g，白酒500g，猪膀胱1个。先将药材捣烂，与白酒共装入洗净的猪膀胱内，再把猪膀胱敷于患者脐部2~3日。用于肝硬化腹水。

⓫ 肉豆蔻1粒。将肉豆蔻炒后研为细末，一日分2次用米汤送服。用于呕吐，纳差。

⓬ 肉豆蔻1.5g，丁香1.5g，白术3g，姜生3片。水煎服。用于寒性腹泻。

⓭ 肉豆蔻3g，诃子3g，炙甘草3g，茯苓6g，山药6g，芡实6g。先将肉豆蔻去油，再与余药共用水煎取药汁，一日分3次服，连服3~4剂。用于慢脾风，久泻不止，面黄肌瘦，抽搐。

⓮ 肉豆蔻15g，砂仁30g。共研为细末，用羊肝半具，细切拌药，用三五层湿纸包裹，再用湿面包裹其外，用慢火烧熟，去焦面和纸，以软饭研丸如梧桐子大。每次食前用粥饮下。用于治疗休息痢、羸瘦。

⓯ 肉豆蔻3g，白术5g，肉桂2g，粟壳3g。将肉豆蔻砸碎，肉桂、白术切成小碎块，与粟壳一起置入茶杯内，倒入刚沸的开水，盖严杯盖，浸泡20分钟左右即可代茶饮，可反复加入沸水浸泡数次，直至无味，每日上、下午各泡服1剂。用于脾胃虚寒的慢性肠炎或慢性痢疾，症见久泻久痢，长期不愈，腹中坠胀。

⓰ 肉豆蔻3g。将肉豆蔻研为细末，一次0.5~1g，一日2次，开水冲服。用于新生儿胃寒吐乳。

㉗ 肉豆蔻 10～12g。煎水饮服。可治醉酒后脘腹饱满、呕吐等症。

⑱ 肉豆蔻 10g（研末），姜生 2 片（切碎），大米 50g。大米煮粥，熟后加入肉豆蔻及姜末，煮沸后食用。用于消食。

⑲ 肉豆蔻 3g，木香 5g，大枣 5g。将肉豆蔻砸碎，其他药切成小碎块，一起置入茶杯内，倒入刚沸的开水，盖严杯盖，浸泡 15 分钟左右即可代茶饮，可反复加入沸水浸泡数次，直至无味，每日上、下午各泡服 1 剂。用于寒凝气滞中焦所致的胃肠神经官能症出现的脘腹胀痛，不思饮食，食入反胀等。

⑳ 肉豆蔻 2g，吴茱萸 2g，补骨脂 3g，五味子 5g。将上药物砸碎，一起置入茶杯内，倒入刚沸的开水，盖严杯盖，浸泡 20 分钟左右即可代茶饮，可反复加入沸水浸泡数次，直至无味，每日上午和晚上各泡服 1 剂。用于脾肾虚寒，脾虚不运的五更泻，症见每日清晨黎明时腹泻腹痛，泻后痛止。

㉑ 肉豆蔻（生用）60g，吴茱萸 120g，补骨脂（炒）120g，五味子 60g。共研为末。姜生 120g 切碎，大枣 49 枚，用水煮姜、枣，去姜，待水煎干，取枣肉和丸，如梧桐子大。每次服 50 丸，空腹时用盐汤送服。用于治疗脾胃虚弱，大便不实，饮食不思。（此为四神丸方。）

㉒ 肉豆蔻 5g，姜生 5g，陈皮 5g。将肉豆蔻砸碎，其他药切成小碎块，一起置入茶杯内，倒入刚沸的开水，盖严杯盖，浸泡 15 分钟左右即可代茶饮，可反复加入沸水浸泡数次，直至无味，每日上、下午各泡服 1 剂。用于寒邪中胃，胃气上逆引起的呕吐频作，脘腹冷痛，喜温喜按。

㉓ 肉豆蔻 3g，白术 5g，茯苓 5g，甘草 2g。将肉豆蔻砸碎，其他药切成小碎块，一起置入茶杯内，倒入刚沸的开水，盖严杯盖，浸泡 20 分钟左右即可代茶饮，可反复加入沸水浸泡数次，直至无味，每日上、下午各泡服 1 剂。用于脾胃虚寒，水湿不运的慢性肠炎，症见久泻不止，日下数次，腹中隐痛，喜温喜按，不思饮食。

㉔ 肉豆蔻 3g，乌梅 5g，党参 5g，炮姜 3g。将肉豆蔻砸碎，其他药切成小碎块，一起置入茶杯内，倒入刚沸的开水，盖严杯盖，浸泡 20 分钟左右即可代茶饮，可反复加入沸水浸泡数次，直至无味，每日上、下午各泡服 1 剂。用于泻痢日久，正气虚衰，肠滑不禁的慢性肠炎，症见久泻不已，日泻数次，气短神疲，面色无华，肢冷畏寒。

㉕ 肉豆蔻 0.3g（去壳），藿香 15g。共研为粗散。每次用水煮 3g，去渣，不计时温服汤药。用于治疗小儿霍乱吐泻不止。

㉖ 肉豆蔻 30g（去壳），人参 30g（去芦头），厚朴 30g（姜炙）。共研为粗散。每次用水煮 10g，同时加入姜生一小块，粟米二撮，去渣，不计时温服汤药。用于治疗霍乱吐泻不止。

㉗ 肉豆蔻30g（去壳），附子60g（炮裂，去皮、脐），白石脂60g。共研为末，炼蜜为丸如梧桐子大。每次食前用热酒送服30丸。用于治疗白带过多、腹内冷痛。

使用注意

凡湿热泻痢者忌用。

加工制作

煨肉豆蔻：取面粉用清水制成薄片，将洗净的肉豆蔻包裹，另取滑石粉在锅中加热，将包好的肉豆蔻倒入（有条件的也可埋在灰火中加热），炒（烧）至面粉呈焦黄色，取出放凉，剥去面粉即成。肉豆蔻去油：肉豆蔻研细，用数层草纸包裹，浸去油即可。

保存条件

置阴凉干燥处，防蛀。

37 血 竭

血竭性平味甘咸　既归心经又归肝
活血定痛化瘀血　止血生肌疮能敛

血竭又名血结、海蜡、血力花、血竭花、麒麟竭、血竭粉、血竭块、木血竭。为棕榈科植物麒麟血竭及同属他种植物果实中渗出的树脂和百合科植物海南龙血树从含脂木质中提取而得的树脂。前者习称"进口血竭"；后者习称"国产血竭"。进口血竭主产于印度尼西亚的加里曼丹、苏门答腊及马来西亚等地。国产血竭主产于我国广东、海南等地。

药材识别

（1）进口加工血竭（手牌、皇冠牌）：略呈扁圆四方形，直径6～8cm，厚约4cm，重250～280g。表面暗红色或黑红色，有光泽，常有因摩擦而成的红粉。底部平圆，顶端有包扎成形时所成的纵折纹，一般呈钝角四棱形。表面印有金字牌号。体坚，质脆易碎。比重约1.2。破碎面黑红色，光亮，研粉则为血红色。气无，味淡。嚼之有沙砾感。

以外色黑红似铁、断面黑亮、研粉鲜红色者为佳。（手牌优于皇冠牌。）

（2）进口原装血竭：呈扁圆形、圆形或不规则块状物。表面红褐、红色、砖红色。体轻重不一，断面有光泽或无光泽而粗糙。因品质不一，常含有多少不等的花序，果实及鳞片等杂质。无臭，味淡。

以表面黑红色不粘手、粉末血红色、用火燃烧呛鼻、无松香气、无杂质者为佳。

（3）国产血竭：呈不规则块状，大小不一；精制品呈片状。表面紫色，具光泽，局部有红色粉尘黏附。质硬，易碎。断面平滑，有玻璃样光泽。气无，味微涩，嚼之有粘牙感。

以外色黑似铁、研粉红似血、火烧呛鼻、有苯甲酸样香气者为佳。若呈红色或灰土色、粉末发黄、杂质多者为次。

历史规格分档：有血竭花、加工血竭（五星牌、手牌、皇冠牌）等规格。

现行规格标志：进口品分1～2等及块装。

作用用途

血竭具有疗伤止痛、生肌敛疮止血的功效。主要用于跌扑损伤、内伤凝痛、外伤出血不止、瘰疬、疮口久溃不合。本品内服有活血疗伤止痛作用，无论新瘀旧结皆宜，凡跌打损伤、瘀肿作痛，或内伤血聚、心腹诸痛，以及妇女经闭、产后瘀阻等症，皆可应用。外用有良好的止血生肌敛疮之功，用治跌扑损伤、瘀血肿痛、金疮出血、溃疡不敛等症，均有良效，故为外科、伤科常用要药。

现代临床上还用于淋巴结核、上消化道出血、面神经炎、偏头痛、乳腺炎等。

用法推荐

① 医师处方用量。内服：研末1～2g，或入丸、散。外用：研末调敷或入膏药内敷贴。

② 血竭1g，毛青杠15g，胡椒0.5g，朱砂莲5g。共研为细末，一次5g，一日3次，开水冲服。用于痢疾。（毛青杠为紫金牛科植物乳毛金牛的全株，朱砂莲为薯蓣科植物薯莨的块根。）

③ 血竭20g，见血飞30g，见血清30g，麦冬30g。上药与适量猪肉加水共炖熟，少量食盐调味，一日分2次食肉喝汤。用于吐血。（见血飞为芸香科植物飞龙掌血的根或叶，见血清为兰科植物脉羊耳兰的全草。）

④ 血竭粉适量。每次1g，一日4次，用温开水调服。至大便隐血试验转阴后，改为每日2次，每次1g，再观察大便隐血试验2天，仍为阴性者停服，而后酌情辨证论治。用于治疗上消化道出血（除食道静脉曲张破裂出血外）。

⑤ 血竭1g，白鸽1只。白鸽宰杀退毛、除去内脏，将血竭装入鸽腹内，煮熟后食用。用于闭经。

⑥ 血竭9g，槟榔9g，大黄15g，牵牛子15g。共研为末，一次12g，一日1～2次，开水冲服，黄酒、红糖为引。用于月经不调。

⑦ 血竭30g，海浮石30g，羊苦胆5个。将前两味药共研为细末，用苦胆汁调制成丸，如米粒大，一日服2次，第一次服10丸，第二次服5丸，白开水冲服。用于食入即吐。

⑧ 血竭3g，大黄3g，朱砂6g，冰片6g，炉甘石6g，滑石6g。共研为细末，用香油

调成稀糊，滴患耳内，一日2次，10日为一疗程。用于中耳炎鼓膜已穿孔者。

⑨ 血竭3g，枯矾9g，寒水石9g，冰片1.5g，人中白6g（瓦上焙黄）。共研为细粉，待用淡盐水漱口后，取少许药粉搽患处，一日2～3次。用于牙周炎、小儿口疮等。

⑩ 血竭9g，冰片5g，白茅根、侧柏叶、葱白各500g。后三味药水煎后取浓汁，血竭、冰片共研为细末，加入浓药汁中，调成糊状，外敷患处。用于乳痈（乳腺炎）。

⑪ 血竭、乳香、没药、炉甘石各等量，陈猪油适量。上药共研为细末，加入陈猪油调成软膏，涂于疮面，外用油纸包扎，三日换药一次。用于臁疮。

⑫ 血竭6g，金果榄60g。共研为细末，用白酒调成糊状，外敷患处。用于痈疽肿痛。

⑬ 血竭18g，乳香15g，没药15g，儿茶12g，松香120g，杏仁14个，红蓖麻仁100个。先将前五味药共研为细末，再同后两味药共捣烂研细，制成薄药饼，用纱布包裹，外敷患处。用于疔毒、痈、疖。

⑭ 血竭（炒）7.5g，青州枣20枚（烧为灰），干地黄15g。上述药材分别研为末，再合研细，调匀。以津唾（唾液）调贴于疮上。用于治疗瘰疬已破，脓水不止。

⑮ 血竭30g，铅丹15g（炒紫色）。共研为散，先用盐汤洗疮后贴之。用于治疗一切恶疮，年深不愈。

⑯ 血竭粉适量。将血竭粉均匀撒在"一敷灵"可吸收海绵上，局部清洗消毒后，再将海绵贴敷于宫颈糜烂面。隔日或一日1次，7天为一个疗程。用于治疗宫颈糜烂。

⑰ 血竭粉适量。内服，一次2g，一日3次，用温开水调化送服。同时给予抗组织胺药物，少数患者合并感染时加用抗生素。同时选用30%硼酸液湿敷患处，然后涂擦血竭粉适量，一日3次。用于治疗急性湿疹。

⑱ 血竭15g，雄黄6g，乳香6g。共研为细粉，用鸡蛋清调成糊，外涂患处。用于足癣湿痒。

⑲ 血竭5g，儿茶10g，乳香10g，没药10g，寻骨风50g，透骨草50g，排风藤50g，老鹳草50g，黄蒿50g。水煎浸泡患处，一日1剂，每剂可浸泡2次。用于治疗足跟及踝关节疼痛。

⑳ 血竭、没药、滑石、丹皮（同煮过）各30g。共研为末，醋糊为丸，如梧桐子大，服之。用于治疗腹中血块。

㉑ 血竭、没药各4.5g。共研为细末，用童便和酒调服。用于治疗产后血冲心膈喘满，命在须臾。

㉒ 血竭、蒲黄各等分。共研为细末，吹于出血之鼻中。用于治疗鼻出血。

使用注意

无瘀血者不宜用。

保存条件

木箱装，置干燥处保存。

38 全蝎

全蝎辛平有毒性　息风镇痉归肝经
攻毒散结能止痛　通络可治风湿证

> 全蝎又名虿、全虫、蝎子、杜柏、蝎尾、主簿虫、虿尾虫、茯背虫。商品规格有淡全蝎、咸全蝎之分，为钳蝎科动物东亚钳蝎的干燥体。主产于河南、山东、湖北、河北、辽宁等地。

药材识别

头胸部与前腹部呈扁平长椭圆形，后腹部呈尾状，完整的体长约6cm。头胸部呈黑棕色，前面有一对较小的钳肢及1对大的螯夹，形似蟹螯，背面覆有梯形背甲，腹面有足4对，均为7节，末端各具2抓钩；前腹部（中身）具环节，背面棕褐色，腹面棕黄色。后腹部狭长似尾，棕黄色，亦具环节，节上均有纵沟，末端上一节具有锐钩状毒刺。前腹部折断后，内有黑色或棕黄色物质，后腹部折断而中空。气微腥，味咸。

以完整、色青褐或黄褐、干净、身挺、腹硬、脊背抽沟、无盐霜者为佳。

规格标准

历史规格分档：据产地不同有会全虫（主产于河南），东全虫（主产于山东）之分。

现行规格标志：统货。一般分淡全蝎和咸全蝎2种。

作用用途

全蝎具有息风镇痉、攻毒散结、通络止痛的功效。用于小儿惊风、抽搐痉挛、中风口㖞、半身不遂、破伤风症、风湿顽痹、偏正头痛、疮疡、瘰疬。本品可用于多种原因引起的痉挛抽搐，为止痉抽搐的良药。又善行散走经脉而通络止痛，能治多种原因引起的疼痛，尤宜痹痛、头痛等证。本品还能以毒攻毒、解毒散结，而治诸疮肿毒、瘰疬结核。

现代临床上还用于颈淋巴结核，骨与关节结核，肺结核，风湿、类风湿性关节炎，急性乳腺炎，坐骨神经痛，麻风性神经痛等。

用法推荐

① 医师处方用量。内服：煎汤，2~5g；研末入丸、散，一次0.5~1g；蝎尾用量为全蝎的1/3。外用：研末掺、熬膏或油浸涂敷。

② 全蝎7只，栀子7个。麻油煎炸至焦，去药渣，加入黄蜡适量，制成膏，外敷患处。用于诸疮肿毒。

③ 全蝎10只。于瓦上焙焦，研细末，分2次用黄酒吞服。用于颌下硬肿。

④ 全蝎10g，冰片5g。共研为末后用菜油拌匀，做成五分钱硬币大小之药饼，用胶布贴于外廉泉穴或下颌角下方正对肿大的扁桃体处的皮肤上，24小时换一次，发热甚者，让患儿多饮水或温水擦头面、四肢部位。用于治疗急性扁桃体炎。

⑤ 全蝎7.5g，麝香0.6g。共研细末，分装于5只鸡蛋内，煨熟，晚饭后陈酒送服一枚。用于瘰疬结核初起。

⑥ 全蝎160g，瓜蒌25个。将瓜蒌开孔，把全蝎分装于瓜蒌内，放于瓦上焙干，研细末，一次3g，一日3次。用于治疗乳房纤维瘤、乳腺小叶增生。

⑦ 全蝎7枚，巴豆20枚，斑蝥10枚。与清油一两同熬，先焦者先去之，去净药渣后加入黄蜡一钱，熔化后收起。早、晚涂抹患处。用于治疗牛皮癣。

⑧ 全蝎120只。放于瓦上焙干，研为细末，一日2次，每次服6g，45天为一个疗程。用于肺结核。

⑨ 全蝎90g（焙干，去钩足）。研为末，用油核桃肉捣为丸，如绿豆大。每日服2次，清晨1.8g，晚上2.1g，火酒送服。根据病人体重多少加减服之。用于治疗多年瘰疬（淋巴结核）。

⑩ 全蝎1只。炒焦为末，鸡蛋1个煮熟，用熟鸡蛋蘸全蝎末食。每日2次，3岁以下酌减，5岁以上酌增。治疗时间最长7天，最短4天。用于治疗小儿百日咳。

⑪ 全蝎9只，核桃3个。将两味药分别烧炭存性后，共研为细末。一日3次，用黄酒送服。用于淋证。

⑫ 全蝎适量。于瓦上焙干，研为细末，每次服0.6~1g，一日2次，开水冲服。用于风湿顽痹疼痛、顽固性偏正头痛。

⑬ 全蝎4只，白酒500g。共浸泡3~5天后服，每次服15mL，一日2次。用于头痛。

⑭ 全蝎5g，冰片5g，白芷20g，大黄20g。共研为细粉，取少许吹入头痛之对侧鼻孔。用于偏头痛。

⑮ 全蝎4.5g，地龙3g，甘草4.5g。共研为末，一次3g，一日2次，开水冲服。用于偏头痛。

⑯ 全蝎（去土，炒）、藿香叶、麻黄（去根、节）、细辛（去苗、叶）各等分。共研为细散。每次服0.7g，用薄荷酒下。用于治疗偏头痛不可忍。

⑰ 全蝎6g，蜈蚣6g。共研为细粉，分为6包，一次1包，一日2次，开水冲服。用于头痛（痛有定处，入夜更甚，经久不愈）。

⑱ 全蝎2g。研为细末，加水调成膏状，敷于太阳穴上。用于顽固性头痛。

⑲ 全蝎（连尾）50g，蜈蚣（去头、足）30g，丹参100g。共研为末。每次10g（小儿用量按年龄递减），用白糖调成糊状，开水送服，一日2次。用于治疗痛证。

⑳ 全蝎5只，石榴1个。将石榴挖一小洞，放入全蝎，封口，用火煅至烟尽，研为细末，每次1.5g，一日2次，开水送服。用于癫痫。

㉑ 全蝎7只，僵蚕7条，地龙3条，朱砂1.5g。共研为细末，开水冲服，一日2次，成人每次1.5g，小儿每次0.3g。用于癫痫。

㉒ 全蝎1只。焙干研粉，鲜韭菜250g洗净晾干，两混合揉烂滤汁，放入红糖50g调匀，置锅内蒸熟，空腹1次服下。用于治疗癫痫。

㉓ 全蝎3只。于瓦上焙干，研为细末，一日3次，黄酒冲服。用于口眼㖞斜。

㉔ 全蝎6g，制半夏6g，僵蚕6g，制天南星9g，天麻9g，皂角适量。先将皂角捣碎，研为细粉，取少许吹入鼻内，再将余药水煎服。用于中风不语，半身不遂。

㉕ 蝎子1个（不去头尾），薄荷叶4张。用薄荷叶包裹蝎子，于火上炙烤至薄荷叶焦，同研为末，分作4次，用温开水冲服。用于治疗小儿惊风。

㉖ 全蝎630g，蜈蚣30g，僵蚕60g，天麻30g。共研为细末，一次1～1.5g；严重的抽搐痉厥，可先服3g，以后每隔4～6小时，服1～1.5g。用于治疗乙型脑炎抽搐。

㉗ 全蝎15g，茯苓90g（姜汁1匙、竹沥1杯，拌渍后晒干），僵蚕、广郁金各60g。共研为细末。一次6g，一日3次，饭后用温开水调服。用于治疗乙脑后遗症失语。

㉘ 全蝎6g，大黄6g，朱砂0.5g，甘草4g。共研为细末，一次2g（抽搐时服3g），一日2次，白糖水送服。用于小儿感冒，发烧抽搐。

㉙ 全蝎3g，三七粉3g，䗪虫6g，地龙6g，制乳香10g，制没药10g。先将全蝎、䗪虫和地龙焙干，与乳香、没药共研为细粉，再加入三七粉拌匀，一次3g，一日2次，开水冲服。用于坐骨神经痛。

㉚ 全蝎9g，制穿山甲20g，陈黄酒250g。加水适量煎后取汁，一日分3次服。用于痹证。

㉛ 全蝎1只，塞入顶部开小孔的鸡蛋中，破口向上，放容器内蒸熟，弃蝎食蛋，

每日2次，5天为一个疗程。用于治疗慢性荨麻疹。

㉜ 全蝎7g（11～16岁5g。以下酌减），香油250g。将全蝎用香油文火煎炸黄酥。睡前将制好的全蝎嚼碎食下，接着喝黄酒，然后发汗。隔7天服药1剂，一般服4～8剂。服药期间禁食白酒、驴马羊猪肉、鹅肉、鱼虾、海米、辣椒等。用于治疗银屑病。

㉝ 活全蝎2～3只，烧酒100g。将活全蝎置烧酒内，浸至酒色变黄后，取药酒涂搽患处。用于皮肤瘙痒。

㉞ 全蝎3g，射干15g，白蒺藜6g，蝉蜕10g。一日1剂，水煎分为3次服。用于多发性疖疮。

㉟ 全蝎30g，用清水洗去杂质和咸味晾干备用。用香油60g炸成金黄色，每日早、晚分服15g，可连服5天。用于腮腺炎。

㊱ 全蝎20g，蜈蚣20g，䗪虫40g。共研为细末，制成如绿豆大的糊丸，一次3丸，一日3次，开水送服，可逐渐增加剂量至一次6丸。用于腰椎结核。

㊲ 全蝎7只，大黄12g。水煎服。用于胃火牙痛。

㊳ 全蝎7个（去毒），细辛（洗净）10g，草乌（去皮）2个，乳香（另研）10g。共研为细末。每用少许擦患处，须臾，以温盐水漱口。用于治疗一切牙痛。

㊴ 全蝎、露蜂房、蛇蜕各等量。先将全蝎用凉开水浸泡24小时，取出晒干，再与露蜂房、蛇蜕共焙焦，研为细末，水泛为丸，一次3g，一日2次，开水送服。用于子宫颈癌。

㊵ 全蝎2g，天麻5g，石菖蒲5g，木香5g。将天麻、石菖蒲和木香切成小碎块，与全蝎一起置入茶杯内，倒入刚沸的开水，盖严杯盖，浸泡20分钟左右代茶饮，可反复加入沸水浸泡数次，直至无味，每日上、下午各泡服1剂。用于风痰阻络的脑血管意外，症见语言蹇塞，舌暗不语，口眼㖞斜，口中流涎。

㊶ 全蝎30g，茴香30g（炒黄）。共研为细末，醋糊为丸如梧桐子大。如发时，每次50～70丸，饭前用温酒送服。用于治疗小肠气痛。

㊷ 蝎梢7枚（焙），淡豆豉21粒（拣大者，焙），巴豆7粒（去心膜，又去油）。先研蝎梢、淡豆豉令成细粉，另研巴豆成膏，与前细粉同研匀，捏如小枣核状，用葱白小头取孔，放入1粒药在内，用薄棉裹定，临卧时塞于耳中，次日早晨取出。未通再用，以通为度。用于治疗耳聋。

㊸ 全蝎6g（焙干），白矾60g（煅枯），冰片3g。共研为细末。先用过氧化氢溶液洗净耳内分泌物，棉球拭干，将药粉吹入耳道内，一日2次。用于治疗化脓性中耳炎。

㊹ 全蝎2只，蜈蚣1条（炙）。共研为末，用白酒送服。用于治疗毒蛇咬伤。

㊺ 全蝎（酒洗，焙）、元胡、杜仲（炒）各10g。共研为细末，空腹时用温酒调服10g。用于治疗阴囊湿痒成疮，浸淫汗出，状如疥癣。

㊻ 全蝎8g，鸡内金10g。共研细末。2岁以下，每次服0.3g；3岁以上，每次服0.6g，均为一日2次。连服4天为一个疗程，可服2～3个疗程，每个疗程间隔3天。服药期禁食生冷油腻食物。用于治疗小儿厌食症。

㊼ 全蝎粉3g，柴胡8g。水煎吞服，一日1次。用于治疗急性乳腺炎。

㊽ 全蝎、瓜蒌各45g。共研细粉制成散，分成20包。于月经净后开始服，每次半包，温开水送服，一日2次，20天为一个疗程。用于治疗乳腺小叶增生。

㊾ 全蝎45g，蟾蜍7～10只，麻油1000g，鲜蛋黄500g。煎后去渣，制成“生肌油”。先用生理盐水洗净创面脓性分泌物，用纱布浸透生肌油按创面大小敷贴，行半暴露或包扎疗法。对无脓性分泌物的创面，一般不换药，对脓性分泌物较多的创面，每日换药1次至创面愈合为止。用于治疗大面积烧伤后期残余创面。

㊿ 全蝎、僵蚕、白附子各20g。共研细末，一次3g，一日2次，温热黄酒送服。用于治疗中风导致的口眼㖞斜、半身不遂。

(51) 全蝎30只，蜈蚣2条。共浸泡于150mL 60度以上的白酒中，密封7天后，用棉球蘸药酒涂擦患处，一日3次。一般3～4天即可显效。用于治疗湿疹。

(52) 将全蝎、冰片按3∶1的量混合。研为细末，用凡士林调匀成软膏，瓶装备用。用时将药膏均匀涂于患处，纱布覆盖固定。三天换药1次，1～3次即可痊愈。用于治疗急性颌下淋巴结炎。

(53) 全蝎、细辛各等分。共研细末，用凡士林调成软膏。用时取药膏适量涂于患处，以软塑性布覆盖，胶布固定，四天换药1次，3～5次即可痊愈。用于治疗肌纤维炎。

(54) 全蝎、地龙各适量。共研细末，每天早餐用开水送服3g，15天为一个疗程。用于治疗破伤风。

(55) 全蝎7只，穿山甲3g。共研细末，空腹用温酒调服。用于治疗关节疼痛，手足麻木。

(56) 全蝎、蜈蚣、僵蚕、细辛各等分。共研细末，一次3g，开水送服。用于治疗偏头痛。

(57) 全蝎、金银花各10g。麻油煎黑去滓，入黄蜡，化成膏敷患处，两天1次。用于治疗痈疮肿毒。

(58) 蝉蜕10g，全蝎3g，石膏5g，磁石15g。水煎服，一日1剂。用于治疗耳鸣。

使用注意

本品有毒，中毒剂量为30～60g，故内服最大用量不超过30g。血虚生风及孕妇慎用。

加工制作

研粉：取清全蝎或盐全蝎（用清水浸漂，洗至微有咸味时，捞出，晒或烘干），于瓦上焙干，研为细粉即成。

保存条件

厚纸包固，置阴凉干燥处，防蛀。

③⑨ 决明子

决明甘苦咸微寒　既归大肠又归肝
清热明目目赤肿　润肠通便便不难

决明子又名决明、羊明、羊角、草决明、羊角豆、羊尾豆、还童子、狗屎豆、假绿豆、马蹄子、野青豆、猪骨明、夜拉子、生决明、炒决明、马蹄决明、猪屎蓝豆、大号山土豆，为豆科植物决明或小决明的干燥成熟种子。前者称"大决明"，后者称"小决明"。主产于安徽、江苏、浙江、广东、广西、四川等地。

药材识别

大决明：略呈菱方形或短圆柱形，一端钝圆，另一端倾斜并有尖头，长4~6mm，宽2~3mm。表面绿棕色或暗棕色，平滑，有光泽，背腹面各有一条突起的棱线，棱线两侧各有一条从脐点向合点斜向的浅棕色线形凹纹。质坚硬，不易破碎。横切面种皮薄；胚乳灰白色，半透明；胚黄色，两片子叶重叠并呈"S"状折曲。完整种子气无，破碎后有微弱豆腥气，味微苦。稍带黏性。

小决明：呈短圆柱形，较小，长3~5mm，宽2~2.5mm。表面棱线两侧各有一片宽广的浅黄棕色带。

均以籽粒饱满、色绿棕者为佳。

规格标准

统货。

作用用途

决明子具有清热明目、润肠通便的功效。用于目赤涩痛、羞明多泪、头痛眩晕、目暗不明、大便秘结。本品为眼科常用药，尤宜风热、郁火之目赤应用为多。以其清肝之作用还可用于肝阳上亢之头痛。药用为种子，质润味甘归大肠经，故对热结肠燥便秘亦较适用。

现代临床上还用于高血压，高脂蛋白血症，降胆固醇，减肥，急性乳腺炎等。

用法推荐

1 医师处方用量。内服：煎汤，9~15g，大量可用至30g；或研末；或泡茶饮。外用：研末调敷。

2 决明子50g。一日1剂，水煎分2次服。用于高脂血症，亦可用于高血压症。

3 决明子15g，海带20g。一日1剂，共用水煮熟，食海带并饮汤。用于高血压。

4 决明子15g，侧柏叶10g。一日1剂，水煎代茶饮。用于高血压。

5 决明子10g，大米60g，冰糖少许。先将决明子加水煮取汁适量，然后用其和大米同煮，成粥后加入冰糖即成。一日1剂。该粥有清肝、明目、通便的作用，对于目赤红肿、畏光多泪、高血压、高血脂、习惯性便秘等疗效明显。

6 决明子50g，石决明50g，桑寄生50g，野菊花50g。一日1剂，水煎服。用于高血压。

7 决明子30g，桑白皮30g。一日1剂，水煎服。用于高血压。

8 决明子适量。炒黄，捣成粗粉。加糖泡开水服，一次3g，一日3次。用于治疗高血压病。

9 决明子15g，夏枯草9g。一日1剂，水煎连服1个月。用于高血压。

10 决明子25g，紫菜30g。加水适量，煎煮20分钟，取汁饮用。用于碘缺乏症引起的甲状腺肿大，支气管炎、高血压等。

11 决明子30g，鲜荷叶25g，猕猴桃适量。鲜荷叶切碎，决明子砸碎，同泡入有盖的杯或壶中，冲入沸水，加盖闷泡；凉后取汁，放入冰箱中备用，饮用时，每杯可加洗干净去皮的猕猴桃2~3只。用于清热、减肥、明目。

12 决明子15g，西瓜皮30g。西瓜皮洗净切成小块，决明子砸碎，加水适量同煮取汁饮用。用于高血压兼暑热烦躁等。

13 决明子15g，海带20g。用适量水煎煮，食海带喝汤。可消痰散结利水，清肝明目润肠。本品具有降压、降脂的作用，适用于肝阳上亢伴高脂血症的高血压患者。

14 决明子15g，菊花10g，生山楂子15g，冰糖适量。三药同煎，去渣取汁，调入冰糖，代茶饮。可清肝疏风，活血化瘀。菊花、草决明清肝明目而降压，山楂活血化瘀而降脂，草决明还能润肠通便。对阴虚阳亢之眩晕兼大便秘结者有效。

15 决明子15g。炒香后水煮煎取汁，加大米60g煮成稀粥，早晚服食，可滋阴明目、润肠通便、降压降脂，适用于有高血压、高血脂的便秘者。

⑯ 决明子50g，枸杞子15g，冰糖50g。将决明子略炒香后捣碎，与枸杞子、冰糖共放入茶壶中，冲入沸水适量，盖闷15分钟代茶频频饮用，一日1剂。有益肝滋阴、明目通便的功效，适宜于高血压引起的头晕目眩、双目干涩、视物模糊、大便干结等症状。

⑰ 决明子12g，罗布麻10g。药材以沸水冲泡15分钟后即可饮用。一日1剂，不拘时代茶频服。有清热平肝的功能，适用于高血压病伴头晕目眩、烦躁不安，属肝阳上亢类型者。

⑱ 决明子10g，枸杞子10g，菊花3g，槐花6g。滚开水冲泡，代茶饮，一日1剂。有补益肝肾、平肝降压的功能。对高血压属阴虚阳亢者有效。

⑲ 决明子5g，菊花5g，钩藤5g，夏枯草5g。一起置入茶杯内，倒入刚沸的开水，盖严杯盖，浸泡15分钟左右即可代茶饮，可反复加入沸水浸泡数次，直至无味，每日晚泡服1剂。用于肝阳上亢所致的高血压，症见头晕目眩，头胀眼胀，心烦易怒，失眠多梦等。

⑳ 决明子18g，野菊花12g，黄荆子9g，香附9g。水煎代茶饮。用于偏头痛。

㉑ 决明子9g，蜂蜜30g（或单用决明子50g）。水煎服。用于便秘。

㉒ 决明子30g，土木香12g。水煎服。用于便秘。（土木香为菊科植物土木香的根）

㉓ 决明子500g。炒香，研为细末，水泛为丸。一日3次，一次3g，连服3～5天。大便自然通顺，且排出成形粪便而不泄泻，此后继续每日服少量，维持经常通便，并能促进食欲，恢复健康。对慢性便秘及卒中后顽固性便秘有较好治疗作用。

㉔ 决明子10g，菊花3g，山楂片15g。共放入热水瓶中，加沸水冲泡，盖严瓶盖，浸泡30分钟后，代茶饮用。用于目赤肿痛，头痛，眩晕，目昏干涩，视力减退；亦可用于高血压兼目昏目赤及大便干结者，有人用于肝硬化腹水、习惯性便秘。

㉕ 决明子5g，麻仁5g。麻仁砸碎，与决明子一起置入茶杯内，倒入刚沸的开水，盖严杯盖，浸泡20分钟左右即可代茶饮，可反复加入沸水浸泡数次，直至无味，每日晚泡服1剂。用于血枯失去濡润所致的便秘，症见大便干结，甚者如羊屎，数日一次。

㉖ 决明子9g（研末），鸡肝1具（捣烂）。用白酒少许，调合成饼，蒸熟服。用于治疗小儿疳积。

㉗ 决明子50g，川贝母50g，乌贼骨400g。共研为细末，一次6g，一日3～4次，开水冲服。用于胃脘痛。

㉘ 决明子15g，龙胆草10g，黄菊花10g。一日1剂，水煎服，亦可用水煎液熏洗患

眼。用于角膜炎。

㉙ 决明子60g。炒焦，研为细末，一次6g，一日1～2次，用红糖水送服。用于泪囊炎。

㉚ 决明子适量。炒后研粉，用茶调成糊，敷两太阳穴，干后则换之。用于治疗目赤肿痛，亦治头风热痛。

㉛ 决明子60g，地肤子30g。共捣为散剂。每次饭后用稀粥送服3g。用于治疗雀目。

㉜ 决明子（炒）6g，刺蒺藜（炒，去刺）12g，防风6g。共研为细末。用猪肝一块，竹刀薄剖，放入药末在内，饭上蒸熟，去药食之。用于治疗视物不清。

㉝ 决明子25g。用小火炒黄，压碎，放入砂锅中加水适量，煎煮20分钟，取汁代茶饮，一日1剂。用于肝热上冲所致的目赤羞明、多泪。

㉞ 决明子5g，刺蒺藜5g，菊花5g。刺蒺藜砸碎，与其他药一起置入茶杯内，倒入刚沸的开水，盖严杯盖，浸泡15分钟左右即可代茶饮，可反复加入沸水浸泡数次，直至无味，每日上、下午各泡服1剂。用于风热或肝火所致的多种眼病，症见目赤肿痛，羞明多泪，或目生翳膜。

㉟ 决明子25～100g。一日1剂，水煎分2次服。用于急性乳腺炎初期，效果显著。

㊱ 决明子60g。浓煎频频含漱。用于治疗口腔炎。

㊲ 决明子适量。水煎熏洗外阴及阴道。用于治疗真菌性阴道炎。

㊳ 决明子研为细末，加入少量轻粉拌匀。用于治疗各种癣。先将癣面擦干净，微擦破，将药末敷上。

使用注意

气虚便溏者慎用。

加工制作

炒决明子：取决明子置锅内，用小火加热，炒至微鼓起，有香气逸出时，取出放凉即可。

保存条件

置通风干燥处，防鼠食。

⁴⁰冰 片

冰片辛苦微寒性　归心归脾和肺经
开窍醒神除风痰　清热止痛治神昏

冰片又名龙脑、老子、结片、片脑、梅片、梅花脑、老梅片、龙脑香、冰片脑、梅花冰片。来源有三：（1）龙脑香料植物龙脑香树的树脂加工品，习称"龙脑香""片脑""羯婆罗香""龙脑冰片"或"梅花冰片"，主产于印度尼西亚、苏门答腊、婆罗洲、南洋等地。（2）菊科植物大风艾的鲜叶蒸馏、冷却后所得的结晶，习称"艾片""艾粉""艾纳香"，主产于贵州、广西。（3）松节油或樟脑为原料，经化学反应合成龙脑，称为"机制片""机片""人工合成冰片""合成龙脑"，主产于广州、株洲、南京、天津等地。

药材识别

龙脑冰片：呈半透明块状、片状或颗粒状结晶，直径1~7mm，厚约1mm，类白色至淡灰棕色。气清香，味清凉，嚼之则慢慢溶化。燃烧时无黑烟或微有黑烟。

艾片：为半透明稍厚的片状结晶，亦如薄冰之破碎，片、块较均匀，大如豆瓣，纯白色。质略坚硬，无层纹，手捻不易粉碎，气清香，味微苦而辛凉。燃烧时有黑烟，无残迹遗留。

机制冰片：呈半透明薄片状结晶，直径5~15mm，厚约2~3mm。色白，表面有如冰的裂纹。质松脆有层，可以剥离成薄片，手捻即粉碎。气清香，味辛凉。燃烧有黑烟，并有带光的火焰。

均以片大、色白、气清凉者为佳。

规格标准

现行规格标志：分龙脑冰片、机制冰片和艾片。其中，龙脑冰片：分进口大梅、二梅、三梅、四梅、百草大梅、小三梅、原装等规格。机制冰片：分广州大梅、二梅、统装等规格。

作用用途

冰片具有开窍醒神、清热止痛的功效。主要用于热病神昏、惊厥、中风痰厥、气郁暴厥、中恶昏迷、目赤、口疮、咽喉肿痛、耳道流脓等。为外科、眼、喉诸证常用之药。

现代临床上还用于急、慢性化脓性中耳炎，带状疱疹，扁桃体炎等。

用法推荐

① 医师处方用量。内服：入丸、散，0.15~0.3g，不入煎剂。外用：研末撒，或吹、搽，或点，或调敷。

② 冰片、麝香、鳝鱼血各适量。冰片、麝香研为细粉，用鳝鱼血调匀后涂患处，喝斜在左者涂右侧，喝斜在右者涂左侧。用于口眼喝斜。

③ 冰片1g，蓖麻子30g。共捣烂调匀，敷患侧掌心一昼夜。用于面神经麻痹。

④ 冰片8g（研碎），新鲜蓖麻子10g（去皮研碎）。二药混匀后装入纱布袋中，将纱布袋放在患侧面部，以覆盖颊车、地仓、翳风穴为宜，然后用热水袋或热水杯放在纱布袋上加热，持续30分钟，一日2次，药物每日一换，5天为一个疗程。用于治疗面神经炎。

⑤ 冰片20g，生大黄100g，食醋250g。置密封瓶中浸泡7天，待成深棕色即可应用（大黄可研末放入瓶中，但不宜炒）。治疗时可先用75%的酒精消毒患处，再涂大黄冰片酊，一日3~4次。用药后皮肤有轻度刺激感，几分钟后可消失。用于治疗面游风。

⑥ 机制冰片适量。研细末，用米汤调成冰片糊，外涂患处。用于带状疱疹。

⑦ 冰片1.5g，雄黄10g。共研碎后溶于75%的乙醇100mL内即成雄黄冰片酊。用生理盐水洗患处后，外涂雄黄冰片酊，一日4~6次。用于治疗带状疱疹。

⑧ 冰片0.2g，薄荷5g，绿茶5g。同放入茶杯中，用沸水冲泡，3分钟后即可饮用。用于急慢性咽炎、腹中胀满、矢气不通等。

⑨ 冰片0.5~0.8g。一日1次，加水溶化后顿服，一次不效，可连用3~7次，用法用量同前。用于治疗胃肠道功能紊乱所致的腹痛、肠胀气、呕吐。

⑩ 冰片0.3g，白芷3g。共研为细末，用药棉蘸少量药末塞单侧鼻孔内，一日换药2~3次。用于风寒感冒。

⑪ 冰片1g，雄黄1.5g，辛夷1.5g，麝香0.3g，牙皂1.5g，洋金花0.5g。共研为细末，取少许吹鼻内。用于胸痛（心绞痛发作）。

⑫ 冰片少许。将冰片放入香烟内，点燃，深吸后闭气。用于呃逆。

⑬ 冰片3g，樟脑3g。共研为细末，卷入纸内，点燃后用鼻吸其烟雾。用于头痛。

⑭ 冰片5g，全蝎5g，细辛5g，大黄20g。共研为细粉，取少许吹入头痛之对侧鼻孔。用于偏头痛。

⑮ 冰片10g，细辛10g，川芎30g，白芷30g，薄荷20g。共研为细粉，取少许吹入鼻孔内。用于风寒头痛。

⑯ 冰片、佩兰、肉桂、薄荷各等分。共研末，装入布袋，随身携带可起到一定的预防感冒作用。

⑰ 冰片3g，蜣螂30g，香油适量。先将蜣螂焙干，研为细末，加入冰片共研匀，再用香油调匀，外敷患处。用于疮疖，痔漏。

⑱ 冰片0.5g。葱汁化搽之。用于治疗内外痔疮。

⑲ 冰片2g，鸡爪黄连12g。共用100mL凉开水浸泡12小时后，取上层清液点眼，一日2～3次。用于急性结膜炎。

⑳ 冰片0.5g，樟脑5g。共研为极细粉，取少许撒患处，一日3～5次。用于小儿口疮。

㉑ 冰片、青黛各等分。共研为细末。适量撒于溃疡面上，闭口10分钟，一日3～5次。用于治疗口疮。用药3～5天即可痊愈。

㉒ 冰片3g，雄黄3g，胆矾3g。共研为细末，取少许吹喉内，一日2～3次。用于扁桃体炎，口疮。

㉓ 冰片1.5g，蟾酥0.5g。共研为细粉，取少许点于患处，一日1～2次。用于小儿舌下溃烂。

㉔ 冰片3g，草蔻3g，砂仁3g，云木香3g。共研为细末，每晚睡前取少许搽牙齿。用于口臭。

㉕ 冰片1g，硼砂3g。共研为极细粉，取少许点胬肉上，一日1～2次。用于翼状胬肉。

㉖ 冰片9g，枯矾9g，雄黄9g。共研为细末，取少许吹入患耳内，一日2次。用于中耳炎。

㉗ 冰片1分，菜籽油10分。共浸泡一周，装入滴耳药瓶；洗净耳道分泌物后，每日滴3次，一次3滴。用于治疗化脓性中耳炎。

㉘ 冰片10g，银朱5g，香油100mL。先将香油倒入铝锅内熬开，后把银朱、冰片放入，加热成红褐色，即成膏。将创面消毒后涂抹，一日1次。用于治疗烫、烧伤。

㉙ 冰片10g，白芥子30g。共研细末，先用70%酒精500mL浸泡2日，后加陈醋500mL浸泡3日，其间每日搅拌3次，再静置2日后倾出上清液，药渣用双层纱布挤压余液，混合后用1号滤纸过滤两遍，得近900mL橙黄色红液，装灭菌容器备用。用于：①手足癣糜烂型用30%药液水；手足水泡型用50%药液水；手

足癣鳞屑角化型敷患部。一日2次，一次30分钟。②头癣去掉毛发，用90%药液水湿敷患处。一日3次，每次20分钟。③用上药液也可治疗疥疮。方法是先用肥皂水洗澡，拭干后，用40%药液水遍涂全身（头部以下）5次，如手指间有丘疹水泡，用70%药液浸泡20分钟，一日1次，连用2日。

㉚ 冰片3g，硇砂5g，肉桂10g，公丁香10g，蜈蚣5g，细辛3g，蓖麻油适量。前六味药共研为细末，用蓖麻油调敷患处。用于痛风。

㉛ 冰片1g，大黄8g，牡丹皮6g，黄连10g，吴茱萸2g，竹叶3g。先将后五味药共研为细末，再加入冰片研匀，分成10小包备用。一次1包，用凉开水调成糊状，敷于脐部，上用麝香痛经膏或麝香风湿膏一片封固固定。每晚换药一次，至愈为度。另外，可取大黄10g、黄连8g、甘草3g，分别捣碎后置入杯中，以开水冲泡待凉后不拘时漱口。用于妇女行经时口糜（口腔糜烂）。

㉜ 冰片1g，香附10g，青皮8g，橘叶6g，郁金8g。先将后四味药共研为细末，再加入冰片研匀，分成10小包备用。一次1包，用醋加白酒数滴调成糊状，敷于脐部，上用麝香痛经膏或麝香风湿膏一片封固固定。每晚换药一次，10日为一个疗程，连用3~5个月经期。用于妇女行经时乳房胀痛。

㉝ 冰片5g，麝香2g，杏仁50g，滑石50g，轻粉50g。先将杏仁去皮，再与滑石粉、轻粉共研为极细末，入笼蒸过，加入冰片、麝香，再研细之后以鸡蛋清调匀。每日早起洗面后敷之，约经2小时后洗净药膏。能令人面红润悦泽，旬日后色如红玉。

㉞ 冰硼散治疗宫颈糜烂。对阴道进行常规消毒灌洗后，视糜烂面积大小，以一带线无菌棉球，蘸取不同数量的冰硼散敷于患处，一日1次，6~7天为一个疗程。

使用注意

孕妇慎用。忌见火与高热。

保存条件

密封，置阴凉处保存。

㊷ 麦 冬

麦冬微寒甘微苦　归心肺胃虚烦除
润肺养阴治燥咳　生津清心治恍惚

麦冬又名寸冬、麦门冬、寸门冬、杭麦冬、朱寸冬、不死药、禹余粮，为百合科植物麦冬的干燥块根。主产于浙江、四川、湖北和广西，以上四省均有较大面积栽培。浙江产者习称"浙麦冬""杭麦冬"，奉为道地药材。四川产者习称"川麦冬"。

药材识别

呈纺锤形或长圆形，两端略尖，中部充实或略收缩，长 1.5～3cm，直径 0.3～0.6cm。表面黄白色或淡黄色，有不规则的纵皱纹。未干透时，质较柔韧，干后质硬脆，易折断；折断面黄白色，角质样半透明，中央有细小中柱。气微香，味微甘、微苦。

以个肥大、黄白色者为佳。

规格标准

品别	等级	标准
浙麦冬	一等	干货。呈纺锤形半透明体。表面黄白色。质柔韧。断面牙白色，有木质心。味微甜，嚼之有黏性。每50g 150粒以内。无须根、油粒、烂头、枯子、杂质、霉变
	二等	干货。呈纺锤形半透明体。表面黄白色。质柔韧。断面牙白色，有木质心。味微甜，嚼之有黏性。每50g 280粒以内。无须根、油粒、烂头、枯子、杂质、霉变
	三等	干货。呈纺锤形半透明体。表面黄白色。质柔韧。断面牙白色，有木质心。味微甜，嚼之有黏性。每50g 280粒以外。最小不低于麦粒大。油粒、烂头不超过10%。无须根、杂质、霉变
川麦冬	一等	干货。呈纺锤形半透明体。表面淡白色。断面牙白色，木质心细软。味微甜，嚼之少黏性。每50g 190粒以内。无须根、乌花、油粒、杂质、霉变

品别	等级	标准
川麦冬	二等	干货。呈纺锤形半透明体。表面淡白色。断面牙白色，木质心细软。味微甜，嚼之少黏性。每50g 300粒以内。无须根、乌花、油粒、杂质、霉变
	三等	干货。呈纺锤形半透明体。表面淡白色。断面牙白色，木质心细软。味微甜，嚼之少黏性。每50g 300粒以外。最小不低于麦粒大。间有乌花、油粒不超过10%。无须根、杂质、霉变

备注：1.麦冬，浙江产者为二、三年生，川产者为一年生，质量不同，故分为浙川两类。各地引种的麦冬，符合哪个标准，即按哪个标准分等。2.野生麦冬，与家种质量相同者，可按家种麦冬标准分等。

作用用途

麦冬具有养阴生津、润肺清心的功效。主要用于肺燥干咳、虚劳咳嗽、津伤口渴、心烦失眠、内热消渴、肠燥便秘、咽炎白喉等。本品为虚劳咯血、干咳稠痰、心烦口渴、消渴、心烦失眠以及肠燥便秘等证的常用要药。传统入药去心，有带心服令人心烦之说，今多不抽心使用，也未见心烦副作用。

现代临床上还用于冠心病、妇女经前期紧张症和神经衰弱症、中风后头晕目眩、视物不清、皮肤粗糙症、急性咽喉炎、急性扁桃体炎、白喉、急性心肌梗死、早搏、心源性哮喘、肾病综合征等。

用法推荐

① 医师处方用量。内服：煎汤，6~15g；或入丸、散、膏。外用：研末调敷；煎汤涂；或鲜品捣汁搽。

② 麦冬10g，沙参10g，玉竹6g，生甘草3g，冬桑叶5g，花粉5g。加水适量，煮取2/5。一日2次服。用于治疗燥伤肺胃阴分，或热或咳者。

③ 麦冬10g，芦根50g。加水1000mL，煎煮30分钟，取汁服用，一日1剂。用于夏季多汗，小便短赤，咽干口燥，干咳少痰等。

④ 鲜麦冬500g。捣绒绞汁或榨汁，加白蜜隔水加热至成饴糖状，一次2~3匙，用温酒或开水化服。用于强壮健身，并治吐血、衄血、咳血、口渴。

⑤ 麦冬15g，茅根12g，百合15g。水煎代茶饮亦可加冰糖调服。用于干咳，咳血。

⑥ 麦冬5g，玄参5g，桔梗5g，生甘草5g。切为小碎块，一起置入茶杯内，倒入刚沸的开水，盖严杯盖，浸泡20分钟左右即可代茶饮，可反复加入沸水浸泡数次，直至无味，每日泡1剂。用于声音嘶哑，干咳，咽喉肿痛等。

⑦ 麦冬15g，五匹风15g，车前草15g，岩豇豆15g。水煎服。用于感冒咳嗽。（五

匹风为蔷薇科植物蛇含的全草或带根全草；岩豇豆为苦苣苔科植物肉叶吊石苣苔的全草。)

⑧ 麦冬10g，天冬10g，百部5g，川贝母5g（冲服），黄连5g，橘红10g，生地10g。一日1剂，水煎分3～4次服。用于百日咳。

⑨ 麦冬15g，紫菀10g，饴糖30g。一日1剂，水煎分3～4次服。用于肺痈。

⑩ 麦冬（去心，焙）60g，桔梗（去芦头）150g，甘草（炙，锉）1g。共研末为粗散。每次取散2g，青蒿心叶十片，加水适量，同煎至七分。去渣温服，稍轻者粥饮调下亦可。用于治疗肺痈涕唾涎沫，吐脓如粥。

⑪ 麦冬、黄连、冬瓜干各60g。共研为粗末。一次15g，加水适量，煎至七分，去渣温服。用于治疗消渴，日夜饮水不止，饮下小便即利。

⑫ 麦冬20g，乌梅（炒）6g。煎水取汁，加冰糖适量，分3次服。用于消渴，喉干不可忍，饮水不止，腹满急胀。

⑬ 麦冬90g，冬瓜子120g，黄连9g。水煎常服。用于糖尿病。

⑭ 麦冬、天花粉、芦根、白茅根各30g，姜生6g。同置入锅内，水煎，取药汁频服。能清热生津，润燥止渴。适用于胃热口渴，肺热燥渴，口渴多饮的糖尿病患者服用。

⑮ 麦冬15g，五味10g，枸杞10g。沸水浸泡，5分钟后代茶饮，一日1～2剂。用于老年体衰，记忆力减退，头昏目眩，夏日多汗心烦，口干舌燥等。

⑯ 麦冬10g，黄芪10g，甘草6g。一日1～2剂，煎煮取汁饮用。用于暑天汗多，体倦，心烦口渴。

⑰ 麦冬9g，金银花9g，桔梗6g，生甘草6g。用开水浸泡代茶饮，或放冰糖调味。用于咽喉疼痛，干燥口渴。

⑱ 麦冬5g，玄参5g，生地5g，熟大黄3g。将玄参、生地和大黄切成小碎块，与麦冬一起置入茶杯内，倒入刚沸的开水，盖严杯盖，浸泡15分钟左右即可代茶饮，可反复加入沸水浸泡数次，直至无味，每日晚上睡觉前泡服1剂。用于大便秘结，数日不解，干结如羊粪，口渴喜饮，心中烦热等。

⑲ 麦冬5g，淡竹叶5g，知母3g。先将知母切成小碎块，与其他药一起置入茶杯内，倒入刚沸的开水，盖严杯盖，浸泡15分钟左右即可代茶饮，可反复加入沸水浸泡数次，直至无味，每日上、下午各泡服1剂。用于高热烦渴，口渴思饮等。

⑳ 麦冬5g，天冬5g。切成小块一起置入茶杯内，倒入刚沸的开水，盖严杯盖，浸泡20分钟左右即可代茶饮，可反复加入沸水浸泡数次，直至无味，每日上、下午各泡服1剂。用于干咳无痰，口唇干燥，口渴引饮。

㉑ 麦冬5g，天花粉5g，乌梅5g，葛根5g。将乌梅砸碎，其他药切成小碎块，一起

置入茶杯内，倒入刚沸的开水，盖严杯盖，浸泡20分钟左右即可代茶饮，可反复加入沸水浸泡数次，直至无味，每日上、下午各泡服1剂。用于消渴证所致的口干口渴、引饮无度、心中烦躁等。

㉒ 麦冬5g，沙参5g，杏仁5g。将杏仁砸碎、沙参切成小碎块，与麦冬一起置入茶杯内，倒入刚沸的开水，盖严杯盖，浸泡20分钟左右即可代茶饮，可反复加入沸水浸泡数次，直至无味，每日上、下午各泡服1剂。用于干咳少痰，咽喉干燥，口干口渴等。

㉓ 麦冬5g，五味子5g，生晒参2g。将生晒参切成小薄片、五味子砸碎，与麦冬一起置入茶杯内，倒入刚沸的开水，盖严杯盖，浸泡20分钟左右即可代茶饮，可反复加入沸水浸泡数次，直至无味，每日上、下午各泡服1剂。用于暑热之邪耗伤阴津的气阴欲脱之证，症见气短乏力、口干喜饮、汗出不止等。

㉔ 麦冬5g，生地5g，冰糖适量。将麦冬和生地切成小碎块，与冰糖一起置入茶杯内，倒入刚沸的开水，盖严杯盖，浸泡20分钟左右即可代茶饮，可反复加入沸水浸泡数次，直至无味，每日上、下午各泡服1剂。用于暑热或热病耗伤胃阴所致的口干口渴、引饮无度、小便清长、心中烦热等。

㉕ 麦冬30g，黄连15g。共研为末，炼蜜为丸如梧桐子大。每次服30丸，饭前用麦门冬汤下（麦门冬汤：麦冬15g，半夏12g，人参6g，甘草6g，粳米15g，大枣4枚）。用于治疗虚热上攻，脾肺有热，咽喉生疮。

㉖ 麦冬60g，桔梗60g，金银花60g，板蓝根100g，菊花50g，甘草30g，茶叶30g。将板蓝根、麦冬加水煎煮取浓汁备用；桔梗、甘草研成细末备用；再将金银花、菊花撕碎，与茶叶及桔梗、甘草粉末混合均匀，倒入板蓝根、麦冬浓汁，边倒边拌均匀，最后压成块状，阴干，分成7份备用。每天取一份放入茶杯中，用沸水冲饮，儿童减半。用于咽喉肿痛。

㉗ 麦冬10g，竹茹10g，芦根30g。一日1剂，水煎服，连服三日。用于妊娠呕吐，口唇干燥。

㉘ 麦冬10g，玄参10g，桔梗8g，甘草6g，磁石30g，知母10g，白芍10g，丹参10g。水煎服，一日1剂。用于慢性咽炎。

㉙ 麦冬12g，野菊花12g，金银花12g。沸水浸泡，代茶饮，一日1剂。用于急、慢性咽炎。

㉚ 鲜麦冬60g。洗净，捣烂，凉开水送服，一次6g，一日3次。用于扁桃体炎，喉喑。

㉛ 麦冬12g，五味子6g，太子参15g，煅龙骨15g（先煎），煅牡蛎15g（先煎）。水煎常服。用于自汗，盗汗。

㉜ 麦冬30g，沙参15g，炒柏子仁6g。水煎常服。用于神经衰弱。

㉝ 麦冬6g，生地9g，五味子8g。水煎常服。用于神经衰弱。

㉞ 麦冬30g，党参15g，半夏3g，炙甘草5g，大枣12枚，粳米100g。水煎常服。用于郁证。

㉟ 麦冬30g，天冬30g，知母10g，浙贝母10g，代赭石（先煎）90g。一日1剂，水煎分3次服。用于食道癌。

㊱ 生麦冬汁、生刺蓟汁、生地黄汁各等分。兑匀，适当加热，每次一小杯调伏龙肝末3g服之。用于治疗吐血、衄血不止。

㊲ 麦冬15g，生地15g。水煎服。用于鼻衄。

㊳ 麦冬90g（干品30g）。加水适量，煎至半杯，饭前服，一日2～3次。用于治疗小便闭淋。

㊴ 鲜麦冬适量。捣烂取汁，滴耳。用于治疗中耳炎。

㊵ 麦冬250g。加水煮至两碗，用鹅毛不断扫涂患处，随扫随干，随干随扫，少顷即止痛生肌。用于治疗热汤滚水泡烂皮肉疼痛呼号者。

㊶ 麦冬10g，玄参10g，赤芍10g，白藓皮10g，钩藤20g。一日1剂，水煎分3次服。用于皮肤瘙痒。

㊷ 麦冬（连心）25g，玄参30g，细生地25g。加水适量，煮取3/8，口干则饮尽，如不便，可再饮。用于治疗阳明病，数日不大便者。

㊸ 麦冬10g，枸杞10g，鸡蛋1只。共同煎煮，食蛋喝汤，常服，用于妇人经前期紧张症和神经衰弱症。本方有滋阴补中的作用，能悦颜色、明目、抗衰老。

㊹ 麦冬30g，枸杞30g。水煎代茶常饮。用于中风后头晕目眩、视物不清。

㊺ 麦冬10g，玉竹10g。水煎常饮。用于津液不足，皮肤粗糙者。本方也可用于冠心病、心绞痛发作及感冒的预防。

㊻ 麦冬3g，远志3g，酸枣仁9g。以水500mL煎成50mL，于睡前服用。以上三种药材均有宁心安神、镇静的作用，混合后有催眠的效果。

㊼ 麦冬5g，竹茹5g，小麦5g，大枣5g，甘草2g。将大枣切烂，与其他药一起置入茶杯内，倒入刚沸的开水，盖严杯盖，浸泡20分钟左右即可代茶饮，可反复加入沸水浸泡数次，直至无味，每日晚饭后泡服1剂。用于心中烦躁不安，或梦多纷纭，或彻夜难眠。

使用注意

脾胃虚寒、大便溏薄及感冒风寒或痰饮湿浊咳嗽者忌服。

保存条件

置阴凉干燥处，防潮。

42 玛 瑙

玛瑙性寒其味辛　清热明目主功能
熨目可除目翳障　水飞点眼目更清

玛瑙又名马脑、文石，为三方晶系矿物石英的隐晶质变种之一，主产于河南、湖北、江苏、安徽、四川、云南、陕西、甘肃、新疆等地。

药材识别

呈不规则的块状，大小不一。浅红色、橙红色至深红色，具光泽，呈条带状或云雾状色彩，透明至半透明，表面平滑或凹凸不平，具蜡样光泽。质硬而脆，易砸碎，断面略平滑。气无，味淡。玛瑙粉为极细粉末。无臭，味淡。

作用用途

玛瑙具有清热明目的功效。用于熨目赤烂、目生翳障。

用法推荐

外用：砸碎，研为细粉；或水飞用。点眼，可用于治疗白内障。

另：玛瑙0.3g，珍珠0.3g，牛黄0.3g，冰片0.3g，麝香0.3g，雄黄0.6g，火硝0.6g，红硇砂0.6g。共研为极细末，分装10小瓶内，备用。用时取药粉点入大眼角内，一日3次，重症者内服1瓶。用于狂犬咬伤。

加工制作

本品用水飞法（中药材特有加工方法）研为极细粉末。

保存条件

玛瑙粉末多用于点眼，故应注意防尘，用瓷瓶装为好。宜置干燥处保存。

43 芡 实

芡实味甘涩性平 既归脾经又归肾
补脾止泻靠除湿 止带益肾能固精

芡实又名卵菱、鸡头、雁头、乌头、鸿头、苏黄、苏实、黄实、水鸡头、水流黄、刀芡实、鸡头果、雁喙实、苏芡实、芡实米、鸡头米、鸡头实、刺蓬蓬实，为睡莲科植物芡的干燥种仁，主产于山东、江苏、湖南、湖北、四川等地。

药材识别

未去外种皮的种子呈类圆球形，多为破粒，完整者直径1～1.5cm。表面呈黄棕色或灰棕色，略平滑，一端有一长椭圆形、浅色的种脐，其近旁有一圆脐状的珠孔，外种皮极坚硬，打碎后可见内有种仁。内种皮薄膜状，紧贴于胚乳之外，表面呈棕紫色。种仁类圆球形，中央种脐部显暗棕色，有网状花纹，基部白色，已擦去内种皮者，则全体均呈白色，胚乳占种子的极大部分，白色，质坚硬，粉性。胚位于胚乳一端的凹陷处，极小。气微，味淡，带粉性。

以色白、粉性足、无破碎者或无壳者为佳。

规格标准

统货。干货、成实，无秕粒、无沙土、无杂质、无霉变。有南、北芡实之分：

①南芡实：呈圆球形，直径约0.6cm。一端呈白色，约占全体的1/3。表面平滑，有花纹。质硬而脆。断面不平，色洁白，有粉性。以颗粒饱满、均匀、粉性足、无碎屑及皮壳者为佳。

②北芡实：多呈半圆形，表皮红紫色，剖面白色。以身干、不蛀、颗粒饱满均匀、少碎屑、粉性足、无杂质者为佳。

作用用途

芡实具有益肾固精、补脾止泻、祛湿止带的功效。主要用于梦遗滑精、遗尿尿频、脾虚久泻、白浊、带下等。为较理想的滋养收涩之药。

现代临床上还用于糖尿病。

① 医师处方用量。内服：煎汤，15~30g；或入丸、散，亦可适量煮粥食。

② 芡实30g，生龙骨60g，生牡蛎60g，韭菜籽90g，莲须30g。共研为细末，每次9g，一日3次，淡盐水冲服。用于遗精。

③ 芡实30g，山药30g，莲子15g，茯神6g，枣仁9g，党参3g。一日1剂，水煎分3次服。用于梦遗、遗精。

④ 芡实（蒸）、沙苑蒺藜（炒）各60g，龙骨（酥炙）、牡蛎（盐水煮一日一夜，煅粉）各30g。共研为末，莲子粉糊为丸，盐汤送服。用于精滑。

⑤ 芡实15g，茯苓10g，大米50g。加水适量，煎至软烂时，加入大米煮成粥，一日分顿食用，连服数日。用于肾精不固、早泄患者。

⑥ 芡实、金樱子各等分。熬膏服用。用于遗精、滑精。

⑦ 芡实20g，枸杞20g，补骨脂15g，韭菜子15g，牡蛎40g（先煎）。一日1剂，水煎分3次服。用于遗精、滑精。

⑧ 芡实12g，金樱子9g，莲须9g，牡蛎20g（先煎）。一日1剂，水煎分3次服。用于梦遗。

⑨ 芡实30g，莲子15g。一日1剂，水煎分3次服。用于遗精。

⑩ 芡实粉、白茯苓粉各等分。炼蜜为丸如梧桐子大。每次服100丸。用于治疗浊病（妇女带症）。

⑪ 芡实30g，莲子30g，韭菜根35g，冬瓜子20g，葵花茎心30g。一日1剂，水煎分3次服。用于白带。

⑫ 炒芡实30g，炒山药30g，黄柏6g，车前子6g（纱布包煎），白果6枚。一日1剂，水煎分3次服。用于黄带。

⑬ 芡实30g，莲肉30g，炒艾叶15g。一日1剂，水煎分3次服，连服3~5剂。用于白带过多。

⑭ 芡实15g，白果15g，山药15g，车前子10g（纱布包煎）。共水煎，取汁，一日分3次服下。用于赤白带下。

⑮ 芡实5g，山药5g，车前子5g，黄柏3g。将芡实砸碎，山药和黄柏切成小碎块，与车前子一起置入茶杯内，倒入刚沸的开水，盖严杯盖，浸泡20分钟左右即可代茶饮，可反复加入沸水浸泡数次，直至无味，每日上、下午各泡服1剂。用

于脾不运湿、湿热下注的带症引起的白带增多，色黄稠黏，臭秽难闻，腰腹酸软，神疲体乏等。

⑯ 芡实15g，炮穿山甲15g，神曲20g，焦山楂20g，莲子肉20g，黑白丑10g，玉米10g，炒白扁豆30g。共研细末，一次5g，一日3次，开水送服。用于小儿脾虚泄泻。

⑰ 芡实15g，茯苓10g，（捣碎）大米30g。先将芡实和茯苓加水煮至软烂，再加入淘净的大米煮粥食。用于肾虚，小便不利，尿液浑浊；常服能强健身体，强意志，聪明耳目。

⑱ 芡实30g，猪肚50g，大米50g，调味品适量。将猪肚洗净，加清水适量煮熟后，去猪肚，加入芡实、大米煮粥，葱、姜、食盐、味精调味服食，一日1剂，猪肚可佐餐服食，连续5~7天。可健脾补肾，用于小儿流口水。

⑲ 芡实30g，莲米30g，大米50g，红糖适量。将三者加清水共煮为粥，待熟后红糖调味服食，每晚1剂，连续5~7天。可健脾利湿，用于小儿流口水。

⑳ 芡实20g，山药20g，薏苡仁20g。隔日1剂。煲汤服用。用于小儿面色萎黄、神疲肢倦、食则饱胀、腹满喜按、大便酸溏稀腥等。

㉑ 芡实、山药、茯苓、白术、莲肉、苡仁、白扁豆各30g，人参8g，米粉500g。诸药研粉与米粉和匀，开水调服，加糖调味，一次6g，一日2~3次。用于脾虚食少、乏力、便溏、消瘦，亦可作糕食用。

㉒ 芡实10g，茯苓5g。将芡实砸碎、茯苓切成小碎块，一起置入茶杯内，倒入刚沸的开水，盖严杯盖，浸泡20分钟左右即可代茶饮，可反复加入沸水浸泡数次，直至无味，每日上、下午各泡服1剂。用于肾气不足，水湿不化的前列腺炎引起的小便浑浊如米泔水，少腹坠胀，甚者小便点滴难下。

㉓ 芡实30g，白果肉60g，黄芪25g，猪肚1000g，腐皮30g。先将猪肚清洗干净，与芡实、白果肉、黄芪一同放入砂锅内，加入高汤或水适量，武火煮沸，改用文火煮3~4小时，再加入腐皮煮半小时左右，直至汤色变成乳白时，酌加食盐调味，即可食用。此汤具有补气血、清虚热、润泽肌肤的作用。常服可使乳房丰满、肌肤白嫩。

㉔ 芡实30g，莲子30g，薏苡仁30g，龙眼肉8g，老鸭1只。先将老鸭宰杀退毛，除去内脏，清洗干净，与芡实、莲子、薏苡仁、龙眼肉一同放入砂锅内，加入高汤或水适量，武火煮沸，改用文火煮4小时左右，至鸭肉烂熟时，酌加食盐调味，即可食用。适用于皮肤粗糙、黑斑、皱纹较多者服用。

㉕ 芡实5g，大枣5枚，党参5g，白术5g。将芡实砸碎、大枣切碎去核、其他药切成小碎块，一起置入茶杯内，倒入刚沸的开水，盖严杯盖，浸泡20分钟左右即可代茶饮，可反复加入沸水浸泡数次，直至无味，每日上、下午各泡服1剂。

用于脾气虚弱、运化无力的消化不良或贫血症。症见大便稀溏，不思饮食，面色萎黄，神疲头晕，气短懒言等。

㉖ 芡实5g，莲须3g，沙苑子5g。将芡实和沙苑子捣烂，与莲须一起置入茶杯内，倒入刚沸的开水，盖严杯盖，浸泡20分钟左右即可代茶饮，可反复加入沸水浸泡数次，直至无味，每日上、下午各泡服1剂。用于肾气不足、不能摄精的遗精、滑精、早泄、腰膝酸软、神疲乏力等。

㉗ 芡实5g，金樱子5g，菟丝子5g，川续断5g。将芡实砸碎、金樱子拍破去毛、川续断切成小碎块，与菟丝子一起置入茶杯内，倒入刚沸的开水，盖严杯盖，浸泡20分钟左右即可代茶饮，可反复加入沸水浸泡数次，直至无味，每日上、下午各泡服1剂。用于下元亏虚，肾气不固的带下病，症见白带清稀如水，量多如注，腰脊酸软，四肢清冷等。

㉘ 芡实15g，苡仁15g，百合15g，糯米125g，橘红15g，蜜樱桃30g，瓜片15g，白糖50g，网油60g，鲜藕500g。莲米去心，与苡仁、百合、芡实放入碗中加适量清水，上蒸笼蒸至熟烂；取鲜藕粗壮部位，削去一头，内外洗净，用竹筷透通孔眼，将糯米装入藕内，抖紧，使之封闭不漏，加水煮熟后放入清水中漂，刮去外粗皮，切成0.6厘米圆片；瓜片、橘红切丁，蜜樱桃对剖；将网油修成一方形，铺于碗内，蜜樱桃随意摆成花纹图案，再相继放入瓜片、橘红丁和苡仁、芡实、莲米等原料，同时将藕片摆成风车形，放好后撒入白糖放蒸笼上蒸至极熟烂，翻于圆盆内，揭去网油，将其余白糖收成糖汁挂上即可食用。对脾虚食少、腹泻、肾虚遗精、带下、热证心烦、口渴、血热咯血、尿血等症，有一定的疗效。本方药食并茂，造型美观，令人睹之欲食。可作病后体弱及慢性肠炎、慢性肾炎、支气管扩张、尿道感染患者之膳食。

㉙ 芡实20g，山药30g，瘦羊肉100g，小米适量。将山药、芡实捣碎，羊肉剁烂，小米洗净，同时放入锅内，加水适量煲粥，粥熟后调味食用。可治老年性痴呆。

㉚ 芡实30g，猪胰1个。共用水炖熟，一日分2次食药喝汤。用于糖尿病。

㉛ 芡实100g，老鸭1只。鸭宰杀，去毛及内脏，洗净，将芡实填入鸭腹内，文火煲2小时，加食盐调味，吃鸭肉、芡实，饮汤。每周2~3次。能滋补肝肾、敛阴生津。适用于肝肾阴虚型糖尿病，对症见口干口渴、腰酸尿频、头晕耳鸣者有良效。

使用注意

芡实为滋补敛涩之品，故大小便不利者不宜用。

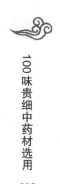

加工制作

炒芡实：取净芡实，用文火炒至表面棕黄色，取出，摊凉即得。

保存条件

置通风干燥处保存，防鼠，防蛀。

●44 杜 仲

杜仲味甘且性温　既归肝经又归肾
筋骨无力腰膝软　安胎源于补肝肾

杜仲又名思仙、丝仲、木绵、石思仙、丝绵皮、丝连皮、扯丝皮、盐杜仲、杜仲炭、黑杜仲、炒杜仲、川杜仲、绵杜仲、焦杜仲，为杜仲科植物杜仲的干燥树皮。主产于四川、陕西、湖北、贵州、河南、湖南等地。以四川通江产品质优，奉为道地药材，习称"川杜仲"。陕西、湖北产者习称"汉杜仲"。

药材识别

呈扁平的板片状或两边稍向内卷，大小不一，厚3～7mm。外表面淡棕色或灰褐色，平坦或粗糙，有明显的皱纹或纵裂槽纹；未刮去粗皮者有斜方形横裂的皮孔，有时可见淡灰色地衣斑。内表面暗紫色，光滑。质脆，易折断，断面有细密银白色富弹性的橡胶丝相连（一般拉至1cm以上才断丝）。气微，味稍苦。嚼之有胶状残余物。

以皮厚、块大、断面丝多、内表面色暗紫者为佳。

规格标准

等级	标准
特等	干货。呈平板状，两端切齐，去净粗皮。表面呈灰褐色，里面黑褐色、质脆。断处有胶丝相连。味微苦。整张长70～80cm，宽50cm以上，厚0.7cm以上，碎块不超过10%。无卷形、杂质、霉变
一等	干货。呈平板状，两端切齐，去净粗皮。表面呈灰褐色，里面黑褐色、质脆。断处有胶丝相连。味微苦。整张长40cm以上，宽40cm以上，厚0.5cm以上，碎块不超过10%。无卷形、杂质、霉变
二等	干货。呈平板状或卷曲状。表面呈灰褐色，里面青褐色、质脆。断处有胶丝相连。味微苦。整张长40cm以上，碎块不超过10%。无杂质、霉变
三等	干货。凡不合特、一、二等标准，厚度最薄不得小于0.2cm，包括枝皮、根皮、碎块，均属此等。无杂质、霉变

作用用途

杜仲具有补肝肾、强筋骨、安胎的功效。主要用于肾虚腰痛、筋骨无力、妊娠漏血、胎动不安、高血压症等。近代研究与临床实践证明，本品降血压作用缓和持久，最宜于高血压而有肾虚症状者。中老年肾阳偏虚者常服本品，可轻身耐老。

现代临床上还用于安胎、高血压、坐骨神经痛、小儿麻痹后遗症、老年性膝关节炎、周期性麻痹、慢性肾炎氮质血症及预防高血压、动脉硬化等。

用法推荐

① 医师处方用量。内服：煎汤，6~15g；或浸酒；或入丸、散。

② 杜仲（姜汁炒）500g，核桃肉20个，补骨脂（酒浸炒）250g，大蒜（熬膏）120g。共研为细末，蒜膏为丸如梧桐子大。每次服30丸，空腹温酒送下，妇女淡醋汤送下。用于治疗肾虚腰痛如折，起坐艰难，俯仰不利，转侧不能。

③ 杜仲（去粗皮，炙，锉）45g，川芎30g，附子（炮裂，去皮、脐）15g。共研为粗末。每次30g，与姜生、大枣加水适量同煮取药汁。饭前温服。汗出忌风。用于治疗中风筋脉挛急，腰膝无力。

④ 杜仲30g，白酒500g。泡7天后服，每次10~20mL，一日2~3次。用于高血压，劳损腰痛。

⑤ 杜仲（刮去粗皮，油炸酥黄）30g。加水适量煎煮取汁，猪肾或羊肾二个切薄片，用杜仲汁煎煮三五沸，加花椒、食盐调味，空腹食肉喝汤。用于肾虚腰痛。

⑥ 杜仲15g，三七6g，石榴皮15g，白酒适量。将药置白酒中浸泡，半月后酌量服药酒，一日2次。用于腰痛。

⑦ 杜仲15g，补骨脂15g，核桃仁15g，大蒜10瓣。将前3味药水煎，取汁，大蒜捣成泥，用药液一日分2次泡大蒜泥服。用于肾虚腰痛。

⑧ 杜仲5g，五加皮5g。切成小碎块，一起置入茶杯内，倒入刚沸的开水，盖严杯盖，浸泡20分钟左右即可代茶饮，可反复加入沸水浸泡数次，直至无味，每日上午和晚上各泡服1剂。用于肾气不足，寒湿侵袭所致的腰骶酸软疼痛，转侧不便，俯仰困难、四肢沉重，步履艰难。

⑨ 杜仲5g，桑寄生5g，独活5g，桂心5g。切成小碎块，一起置入茶杯内，倒入刚沸的开水，盖严杯盖，浸泡20分钟左右即可代茶饮，可反复加入沸水浸泡数次，直至无味，每日上、下午各泡服1剂。用于肾气虚弱，久卧冷湿所致的痹证，症见腰背酸痛，四肢沉重，伸屈不利，行走不便，肢冷畏寒。

⑩ 杜仲5g，大枣5枚。将大枣砸碎去核、杜仲切成小碎块，一起置入茶杯内，倒

入刚沸的开水，盖严杯盖，浸泡20分钟左右即可代茶饮，可反复加入沸水浸泡数次，直至无味，每日上、下午各泡服1剂。用于脾肾不足，精气不养胎胞的胎动不安，动红见血，腰腹酸痛，食少乏力。

⑪ 杜仲5g，木香5g，八角茴香5g。将八角茴香砸碎，杜仲、木香切成小碎块，一起置入茶杯内，倒入刚沸的开水，盖严杯盖，浸泡20分钟左右即可代茶饮，可反复加入沸水浸泡数次，直至无味，每日上、下午各泡服1剂。用于肾阳亏损，寒湿凝滞所致的腰脊酸痛、俯仰不能、腿软无力、屈伸艰难等。

⑫ 杜仲5g，狗脊5g，防风5g，秦艽5g。切成小碎块，一起置入茶杯内，倒入刚沸的开水，盖严杯盖，浸泡15分钟左右即可代茶饮，可反复加入沸水浸泡数次，直至无味，每日上、下午各泡服1剂。用于肝肾虚损，风寒湿邪阻滞经络的痹证，症见腰脊酸痛，项背强直，四肢关节疼痛，活动不利等。

⑬ 杜仲5g，橘核5g。将橘核砸破、杜仲切成小碎块，一起置入茶杯内，倒入刚沸的开水，盖严杯盖，浸泡20分钟左右即可代茶饮，可反复加入沸水浸泡数次，直至无味，每日上午和晚上各泡服1剂。用于肾气虚寒的腰痛，症见腰部空冷疼痛，得暖则舒，小便频数而清长，肢冷畏寒，神疲倦怠。

⑭ 杜仲50g，葡萄酒500g。浸泡7天后服，每次服15mL，一日2～3次。用于预防高血压、动脉硬化。

⑮ 炒杜仲30g。一日1剂，水煎，取汁，加入白糖适量调服，一日2次。用于高血压。

⑯ 杜仲20g，花生壳20g。一日1剂，用水煎服。用于高血压。

⑰ 杜仲20g，丹皮15g，黄柏10g。一日1剂，水煎服。用于高血压。

⑱ 杜仲30g，夏枯草30g，菊花15g，草决明12g。一日1剂，水煎服。用于头痛（高血压所致）。

⑲ 杜仲、黄芩、夏枯草各15g。一日1剂，水煎服。用于治疗高血压。

⑳ 杜仲制成每片含生药量4.9g的片。一次1片，一日3次。用于治疗高血压。

㉑ 杜仲5g，天麻3g，栀子5g，白芍5g。将栀子砸碎，其他药切成小碎块，一起置入茶杯内，倒入刚沸的开水，盖严杯盖，浸泡20分钟左右即可代茶饮，可反复加入沸水浸泡数次，直至无味，每日上午和晚上各泡服1剂。用于肝肾阴亏虚、肝阳上亢的高血压病。症见头胀痛欲裂、耳鸣耳聋、口苦心烦、急躁易怒等。

㉒ 杜仲240g（糯米煎汤，浸透，炒去丝），续断60g（酒浸，焙干），山药粉150g。杜仲、续断共研为细粉，山药粉煮熟后搅为糊，与前药粉共制成糊丸如梧桐子大。每次服15丸，空腹时用米汤送下。用于治疗习惯性流产。

㉓ 杜仲适量（去粗皮，研细，瓦上焙干）。煮枣肉糊为丸，如弹子大。每次服1丸，嚼烂，用糯米汤送下。用于治疗妇女怀孕期胎动不安。

㉔ 炒杜仲9g，炙黄芪9g，炒白术6g，炒当归6g。水煎服。用于滑胎。

㉕ 杜仲250g（糯米煎汤，浸透），续断60g（酒浸，焙干），山药150g。将上药研为细粉，面糊为丸，如梧桐子大，于妊娠后每日早晨用米汤送服30丸。用于习惯性坠胎。

㉖ 炒杜仲30g，桑寄生30g，乌骨鸡1只（重约500g）。先将乌骨鸡闷死（即不用刀放血，而用手将鸡闷死，或将鸡头放入水中闷死），除去毛和内脏；用纱布将杜仲、桑寄生包好后，放入鸡腹中，加水煮至鸡熟烂后，弃去药，再加入少许食盐调味食用。饮汤食鸡，分2~3次服完。用于习惯性流产的食疗。

㉗ 杜仲（去皮，锉，炒）30g，肉桂（去粗皮）30g，炙甘草3g。共研为粗粉。每次取药粉2g，与3片姜生加水适量共煮取药汁。慎温时服用。用于治疗霍乱转筋。

㉘ 杜仲30g，猪腰子或羊腰子1对。共煮食（经常服用）。用于坐骨神经痛。

㉙ 制杜仲20g，续断20g，雀儿花根皮（为豆科植物锦鸡儿的根皮）10g，猪肾1只，白酒适量。将上药共炖熟，一日分2次食肾喝汤。用于坐骨神经痛。

㉚ 杜仲50g，猪脚1只。加水适量。小火熬4小时，炖汤，一日分2次服；次日将药渣另加猪蹄1只再炖汁服用。隔日1次。同时配合肌肉按摩和功能锻炼。用于小儿麻痹后遗症。

㉛ 杜仲、盐肤木根二层皮各30g。加猪肉酌量炖服。用于治疗肾炎。

㉜ 杜仲20g，玉米须60g。一日1剂，水煎分3次服。用于水肿。

㉝ 生杜仲30g。先将杜仲研末，再装入除去内膜的猪肾中炖熟，食肉服汤，一日1剂，并酌服羊奶。用于急性肾炎。

㉞ 杜仲100g，鲜阳雀花根100g，鲜小九龙盘根100g，鲜七姊妹根100g，猪肾脏2只。将上药共炖熟，食肾服汤，一日1剂。用于慢性肾炎。（阳雀花根为豆科植物锦鸡儿的根；小九龙盘根为蓼科植物金线草的根；七姊妹根为木通科植物牛藤的根。）

㉟ 杜仲末6g，猪肾1只。将杜仲末装入猪肾内，以湿纸包4~5层，煨熟后服，一日分2次服。用于肾阳虚遗精。

㊱ 杜仲30g，猪肚250g。共煮去药，饮汤食肉。用于肾虚腰痛，阳痿，小便频数。

㊲ 杜仲100g，五加皮200g，金钱草100g，大血藤50g，小血藤50g，八角枫10g，白酒1500g。共浸泡7天后服，一次10mL，一日2次服。用于风湿性关节炎。

㊳ 杜仲15g，补骨脂12g，核桃仁30g，猪肾1对。将药与猪肾共炖至烂熟后，去杜仲、补骨脂，加食盐2g调味，一日分2次，连汤服用。用于类风湿性关节炎。

㊴ 杜仲5g，山茱萸5g，枸杞5g，五味子5g。将五味子砸碎、杜仲切碎，与其他药

一起置入茶杯内，倒入刚沸的开水，盖严杯盖，浸泡20分钟左右即可代茶饮，可反复加入沸水浸泡数次，直至无味，每日上、下午各泡服1剂。用于肾阳不足，精血亏损而致的阳痿、早泄、遗精、滑精、小便频数等。

⑩ 杜仲10g，续断10g，鲜山药50g，糯米50g。先煎杜仲、续断，去渣取汁，后入糯米及捣碎的山药，共煮为粥。此为一日量，分2次食用，可补肝肾、强筋骨。用于治疗骨质疏松症。

⑪ 杜仲12g，猪肾250g。杜仲煎熬成浓汁约50mL，加干淀粉（水发）20g，绍酒25g，味精1g，酱油40g，食盐5g，白砂糖3g，兑成芡汁；猪腰对剖两片，除去腰臊筋膜，切成腰花；炒锅在大火上烧热，倒入混合油至八成热，放入花椒1g，投入腰花、葱节（切2cm长）50g，姜蒜（切指甲片）各10g，快速炒散，即沿锅倾下芡汁和醋2g，翻炒均匀，起锅即可食用。用于肾虚腰痛、腿软、阳痿、遗精、眩晕、尿频，尤其夜尿增多等症，有较好疗效。本方可作肾炎、高血压、性功能低下者之膳食。无病食之，亦可强健筋骨。

使用注意

阴虚火旺者慎用。

加工制作

炒杜仲：取杜仲块，用食盐水拌匀，润透，置锅内炒至老褐色丝易断时取出，摊凉即得。每100g杜仲，用食盐2g（化水）。

保存条件

置阴凉干燥处。

㊺ 豆 蔻

豆蔻味辛且性温　归肺归脾归胃经
化湿行气除腹胀　温中止呕呕吐停

豆蔻又名白蔻、元蔻、老蔻、紫蔻、壳蔻、扣米、多骨、十开蔻、白豆蔻、圆豆蔻、白蔻仁、白豆蔻仁，为姜科植物白豆蔻或爪哇白豆蔻的干燥成熟果实。主产于柬埔寨和泰国，我国的海南、云南和广西现有栽培，习称"原豆蔻"。爪哇白豆蔻原产于印度尼西亚，也称"印尼白蔻"，现我国的海南和云南南部地区有栽培。

药材识别

原豆蔻：呈类球形，直径1.2～1.8cm。表面乳白色至淡黄色，具浅纵向槽纹及不显著的钝棱线各3条，皱槽纹间有纵的隆起线（维管束）5条，顶端有凸起的柱基，中央呈空洞状，基部有凹下的圆形果柄痕，柱基及果柄痕的周围均有棕色绒毛。果皮木质而脆，易裂开，内表面色淡有光泽，可见凹入的维管束纹里。果实3室，中轴胎座，每室含种子7～10粒，纵向排列于中轴胎座上。种子成不规则的多面体，背面略隆起，直径3～4mm，外被类白色膜状假种皮。种皮灰棕色，表面有细致的波纹；种脐呈圆形的凹点，位于腹面的一端。气芳香，味辛凉，略似樟脑。

印尼白蔻：呈类球形，具三钝棱，直径0.8～1.2cm；每一棱上的隆起线（维管束）较白豆蔻明显；果皮木质，无光泽；果实三室，每室种子2～4枚。种子形状同白豆蔻。气味较薄。

均以个大、饱满、果皮薄而完整、皮色洁白、气味浓者为佳。

规格标准

历史规格有贡蔻、拣蔻、顶子蔻、蔻球、蔻米、蔻壳、风蔻之分。

现行规格标志：有白豆蔻、圆豆蔻、小豆蔻之分，药用最多的是白豆蔻。一般均为统货，不分等级。

作用用途

豆蔻具有化湿消痞、行气温中、开胃消食的功效。主要用于湿浊中阻、不思饮食、湿温初起、胸闷不饥、寒湿呕逆、胸腹胀痛、食积不消等。本品辛温香燥，其气清爽。上行肺部以宣邪理气，中入脾胃以化浊除寒。为温中燥湿行气止呕药。凡上中两焦一切寒湿气滞，症见胸闷不畅、脘腹胀痛、呕吐、呃逆等，配伍应用，颇为适宜。本品尚能开胃进食，凡食少纳差或食积不消也常用之。

现代临床上还用于解酒毒、小儿吐乳。

用法推荐

1. 医师处方用量。内服：煎汤，3~6g，后下；或入丸散。

2. 豆蔻仁、砂仁各60g，公丁香15g，陈米一升（淘洗，略蒸过，炒）。共研为细末，枣肉为丸，如小赤豆大。每次服50~70粒，多至100粒，米汤送服，用于治疗气膈脾胃，全不进食。

3. 豆蔻仁、丁香各等分。共研为末。用温开水调服2~3g，一日数次服。若寒气作痛者，用姜汤送服。用于治疗胸膈胃脘逆气难解，疼痛，呕哕胀满，痰饮，膈噎，服诸药无效者。

4. 豆蔻、沉香、苏叶各3g。共研为末。每服2g，柿蒂汤（丁香、柿蒂、姜生各6g，煎汤）下。用于治疗胃冷久呃。

5. 豆蔻3g，丁香3g。共砸碎，一起置入茶杯内，倒入刚沸的开水，盖严杯盖，浸泡15分钟左右即可代茶饮，可反复加入沸水浸泡数次，直至无味，每日上、下午各泡服1剂。用于：①寒凝气滞所致的胃脘隐隐作痛，喜温喜按，食少纳差，小便清长等。②寒阻中焦，气机失调所致的呃逆。症见呃逆不止，神疲气短，肢冷畏寒等。

6. 豆蔻14个，生甘草、炙甘草各6g，砂仁14个。共研为末。常掺入小儿口中。用于治疗小儿胃寒吐乳者。

7. 豆蔻3g，砂仁3g，甘草3g。共研为细末，一次1.5g，一日3次，开水或乳汁冲服。用于小儿吐乳。

8. 豆蔻9g，白胡椒4.5g。共研为末，分成9包，一次1包，一日3次，开水冲服。用于胃寒呕吐。

9. 豆蔻3g，炒穿山甲6g，肉桂4.5g，羊肝1付（约500g）。先将羊肝切一缝，再将其余药物研为粉末后装入羊肝内，蒸熟后分2~4次服食。用于反胃。

10. 豆蔻3g，竹茹10g，大枣3枚，姜生3g。煎汁1碗，红糖水调服。用于妊娠呕吐。

⑪ 豆蔻末3g。黄酒适量送服。用于胃寒疼痛、呕吐。

⑫ 豆蔻3g，藿香5g，陈皮5g，姜生5g。将豆蔻砸碎、姜生切成薄片，与其他药一起置入茶杯内，倒入刚沸的开水，盖严杯盖，浸泡15分钟左右即可代茶饮，可反复加入沸水浸泡数次，直至无味，每日上、下午各泡服1剂。用于寒湿困脾，胃气上逆的急、慢性胃炎引起的恶心呕吐，脘腹冷痛，喜温喜按，肢冷畏寒等。

⑬ 豆蔻3g，砂仁3g，木香5g，藿香5g。将豆蔻、砂仁砸碎，木香切成小碎块，与藿香一起置入茶杯内，倒入刚沸的开水，盖严杯盖，浸泡15分钟左右即可代茶饮，可反复加入沸水浸泡数次，直至无味，每日上、下午各泡服1剂。用于脾胃不调，气机受阻的胃炎所致的胃脘胀满疼痛，呕逆泛恶，不思饮食，食入反胀，嗳气及矢气等。

⑭ 豆蔻仁3g，沉香1.5g，广木香1.5g。共研为细末，用开水一次冲服。若痛不止，过20分钟再服一剂。用于腹痛。

⑮ 豆蔻30g，砂仁30g，半夏15g，肉桂5g，桔梗12g，姜生10g，茯苓20g。一日1剂，水煎分3次服。用于癃闭。又豆蔻8个、砂仁8粒、穿山甲粉6g，朱砂0.3g，青蛙1只，先将豆蔻、砂仁塞入青蛙腹中，用绵纸7张把青蛙包好，糊上稀泥，置瓦上用小火焙干，研为细末，兑入朱砂、穿山甲粉调匀研细，分成3包，一次1包，一日3次，开水冲服。用于水臌。

⑯ 豆蔻30g，草果炭10g，乌鸡1只。乌鸡宰杀去毛及内脏，将药装入鸡腹内，缝合，煮熟食之，一日2次，用量酌定。用于遗精。

⑰ 豆蔻5g，玄参5g，五灵脂5g，桔梗15g。共研为细末，用蜂蜜调成糊状，摊于布上，贴患处穴位。用于偏、正头痛。

⑱ 豆蔻6g，艾叶15g，姜生5片，桂枝6g。水煎服，红糖为引。用于痛经。

⑲ 豆蔻30g，鲫鱼1条（约100g）。先将豆蔻研为细末，再同鲫鱼共捣烂并加蜂蜜适量调匀，外敷患处。用于脑后疽。

⑳ 豆蔻2g，砂仁2g，公丁香2g，辛夷2g，冰片3g。共研为细末，用纱布包少许，每日晚塞鼻孔内。用于副鼻窦炎、鼻炎。

㉑ 豆蔻10g。将上药置口中含嚼，一次1粒，一日数次。用于口臭。

㉒ 豆蔻9g，广木香9g，砂仁9g，前胡6g，沉香12g，罂粟壳15g，枳实3g，甘草6g。共研细末，一次3~6g，一日2~3次，空腹时服下。用于胃痛（气滞血瘀型）。

㉓ 豆蔻3g，黄柏3g，猪苓5g，甘草2g。将豆蔻砸碎，其他药切成小碎块，一起置入茶杯内，倒入刚沸的开水，盖严杯盖，浸泡15分钟左右即可代茶饮，可反复加入沸水浸泡数次，直至无味，每日上、下午各泡服1剂。用于脾不运湿，湿

热下注的慢性肠炎所致的大便溏泻、肚腹隐痛、小便短赤等症。

24 豆蔻5g，陈皮6g，大鲫鱼2条（约500g）。鲫鱼去鳞、鳃及内脏，洗净后入沸水锅中略焯，捞出；将豆蔻、陈皮切成碎粒，分别装放入两条鱼腹内；锅内放入猪油50g，油温六成热时，下入姜片10g，葱白节15g，略煸后冲入清汤500mL，放食盐3g，绍酒10g，白糖3g，胡椒末2g，烧沸后把鲫鱼放入锅内，用中火煮约15分钟，即可将鱼捞起放入条盘中，再将湿淀粉10g下入锅内煮汁，汁稠起锅浇在鱼面上即可食用。用于脾虚食少、腹胀、便溏，食滞嗳腐、痞满、纳差等症。本方可作病后体弱及营养不良、胃肠功能紊乱患者之膳食。

使用注意

本品能助热耗气，故火升作呕，热证腹痛及气虚诸疾均不宜用。

保存条件

密闭，置阴凉干燥、位置较高处保存。

46 何首乌

首乌苦甘涩微温　归肝归肾又归心
生者解毒熟能补　延寿乌发降脂灵

何首乌又名首乌、地精、赤敛、疮帚、山奴、山哥、山伯、山翁、山精、马肝石、陈知白、红内消、田猪头、血娃娃、小独根、铁秤砣、赤首乌、山首乌、药首乌、何相公、生首乌、制首乌、夜交藤根、黄花污根。商品规格有生首乌、制首乌、首乌粉等，为蓼科植物何首乌的干燥块根。主产于河南、湖北、广西、广东、四川、江苏等省。

药材识别

呈纺锤形或者团块形，一般长5~15cm，直径4~10cm。表面红棕色或红褐色，凹凸不平，有纵沟和皱纹。顶端有根残痕。质坚实，难折断。商品多横切成1~4cm的块片，切面淡黄棕色或红棕色，显云朵状花纹（习称"云锦花纹"），由中央一个较大的中心柱外围数个类圆形的异形维管束所构成，束间均有凹陷环纹相隔，显粉性。年久的野生品断面棕红色，有一明显的木心。气微弱，味苦涩。

以质坚实、显粉性、切面淡黄棕色、有云锦花纹者为佳。

规格标准

现行规格标志：分江苏1~2等、广西统装、贵州制片等规格。出口品分为1~4等。一等每支200g，二等每支100g，三等每支50g，四等每支30g。

历史规格均以大小分档。首乌王每个200g以上，提首乌每个100g以上，统首乌为"工"和"提"选剩下的，亦有分拳乌如拳头般大，3只乌每500g 3支。此外尚有生片等规格。熟首乌分熟乌王、魁熟乌、提熟乌、拣熟乌、统熟乌等。

作用用途

何首乌生熟异性异功，生者具有解毒、消痈、润肠通便的功效，用于瘰疬疮痈、风疹瘙痒、肠燥便秘等证；制者具有补肝肾、益精血、乌须发、强筋骨的功效，用于血虚萎黄、眩晕耳鸣、须发早白、腰膝酸软、肢体麻木、崩漏带下、久疟体虚等证。

现代临床上还用于高脂血症、精神分裂症、百日咳、桡神经挫伤、皮肤赘疣、斑秃、再生障碍性贫血等。

用法推荐

1. 医师处方用量。内服：煎汤，10~20g；熬膏、浸酒或入丸、散。外用：煎水洗、研末撒或调涂。养血滋阴，宜用制何首乌；润肠通便，祛风，截疟，解毒，宜用生何首乌。

2. 赤、白何首乌各500g（米泔水浸三四天，瓷片刮去皮，用淘净黑豆三升，以砂锅木甑铺豆及首乌，重重铺盖，蒸至豆熟时取出，去豆，暴干，换豆再蒸，如此九次，暴干为末），赤、白茯苓各500g（去皮，研末，以水淘去筋膜及浮者，取沉者捻块，以人乳十碗浸匀，晒干，研末），牛膝400g（酒浸一天，同何首乌第七次蒸之，至第九次止，晒干），当归400g（酒浸，晒），枸杞子400g（酒浸，晒），菟丝子400g（酒浸生芽，研烂，晒），补骨脂200g（以黑芝麻炒香，并忌铁器，石臼捣为末）。共研为细粉。取一部分药粉，炼蜜为10g丸，共150丸，每日三丸，早晨用温酒下，中午用姜汤下，睡前用盐汤下。其余药粉并丸如梧桐子大，每日空腹用酒送服100丸，久服极验。用于乌须发，壮筋骨，固精气。

3. 制首乌、熟地黄各30g，当归15g。浸泡于1000mL粮食白酒中，半月后开始饮用。一日1~2次，一次15~30mL，连续饮至见效。用于治疗白发。

4. 生何首乌30g，黑豆60g，生地15g。将上药焙焦，共研为细末，每日早、晚各用开水送服3g。用于油风，白发。

5. 何首乌10g，女贞子10g，旱莲草10g，熟地10g。一日1剂，水煎分3次服，连服15剂。用于须发早白。

6. 何首乌15g，大生地30g，白酒适量。上药用白酒洗净后，切成薄片，用沸水冲泡代茶饮，3~6天服1剂，连服4个月。用于补肝肾，益气血，黑须发，悦颜色。常用于青少年白发者。

7. 制首乌60g，鸡蛋2个。加水同煮。鸡蛋熟后，去壳取蛋再煮约5分钟，吃蛋饮汤。用于血虚体弱引起的须发早白、脱发过多、未老先衰有效，对"虚不受补"者疗效更佳。

8. 制首乌60g，枸杞子15g，生猪肝200g，黄瓜200g，油、盐、味精适量。将何首乌粉碎为粉末，加水300g，熬至约100g的浓汁，放入猪肝片泡2~4小时；黄瓜切片。锅内放油至五六成熟时，放入肝片过油，下葱、姜末爆香出味，倒入黄瓜片、盐、味精、少许首乌浓汁、猪肝片、发好的枸杞了，快速翻炒3～5分钟即成。本品有补肝、祛风、益精、养肾之功。对头发干枯、早白、早脱均有效。每周宜用2～3次。

⑨ 制何首乌5g，补骨脂5g，枸杞5g。将补骨脂砸碎、何首乌切成小碎块，与枸杞一起置入茶杯内，倒入刚沸的开水，盖严杯盖，浸泡20分钟左右即可代茶饮，可反复加入沸水浸泡数次，直至无味，每日上午和晚上各泡服1剂。用于肝肾不足，精血亏损，血不养发的须发早白、筋骨无力等。

⑩ 制首乌150g，生地150g，白酒10kg。将首乌洗净闷软，切成约1cm见方的小块；生地洗净切成薄片，晾干水汽后同下入酒坛中，倒入白酒，搅匀后封闭浸泡，每隔3天搅拌一次，半月后滤去药渣饮用。对肝肾不足之眩晕、乏力、消瘦、腰痛、遗精、健忘、须发早白等确有疗效。本方宜用于神经衰弱，病后体虚之人。无病少量常服，亦可强身益寿。

⑪ 生何首乌30g，旱莲草30g，女贞子30g，生地30g。一日1剂，水煎分3次服。用于脱发。

⑫ 何首乌100g，侧柏叶200g，地骨皮、白芷各100g，姜生10片。水煎去渣，用此药液洗头，能生发养发。

⑬ 制何首乌10g，猪腰1个。将何首乌水煎，弃渣取汁，用汁炖核桃仁与猪脑，熟后调味服用。一日1剂，直至长出新发。肾虚脱发的患者可长期食用。

⑭ 何首乌50g，鲜猪肉300g。共炖熟，一日分2次食肉喝汤。用于贫血。

⑮ 何首乌15g，菟丝子15g，党参15g，生地9g，熟地9g，当归9g，肉苁蓉9g，阿胶9g（烊化服），黄芪9g，枸杞9g，补骨脂9g，肉桂3g，甘草3g。一日1剂，水煎分2～3次服。用于再生障碍性贫血。

⑯ 何首乌25g，菠菜100g。先将何首乌切片，放入锅中加水煎煮30分钟，然后放入洗净的菠菜，同煮沸5分钟，即可饮服。用于小儿营养性贫血。

⑰ 制首乌20g，大枣10枚（去核），鸡蛋2个。加水同煮，蛋熟后取出，去壳后再煮至水一碗，饮汤食蛋，常服。用于体虚血虚、面色苍白或萎黄。

⑱ 制首乌15g，大米30～60g。先煮首乌至烂，去渣取汁煮粥食。用于气血不足、面色萎黄、四肢疼痛、脚软无力、身体消瘦等证。

⑲ 何首乌60g。研为细末。于饭前以温粥调服3g。用于治疗肠风下血。

⑳ 何首乌适量。研为细末，撒于患处。用于外伤出血。

㉑ 何首乌100g，山楂100g，紫丹参100g，决明子50g。共研为粗末，一次取30～50g，水煎，代茶饮。用于高血压。

㉒ 制何首乌20g，香菇25g，粳米100g。将香菇洗净掰碎，何首乌研为细末，与粳

米入锅，加水适量，用文火煮为稀粥，代早餐服食。用于降血脂。

㉓ 制首乌6g。泡开水代茶饮，味淡为止，一日1~2次。用于高脂血症、冠心病、老人体虚便秘。

㉔ 制首乌30g。水煎取汁，加大米60g煮为稀粥，早晚服用，可滋补肝肾、补血润肠，适用于血虚便秘、耳聋耳鸣、高血脂及动脉硬化等。

㉕ 何首乌20g，泽泻20g，粳米100g。药材研为细粉，与粳米入锅，加水适量，文火煮为稀粥，可加白糖适量，代早餐服食。用于防治高血压、高血脂、冠心病和动脉粥样硬化。

㉖ 制何首乌60g，大枣3~5枚，粳米100g，红糖适量。先以制何首乌煎取浓汁去渣，再入红枣和粳米煮粥，将成时放入红糖适量，再煮一二沸即可。趁热温服。此为女人贫血经典食疗方；亦可防治肝肾不足之头晕耳鸣、头发早白、贫血、神经衰弱、高血脂、便秘等多种疾病。老人经常食用此粥，对防治心血管系统疾病有良好效果。

㉗ 何首乌60g，三棱9g，莪术9g。水煎服。用于闭经。

㉘ 制首乌25g，当归25g，枸杞子25g，鸡肉250g，盐适量。将以上4种配料一同入锅内，加水适量，先用武火烧沸，再文火炖至肉烂，加入盐即可食用。一日1次，分两次服完。鸡肉温中补气、补精；制首乌、当归、枸杞子补肝肾、益精血。适用于疲乏无力、心悸气短、视物模糊、腰膝酸软、妇女月经稀少或经闭等症。

㉙ 何首乌适量（切作半寸厚，取黑豆适量，水拌匀令湿润，放入木甑内，铺一层豆，一层何首乌至数层，蒸至豆烂为度。去豆晒干，称用500g），淫羊藿（切碎）、牛膝（锉粗末）各500g（黄酒浸一宿，焙干），乌头（去皮、脐）250g（切，加入盐二两半，炒至黄色，去盐用）。共研为散，一日3次，每次用温酒送服6g；亦可用粥调服。用于治疗脚气流注，历节疼痛，皮肤麻木，两脚痹挛。

㉚ 何首乌、牛膝各500g。以好酒一升，浸泡七天，晒干，于木臼内捣末，炼蜜为丸如梧桐子大。一日3次，饭前用酒送服30~50丸。用于治疗骨软风，腰膝痛，行履不便，遍身瘙痒。

㉛ 赤、白首乌各250g，赤、白芍药各30g。共研为细末，煮面糊为丸，如梧桐子大。每次服30~40丸，空腹时用米汤送下。用于治疗妇女血风，久虚风邪停留，手足痿缓，肢体麻痹及皮肤瘙痒。

㉜ 制何首乌5g，牛膝5g，豨莶草5g。将首乌和牛膝切成小碎块，与豨莶草一起置入茶杯内，倒入刚沸的开水，盖严杯盖，浸泡20分钟左右即可代茶饮，可反复加入沸水浸泡数次，直至无味，每日上、下午各泡服1剂。用于痿证，症见腰膝酸软疼痛，俯仰不能，屈伸不利，遍身瘙痒，皮肤干燥等。

㉝ 何首乌、艾叶各等分。共研为粗末。以疮面伤面积大小用药为度，以水煎浓

汁，洗疮面。用于治疗疥癣满身。

㉞ 生何首乌50g，夏枯草150g。共煎煮取汁，熬制成膏，一次服2.5g，一日2次。用于瘰疬。如已破溃，可再用本膏外涂患处。

㉟ 鲜何首乌30g，鲜生地30g，鲜沙参30g。水煎服。用于津伤便秘。

㊱ 何首乌10g，蜂蜜适量。将何首乌切成小碎块，一起置入茶杯内，倒入刚沸的开水，盖严杯盖，浸泡20分钟左右代茶饮，可反复加入沸水浸泡数次，直至无味，每日上午和晚上各泡服1剂。用于习惯性便秘，症见大便数日不解，努挣吃力，大便干结等。

㊲ 制首乌20~40g。研碎先煎，取汁备用。用大米100g，红枣10枚煮沸后加入首乌汁，文火熬成稀粥，早晚各服一次。适用于老年人血虚肠燥的习惯性便秘。

㊳ 何首乌5g，桃仁5g，杏仁5g，当归5g。桃仁和杏仁砸碎，何首乌和当归切成小碎块，一起置入茶杯内，倒入刚沸的开水，盖严杯盖，浸泡20分钟左右即可代茶饮，可反复加入沸水浸泡数次，直至无味，每日晚上睡前泡服1剂。用于老年人习惯性便秘。症见大便干结难出，甚者如羊屎，肚腹胀满，不欲饮食等。

㊴ 何首乌5g，火麻仁5g，当归5g，苁肉蓉5g。将火麻仁砸破，其他药切成小碎块，一起置入茶杯内，倒入刚沸的开水，盖严杯盖，浸泡20分钟左右即可代茶饮，可反复加入沸水浸泡数次，直至无味，每日晚上睡前泡服1剂。用于老年人习惯性便秘。症见大便干结，数日不解，努挣无力，神疲气短，面色无华等。

㊵ 鲜何首乌9.4g，鲜夜交藤9.4g，大枣2~6枚。一日1剂，水煎服。用于精神病。

㊶ 何首乌6~12g，甘草1.5~3g。一日1剂，水煎服。用于百日咳。

㊷ 何首乌30g。水煎早晚各服1次，1个月为一个疗程。用于桡神经挫伤。

㊸ 何首乌30g，南沙参30g，小茴香10g，猪肚1个。将前三味药用纱布包好，装入猪肚内，炖熟，去药渣，食肚并喝汤，用量酌定。用于胃脘痛。

㊹ 制首乌20g，炒白芍12g，鲜萹蓄30g，白糖30g，红糖30g。一日1剂，水煎分3次服。用于乳糜尿。

㊺ 何首乌20g，牛膝15g，菟丝子15g，补骨脂15g，枸杞15g。一日1剂，水煎分3次服，连服1周。用于遗精，腰膝酸软。

㊻ 何首乌6g，菊花6g，黑豆适量。共用水煎熟，食豆并服药汁。用于头痛。

㊼ 生何首乌60g，茄子蒂14个，赤芍20g。水煎服。用于颈痛。

㊽ 制何首乌6g，黑豆30g。何首乌水煎取汁50mL，黑豆泡胀煮1小时后加入首乌汁再煮30分钟，加食盐、猪油调味，一次食完。一日1次，可用于健身延年，肾虚腰腿酸痛乏力。

㊾ 制首乌、白矾等量。共研为细末，敷于脐上，外覆纱布，再用胶布固定，每日

换药一次。用于治疗自汗或盗汗。

50 制何首乌10g，猪脑1具，大米100g，调料适量。先将首乌水煎取汁，加入大米煮沸后，调入捣碎之猪脑及调味品，煮至粥熟服食，可益肾宁心，健脑安神，对于用脑过度、记忆力下降、心悸失眠（包括考试学生）等有良效。

51 生何首乌5g，夏枯草5g，土贝母5g，昆布5g。将土贝母砸碎、何首乌切成小碎块，与其他药一起置入茶杯内，倒入刚沸的开水，盖严杯盖，浸泡20分钟左右即可代茶饮，可反复加入沸水浸泡数次，直至无味，每日上、下午各泡服1剂。用于淋巴结核，症见颈部、腋下、腹股沟等处淋巴结肿大。

52 制何首乌5g，肉苁蓉5g，杜仲5g，菟丝子5g。将菟丝子捣烂，其他药切成小碎块，一起置入茶杯内，倒入刚沸的开水，盖严杯盖，浸泡20分钟左右即可代茶饮，可反复加入沸水浸泡数次，直至无味，每日上午和晚上各泡服1剂。用于肾功能亏虚的性功能减退，症见阳痿不举，或举而不坚，早泄滑精，腰脊酸软，头晕乏力等。

53 用煮提法提取1∶1的首乌汁20mL，鲜猪肝250g，水发木耳25g。先将猪肝剔去筋膜洗后切成4cm长、2cm宽、0.2cm厚的片；在猪肝中加入首乌汁和食盐少许，再加湿淀粉适量调匀，另将余下的首乌汁和25g酱油、10g绍酒、食盐、醋、湿淀粉和汤兑成滋汁。炒锅置大火上烧热放入油，烧至7~8成热，放入拌好的肝片滑透，用漏勺沥去油，锅内余油约50g，下入蒜片、姜末各15g略煸后下入肝片，同时将少许青菜下入锅内翻炒几下，倒入滋汁炒匀，淋入明油少许，下入葱15g，起锅即可食用。用于肝肾亏虚，精血不足之头昏眼花、视力减退、须发早白、腰腿酸软等症。本方可作慢性肝炎、冠心病、高血压、高脂血症、神经衰弱患者之膳食。无病常食，也能健身益寿。

使用注意

大便溏泻及有痰湿者不宜用。本品忌铁器。

加工制作

制首乌：取净首乌片或丁，用黑豆煮取之汁拌匀。置适宜容器内，隔水加热，炖至汁液被吸净；或用黑豆拌匀，闷透后，置木甑或蒸笼内，蒸至棕黑色时，取出，干燥。100kg生首乌，用黑豆10kg。

保存条件

置通风干燥处保存，防霉，防蛀。

47 佛 手

佛手性温辛苦酸　归经脾胃肺和肝
疏肝理气能和胃　止痛燥湿又化痰

佛手又名佛手柑、福寿柑、福手片、蜜罗柑、五指柑、佛手香橼，为芸香科植物佛手的果实。主产于广东、广西者习称"广佛手"；产于四川、云南者习称"川佛手"。以广东肇庆产品质量最优，视为道地药材。

药材识别

①佛手鲜果：长椭圆形，先端分裂，如掌手或张开如手，其裂数即代表心裂之数。近果柄一端略细瘦。表皮嫩时绿色，熟时金黄，上面密布小凹点状的油室，并有数条纵沟或棱。熟时气香甜浓郁。

②川佛手片：为嫩果纵切之厚片，宽端具有指状分枝，狭端具果柄或圆形果柄痕，长5～6cm，宽2～4cm，厚4～8mm。表面绿褐色或黄绿色，密布小凹点状油室和皱纹，切面黄白色或淡黄褐色，显切断后的维管束点状凸起。果瓤退化或偶在分枝处显退化的瓤瓣，但无种仁。质坚硬，不易折断。气微香，味微苦、酸。

③广佛手片：为成熟果实纵切之薄片，长8～15cm，宽3～5cm，厚1～2mm。边缘表皮黄褐色，布有凹点状油室，切面淡黄白色，可见点线状维管束突起，一端呈指状分裂。质柔软。气微香，味先香甜而后微苦酸。

以片大而薄、黄皮白肉、气味香甜者为佳。

规格标准

主产区广东将佛手片分为2个等级。

佛手片：干货，纵刨薄片，有指状分裂，边缘黄绿色或橙黄色，全片，黄色或淡黄白色，无霉点或黑斑点，质柔润，气香，味微苦，片厚不超过2mm，无虫蛀、霉变。

等外佛手片：干货，纵刨薄片，有指状分裂，边缘黄绿色或橙黄色，表面灰白色或棕黄色，带有轻微霉点或黑斑，质柔润，气香，味微苦，片厚不超过2mm，无虫蛀、霉变。

作用用途

佛手具有舒肝理气、和胃止痛的功效。主要用于肝胃气滞、胸胁胀痛、胃脘痞满、食少呕吐等证。因本品气香醒脾和胃，苦燥化湿健脾消痰，故脾胃气滞、湿痰咳嗽也可用之。

现代临床上还用于小儿传染性肝炎、胃及十二指肠溃疡、食道癌等。

用法推荐

① 医师处方用量。内服：煎汤，3~10g；或泡茶饮。

② 佛手柑适量。用新瓦焙干，研为末。白酒送服，一次10g。用于治疗面寒痛，胃气痛。

③ 佛手6g，鸡内金6g，木香6g，肉桂6g，荜茇6g，苏打粉30g。将前五味药共研为细末，再加入苏打粉调匀，一次5g，一日3次，开水冲服。用于胃脘痛。

④ 佛手15g，广木香12g，丁香6g，白酒200g。先将前三味药研末，再与白酒混合后煮沸2分钟，取汁，一次10mL，一日服3次。用于胃脘痛。

⑤ 佛手9g，五灵脂16g，延胡索9g，香附9g，甘松6g。水煎服。用于胃脘痛。

⑥ 佛手50g，鸡蛋壳50g。共炒黄，研为细末，一次3~5g，一日3次，开水冲服。用于胃脘痛。

⑦ 佛手10g，延胡索10g，香附10g，香橼10g。水煎服。用于胃痛。

⑧ 鲜佛手12~15g。沸水冲泡，代茶饮。用于治疗肝胃气痛。

⑨ 佛手、延胡索各6g。水煎服。用于治疗肝胃气痛。

⑩ 佛手1500g，白酒5000g。佛手用清水泡软后，切成约1cm见方的小方块，晾干，放入酒内，加盖封口浸泡，5天后搅拌一次，10天后过滤去渣服用。用于胃脘痛。

⑪ 佛手15g，鸡内金9g，肉桂2.4g，山楂5g，豆蔻8g，广木香8g，沉香8g，苏打粉90g。将上药共研为细末，一次3~8g，一日3次，饭前服。用于消化不良，胃痛，吐酸。

⑫ 佛手9g，香附9g，肉桂9g，高良姜9g，党参9g，鸡内金12g。将上药共研为细末，一次3g，一日3次，饭前服。用于十二指肠溃疡。

⑬ 佛手10g，高良姜10g，荜茇10g，广木香10g，鸡内金10g，肉桂5g。将上药共

研为细末，一次1~3g，一日2次，开水冲服。用于胃及十二指肠溃疡。

14 佛手、枳壳、姜生各3g，黄连0.9g。水煎服，一日1剂。用于治疗食欲不振。

15 佛手9g，木香6g，丁香6g，肉桂6g，制香附6g。共研为细末，一次6g，一日3次，开水送服。用于食道癌。

16 佛手（去瓤）120g，人中白90g。共研为末。空腹时用温开水送服。用于治疗臌胀发肿。

17 佛手、姜半夏各6g，砂糖适量。水煎服。用于治疗湿痰咳嗽。

18 佛手10g，姜生6g，白糖适量。佛手、姜生水煎取汁，加入白糖调匀服用。用于肝胃不和所致的腹胀、胸胁胀闷、呕恶、吐酸、心烦易怒，头目眩晕等。还可用于消化道溃疡、胃肠神经官能症及肝炎、肝硬化的辅助治疗。

19 佛手5g，杏仁5g，陈皮5g，茯苓5g，甘草3g。将杏仁砸碎，其他药切成小碎块，一起置入茶杯内，倒入刚沸的开水，盖严杯盖，浸泡15分钟左右即可代茶饮，可反复加入沸水浸泡数次，直至无味，每日上、下午各泡服1剂。用于支气管炎，症见咳嗽痰多，清稀呈风泡状，一咯即出，胸满气急，不思饮食。

20 佛手5g，陈皮5g，藿香5g，黄连2g，吴茱萸3g。将吴茱萸砸碎、陈皮和佛手切成小块，一起置入茶杯内，倒入刚沸的开水，盖严杯盖，浸泡15分钟左右即可代茶饮，可反复加入沸水浸泡数次，直至无味，每日上、下午各泡服1剂。用于肝气犯胃，胃气上逆的急、慢性胃炎，症见肋胁胃脘作痛，恶心呕吐，甚者呕酸苦水等。

21 佛手5g，木香5g，郁金5g，甘草3g。共切成小碎块，一起置入茶杯内，倒入刚沸的开水，盖严杯盖，浸泡20分钟左右即可代茶饮，可反复加入沸水浸泡数次，直至无味，每日上、下午各泡服1剂。用于肝气犯胃所致的胃痛，症见胃脘疼痛，胀满不适，嗳气噎膈，不思饮食等。

22 佛手5g，枳壳5g，陈皮5g，麦芽5g。将佛手、枳壳和陈皮切成小碎块，与麦芽一起置入茶杯内，倒入刚沸的开水，盖严杯盖，浸泡15分钟左右即可代茶饮，可反复加入沸水浸泡数次，直至无味，每日上、下午各泡服1剂。用于肝郁气滞，饮食积滞的消化不良，症见胃脘胀满，不思饮食，嗳腐吞酸等。

保存条件

置阴凉干燥处，防虫，防霉。

48 沉 香

沉香辛苦性微温　归脾归胃又归肾
温中止呕能止痛　温肾纳气喘自平

沉香又名土沉、耳香、莞香、蜜香、栈香、女儿香、白木香、沉水香、沉香木、海南沉、奇南香，为瑞香科沉香属植物沉香、白木香含有树脂的木材。主产于广东、海南、广西等地。

药材识别

呈不规则块、片状或盔帽状，大小不一，有的为小碎块。剔去朽木部分，具长短不一的纵沟及纵棱。含油足的木质部黑棕色，微有光泽，含油较少的木质部淡褐色，不含油的木质部黄白色，色深淡交错，形成纵顺花纹或花斑纹。虫伤及创伤部分黄褐色，显粗糙呈枯朽样，表面凹凸不平，有刀痕，偶有孔洞，并常附带有微量泥土。含油足者质坚硬、沉重，入水下沉或半沉；含油少或不含油者质轻泡，入水上浮。易点燃，燃烧时有浓烟，有黑色油状树脂冒出，并有浓郁香气四溢。气芳香，味微苦。

以色黑体重、树脂显著、入水下沉者为佳。

规格标准

①历史规格分档：多为进口，分为绿色伽南香、紫油伽南香、黑油伽南香、青丝伽南香等品种，或分为全沉香、落水原装、特等或1~4等。

②现行规格标志：主为国产货，分为：1号香（质重、香浓）、2号香（质坚、香浓）、3号香（质较松、香味佳）、4号香（质浮松、香气淡）、等外香。

根据取材的质量及形状又分为多种规格，如大节、中节、小节皆为3~20cm长之段，大盔、中盔、小盔形状似武士的盔帽。修制切下的角称"沉香角"。其边缘的杂质木称"毛香"。外部黑褐色，内心质松软多黄色，香味较淡者称"速香"或"泡速香"。

作用用途

沉香具有行气止痛、温中止呕、纳气平喘的功效。主要用于胸腹胀闷疼痛、胃寒呕吐呃逆、肾虚气逆喘息等证。

现代临床上还用于支气管哮喘、老年性肠梗阻、十二指肠溃疡等。

古人称赞沉香为"集千百年天地灵气"。

用法推荐

1 医师处方用量。内服：煎汤，2～5g，后下；研末，0.5～1g；或磨汁服。

2 沉香、鸡舌香各30g，熏陆香15g，麝香0.3g。共研为细末。每次3g，水煎取汁趁温服用。治久心痛。

3 沉香1.5g，白蔻仁3g，广木香1.5g。共研为细末，用开水一次冲服。若痛不止，过20分钟再冲服一剂。用于腹痛。

4 沉香10g，元胡20g，贝母30g，乌贼骨50g。共研为细末，一次10g，一日3次，开水冲服。用于十二指肠溃疡。

5 沉香3g，乌贼骨12g，脐带1条（焙干）。共研为细末，一次3g，一日3次，开水冲服。用于胃及十二指肠溃疡。

6 沉香50g，元胡30g，三七30g，砂仁30g，浙贝母70g，乌贼骨200g。共研为细末，一次5g，每次饭前15分钟，用温开水冲服5g。用于浅表性胃炎、胃及十二指肠溃疡等。

7 沉香1.5g，侧柏叶3g。共研为细末内服。用于支气管哮喘有良效。

8 沉香60g，莱菔子150g。共研为细末，姜生汁为细丸。一次服2.5g，温开水送服。用于治疗一切哮证。

9 沉香15g，阿胶15g，人参30g，桑白皮30g。共研为散。每次取6g，加入生姜2片共煎，饭后服用；小儿每次1.5g。用于治疗咳嗽。

10 沉香60g，半夏曲240g（用姜汁一小杯，竹沥一大盏制），黄连60g（姜汁炒），木香60g。共研为细末，甘草汤泛为丸。空腹时用淡姜汤送服6g。用于治疗胸中痰热，积年痰火，无血者。

11 沉香3g，紫苏3g，豆蔻仁3g，柿蒂7个。水煎服。用于胃寒呃逆不止。

12 沉香、紫苏、白豆蔻各3g。共研为细末。每次服2g，用柿蒂汤（柿蒂6g，丁香6g，姜生6g。水煎汤）下。用于治疗胃冷久呃。

13 沉香9g，丁香6g，白术9g，茯苓9g，甘草3g，姜炙黄连4g。水煎服。用于呕吐。

14 沉香末2.5g，桔梗60g。将桔梗煎成浓汁，一日分3次冲服沉香末。用于呕吐。

15. 沉香10g，丁香10g，木香10g，乳香6g，制半夏30g，柿蒂30g，生姜5片。一日1剂，水煎分3次服。用于呕吐，胸腹满闷，食欲不振。

16. 沉香6g。煎浓汁服，再接着服用蜂蜜、猪油加热制成的液体。用于老年性肠梗阻。

17. 沉香1g，生地30g，玉米须30g。水煎，代茶饮。用于急性肾炎水肿。

18. 沉香1.5g，广木香1.5g，藿香1.5g，肉桂1.5g，甘遂6g。共研为细末，分为3包，一日1包，开水冲服。用于气鼓，肝硬化腹水。

19. 沉香、桃胶（瓦上焙干）、炒蒲黄各等分。共研为末。一次6g，空腹时用陈米饮调服。用于治疗产后利下赤白，里急后重，少腹疼痛。

20. 沉香磨汁2.5g，当归、枳壳、杏仁泥、肉苁蓉各10g，紫菀30g水煎取药液，兑沉香汁服用。用于治疗大肠气滞，虚闭不行。

21. 沉香18g，姜半夏21g，煅礞石21g，海浮石18g，九节菖蒲18g，胆南星18g，生地50g，熟地50g，二丑50g，神曲120g。共研为细末，一次9g，一日1次，温开水送服。用于癫痫。

22. 沉香30g，细辛30g，豆蔻30g，乳香30g，炒枳壳30g，生甘草30g，制草乌10g。共研为细末，炼蜜为丸，每丸重10g，男女同时服药，一次1丸，一日2次，或将上药各3g研为末，炼蜜为丸，如黄豆大，于月经来潮第一天，男女各半，一次服完，男用高良姜加水煎汁为引，女用厚朴加水煎汁为引。用于久不受孕（气血虚型）。

23. 沉香15g，丁香15g，茴香120g，大枣125g，甘草150g，生姜500g，白盐60g。上药研粗末，和匀备用。清晨煎服或用沸水泡服，一次10～15g。有令人容颜不老的功效。

24. 沉香2g，肉苁蓉5g，火麻仁5g。将火麻仁砸碎，其他药切成小碎块一起置入茶杯内，倒入刚沸的开水，盖严杯盖，浸泡20分钟左右即可代茶饮，可反复加入沸水浸泡数次，直至无味，每日晚上泡服1剂。用于习惯性便秘，症见大便干结，数日一解，努挣吃力，神疲乏力等。

25. 沉香1g，延胡索3g，木香5g，香附5g。将延胡索和香附砸碎、木香和沉香切成小碎块，一起置入茶杯内，倒入刚沸的开水，盖严杯盖，浸泡15分钟左右即可代茶饮，可反复加入沸水浸泡数次，直至无味，每日上、下午各泡服1剂。用于肝气郁结，冲任失调的痛经，症见行经前少腹疼痛，胀痛拒按，经血紫暗有块等。

使用注意

阴虚火旺、气虚下陷者慎用。

保存条件

置阴凉干燥处，密闭保存。切忌日晒、见光和受潮。

49 补骨脂

补骨脂辛苦性温　既归脾经又归肾
温肾助阳且平喘　温脾止泻消斑灵

补骨脂又名故子、胡韭子、婆固子、破故子、破骨子、黑故子、黑固子、胡故子、吉固子，为豆科植物补骨脂的干燥成熟果实。主产于重庆（合川、江津）、河南、陕西、安徽等地。

药材识别

呈肾形，略扁，长3～5mm，宽2～4mm，厚约1.5mm。表面黑色、黑褐色或灰褐色，具有微网状皱纹。放大镜下观察，果实表面凹凸不平。有时外附绿白色膜质宿萼，上有棕色腺点。种子一枚，黄棕色，光滑，种脐位于凹侧的一端，呈突起的点状；另一端有微突起的合点。质坚硬。子叶黄白色。有油性。微有香气，味辛、微苦。

以粒大、饱满、色黑者为佳。

规格标准

①历史规格分档：按产地分为怀故子和川故子。怀故子扁圆形，外面黑色，内仁老黄，味特殊、辛。川故子，形味同上，但粒较小。

②现行规格标志：均为统货。

作用用途

补骨脂具有温肾助阳、纳气、止泻的功效。用于阳痿遗精、遗尿尿频、腰膝冷痛、肾虚作喘、五更泄泻；外用于治白癜风、斑秃等证。

现代临床上还用于白癜风、斑秃、脚气、子宫出血、白细胞减少症、外阴白色病变。

❶ 医师处方用量。内服：煎汤，6～15g；或入丸、散。外用：酒浸涂患处。

❷ 补骨脂适量。研为末。温酒送服2.5g。用于治疗腰痛。

❸ 补骨脂（炒香，研）、小茴香（炒）、肉桂各等分。共研为末。每次服6g，饭前用温酒调服。用于治疗打坠凝瘀，腰疼通用。

❹ 补骨脂30g（炒），黑牵牛（研取头末）60g。共研为末。每次服10g，饭前用橘皮汤调下，以利为度。用于治疗寒湿气滞，腰痛脚膝肿满，行走艰难。

❺ 补骨脂6g，杜仲6g，猪肾1对。前二味药研成细末，装入猪肾内蒸熟，一日分2次食之。用于腰痛。

❻ 补骨脂20g，杜仲20g，肉桂6g，猪肾1对。杜仲和补骨脂用盐水炒，再与肉桂粉拌匀，共装入猪肾内，蒸熟后除去药渣，一日分2次食之。用于肾虚腰痛。

❼ 补骨脂100g，杜仲100g，核桃肉30g，食盐30g。共研为末，水泛为丸，一次15g，一日3次，开水冲服。用于风湿腰痛。

❽ 补骨脂10g，猪腰1个。将猪腰洗净切成碎块共炖，食盐调味，饮汤食肉。用于肾虚久泻或腰痛、遗精、耳鸣耳聋。

❾ 补骨脂5g，海桐皮5g，牛膝5g，川续断5g。将补骨脂砸碎，其他药切成小碎块，一起置入茶杯内，倒入刚沸的开水，盖严杯盖，浸泡20分钟左右即可代茶饮，可反复加入沸水浸泡数次，直至无味，每日上、下午各泡服1剂。用于肾气不足，筋骨不坚，风湿阻络的痹证，症见腰腿酸软疼痛，两脚挛急不可伸举，全身乏力等。

❿ 补骨脂3g，杜仲5g，核桃仁5g，大蒜2瓣。将杜仲切成小碎块，其他药砸烂，一起置入茶杯内，倒入刚沸的开水，盖严杯盖，浸泡20分钟左右即可代茶饮，可反复加入沸水浸泡数次，直至无味，每日上午和晚上各泡服1剂。用于肾阳不足，寒湿侵袭，气血瘀滞所致的腰痛如折，俯仰艰难，转侧不便等。

⓫ 补骨脂3g，菟丝子5g，核桃仁5g，小茴香3g。将补骨脂、核桃仁和菟丝子捣烂，与小茴香一起置入茶杯内，倒入刚沸的开水，盖严杯盖，浸泡20分钟左右即可代茶饮，可反复加入沸水浸泡数次，直至无味，每日上午和晚上各泡服1剂。用于肾阳不足，下元虚损所致的阳痿、遗精、早泄、尿频、腰酸、肢冷等。

⓬ 补骨脂5g，骨碎补5g，桂心5g，牛膝5g。将补骨脂砸碎，其他药切成小碎块，一起置入茶杯内，倒入刚沸的开水，盖严杯盖，浸泡20分钟左右即可代茶饮，可反复加入沸水浸泡数次，直至无味，每日上、下午各泡服1剂。用于肝肾亏虚，风寒湿邪停于腰部的腰痛，症见腰膝酸软疼痛，转侧不便，俯仰艰难，步履乏力等。

⑬ 补骨脂（炒）、青盐各120g，白茯苓、五倍子各60g。共研为末，酒煮糊为丸，如梧桐子大。每次30丸，空腹时用酒或盐开水送服。用于小便白浊。

⑭ 补骨脂、石菖蒲各等分（并锉，炒）。共研为末。每次6g，用菖蒲浸酒调，温服。用于赤白带下。

⑮ 补骨脂25g，白术20g，薏苡仁50g。上药分别炒黄，共研为末，兑入白糖适量，一次15g，一日3次，开水冲服。用于白带过多。

⑯ 补骨脂10g，桑螵蛸15g。一日1剂，水煎分3次服。用于遗尿。

⑰ 补骨脂30g（炒）。研为末。每次服3g，温开水送服。用于治疗小儿遗尿。

⑱ 补骨脂、山药各适量。共研为末，一次2g，一日3次，开水送服。用于小儿尿频、遗尿。

⑲ 补骨脂（盐炒）60g，益智仁（盐炒）60g。共研为细末，分成6包，每日早晨用米汤泡服1包（成人倍量），6天为一个疗程。用于治疗遗尿。

⑳ 补骨脂（大者盐炒）、小茴香（盐炒）各等分。共研为末，以酒糊为丸如梧桐子大。每次50丸或100丸，空腹时用温酒或盐开水送服。用于治疗肾气虚冷，小便无度。

㉑ 补骨脂10g（酒蒸），小茴香10g（盐炙），猪肾1个。文火共炖，去药渣，加碎米50g，煨熟，食盐调味，饮汤食肉。用于阴虚小便频数无度。

㉒ 补骨脂15g，炒杜仲15g，沙苑子25g，菟丝子25g，枸杞15g。一日1剂，水煎分3次服。用于遗精。

㉓ 补骨脂30g（炒香熟），罂粟壳120g（去穰、顶蒂，新瓦上燥）。共研为末，炼蜜为10g丸。每次1丸，用水适量化开，用姜2片，枣1个，煎汤送服；小儿分作4次服。用于赤白痢及水泻。

㉔ 补骨脂15g，白术20g，党参20g，神曲15g，炮姜10g，炙甘草5g。一日1剂，水煎分3次服。用于慢性腹泻。

㉕ 补骨脂10g，煨肉豆蔻10g，诃子10g，五味子10g，吴茱萸5g，炮姜5g，升麻5g。一日1剂，水煎分3次服。用于五更泻。

㉖ 补骨脂120g（炒），肉豆蔻60g（生用），吴茱萸120g（炒），五味子60g（炒）。各研为末。用姜生120g，红枣50枚水煮至干，去姜取枣肉研烂，合各药粉为丸如梧桐子大。一次50~70丸，空腹服用。用于治疗脾肾虚弱，大便不实，或五更作泻。

㉗ 补骨脂3g，姜生5g，大枣5枚。将补骨脂和姜生捣碎、大枣去核切成小碎块一起置入茶杯内，倒入刚沸的开水，盖严杯盖，浸泡20分钟左右即可代茶饮，可反复加入沸水浸泡数次，直至无味，每日上午和晚上各泡服1剂。用于肾阳不

足，脾土失运的慢性肠炎。症见每日凌晨泄泻，不思饮食，肢冷畏寒，肚腹隐痛等。

㉘ 补骨脂120g（炒香），肉豆蔻60g（生）。共研为末，用大枣49个、切片生姜120g同煮，枣烂去姜，取枣剥去皮核用肉，研为膏，入药调匀，泛丸如梧桐子大。每次用盐开水送服30丸。用于治疗脾肾虚弱，全不进食。

㉙ 补骨脂15g，核桃仁60g。水煎常服。用于哮喘。

㉚ 补骨脂12g，核桃仁20g，姜生3片，大蒜20瓣，蜂蜜50g。水煎常服。用于肾虚哮喘。

㉛ 补骨脂、核桃仁各等量。共研为末，每日早、晚各冲服15g。用于慢性支气管炎（虚证）。

㉜ 补骨脂20g，山茱萸20g，菟丝子20g，金樱子20g，当归15g。一日1剂，水煎分3次服。用于阳痿。

㉝ 补骨脂、核桃肉、葫芦巴各1000g，莲子肉250g。共研细末，加酒制为丸，如梧桐子大。一日1次，每次30丸，空腹酒下。能补肾助阳，温养皮肤，悦泽面容，尤其对肾阳衰弱而致面容萎黄，眼眶发黑者更为适合。

㉞ 补骨脂12g，核桃仁12g，路路通20g。共用水煎熬，一日分2次，服汤、食核桃仁。用于肾虚耳鸣，老年性耳鸣。

㉟ 补骨脂70g，猪肚子1个。将补骨脂装入猪肚子内，煮熟，食肚喝汤，用量酌定，一日2次。用于滑胎。

㊱ 补骨脂适量。微炒后研为细末，炼蜜为6g丸。每次服1～3丸，一日3次，盐开水送服；或将其粉3g，用盐开水冲服。4周为一个疗程。如效果不显者可停药10天，再开始第二个疗程。用于治疗白细胞减少症。

㊲ 补骨脂10g，猪肾1对。共煮熟，一日分2次，食肾喝汤。用于腰痛；还可治白癜风。

㊳ 补骨脂30g，远志30g。共捣碎，置于200g白酒内浸泡7日后，取药液涂擦患处，一日3次。用于白癜风。

㊴ 补骨脂30g，何首乌30g。共捣碎，置于150g 75%的酒精内浸泡7日后，取药液涂擦患处，一日3次。用于白癜风，油风。

㊵ 补骨脂30g，山栀子30g，白芷9g。共捣碎，置于150g 75%的酒精内浸泡7日后，取药液涂擦患处，一日3次，擦药后将患处晒太阳10～20分钟。用于白癜风。

㊶ 补骨脂30g，白蒺藜30g，骨碎补20g，川芎10g，羌活10g，白酒500g。将上药置白酒内浸泡7日后，取药酒涂患处，一日数次。用于油风，脱发。

㊷ 补骨脂50g，姜生50g，骨碎补60g，花椒100g，白酒1000g。将前四味药共浸泡入白酒中，10日后取药酒涂擦头部，连用30天。用于须发早白。

㊸ 补骨脂5g，桑枝5g，紫草5g，何首乌5g。将补骨脂砸碎、桑枝和何首乌切成小碎块，与紫草一起置入茶杯内，倒入刚沸的开水，盖严杯盖，浸泡20分钟左右即可代茶饮，可反复加入沸水浸泡数次，直至无味，每日上、下午各泡服1剂。用于白癜风。

㊹ 补骨脂60g，菟丝子60g，栀子60g。共粉碎成细粉，用70%乙醇适量浸提，取浸出液1000mL。外搽患处，一日2～3次。搽药后，患处在日光下照20分钟，疗效更佳。用于治疗皮肤白斑、白癜风、斑秃等。

㊺ 补骨脂60g，青盐15g。炒后共研为末，擦患处。用于治疗肾虚牙痛日久。

㊻ 补骨脂10g，75%酒精30g。将补骨脂捣碎，置酒精中浸泡15日后，取药液涂患处，一日数次。用于鸡眼。

使用注意

本品温燥，伤阴助火，故阴虚火旺、大便秘结者不宜用。

加工制作

盐补骨脂：取净补骨脂，用盐水拌匀闷透，置锅内文火炒至微鼓起并有香气逸出时，取出放凉即得。

保存条件

置干燥处，防虫蛀，霉变。

⓼ 灵 芝

灵芝味甘且性平　归心肺肝又归肾
养心安神平咳喘　补气养血治虚证

灵芝又名茵、芝、三秀、灵芝草、木灵芝、菌灵芝。商品规格有赤芝、紫芝之分，为多孔菌科植物灵芝（紫芝、赤芝）的干燥子实体（全株）。主产于华东、西南及河北、山西、江西、广西、广东等地。

药材识别

菌盖呈肾形、半圆形或团扇状，大小不一，通常径长约3～8cm。上表面边缘有波状环纹，起棱，与菌柄相连处有放射状皱纹，红褐色、栗褐色至黑色，有漆样光泽，菌盖边缘略呈浅波状或全缘，下卷；下表面有细小密集的微孔，平坦，黄棕色或淡橙色。菌柄侧生，圆柱形，与菌盖成直角，3～10cm；表面有纵沟黑褐色或紫褐色，有光泽。质坚有韧性，折断面似木栓质，淡黄褐色或淡粉色。气微，味淡。

以完整、色紫红、有光泽者为佳。

规格标准

统货。分为四川、广西、广东赤芝统装等。

作用用途

灵芝具有养心安神、止咳平喘、补气养血的功效。主要用于心悸健忘、失眠多梦、体倦神疲；形寒咳嗽、痰多喘促、夜卧不安；气虚血少、脾胃虚弱、食欲不振、神疲乏力、便溏等证。本品虽为养心安神之品而治心神不安等证，但其补气养血之功尤著。实验证明，灵芝能提高机体免疫力等，且有止咳平喘、降压、保肝、解毒、降血糖的作用。当前已有多种灵芝制剂用于临床。

现代临床上还用于冠心病心绞痛、高血脂、高血压、肝炎、气管炎、多种原因引起的白细胞减少症、神经衰弱综合征、硬皮病、皮肌炎、红斑狼疮、斑秃、冻疮等证。

用法推荐

① 医师处方用量。内服：煎汤，10~15g；研末，2~6g；或浸酒。

② 灵芝1.5~3g。水煎服，每日2次。用于治疗神经衰弱，心悸头晕，夜寐不宁。

③ 灵芝20g，菟丝子15g，地骨皮15g。一日1剂，水煎分2~3次服。用于神经衰弱。

④ 灵芝150g，白酒适量。密封浸泡，20天后服药酒，一次15~20mL，一日2~3次。用于神经衰弱，失眠；亦用于蜂蜇伤。

⑤ 灵芝30g，三七30g（砸碎），丹参30g，白酒1000g。密封浸泡7天后服药酒，一次20~30mL。用于冠心病，神经衰弱。

⑥ 灵芝50g，人参20g，冰糖500g，白酒1500g。将灵芝和人参洗净切片，与冰糖同装入纱布袋中，放入酒坛，加入白酒密封浸泡10天后（隔日搅拌一次），取上层清液服用，用量酌定。用于肺痨久咳，痰多，肺虚气喘及消化不良，失眠等。

⑦ 灵芝10g，刺五加8g，淫羊藿6g。将灵芝和刺五加切成小碎块，与淫羊藿一起置入茶杯内，倒入刚沸的开水，盖严杯盖，浸泡10分钟左右即可代茶饮用，可反复加入沸水浸泡数次，直至无味，每日上、下午各泡服1剂。用于老年人昏瞀、中年人健忘。

⑧ 灵芝适量。焙干研末，开水冲服，一次0.9~1.5g，一日3次。用于治疗慢性肝炎，肾盂肾炎，支气管哮喘。

⑨ 灵芝15g，黄芪15g，瘦猪肉100g。将药装入纱布袋中，加水与猪瘦肉共炖至熟，去药渣，食盐调味，饮汤食肉。用于肝炎体虚。

⑩ 灵芝250g，五味子250g，水飞蓟250g。焙干，共研为细末，一次10g，一日3次，开水送服。用于急性和慢性肝炎。

⑪ 灵芝15~30克，一日1次，水煎代茶饮。用于肝功能异常。

⑫ 灵芝30g。一日1剂，水煎分2~3次服。用于慢性肾炎。

⑬ 灵芝10g，百合10g，白及10g，臭叶子（为菊科植物臭灵丹的叶）10g。一日1剂，水煎常服。用于百日咳。

⑭ 灵芝片6g。加水适量煎煮2小时，服用，早晚各1次。用于治疗冠心病。

⑮ 灵芝粉1.5~3g。开水送服。一日2~3次。用于早搏、房颤、房室传导阻滞。

⑯ 灵芝10g，重楼9g，羊奶参50g，大伸筋15g。共水煎，取汁，兑冰糖适量，一日分2次服。用于风湿性心脏病症见胸闷，胸痛，气短。（羊奶参为桔梗科植物羊乳的根；大伸筋为木兰科植物小花五味子的根。）

⑰ 灵芝15g，猪蹄（小者）1只。将猪蹄去毛洗净，灵芝切片。锅内放油烧热，切

入葱、姜煸香，放入猪蹄、水、料酒、精盐、味精、灵芝，用武火烧沸，再改用文火炖至猪蹄烂熟。吃猪蹄喝汤，一日1次。用于降血脂。

⑱ 灵芝500g。切碎，小火水煎2次，每次3~4小时，合并煎液，浓缩后用多层纱布过滤，滤液加蒸馏水至500mL，滴鼻，一次2~6滴，一日2~4次。用于治疗鼻炎。

⑲ 灵芝30~60g。水煎服。用于治疗乳腺炎。

⑳ 灵芝10g。切片放入带盖的水杯中，加刚沸的开水200~300mL，浸泡30~40分钟后即可代茶饮用。用于治疗慢性胆囊炎。

㉑ 灵芝适量。研碎。桐油调敷患处。用于治疗对口疮。

㉒ 灵芝120g。水煎服。用于治疗误食毒菌中毒。

㉓ 灵芝1.5g。切碎，用老酒浸泡服用。用于治疗积年胃病。

㉔ 灵芝500g。将灵芝晒干，捣为细末，蒸两小时，再将其晒干，捣细，炼蜜为10g丸。每日早晚各用酒服1丸，30日为一个疗程。具有益精气、悦颜色、减皱的作用。用于美容。

㉕ 灵芝10g，枸杞10g，白酒200g。浸泡一周后服药酒，一次10mL，一日3次。用于肾虚腰痛。

㉖ 灵芝3g，党参9g，黄芪9g，焦白术9g，川续断9g，五味子3g，狗脊12g，升麻12g，炒白芍6g，川芎4.5g。一日1剂，水煎分2~3次服。用于子宫脱垂。

㉗ 灵芝10~15g。一日1剂，水煎分2~3次服。用于脏躁证。

㉘ 灵芝15g，黄精15g，鸡血藤15g，黄芪18g，猪或牛蹄筋100g。上药洗净，用纱布袋装好，蹄筋发软，共炖熟，去药渣，加食盐调味，饮汤食肉。用于白细胞减少症。

保存条件 ....

置阴凉干燥处。

⑤¹ 阿 胶

阿胶味甘且性平　归肺归肝归又肾
补血滋阴除虚弱　润肺止血治血崩

阿胶又名驴皮胶、傅致胶、盆覆胶，为马科动物驴的皮，经加工煎熬，使胶原水解后，再浓缩而成的固体胶块。主产于山东、浙江。以山东东阿县产品最为著名，奉为道地药材。

药材识别

呈扁长方形块状或骰状。16块胶，长约8.5cm，宽约3.7cm，厚1.5cm。32块胶厚约0.7cm。表面棕黑色或乌黑色，平滑，有光泽，对光透视稍透明。质坚脆，易碎。断面与表面色泽一致。气微腥，味微甜。

以色乌黑、光亮、稍透明、无腥臭气、经夏不软化者为佳。

规格标准

分山东阿胶、无锡二泉胶盒装等。

作用用途

阿胶具有补血滋阴、止血安胎的功效。用于血虚诸证；阴虚火旺之虚烦失眠及阴虚肺燥咳嗽；咯血、吐血、衄血、便血、尿血、崩漏、妊娠下血等出血证；胎动不安等。使用时用蒲黄炒可增强止血作用，蛤粉炒增强润肺作用。

现代临床上还用于肺结核、白细胞减少症、缺铁性贫血、血小板减少性紫癜、慢性溃疡性结肠炎。

用法推荐

❶ 医师处方用量。内服：烊化兑服，5～10g；炒阿胶可入汤剂或丸、散。

❷ 阿胶30g（打碎，炒令黄燥），贝母15g（煨令微黄）。共研为散。不计时以温开

水调服3g。用于治疗鼻出血。

③ 阿胶6g，白茅根15g，生地20g，玉米须50g。将后三味水煎煮取汁，再将阿胶放入药汁中烊化，即可饮用。用于血热证之衄血、尿血、便血、吐血、崩漏及胎漏等。

④ 阿胶5g，侧柏叶5g，蒲黄5g，炮姜3g。将炮姜切成小碎块，与其他药一起置入茶杯内，倒入刚沸的开水，盖严杯盖，浸泡20分钟左右即可，饮用前，搅拌药液，使阿胶完全溶化后再代茶饮用，可反复加入沸水浸泡数次，直至无味，每日上午和晚上各泡服1剂。用于中焦虚寒，脾不摄血，浊气冲逆所致的吐血，症见胃脘隐痛，恶心呕吐，吐出物中带血，甚者吐血，血色紫暗。

⑤ 阿胶30g（炒），蛤粉30g，辰砂少许。共研为末，饭后用藕节捣汁，和蜜调服。用于治疗小儿吐血。

⑥ 阿胶25g（蒲黄炒，烊化），伏龙肝50g。先用水煎伏龙肝，取其澄清液，加入阿胶，一日分2次服。用于吐血。

⑦ 阿胶10g（蒲黄炒），乌贼骨15g，白及20g，三七10g，生大黄3g。共研为细末，一次3g，一日4次，温开水冲服。用于吐血。

⑧ 阿胶3g（蒲黄炒，烊化），侧柏叶9g，陈艾叶6g，干姜6g，百草霜4.5g。除阿胶外余药用童便或黄酒与水各适量煎煮，取药汁烊化阿胶，一日分2次温服。用于吐血。

⑨ 阿胶20g，冰糖15g。将阿胶捣碎，放入冰糖，加水适量，隔水炖半小时，空腹时一次服用。用于吐血。

⑩ 阿胶、赤芍、当归各30g，炙甘草15g。共研为粗末。每次15g，加入竹叶5片，加水适量同煎煮，去渣，饭前温服。用于治疗便血如小豆汁。

⑪ 阿胶10g，大黄3g。先将大黄研为细末，再将阿胶烊化并与大黄末调匀，内服，一次1剂，一日3次，连服9剂。用于便血。

⑫ 阿胶5g，黄连2g。一起置入茶杯内，倒入刚沸的开水，盖严杯盖，浸泡15分钟左右即可，饮用前，搅拌药液，使阿胶完全溶化后再代茶饮用，可反复加入沸水浸泡数次，直至无味，每日上、下午各泡服1剂。用于湿热下注，灼伤血络的血痢，症见下痢不止，痢中带血，里急后重，日行数次。

⑬ 阿胶60g（炒黄），干熟地黄60g。共研为细散。不计时以葱汤调服6g。用于治疗妊娠尿血。

⑭ 阿胶10g，艾叶12g，地榆炭30g，生地15g，白芍15g，生甘草6g，白糖少许。艾叶等5味药煎汤，阿胶烊化其中，再加入白糖和匀，1日分2次饮用，半月为一个疗程，可间隔服用1~3个疗程。具有补血止血的功能，用于治疗妇女血

崩、月经过多、妊娠下血、小产后下血不止等。

⑮ 阿胶30g（蒲黄炒，烊化），栀子15g，车前子15g（纱布包煎），甘草15g。水煎服。用于尿血。

⑯ 阿胶5g，小蓟5g，栀子3枚，生地5g。将栀子砸破，生地切成小碎块，与其他药一起置入茶杯内，倒入刚沸的开水，盖严杯盖，浸泡20分钟左右即可。饮用前，搅拌药液，使阿胶完全溶化后再代茶饮用，可反复加入沸水浸泡数次，直至无味，每日上、下午和晚上各泡服1剂。用于湿热下注，损伤阴络的尿血证，症见尿频尿急，尿中带血，尿时刺痛难忍。

⑰ 阿胶60g（炙），艾叶60g。一日1剂，水煎分3次服。用于治疗损动母胎（损伤胎气），瘀血腹痛。

⑱ 阿胶40g（烊化），醋炙艾叶12g。水煎服。用于滑胎、漏胎。

⑲ 阿胶12g，鸡蛋2个，红糖30g。炖服。用于滑胎，胎动不安。

⑳ 阿胶5g，黄芪5g，白术5g，艾叶5g。先将黄芪和白术切成小碎块，与其他药一起置入茶杯内，倒入刚沸的开水，盖严杯盖，浸泡20分钟左右即可。饮用前，搅拌药液，使阿胶完全溶化后再饮用，一剂泡服一次，一次饮完，每日上午和晚上各泡服1剂。用于下焦虚寒，脾肾不足所致的胎动不安，或胎漏下血不止。

㉑ 阿胶（炙）、牛角腮（烧灰）、龙骨（煅）各30g。共研为散。一次1.5g，薄粥（清粥）调服。用于治疗产后恶露不绝。

㉒ 阿胶15g（烊化），艾叶炭15g，藕节炭15g。水煎服。用于恶露不绝。

㉓ 阿胶、当归各2g，黄连3g，粳米1合，蜡（如鸡子大）1枚。先用水煮米，令其沸后，去米入黄连、当归再煮，取药汁入阿胶、蜡烊化其中。趁温分2~3次服。用于治疗产后下痢。

㉔ 阿胶（粉炒）5g，苏叶3g，乌梅少许。水煎服。用于治疗肺虚咳嗽。

㉕ 阿胶（炒）6g，连根葱白3片，蜜2匙。先煎葱白片刻，去葱取汁，再入阿胶、蜜溶开，饭前温服。用于治疗老人、虚人大便秘涩。

㉖ 阿胶5g，枳壳5g，蜂蜜适量。将枳壳切成小碎块，与阿胶一起置入茶杯内，倒入刚沸的开水，盖严杯盖，浸泡15分钟左右即可，饮用前，将蜂蜜放入药液中，搅拌，待阿胶和蜂蜜完全溶化后饮用，可反复加入沸水浸泡数次，直至无味，每日晚睡觉前泡服1剂。用于老年血虚津枯出现的习惯性便秘，症见大便数日不解，干结如羊屎，努挣吃力等。

㉗ 阿胶（蒲黄炒）研末。一次服20~30g，一日2~3次，用温开水送下。用于肺结核咯血。

㉘ 阿胶150g（蛤粉炒），百合300g，白及300g，鳖甲300g（醋炙）。共研为细末，

一日2次，一次9g，早、晚各服1次。用于空洞型肺结核。

㉙ 阿胶6g（蒲黄炒），白及75g，黄芩6g，花蕊石50g，蒲黄50g。共研为细末，一日3～4次，一次3～6g，开水冲服。用于肺结核、咯血、支气管扩张出血。

㉚ 阿胶12g（蒲黄炒，烊化），白及12g，煅蛤壳12g，侧柏炭9g，仙鹤草15g。一日1剂，水煎分3次服。用于肺结核、咳血。

㉛ 阿胶10g，马兜铃10g，牛蒡子10g，杏仁12g，生甘草6g，白糖少许。马兜铃等4味药煎汤，阿胶烊化其中，再加入白糖和匀，一日分2次饮用，半月为一个疗程，可间隔服用1～3个疗程。具有滋阴润肺、止咳平喘的功能，用于治疗虚劳喘咳、肺虚火盛、咳痰带血等。

㉜ 阿胶5g，白及5g，枇杷叶5g，生地5g。先将生地和白及切成小碎块，与其他药一起置入茶杯内，倒入刚沸的开水，盖严杯盖，浸泡20分钟左右即可，饮用前，搅拌药液，使阿胶完全溶化后再代茶饮用，可反复加入沸水浸泡数次，直至无味，每日上、下午各泡服1剂。用于肺结核，症见咯血，痰中带血，人体消瘦，潮热，胸痛，五心烦热等。

㉝ 阿胶5g，杏仁5g，枇杷叶5g，麦冬5g。先将杏仁砸碎，与其他药一起置入茶杯内，倒入刚沸的开水，盖严杯盖，浸泡20分钟左右即可，饮用前，搅拌药液，使阿胶完全溶化后再代茶饮用。用于肺虚有热，化燥伤阴的支气管扩张。症见干咳无痰，或痰少带血，甚者咯出鲜血，久咯无度等。

㉞ 阿胶（蛤粉炒）30g，马兜铃15g，炙杏仁15g，牛蒡子12g，炙甘草10g，糯米10g。隔日一剂，水煎分3～4次服。用于支气管哮喘，喘息性支气管炎。

㉟ 阿胶10g（蒲黄炒，烊化），金银花15g，白及15g，川贝母6g（冲服），甘草4g。一日1剂，水煎分3次服。用于肺脓肿。

㊱ 阿胶12g（烊化），当归6g，白芍6g，艾叶6g。一日1剂，水煎分3次服。用于月经不调。

㊲ 阿胶10g。先将阿胶烊化，再用适量黄酒冲服，一日1剂。用于阴血不足之月经先期，或经量多少不定。

㊳ 阿胶10g（烊化），当归10g，熟地10g。隔日1剂，水煎分3次服。用于血虚月经后期及贫血。

㊴ 阿胶30g（烊化），当归15g，白芍炭12g，姜生炭15g，艾叶炭12g。水煎服。用于崩漏（虚寒型）。

㊵ 阿胶10g（烊化），艾叶炭9g。水煎服。用于崩漏。

㊶ 阿胶10g（烊化），乌贼骨15g，蒲黄6g，五灵脂6g。水煎服。用于崩漏。

㊷ 阿胶30g，糯米100g，红糖适量。先将糯米煮粥，待粥将熟时，放入捣碎的阿

胶，边煮边搅匀，稍煮1~2分钟，加入红糖即可。每日分2次服，3~5日为一个疗程。用于妇女功能性子宫出血。脾胃虚弱者不宜久服。

43 阿胶10g，马齿苋60g。将马齿苋洗净，水煎取汁，阿胶烊化兑入。一日2~3次饮服。可清热解毒、滋养补虚。适用于急、慢性白血病有肠道感染，低热贫血者的辅助治疗。

44 阿胶珠粉10g，蜂蜡30g，新鲜鸡蛋5个。蜂蜡溶化，打入鸡蛋，加入阿胶珠粉，搅匀。一日1剂，分2次服用。可活血软坚。适用于慢性白血病患者的辅助治疗。

45 阿胶10g，牡蛎12g，鹿茸12g。共研为散。一次1g，水煎，空腹时用米汤调服。用于治疗遗尿。

46 阿胶（炙）、当归（切，焙）、青葙子（炒）各30g。共研为粗末。一次12g，水煎去滓，午晚餐前各服1次。用于治疗虫蚀下部痒，谷道中生疮。

47 阿胶120g，米醋150g。共熬制成膏，摊于布上，外贴患处，隔3日换1次药。用于痈疽。

48 阿胶15g（蒲黄炒），炮姜15g，煅龙骨15g，赤石脂15g，艾叶适量。将前四味药共研为细末，每日早、晚饭前服6g，艾叶汤送服。用于白带。

49 阿胶15g，芫荽5g。加水共炖熟，一次服下。用于妊娠5~6个月咳嗽。

50 阿胶6g，瘦猪肉100g。加水适量，先炖猪肉，熟后入阿胶炖化，低盐调味，饮汤食肉。用于出血性贫血。

51 阿胶10g，黄芪30g，党参、熟地、当归各15g，生甘草6g，白糖少许。黄芪等5味药煎汤，阿胶烊化其中，再加入白糖和匀，一日分2次饮用，半月为一个疗程，可间隔服用1~3个疗程。具有补气养血的功能，用于治疗血虚眩晕、心悸等证。

52 阿胶10g，黄连3g，白芍15g，柏子仁20g，生甘草6g，白糖少许。黄连等4味药煎汤，阿胶烊化其中，再加入白糖和匀，一日分2次饮用，半月为一个疗程，可间隔服用1~3个疗程。具有滋阴补血的功能，用于治疗阴虚心烦、失眠等症。

53 阿胶5g，生地5g，桂枝5g，炙甘草3g。将生地、桂枝和甘草切成小碎块，与阿胶一起置入茶杯内，倒入刚沸的开水，盖严杯盖，浸泡20分钟左右即可。饮用前，搅拌药液，使阿胶完全溶化后再代茶饮用，可反复加入沸水浸泡数次，直至无味，每日上午和晚上各泡服1剂。用于心血不足的传导阻滞，症见心悸，怔忡，自汗等。

54 阿胶10g。一日1次，烊化服或加入粥内溶化服，用于食疗养生。也可加入核桃仁、黑芝麻、枸杞、冰糖等同服。

脾胃虚弱、食少便溏者不宜用。

加工制作 ···

蒲黄炒阿胶珠：将蒲黄粉置锅内，用微火或文火炒至蒲黄微起烟时，放入阿胶丁（阿胶丁制作：取原药材烘软切成小丁块，或捣成碎块即得），拌炒至鼓起成珠，内无溏心时取出，除去蒲黄，放凉即成。

蛤粉炒阿胶珠：将蛤粉置锅内，用文火炒至灵活时，放入阿胶丁，拌炒至鼓起成珠，色黄白，内无溏心时立即取出，筛去蛤粉，放凉即成。

保存条件 ···

置塑料袋或盒内，密闭保存。放置阴凉干燥处，防潮。

52 附 子

附子辛甘大热性　有毒归经心脾肾
助阳散寒又止痛　补火回阳能救逆

附子又名五毒、附片、铁花。商品规格有生附子、制附子、熟附子、淡附子、咸附子、黑附片、黄附片、白附片、炮附子，为毛茛科植物乌头的子根的加工品。主产于四川、陕西、云南、湖北。四川产者为优，奉为道地药材，习称"川附子"。

药材识别

盐附子：呈圆锥形，长4~7cm，直径3~5cm。表面灰黑色，被盐霜，顶端有凹陷的芽痕，周围有瘤状突起的支根或支根痕，体重。横切面灰褐色，可见充满盐霜的小空隙及多角形形成层环，环纹内侧导管束排列不整齐。气微，味咸而麻，刺舌。

附子瓣：呈瓣状，切面边缘凸翘而中心凹陷，内外均呈淡棕色。质坚硬，角质状，半透明。剖面具纵向筋线。

黑附片：呈不规则片状，周边略翘起，上宽下窄，长1.7~5cm，宽0.9~3cm，厚0.2~0.5cm。外皮黑褐色，切面暗黄色，油润具光泽，半透明状，并有纵向导管束，可见稍突起的弯曲的木质部。质硬而脆，断面角质样。气微，味淡。以片大、均匀、色棕黄、质坚者为佳。

白附片：呈不规则片状。无外皮，全体黄白色，半透明，厚约0.3cm。余同黑附片。以片大、色白、透明、厚薄均匀者为佳。

黄附片：呈圆形或不规则的圆形，无外皮，黄色，半透明状。

规格标准

品别	规格	等级	标准
盐附子	╱	一等	呈圆锥形。上部肥满有芽痕，下部有支根痕。表面黄褐色或黑褐色，附有结晶盐粒。体质沉重。断面黄褐色。味咸而麻、刺舌。每公斤16个以内。无空心、腐烂

品别	规格	等级	标准
盐附子		二等	呈圆锥形。上部肥满有芽痕，下部有支根痕。表面黄褐色或黑褐色，附有结晶盐粒。体质沉重。断面黄褐色。味咸而麻、刺舌。每公斤24个以内。无空心、腐烂
		三等	呈圆锥形。上部肥满有芽痕，下部有支根痕。表面黄褐色或黑褐色，附有结晶盐粒。体质沉重。断面黄褐色。味咸而麻、刺舌。每公斤80个以内。间有小药扒耳，但直径不小于2.5cm，无空心、腐烂
附片	白片	一等	干货。为一等附子去净外皮，纵切成厚0.2～0.3cm的薄片。片面白色。呈半透明体。片张大、均匀。味淡。无盐软片、霉变
		二等	干货。为二等附子去净外皮，纵切成厚0.2～0.3cm的薄片。片面白色。呈半透明体。片张较小、均匀。味淡。无盐软片、霉变
		三等	干货。为三等附子去净外皮，纵切成厚0.2～0.3cm的薄片。片面白色。呈半透明体。片张小、均匀。味淡。无盐软片、霉变
	熟片	统货	干货。为一等附子去皮去尾，纵切成厚0.3～0.5cm的圆形厚片。片面冰糖色，油面光泽。呈半透明体。无盐软片、霉变
	挂片	统货	干货。为二、三等附子各50%去皮纵切两瓣。片面冰糖色或褐色。油面光泽，呈半透明状。块瓣均匀。味淡或微带麻辣。每500g 80瓣左右。无白心、盐软片、霉变
	黄片	统货	干货。为一、二等附子各50%，去皮去尾。横切成0.3～0.5cm的厚片。片面黄色，薄厚均匀。味淡。无白心、尾片、盐软片、霉变
	黑顺片	统货	干货。为一、二等附子不去外皮，顺切成0.2～0.3cm的薄片。边片黑褐色，片面暗黄色，油面光滑。片张大小不一，薄厚均匀。味淡。无盐软片、霉变

备注：盐附子与附片的折合率为3.5∶1。

作用用途

　　附子具有回阳救逆、补火助阳、逐风寒湿邪的功效。主要用于亡阳虚脱、肢冷脉微、阳痿、宫冷、心腹冷痛、虚寒吐泻、阴寒水肿、阳虚外感、寒湿痹痛等证。本品为亡阳证、阳虚证的必用之品，阴寒内盛之心腹冷痛及寒湿痹痛者也为常用之品。

　　现代临床上还用于心力衰竭、休克（黑附片、红参、丹参制成参附注射液，静注或肌注，治疗毒蛇咬伤中毒性休克、胆囊炎合并中毒性休克、冠心病心衰辨证属阳气衰亡者，均收效）、病态窦房结综合征等。

用法推荐

① 医师处方用量。内服：煎汤，3～9g，回阳救逆可用18～30g；或入丸、散。外用：研末调敷，或切成薄片盖在患处或穴位上，用艾炷灸之。内服宜制用，宜久煎至口尝无麻辣感为度；外用多用生品。

② 大附子（去皮、脐）45g，肉豆蔻60g。共研为末，以粥为丸如梧桐子大。每次服18丸，莲子肉煎汤送下。用于治疗脏寒脾泄，及老人中气不足。

③ 炮附片3g，黄连3g，甘草3g，白芍15g。水煎服。用于胃脘痛。

④ 附片15g，干姜3g，肉桂1.5g。水煎服。用于寒证腹痛。

⑤ 附片8g，炒白术10g，肉桂3g，补骨脂6g，炮姜3g。共研为细末，分成7小包备用。每次1包，用酒水各半调成糊状，敷于脐部，上用麝香痛经膏或麝香风湿膏封固固定，并外加热水袋热敷30～60分钟。每晚换药一次，7日为一个疗程，连用3个月经期。用于妇女行经时泄泻（拉肚子）。

⑥ 附片15～30g，当归头15～30g，姜生30g，羊肉1000～1500g。炖2小时以上，尝无麻味时，酌加食盐调味，食肉喝汤，每次一小碗。用于暖身御寒，或减轻冻疮发生，并治寒湿痹痛，心腹冷痛，产后寒凝腹痛。

⑦ 附片25g，羊肉800g，扁豆12g，当归12g，食盐、干姜、泡海椒适量。加足量水小火焖熟（中途切忌添加冷水），口尝无麻味时食用，分4～5次食用。具有补阳御寒的作用，适用于老弱病人体虚怕冷，腰酸腿软，小便频数及风寒感冒、虚寒咳嗽等。

⑧ 附片10g，麻黄10g，棕树子15g，黄牛肉250g。将前三味药洗净，布包，与黄牛肉共炖熟，去药渣，加入食盐少许调味，一日1剂，分2次服，连服3～5剂。用于哮喘。

⑨ 附片20g，肉桂20g，干姜20g，山柰10g。共研为细末，待用拇指按摩双侧肺俞穴半分钟、使局部潮红后，再将药粉5g放于穴位上，外用胶布固定，隔日换药一次。用于风寒咳嗽。

⑩ 附片15g，白芷15g，白术20g，当归20g，肉桂7g，麻黄3g。水煎服。用于心阳虚衰而见心悸，形寒肢冷。

⑪ 制附片30g，山萝卜15g，黄芪120g，车前草20g。水煎服。用于慢性肾炎。

⑫ 制附片30g，麦冬30g，蜈蚣20g，半夏12g，全蝎12g，制南星60g，乌梢蛇60g，白矾60g，僵蚕90g，朱砂10g。共研为细末，炼蜜为丸，如梧桐子大，每次20丸，一日3次，开水送服。用于癫痫。

⑬ 附片20g，雄猪肾5对，杜仲100g。先将猪肾切成薄片，焙干，再与另两味药共研为细末，炼蜜为丸，如梧桐子大，一次6g，一日1次，晨起，用开水送服。

用于肾虚腰痛。

14 附片25g，白术10g，茯苓10g，桂枝10g，甘草9g，独活5g，牛膝5g。一日1剂，水煎分3次服。用于寒湿痹痛。

15 附子5g，桂枝5g，羌活5g，威灵仙10g。一日1剂，水煎分3次服。用于风寒湿痹。

16 制附子末3g，猪肾1个。将猪肾切开，去掉白膜，洗净，加入附子末，用湿纸包好煨熟，一日分2次食之。用于遗精。

17 附子4g，黄连4g，白芍15g。一日1剂，水煎分3次服。用于胆囊炎、胆结石。

18 附片适量。用水煎汤，浸洗患处。用于足癣。

19 黑附片10g，穿山龙30g，桂枝9g，鸡血藤25g，川牛膝15g。先将黑附片煎20分钟，尝无麻味后，再加入其余各药共煎30分钟，取汁服用。一日1剂，分2次服。用于骨关节结核。

20 制附片9g，黄柏9g，黄连5g，肉桂5g。一日1剂，水煎分3次服。用于红、白口疮。

21 附片15～30g，姜生30g，狗肉500～1000g。炖2小时以上，尝无麻味时，酌加食盐调味，食肉喝汤。用于冬天怕冷，喜生冻疮。

22 白附片30g，当归头2个（约50g），枸杞子50g，肉苁蓉30g，菟丝子30g，白胡椒10g，姜生30g，鲜陈皮20g，羊肉1000g（或狗肉500g），葱、辣椒、花椒、精盐各适量。先将羊肉洗净切块入沸水锅中汆一下，与洗净的白附片、当归头、枸杞子、肉苁蓉，用纱布包好的菟丝子、白胡椒、姜生、鲜陈皮、葱、辣椒、花椒一同入砂锅内，加水适量，先用武火煮沸，再转用文火炖至羊肉熟烂，口尝无麻味时，加精盐调味。吃肉、吃药（菟丝子除外）、喝汤。此为四人1日量，分早、晚两次服食。具有祛寒、补肾壮阳之功效。适用于暖身御寒，或减轻冻疮发生。并治寒湿痹痛，心腹冷痛，产后寒凝腹痛。若炖狗肉还用于脾肾阳虚的畏寒肢冷、尿频，或脘腹冷痛、大便溏泻，或寒湿偏盛的肢节酸痛等症。

23 附片15g，菟丝子30g，狗肉2000g。狗肉下锅沸水中焯透，捞入凉水内，洗净血沫，沥净水，切成2.5厘米见方的块；锅置火上加热，下狗肉块与姜片20g共煸炒，烹入绍酒炝锅，加入用纱布包好的附片、菟丝子，再加清汤、食盐、味精适量及葱节20g，武火烧沸，撇净浮沫，盖好，用文火炖约2小时，待狗肉熟烂时即可服用。用于脾肾阳虚的畏寒肢冷、尿频，或脘腹冷痛、大便溏泻，或寒湿偏盛的肢节酸痛等症。

24 附片30g，羊肉250g，小茴香5g（布包），姜片15g，盐适量。羊肉切片，与制附片、小茴香、姜片、盐，加水适量共煮烂，口尝无麻味时，捞出小茴香，吃肉喝汤。分2～3次食用，能温补脾胃、祛寒止痛。适用于脾胃虚寒所致的腹部阴冷、缓缓作痛、消化不良等症。

㉕ 附片30g，羊肉2000g，姜生50g，葱50g，胡椒6g。附片装入布袋内，羊肉洗净置沸水锅中，加姜、葱各25g，焯至断红色，捞出剔去骨，并将骨拍破，熬成羊骨汤，羊肉切成2.5厘米见方的块，再入清水中漂去血水；锅内注入清水，置于火上，加入拍破的姜块、缠成团的葱、胡椒、羊肉，再把附片药包投入汤内，先用武火煮沸30分钟后，改用文火炖至羊肉熟烂即可，将炖熟的附片捞出分盛碗内，再装入羊肉，掺入羊骨汤即可食用。用于脾肾阳虚的畏寒肢冷、尿频，或脘腹冷痛、大便溏泻，或寒湿偏盛的肢节酸痛等症。此方还可用于温暖脾胃，疗效尤为明显。

使用注意

本品辛热燥烈，凡阴虚阳亢及孕妇禁用。不宜与半夏、瓜蒌、贝母、白及、白蔹同用。因有毒，内服须经炮制。若加工不到位，内服过量，或煮煎方法不当，与酒同用等均易引起中毒。

中毒表现及救治：中毒主要表现在：①神经系统症状：口舌、四肢及全身麻木，头痛，头晕，耳鸣，复视，精神恍惚，言语不清或小便失禁。继则四肢抽搐，牙关紧闭，呼吸衰弱等。②循环系统症状：心悸气短，心率失常，血压下降，面色苍白，口唇紫绀，四肢厥冷，体温下降，休克等。心电图可见心律不齐、室性早搏、房室传导阻滞及心房或心室纤颤等。③消化系统症状：流涎、恶心、呕吐、腹痛、腹泻（偶有血样便）、肠鸣音亢进。④孕妇可致流产。救治方法一般用：①以1∶5000的高锰酸钾液，2%的食盐溶液或浓茶反复洗胃。但催吐、洗胃必须在无惊厥、呼吸困难及严重心律失常情况下进行。②以阿托品0.5～1mg/次，肌注，每隔半小时给药1次，一般应用不超过24小时。首次可用至2～4mg，静脉推注。若用药后未见症状改善，或出现阿托品毒性反应，可改用利多卡因或电转复等治疗措施。对呼吸衰竭、昏迷、休克等危重病人，同时可酌用中枢兴奋剂，也可加用地塞米松和能量合剂。③中药治疗可用绿豆60g，黄连6g，甘草15g，姜生15g，红糖适量，水煎后鼻饲或口服。还可用蜂蜜50～100g，用开水冲服以解毒。④其他对症处理。

加工制作

炮附片：取沙子，置锅内武火炒热，倾入净附片，拌炒至鼓起微变色，取出，筛去沙子，摊凉即得。（出口商品中有"炮附片"这个规格）

保存条件

盐附子置阴凉干燥处，密闭保存；其他附片置干燥处，防潮。

⑤③ 鸡内金

鸡内金味甘性平　脾胃小肠膀胱经
健胃消食能化石　涩精止遗且通淋

鸡内金又名内金、鸡筋、化石胆、鸡肫皮、鸡胗皮、鸡黄皮、鸡食皮、鸡合子、鸡中金、化骨胆、鸡肫内黄皮，为雉科动物家鸡的干燥沙囊内壁。全国各地均产。

药材识别

呈不规则的囊形壳状或卷片状，完整者长约5cm、宽约3cm、厚约2mm。表面黄色、黄绿色或黄褐色，薄而半透明，具明显的条状波浪式皱纹。质脆，易碎，断面角质样，有光泽。气微腥，味微苦。

以干燥完整、大个色黄者为佳。

规格标准

统货。分江苏、山东净统及毛统等规格。

作用用途

鸡内金具有健胃消食、涩精止遗的功效。主要用于食积不消、呕吐泻痢、小儿疳积、遗尿、遗精等证。本品微炒研末吞服，疗效较入煎剂为好。鸭的胃内膜性能与鸡相似，可代鸡内金用。

现代临床上还用于胃癌、食管癌，可增加食欲，改善症状。也用于肝硬化配方，胆囊炎，胆囊、胆管结石，尿道结石，肾结石等。

用法推荐

❶ 医师处方用量。内服：煎汤，3～10g；研末，1.5～3g；或入丸、散。外用：研末调敷或生贴。

② 鸡内金适量。研为细末，一次10g，一日3次，温开水送服。用于消化不良。

③ 鸡内金30g。用瓦片焙黄，研为细末，开水冲服，一日1～2g。用于小儿疳积。

④ 鸡内金适量。研末。用乳汁调服。用于治疗食积腹满。

⑤ 鸡内金30g，神曲、麦芽、山楂各100个。研为细末，一次1～3g，糖水调服，一日3次。用于小儿疳积。

⑥ 鸡内金3个，炒成黑褐色，水煎，加少许麻油，趁热吃渣喝汤。用于消化不良。

⑦ 鸡内金6g（炒或制）。一日1剂，分3次研末冲服或兑入饭中服。用于小儿疳积。

⑧ 炒鸡内金50g，枳实15g，白术15g。共研为细末，一次3～5g，一日2～3次，开水送服。用于小儿积滞。

⑨ 鸡内金30g，白术30g，山楂30g。共研为细末。一次6g，一日2次，开水送服。用于消化不良。

⑩ 炒鸡内金15g，大黄6g。共研为细末，与适量麦面粉调匀，烙制成饼，不拘时食之。用于小儿疳积。

⑪ 制鸡内金适量。研为细末。和乳服之。用于小儿食积腹满。

⑫ 炒鸡内金15g，大米15g（炒焦）。共研为细末，拌入粥中食用。每次用细末2g，一日2次。用于小儿食积。

⑬ 鸡内金20个（勿落水，瓦焙干，研末），车前子120g（炒，研末）。二末和匀，以米汤溶化，拌入饮食中共食之。忌油腻、面食、煎炒。用于治疗小儿疳病。

⑭ 鸡内金20个，车前子120g（炒）。共研为末，用甜酒调食。用于小儿疳积。

⑮ 鸡内金6g，黄鳝250g，盐、胡椒粉、料酒、白糖各适量。将黄鳝去内脏，洗净切段，鸡内金烧黄研末后与盐涂于鳝鱼背上，加水少许，蒸熟，取出后加胡椒粉、白糖、料酒，再蒸5分钟即可。制成菜肴食用，适用于3岁以上患儿。方中黄鳝具有温补脾胃功能，配合鸡内金消食化积、健运脾胃。故本方具有温中健脾、消食开胃的作用，适用于脾胃虚弱厌食患儿。

⑯ 鸡肫1个，山药20g，薏米、粳米各20g，姜生、红枣各适量。将鸡肫洗净切碎，山药、薏米、姜生、红枣、粳米淘洗干净入锅内加清水，武火煮开，文火慢熬，粥成加盐调味即成。鸡肫健胃消滞，与山药、薏米、粳米共熬粥，适用于由脾胃气虚，宗气不足引起的厌食症。

⑰ 鸡内金50g，炒山药200g。共研细粉，加入白糖适量，每次一匙，入牛奶或米粥中煮沸，每日早晚各服1次。用于脾胃虚弱之小儿厌食症。

⑱ 生鸡内金60g，大枣肉250g，姜生30g，面粉500g，白糖少量。姜生煎汤，枣肉捣烂，生鸡内金焙干研细末，共和入面，做成小饼（约8g重），烘烤熟。一次

食2~3个，一日2~3次。用于脾胃虚弱之消化不良。

⑲ 生鸡内金1~2个，面粉100g，盐、芝麻适量。鸡内金洗净晒干或用小火焙干，研末。将鸡内金粉末与面粉、食盐、芝麻一起和面，擀成薄饼，置锅内烙熟，用小火烤脆即可。一日1次。适用于消化不良。

⑳ 鸡内金20g，车前子150g（包煎），车前草350g。加水1000mL，煎取500mL，和米汤250mL，加少量食盐。每次服30~50mL。用于治疗婴幼儿腹泻。

㉑ 鸡内金1个。炒成黄褐色（但不能炒焦），以低度的酒一小杯（5~10mL）调服。用于反胃呕吐。

㉒ 鸡内金3g（炒焦），姜生5g。共研为细末，姜生用沸水冲泡，取汁，送服鸡内金。用于呕吐。

㉓ 鸡内金适量。烧灰兑酒服。用于治疗反胃，食即吐出，上气。

㉔ 琥珀、生鸡内金、滑石以1:4:6的比例共研为细末。早晚两次空腹服用，每次6g，用金钱草煎水送服。用于治疗泌尿系结石。

㉕ 鸡内金，鱼脑石，广郁金，生大黄。按6:15:2:1加工成粉末，装入胶囊，每粒含生药0.4g。一日3次，一次6~8粒，饭后用温开水送服，1个月为一个疗程，一般用药2~4个疗程。用于治疗胆石症。

㉖ 鸡内金12g，金钱草30g，海金沙30g，茵陈蒿30g。一日1剂，水煎分2~3次服。用于胆囊、胆管结石。

㉗ 鸡内金10g，金钱草30g，木通15g，石韦30g，红花10g，海金沙15g，川楝子15g，桃仁3g。一日1剂，水煎分2~3次服。用于尿道结石。

㉘ 鸡内金10g，王不留行8g。共研为细末，一次10g，一日1次，用金钱草20g煎汤冲服。用于肾结石。

㉙ 鸡内金18g，玄明粉18g。共研为细末，一次6g，一日2次，开水冲服。用于尿路结石。

㉚ 鸡内金10g，金钱草30g，海金沙20g，郁金10g。一日1剂，水煎分2~3次服。用于泌尿系统结石。

㉛ 鸡内金2g，海金沙5g，金钱草5g，郁金5g。将鸡内金研为末、郁金切成小碎块，与其他药一起置入茶杯内，倒入刚沸的开水，盖严杯盖，浸泡20分钟左右即可代茶饮用，一剂泡一次，一次饮完。用于尿路结石，症见尿急尿频，尿来中断，刺痛难忍。

㉜ 鸡内金20g。将其焙黄或制过，研为细末，一次3~5g，一日3次，饭后服。用于胃脘痛（食滞型）。

㉝ 鸡内金50g，乌贼骨50g，檵木叶50g，白及粉50g。将前三味药分别炒黄，再与

白及共研为细末，一次10～15g，一日3次，凉开水冲服。用于胃脘痛。

㉞ 鸡内金15g，香附15g。共研细末，每次吞服3g，一日2～3次。用于治疗胃溃疡，长期服用有效。

㉟ 鸡内金60g，核桃仁150g，陈皮120g，青皮120g。共研为细末，炼蜜为丸，每丸重9g，一次1丸，一日2次，开水冲服。用于肝硬化。

㊱ 鸡内金15g，黄芪20g，陈皮10g，糯米50g。共用水煮熟成粥，一日分2次，食粥。用于水肿。

㊲ 鸡内金15g，金钱草30g，荸荠10个。一日1剂，水煎分3次服（或水煎代茶饮）。用于慢性前列腺炎。

㊳ 鸡内金30g（微炙），黄芪15g，五味子15g。共研为粗末。水煎，去渣，饭前分3次温服。用于治疗小便滑数白浊。

㊴ 鸡内金30g，黄芩30g，郁金30g，猪苦胆（含汁）5个。将前三味药共研为细粉，用猪胆汁调匀，每次服3～6g，一日3次。用于胆囊炎。

㊵ 鸡内金50g，五味子50g。共研为细末，每次5g，一日3次，开水冲服。用于遗精。

㊶ 公鸡内金10g。研为细末，一次3g，一日2次，黄酒冲服。用于遗精。

㊷ 鸡内金5g，葛根15g。鸡内金焙干，研为细末，用葛根汤送服。一日2次。用于遗尿。

㊸ 鸡内金、干葛各等分。共研为末。面糊为丸，如梧桐子大。每次服50丸，酒送服。用于消导酒积。

㊹ 鸡内金30g，铅丹3g，冰片2g。共研为细末，外撒疮面。用于搭手疮已溃，久不愈合。

㊺ 鸡内金6g，冰片3g。先将鸡内金炒焦，再同冰片共研为细粉，取少许吹患处，一日3～4次。用于扁桃体炎。

㊻ 鸡内金6g。炒焦，研为细末，分2次吞服。用于诸骨梗咽。

㊼ 鸡内金10g或适量（视口疮面积大小而定）。研为细末外用，撒于口腔内患处。每日至少涂3次。用于口疮。

㊽ 鸡内金10g，青黛3g，冰片3g。共研为细粉，撒患处。用于牙龈炎、口腔炎。

㊾ 鸡内金适量。烧灰敷患处。用于治疗一切口疮。

㊿ 鸡内金（不落水者）五个，枯矾15g。共研末外搽患处。用于治疗走马牙疳。

51 鸡内金适量（勿洗）。阴干，烧为末，用竹管吹入患处。用于治疗喉痹乳蛾。

52 生鸡内金100g，黑龙江白米醋300mL。装入广口瓶内，浸泡30小时后即可使用。取药液涂擦患处。一日3次，10天为一个疗程。用于治疗扁平疣。

53 鸡内金30g，黑矾30g，桃仁30g，黑豆30g，大枣30g，蜂蜜30g，山羊血30g，黄蜡30g。先将黑矾煅透，再与诸药共研为末，水泛为丸，如黑豆大，一次10粒，一日2次，开水冲服。用于贫血。

加工制作

炒鸡内金：取净鸡内金，整、碎分开，分别置锅内，用中火加热，炒至表面呈黄色或焦黄色，取出，放凉。

制鸡内金：取沙子置锅内，用中火炒热，加入捣碎成小块、大小分开的鸡内金，拌炒至鼓起，酥脆，取出，筛去沙子，放凉。

保存条件

置干燥处，防霉，防蛀，防压。

54 青 果

青果性平酸甘味　既归肺经又归胃
涩肠止泻治久咳　泄火利咽又清肺

青果又名橄榄、中果、青子、谏果、白榄、黄榄、甘榄、橄榄子、余甘子、青橄榄、干青果、西青果，为橄榄科植物橄榄的干燥成熟果实。主产于福建、四川、广东等地。

药材识别

呈纺锤形，两端钝尖，长 2.5 ~ 4cm，直径 1 ~ 1.5cm。表面棕黄色或黑褐色，有不规则皱纹。果肉质，灰棕色或棕褐色。果核（内果皮）梭形，质硬，暗红棕色，表面具纵棱 3 条，其间各有 2 条弧形弯曲的沟；破开后，内多分 3 室，各有种子 1 粒。外种皮黄色，常紧附于内果皮上，内种皮红棕色，膜质，胚乳极薄，紧贴于种皮上，内有折叠的白色子叶 2 片。无臭，果肉味初涩，久嚼后微甜。

以个大、坚实、整齐、灰绿色、肉厚、味先涩后甜者为佳。

规格标准

一般均为统货。

作用用途

青果具有清热、利咽、生津、解毒的功效。主要用于咽喉肿痛、咳嗽、烦渴、鱼蟹中毒等证。本品以治咽喉肿痛为主，次为肺热咳嗽。近代多将其作为食品使用，盐腌蜜炙，风味独特，为茶余酒后之佳品。

现代临床上还用于细菌性痢疾、轻度烧伤。

用法推荐

❶ 医师处方用量。内服：煎汤，6 ~ 12g；或熬膏；或入丸剂。外用：研末撒或油

调敷。

② 橄榄、生芦菔各等分。水煎服。用于治疗时行风火喉痛、喉间红肿。

③ 青果适量。置猪肚内炖熟。食肉喝汤。用于治疗孕妇胎动心烦，口渴咽干。

④ 青果 10g，玄参 10g，麦冬 10g，桔梗 10g，甘草 10g。一日 1 剂，水煎代茶饮。用于喉喑、咽喉肿痛。

⑤ 鲜青果 20 枚，鲜芦根 4g。青果拍松，去核；芦根切碎，水煎代茶饮。用于咽炎、呕吐，并生津止咳。

⑥ 青果 6g，绿茶 5g，胖大海 15g，蜂蜜 30g。用青果煎水趁沸冲泡绿茶、胖大海，加盖闷泡 3 分钟，兑入蜂蜜搅匀，即可慢慢饮用。用于慢性咽炎。

⑦ 青果 250g，青黛 2.5g，黄酒 5000g。青果拍破放入酒坛，加入黄酒，再放入青黛，搅拌均匀，加盖密封，每隔三天搅拌一次，浸泡半月后，过滤去渣，即可饮用。用于烦渴、咽喉不适等。

⑧ 青果 20 枚，蜜柑 2 个，荸荠 20 枚，鲜藕 120g。蜜柑去皮、籽，鲜藕去节、削皮，荸荠洗净、去皮，青果去核，姜生去皮、切薄片，上药共捣碎，用纱布绞取汁，或用压榨机取汁，随时饮用。用于咽喉肿痛、风火目赤、烦渴咳嗽、纳呆欲呕等。

⑨ 青果 2~3 枚，用冷开水磨汁缓缓咽下，或捣碎浸泡代茶饮。用于咽喉肿痛。

⑩ 西青果 4g，黄连 2g，桔梗 2g，甘草 2g。先将上药淘洗净，并置入茶杯内，倒入刚沸的开水，盖严杯盖，浸泡 30 分钟左右即可代茶饮，可反复加入沸水浸泡数次，直至无味，每日泡服 1 剂。具有清热泻火，祛痰利咽的功能。适用于阴虚火旺、虚火上浮、口鼻干燥、咽喉肿痛等。

⑪ 青果 5g，金银花 5g，甘草 5g。先将青果拍破、甘草切成小碎块，与金银花一起置入茶杯内，倒入刚沸的开水，盖严杯盖，浸泡 20 分钟左右即可代茶饮，可反复加入沸水浸泡数次，直至无味，每日泡服 1 剂。用于喉痹，喉喑。

⑫ 青果 6g，胖大海 9g。青果拍破，与胖大海一起置入茶杯内，倒入刚沸的开水，盖严杯盖，浸泡 20 分钟左右即可代茶饮，可反复加入沸水浸泡数次，直至无味，每日泡服 1 剂。用于慢性喉喑、声音嘶哑。

⑬ 青果 10g，玄参 10g，桔梗 10g，生甘草 10g。青果拍破，其他药切成小碎块，一起置入茶杯内，倒入刚沸的开水，盖严杯盖，浸泡 20 分钟左右即可代茶饮，可反复加入沸水浸泡数次，直至无味，每日泡服 1 剂。用于梅核气，慢性咽炎。

⑭ 青果 10g（捣碎），甘草 2g。一起置入茶杯内，倒入刚沸的开水，盖严杯盖，浸泡 20 分钟左右即可代茶饮，可反复加入沸水浸泡数次，直至无味，每日泡服 1 剂。用于口干舌燥、喉咙干痛、饮食不佳者。

⑮ 青果适量。烧灰，研为细末。用猪脂调和，涂患处。用于治疗唇紧燥裂生疮。

⑯ 青果5个，白萝卜250g。将青果水煎取汁，白萝卜压榨取汁，用青果汁冲服白萝卜汁，一次服下，连服3~7剂。用于白喉。

⑰ 青果30g，白萝卜30g。一日1剂，水煎代茶饮。用于白喉。

⑱ 青果6g，知母10g，酒炙黄柏6g，五倍子6g，五味子6g，桑白皮15g。一日1剂，水煎分3次服。用于肺燥咳嗽。

⑲ 鲜青果适量。榨汁频服或煎汤饮。用于解河豚鱼鳖及酒精中毒；亦可治疗诸鱼骨鲠。

⑳ 青果捣为泥，食之。用于治疗野蕈毒。

㉑ 干青果100g。加水文火煎煮，滤汁，连服3~4天；不效则兼施保留灌肠，或制成浸膏每次6~12g。用于细菌性痢疾。

㉒ 青果500g，白矾200g，冰糖500g。先将青果打碎，水煎，取两次煎汁混合，再与白矾同煎，并浓缩成黏稠膏状，加冰糖调匀，一次10g，一日2次，开水冲服。用于癫痫。

㉓ 青果50g。水煎取浓汁，放凉后，涂抹伤处。用于轻度烧伤。

㉔ 青果炭（青果炭可用干青果经煅烧而成。下同）9g，冰片3g，铅粉1g。共研为细末，用猪油调涂患处。用于冻疮。

㉕ 青果炭5g，鱼脑石（煅）6g，春花（为蔷薇科植物车轮梅的花）3g。共研为细末，取少许吹入鼻内，一日3~4次。用于鼻窦炎。

㉖ 用盐青果二三个，连皮带核，火中煅过存性，加入冰片半分，搽患处。用于治疗牙龈溃烂，诸药不效者。

㉗ 青果（烧存性）、白螺蛳壳（古泥墙上者，浸去泥，醋煅）各3g。研末，加入冰片一分，共研匀，麻油调搽患处（湿者掺之，须先用甘草花椒汤洗）。用于治疗下部疳疮。

㉘ 青果5g，龙眼肉5g，枸杞6g，冰糖适量。青果拍松，与龙眼肉、枸杞、冰糖一起置入茶杯内，倒入刚沸的开水，盖严杯盖，浸泡20分钟左右即可代茶饮，可反复加入沸水浸泡数次，直至无味，每日泡服1剂。用于美颜、皮肤保健等。

保存条件

置干燥处，防潮，防蛀。

55 玫瑰花

玫瑰花甘微苦温　疏肝归肝归脾经
行气解郁调肝胃　和血止血能调经

玫瑰花又名湖花、红玫瑰、刺玫瑰、刺玫花、刺玫菊、笔头花、徘徊花。为蔷薇科植物玫瑰的干燥花蕾，主产于江苏、浙江、福建、山东、四川、河北等地。

药材识别

略呈半球形或不规则团块状，直径1～2.5cm。花托半球形，与花萼基部合生；萼片5，披针形，黄绿色或棕绿色，被有细柔毛；花瓣多皱缩，展平后宽卵形，呈覆瓦状排列，紫红色，有的黄棕色；雄蕊多数，黄褐色。体轻，质脆。气芳香浓郁，味微苦涩。

以朵大、瓣厚、色紫、鲜艳、香气浓者为佳。

规格标准

分为头水花、二水花、三水花。

头水花：为含苞欲放的大花蕾，质量最佳。

二水花：为开放较足时采收，质量较次。

三水花：为盛开时采收者，质量最差，不宜入药，多供制食品用。

用法推荐

玫瑰花具有行气解郁、和血、止痛的功效。主要用于肝胃气痛、食少呕恶、月经不调、经前期乳房胀痛、跌扑损伤等。配母丁香酒煎服可治乳痈，单用焙为末酒和服，可治肿毒初起。现代有人用于美容。

用法推荐

❶ 医师处方用量。内服：煎汤，3～10g；浸酒或泡茶饮。

❷ 玫瑰花15g，茶叶适量。沏水代茶饮。心情不愉快时饮用。

❸ 玫瑰花15g，西洋参9g，大枣3~5枚。沏水代茶饮。适合气虚之人心情不愉快时饮用。

❹ 玫瑰花15g，枸杞15g。沏水代茶饮。适合肾虚之人心情不愉快时饮用。

❺ 玫瑰花4~5朵，蚕豆花9~12g。泡开水，代茶频饮。用于治疗肝风头痛（高血压）。

❻ 玫瑰花、白梅花各3g。沏水代茶饮。用于治疗上部食管痉挛，咽中有异物感。

❼ 玫瑰花、半夏、红枣、苏梗各10g。一日1剂，水煎服。用于治疗梅核气。

❽ 玫瑰花9g，海螵蛸12g，白鸡冠花9g。水煎服。用于治疗白带。

❾ 玫瑰花5g，母丁香5g，白酒适量。将白酒兑入等量水，与药共煎5分钟，取药汁服用。用于乳痈。

❿ 玫瑰花适量。焙干，研为细末，用白酒吞服。用于肿毒初起。

⓫ 玫瑰花15g，月季花15g，益母草25g，丹参25g。一日1剂，水煎分3次服。用于月经不调。

⓬ 玫瑰花300朵，冰糖500g。除去心蒂，水煎取汁，去药渣，适当浓缩，加入冰糖收制成膏，每日早晚各酌量服用。用于肝郁吐血。若用于调经，可改用红糖收膏。

⓭ 玫瑰花6g，益母草12g，党参12g，赤芍9g，生地9g，黄芩9g，泽兰9g，红花6g，虻虫3g，水蛭3g，饴糖30g，大枣10枚。一日1剂，水煎分3次服。用于骨蒸潮热、月经不行、干血痨。

⓮ 玫瑰花15g，鸡冠花15g。水煎去药渣，加红糖服。用于治疗月经过多。

⓯ 玫瑰花、月季花、鸡冠花各30g，益母草15g，炙香附10g。加水炖鸡蛋食用。用于治疗痛经。

⓰ 玫瑰花10g，醋炒香附9g，怀牛膝15g，丹参30g。水煎，分3次服，一日1剂。用于治疗月经后期、量少，行经艰涩。

⓱ 玫瑰花（后下）、月季花（后下）各10g，益母草、泽兰各15g。经前一周水煎服，连服5~7天。用于治疗经前乳房胀痛。

⓲ 玫瑰花3~6g。泡酒，经前服用。用于治疗经期乳房胀痛反复发作。长期服用效果显著。

⓳ 玫瑰花3g，茶叶2g。将玫瑰花漂洗干净，与茶叶同泡，常服用。用于治疗肝胃气滞腹痛、月经不调、赤白带下、痢疾、乳房胀痛等。

⓴ 鲜玫瑰花适量。榨汁炖冰糖服。用于肺结核咳嗽吐血。

㉑ 玫瑰花10g，川楝子10g，白芍10g，香附12g。一日1剂，水煎分3次服。用于胃痛。

㉒ 玫瑰花5g。一日1剂，沸水浸泡，代茶饮。用于治疗肝胃气痛。

㉓ 玫瑰花研末。开水冲服，一次2~3g，一日2次。用于治疗肝胃气痛。

㉔ 玫瑰花0.3g，桂花子3g。将桂花子研末与玫瑰花共用开水冲泡，一日3次，温服。用于胃寒气痛、新旧胃痛。

㉕ 玫瑰花10g，金银花10g，菊花10g，五味子10g，麦冬15g，乌梅150g，冰糖适量。先将乌梅洗净，去核，放入适量水煮烂；再将其余各药放入煮沸，然后去药渣取汁，在汁中加入冰糖搅匀，晾凉后饮用。用于温病发热，暑热干渴等。

㉖ 玫瑰花6g，蔷薇花5g，五味子6g，麦冬10g，乌梅12g。先将五味子、麦冬和乌梅加水先煮20分钟，再投入玫瑰花、蔷薇花煮沸即可取汁，晾凉后饮用，可加入白糖调味。用于暑热口渴、热邪伤阴等。

㉗ 玫瑰花2g，乌梅10g，车前子9g，蜂蜜20g，白糖适量。将乌梅、车前子（纱布包）同放入锅中，加水700mL，煎煮取汁500mL，加入玫瑰花、蜂蜜、白糖，搅拌均匀，即可分次饮用。用于暑湿泄泻，食欲不振，口干乏力及防暑等。

㉘ 玫瑰花、黄连各6g，莲子9g。水煎服。用于治疗痢疾。

㉙ 玫瑰花6g。一次1剂，一日2~3剂，水煎服。用于噤口痢。

㉚ 玫瑰花（去蒂）焙焦研细末，黄酒送服，一日2~3次。用于治疗赤白痢疾。

㉛ 玫瑰花7朵，白菊花10g，龙井茶3g。沸水冲泡，待凉饮用。用于治疗高血压所致的眩晕。

㉜ 玫瑰花6朵，白菊花6朵，茯苓10g，白芷6g，莲子5个，大枣3个。将上药放入砂锅中，加水500mL。先用大火煮开，再用小火煮15分钟。去渣取汁，饮时加入几滴蜂蜜，以使味道更甜美。适用于去斑、补水、养颜。

㉝ 鲜玫瑰花30g，鲫鱼1~2条。水炖熟后，吃鱼，喝汤。用于治疗淋巴结核。

㉞ 玫瑰花12g，冬虫夏草9g，侧柏叶炭9g，白蜜30g。水煎服。用于治疗肺结核咳嗽吐血。

㉟ 玫瑰花10g，鲜马蹄金、茵陈各20g。水煎服，代茶饮。用于治疗慢性胆囊炎。

㊱ 玫瑰花9g，藕节30g，栀子9g。水煎服。用于治疗肝郁吐血。

㊲ 玫瑰花15g，红花、当归各10g。水煎去渣，热黄酒冲服。用于治疗新久风痹（急慢性风湿痛）。

㊳ 干玫瑰花5g，面粉500g，甜酒酿250g。面粉和酒酿，加水、白糖、玫瑰花（揉碎）拌和，揉成面团，醒发30分钟，分成数份，按扁擀薄，平底锅刷上油，将

饼两面烙黄。此饼有抗风湿之功。

39 鲜玫瑰花50g（或干花15g），羊心500g，精盐50g。将玫瑰花瓣加精盐和水，放入切块并串在竹签上的羊心，稍浸，取出放在火上烤炙。食之能补心安神。适用于心血亏虚、惊悸失眠、郁闷不乐者服。

40 玫瑰酱100g（或干玫瑰花25g揉碎），粳米粉、糯米粉各250g，白糖100g。先将白糖加水调成糖水，并放入玫瑰酱（或揉碎的玫瑰干花），再将二米粉拌入其中，调成半透明状，即成"糕粉"；糕粉放入糕模内蒸熟。服之具有理气活血之效。可治郁闷、气胀、腹痛等症。

保存条件

置阴凉干燥处，密闭保存，防潮。

56 罗汉果

罗汉果味甘性凉　止咳归肺归大肠
清热泻火利咽喉　生津润燥又滑肠

罗汉果又名拉汗果、假苦瓜、光果木鳖，为葫芦科植物罗汉果的干燥果实。主产于广西。

药材识别

呈卵形、椭圆形或球形，长4.5～8.5cm，直径3.5～6.5cm。外表黄褐色至深棕色，有时可见深色斑纹和黄色柔毛，少数有6～11条纵纹。顶端膨大，中央有圆形的花柱基痕，基部略狭，有果柄痕。体轻、质脆、果皮薄，易破。果瓤干缩呈海绵状，浅棕色。种子扁圆形，长约1.5cm，宽约1.2cm，浅红色至棕红色，中央有一矩形凹陷，边缘呈不规则缺刻状，先端有一小突尖微凹，为珠孔所在，种仁位于中央，长卵形，质坚硬，周围具有放射状沟纹，多数种子紧密排列成6列。气微，味甜。

以个大、完整、摇之不响、色黄褐者为佳。

规格标准

一般均为统货。

作用用途

罗汉果具有清热润肺、滑肠通便的功效。主要用于肺火燥咳、咽痛失音、肠燥便秘等证。本品煎汤或泡水服，可预防教师、歌唱家等因过度用喉引起的音哑失音，并可作夏令清凉饮料，用于暑热伤津口渴，还能用作糖尿病患者甜味剂的代用品，为亦药亦食佳品，已制成冲剂、茶剂、果露等，方便于人们保健、防病和治病。

现代临床上还用于百日咳，急、慢性支气管炎，咽喉炎，急、慢性扁桃体炎等。

253

用法推荐

① 医师处方用量。内服：煎汤，15～30g，或炖肉；或泡水服用。

② 罗汉果1个。切片，水煎，待冷后，频频饮服。用于治疗喉痛失音。

③ 罗汉果5g，蝉蜕3g，木蝴蝶3g。一起置入茶杯内，倒入刚沸的开水，盖严杯盖，浸泡10分钟左右即可代茶饮，可反复加入沸水浸泡数次，直至无味，每日泡服1剂。用于咽痛失音。

④ 罗汉果半个，陈皮6g，瘦猪肉100g。先将陈皮浸软，刮去白，然后与罗汉果、瘦猪肉共煮汤，熟后去罗汉果、陈皮，饮汤食肉。用于治疗肺燥咳嗽痰多、咽干口燥。

⑤ 罗汉果1个，鸡肉（猪瘦肉亦可）末50g，粳米60～100g，精盐、味精、麻油各少许。罗汗果切薄片，米淘洗干净，放入砂锅内加足清水烧开，再放入肉末、罗汗果片煮成粥，精盐、味精、麻油调味。一日1次，作晚餐食，连用7天。具有清热润肺、理气化痰的功效。适用于肺蕴热型老慢支，症见咳嗽气急，痰黄黏稠，发热，口干，胸闷或痛，舌苔黄腻，舌质红，脉滑数。

⑥ 罗汉果1个，柿饼15g。水煎常服用。用于百日咳，急、慢性支气管炎，咽喉炎，急、慢性扁桃体炎等。

⑦ 罗汉果20g，绿茶2g。先将罗汉果加水300～500mL，煮沸5～10分钟后，加入绿茶再煮1～2分钟即可。一日1剂，分3～5次服。具有清热化痰止咳的作用。适用于风热感冒所致咳嗽痰黄或小儿百日咳等。

⑧ 罗汉果15～30g。开水泡，当茶饮。用于治疗急、慢性支气管炎，扁桃体炎，咽喉炎，便秘。

⑨ 罗汉果15g。用沸水冲泡代茶饮。用于咳嗽，胃热便秘等。

⑩ 罗汉果6g，菊花6g，普洱茶6g。共研粗末，用纱布袋（最好是滤泡袋）包好后，放入茶杯中，用沸水冲泡，不拘时频饮之。此茶最宜于高血压、高血糖、高血脂病人长期饮用。

⑪ 罗汉果15g，瘦猪肉适量。炖汤服。用于痰火咳嗽，胸闷胁痛。

⑫ 罗汉果对各种疾病有效果的、起主要作用的是其中所含的比砂糖甜300倍的物质。这种物质对人体无副作用，可供糖尿病患者使用。

保存条件

置干燥处，防霉，防蛀。

57 金钱白花蛇

金蛇味甘咸性温　归属肝经有毒性
祛风通络除疥癫　止痛且能定抽痉

金钱白花蛇又名金钱蛇、小白花蛇，为眼镜蛇科动物银环蛇的幼蛇除去内脏后的干燥体。主产于广东、广西。

药材识别

呈圆盘状，盘径3~6cm，蛇体直径0.2~0.4cm。头盘在中间，尾细，常纳口内，口腔内上颌骨前端有毒牙1对，鼻间鳞2片，无颊鳞，上下唇鳞通常各为7片。背部黑色或灰黑色，有白色环纹45~58个，黑白相间，白环纹在背部宽1~2行鳞片，向腹面渐增宽，黑环纹宽3~5行鳞片，背正中明显突起一条脊棱，脊鳞扩大呈六角形，背鳞细密，通身15行，尾下鳞单行。气微腥，味微咸。

以头尾齐全、色泽光亮、肉色黄白、盘径小、气微腥者为佳。

规格标准

现市面上销售的金钱白花蛇，分为广东和广西大条、中条、小条等规格，这些规格在性状方面的描述与《中华人民共和国药典》2005版一部有些差异，这是由于各地使用习惯所造成，现介绍如下。

规格	标准
小条	干货。头尾齐全。圆盘直径3~3.5cm。头位于盘中央，尾细，常纳于口内，背部黑色或灰黑色，有相间白色环纹带，脊鳞扩大呈六角形，表皮有光泽。全体无霉变和虫蛀
中条	干货。头尾齐全。圆盘直径6~7cm。头位于盘中，尾细，常纳于口内，背部黑色或灰黑色，有相间白色环纹带，脊鳞扩大呈六角形，表皮有光泽。全体无霉变和虫蛀
大条	干货。头尾齐全。圆盘直径10~15cm。头位于盘中，尾细，常纳于口内，背部黑色或灰黑色，有相间白色环纹带，脊鳞扩大呈六角形，表皮有光泽。全体无霉变和虫蛀

续表

规格	标准
蛇干	干货。偶有头尾不全。圆盘直径15cm以上。头位于盘中，尾细，常纳于口内，背部黑色或灰黑色，有相间白色环纹带，脊鳞扩大呈六角形，表皮有光泽。全体无霉变和虫蛀

作用用途

　　金钱白花蛇具有通经络、祛风湿、解毒的功效。主要用于风湿瘫痪、骨节疼痛、破伤风、小儿惊风、抽搐痉挛、中风痰厥、半身不遂、瘰疬恶疮。

　　现代临床上还用于骨结核、骨质增生、中风后遗症等。

用法推荐

1　医师处方用量。内服：水煎，3～4.5g；或研末吞服，0.5～1.5g；或浸酒，3～9g。

2　金钱白花蛇研粉。每次服3g，一日2次，用黄酒送下。用于治疗小儿麻痹恢复期。

3　金钱白花蛇1条，蜈蚣10g。共研为细末。每次服1g，一日2次，用黄酒送下。用于治疗破伤风。

4　金钱白花蛇5g，当归12g，白芍15g，熟地18g，川芎10g，桃仁10g，红花10g，党参24g，黄芪24g，沙参20g。一日1剂，水煎分3次服。用于口眼㖞斜。

5　金钱白花蛇1条，五加皮120g，伸筋草（为石松科植物石松的全草）120g，白酒1000g。浸泡7日后服用，一次10mL，一日3次。用于半身不遂。

6　金钱白花蛇1条，白酒500g。浸泡7日后服用，一次一小杯，一日2次。用于风湿痹痛，肢节屈伸不利，半身不遂。

7　金钱白花蛇20g，乌梢蛇150g，脆蛇10g，生地50g，冰糖500g，白酒10kg。将三种蛇剁去头，用酒洗润切成短节干燥，生地切碎；冰糖置锅中，加入适量水置火上加热溶化，待糖汁熬成黄色时，趁热用一层纱布过滤去渣；再将白酒装入坛中，三蛇、生地直接倒入酒中，加盖密闭，每隔三天搅拌一次，10～15天后开坛过滤，加入冰糖汁充分拌匀再滤一次即可服用。用于风寒湿痹之筋骨疼痛、肢体麻木、屈伸不利、半身不遂；跌打损伤之瘀肿，疼痛及风邪入络之抽搐、惊厥等症。亦适用于骨结核、中风后遗症患者。

8　金钱白花蛇1条（大条），羌活60g，当归身60g，天麻60g，秦艽60g，五加皮60g，防风60g。先将大白花蛇用白酒润透，去骨刺，取净肉约120g；再将其他药切成小碎块，拌匀，以生绢袋盛装，悬入酒坛内，加入糯米酒淹没药袋，密封，将酒坛安于大锅内，水煮一日，取起，埋入室内地下7日，取出。每日饮1~2小杯。或将药渣晒干研为末，制成梧桐子大糊丸。每日服用50丸，用白酒吞服。用于中风、半身不遂、口眼㖞斜、风湿痹痛、骨节疼痛，及年久疥癣、恶疮、风癫诸证。

❾ 金钱白花蛇1条，炒杏仁50g，川贝母50g，全瓜蒌1个。共研为细末，炼蜜为丸，每丸重6g。一次1丸，一日2次。用于体虚咳喘，痰少。

❿ 金钱白花蛇、冬虫夏草各等量。共研为细末，每天晚上服3g，黄酒或冷开水送下。用于小儿脑积水。

⓫ 金钱白花蛇4条，威灵仙72g，当归36g，血竭36g，土鳖虫36g，防风36g，透骨草36g。共研为细末，一次2g，一日2次，温开水送服。用于骨质增生。

⓬ 金钱白花蛇1条（中条），乌梢蛇1条，雄黄6g，大黄15g。先用白酒将二种蛇润软取净肉，干燥，各取干燥后净肉6g，再入其他药共研为细末，每次服6g，隔天服一次，开水送服。用于麻风病。

⓭ 金钱白花蛇（大条，酒炙后取净肉干燥）120g，天麻23g，薄荷8g，荆芥8g。共研为末，加入白酒，蜂蜜适量，入陶瓷锅内熬成膏，每次服一小杯，一日服3次，温开水送服。用于风瘫疠风、遍身疥癣。

使用注意

阴虚血少、内热生风者慎用。本品有毒，勿服过量。

加工制作

酒金钱白花蛇：取原药材，刷去灰屑，去头，用黄酒拌匀，润透，置锅内用文火炒至微黄色；也可置铁丝网上用文火酥烤，反复渍酒烘烤数次，直至有酥脆香味为度。取出、放凉即得。

保存条件

置干燥处，防霉，防蛀。

58 金银花

金银花甘味寒性　归肺归胃又归心
清热解毒散风热　凉血止血血痢停

金银花又名金花、银花、双花、二花、二宝花、忍冬花、净银花、鹭鸶花、金藤花、双苞花。药典收载有金银花、山银花两个品种。商品规格有东银花、济银花、密银花、川银花等，为忍冬科植物忍冬、红腺忍冬、山银花或毛花柱忍冬的干燥花蕾或带初开的花。主产于山东、河南。以河南密县产者，奉为道地药材，习称"密银花"或"东银花"。山东为主产区，产品习称"东银花"或"济银花"，与"密银花"齐名。四川及重庆地区产者次之，习称"川银花"。

药材识别

花蕾呈长棒状，多弯曲，上粗下细，长2～3.5cm。外表淡黄色，久贮色渐深。密生短柔毛及腺毛，下部有细小的花萼，黄绿色，先端5裂。偶有开放者，花冠筒状，顶端开裂呈唇形；上唇4裂，下唇不裂。筒内有雄蕊5枚，附于筒壁；雌蕊1枚，略长于雄蕊，子房无毛。气香，味淡、微苦。

以花蕾多、色淡、气清香者为佳。

规格标准

品别	等级	标准
密银花	一等	干货。花蕾呈棒状，上粗下细，略弯曲。表面绿白色，花冠厚，质稍硬，握之有顶手感。气清香，味甘微苦。无开放花朵，破裂花蕾及黄条不超过5%。无黑条、黑头、枝叶、杂质、虫蛀、霉变
	二等	干货。花蕾呈棒状，上粗下细，略弯曲。表面绿白色，花冠厚，质硬，握之有顶手感。气清香，味甘微苦。开放花朵不超过5%。黑头、破裂花蕾及黄条不超过10%。无黑条、枝叶、杂质、虫蛀、霉变
	三等	干货。花蕾呈棒状，上粗下细，略弯曲。表面绿白色或黄白色，花冠厚质硬，握之有顶手感。气清香，味甘微苦。开放花朵、黑条不超过30%。无枝叶、杂质、虫蛀、霉变

品别	等级	标准
密银花	四等	干货。花蕾或开放花朵兼有。色泽不分。枝叶不超过3%。无杂质、虫蛀、霉变
东银花	一等	干货。花蕾呈棒状、肥壮。上粗下细，略弯曲。表面黄、白、青色。气清香，味甘微苦。开放花朵不超过5%。无嫩蕾、黑头、枝叶、杂质、虫蛀、霉变
	二等	干货。花蕾呈棒状、花蕾较瘦。上粗下细，略弯曲。表面黄、白、青色。气清香，味甘微苦。开放花朵不超过15%，黑头不超过3%。无枝叶、杂质、虫蛀、霉变
	三等	干货。花蕾呈棒状，上粗下细，略弯曲。花蕾瘦小。表面黄、白、青色。气清香，味甘微苦。开放花朵不超过25%，黑头不超过15%。枝叶不超过1%。无杂质、虫蛀、霉变
	四等	干货。花蕾或开放的花朵兼有。色泽不分，枝叶不超过3%。无杂质、虫蛀、霉变
山银花	一等	干货。花蕾呈棒状，上粗下细，略弯曲。花蕾长瘦。表面黄白色或青白色。气清香，味淡微苦。开放花朵不超过20%。无梗叶、杂质、虫蛀、霉变
	二等	干货。花蕾或开放的花朵兼有。色泽不分。枝叶不超过10%。无杂质、虫蛀、霉变

备注： 山银花品种来源较多，有的地区采收加工还很粗放，质量较差，产品中枝叶较多，色泽不好。

作用用途

金银花具有清热解毒、凉散风热的功效。主要用于痈肿疔疮、喉痹、丹毒、热血毒痢、风热感冒等证。本品清中又有宣散之力，故常用于外感风热及温病初起，炒炭之后可凉血止痢。本品故为临床常用之品。

现代临床上还用于上呼吸道感染、大叶性肺炎、肺脓肿、细菌性痢疾、急性乳腺炎、急性结膜炎、眼角膜炎、角膜溃疡、疖痈、丹毒、脓疱疮、痱子、流行性腮腺炎、高血压病等。

用法推荐

① 医师处方用量。内服：煎汤，10～20g；或入丸、散。外用：捣敷。

② 金银花30g，连翘30g，桔梗18g，薄荷18g，竹叶12g，生甘草15g，荆芥穗12g，淡豆豉15g，牛蒡子18g。共研为粗末。每次18g，鲜苇根汤煎服。用于治疗太阴病初起，邪在肺卫，但发热而不恶寒，且口渴者（风热感冒）。

❸ 金银花10g，芦根10g，荆芥5g，淡竹叶5g。水煎服，连服3剂。用于水痘，发热或微热。

❹ 金银花30g，野菊花30g，大青叶50g，板蓝根50g。同放入茶杯内，用沸水浸泡，片刻后饮用。用于预防流行性感冒。（此为10人一日的剂量。）

❺ 金银花6g，香薷3g，杏仁3g，淡竹叶5g，绿茶1g。先将上药淘洗净，加水适量，水煎，凉后当茶饮。具有清热解毒、祛暑利湿、润肺止咳的功能。适用于小儿暑热口渴、烦躁不安等。

❻ 金银花15g，菊花10g，茉莉花3g。将三花放入茶杯内，用开水浸泡当茶饮。具有清热解毒的作用。适用于风热感冒，表现为发热、微恶风寒、汗出、鼻塞无涕、咽喉肿痛等。

❼ 金银花5g，连翘5g，杏仁5g，桔梗5g。先将杏仁砸烂、桔梗切成小碎块，与其他药一起置入茶杯内，倒入刚沸的开水，盖严杯盖，浸泡15分钟左右即可代茶饮，可反复加入沸水浸泡数次，直至无味，每日上、下午和晚上各泡服1剂。用于上呼吸道感染，症见流涕，喷嚏，咽痛，咽痒，干咳无痰，口干渴等。

❽ 金银花6g，香薷3g，杏仁5g，淡竹叶3g，绿茶1g。先将杏仁、香薷研成粗末，与其他药一起置入茶杯内，倒入刚沸的开水，盖严杯盖，浸泡15分钟左右即可，每日早晚两次服用。用于治疗小儿感冒发热。

❾ 金银花5g，香薷3g，黄芩3g，虎杖3g，麻黄3g，生甘草3g。将上药一起置入茶杯内，倒入刚沸的开水，盖严杯盖，浸泡15分钟左右即可代茶饮，可反复加入沸水浸泡数次，直至无味，每日上、下午各泡服1剂。用于防治流感。

❿ 金银花、贯众各60g，甘草20g。水煎后，浓缩至120mL。每日上午用喷雾器喷入或滴入咽喉部，一日1次，一次1.2mL。疗程3个月，星期日停药。用于预防儿童上呼吸道感染。

⓫ 金银花15g，甘草3g。水煎，冷却后，作口咽含漱，一日3次。用作咽喉炎的辅助治疗。

⓬ 金银花20g，菊花20g，鲜河蚌5～7只。将鲜河蚌置木炭火上烤，待蚌壳微张时，取出蚌体液状物，用此液状物与金银花、菊花煎液混匀，待凉后服下，一日1剂。用于急、慢性支气管炎，肺炎。

⓭ 金银花12g，甜杏仁12g，海浮石12g，炙麻黄9g。一日1剂，分2～3次水煎服，用于喘息性支气管炎。

⓮ 金银花250g，蒲公英250g，紫花地丁250g。水煎服。用于肺脓肿。

⓯ 金银花250g。水十碗，煎至二碗，再加入当归60g，同煎至一碗，一气服之。用于治疗痈疽发背初起。

⑯ 金银花120g，甘草30g。共研为粗末。一次12g，水、酒各半煎熬，去渣，趁热服之。有托里、止痛、排脓的作用，用于治疗发背、恶疮。

⑰ 金银花30g，丹皮15g，生山栀子12g。一日1剂，水煎分3次服。用于丹毒。

⑱ 金银花15g，蒲公英15g，夏枯草15g。加黄酒15g，一日1剂，水煎分3次服。用于瘰疬。

⑲ 金银花60g，蒲公英60g。一日1剂，水煎分3次服，连服5剂。用于痈疽初起，红肿疼痛等。

⑳ 金银花、生黄芪各15g，当归24g，甘草6g，枸橘叶（臭橘叶）50片。水、酒各半煎服。用于治疗乳岩积久渐大，色赤出水，内溃深洞。

㉑ 金银花10g，玄参5g，当归5g，甘草3g。将玄参、当归和甘草切成小碎块，与金银花一起置入茶杯内，倒入刚沸的开水，盖严杯盖，浸泡20分钟左右即可代茶饮，可反复加入沸水浸泡数次，直至无味，每日上午和晚上各泡服1剂。用于阻塞性脉管炎，症见四肢指端末节冷厥疼痛，甚至坏死脱落。

㉒ 金银花20g，蒲公英10g，玄参5g，甘草3g。一日1剂，水煎分3次服。用于腮腺炎。

㉓ 金银花10g，菊花5g，绿茶3g。沸水浸泡代茶饮。用于防治咽喉干燥，缓和喉部疼痛，促进喉部痰液排出；还可用于外感风热，急性扁桃体炎，疖肿，小儿痱毒等。

㉔ 金银花10g，乌梅5g，白糖适量。先将乌梅去核，加水适量，煮沸30分钟，再将金银花放入，同煎20分钟，去渣取汁，加入白糖搅匀，待凉后饮用。用于防治小儿疖肿，咽喉肿痛，痢疾等。

㉕ 金银花15g，麦冬15g，杭菊花10g，桔梗10g，木蝴蝶3g，粉甘草3g，胖大海3枚。用沸水冲泡，代茶饮，10日为一个疗程。用于梅核气，慢性咽炎。

㉖ 金银花15g，桑叶15g，柴胡30g。一日1剂，水煎分3次服。用于风热咳嗽。

㉗ 金银花30g或忍冬藤120g。水煎，取汁，趁热熏洗阴部，每日早、晚各1次。用于宫颈炎。

㉘ 金银花100g，翻白草100g，白花蛇舌草100g。水煎，取汁，趁热坐浴，每日早、晚各1剂，连用3～5天。用于急性盆腔炎。

㉙ 金银花15g，地胆头（为菊科植物地胆草的全草）15g。一日1剂，水煎分3次服。用于膀胱炎。

㉚ 金银花50g，萹蓄40g，车前草40g，葵花秆心20g。一日1剂，水煎分3次服。用于尿路感染。

㉛ 金银花15g，蒲公英15g。水煎，代茶饮。用于热淋。

㉜ 金银花30g，甘草6g，黑料豆60g，土茯苓120g。水煎，一日1剂，1次饮尽。用于治疗梅毒。

㉝ 金银花30g，金钱草50g，蒲公英30g，丹参20g。一日1剂，水煎分3次服。用于胆囊炎。

㉞ 金银花50g，没药50g。加水1000mL，煎至500～700mL冷却备用。用软布或6～7层纱布浸药液，平敷于患部，每次30分钟，一日3次。小面积棉签蘸液涂擦，手足部可以浸泡。用于治疗皮肤病（急、慢性湿疹，接触性皮炎，脚癣合并感染等）。

㉟ 金银花30g。一日1剂，水煎，取汁，兑适量白糖内服。用于便血。

㊱ 金银花12g，连翘12g，石膏60g，知母15g，粳米15g，防己15g，木瓜15g，桑枝30g，甘草6g。一日1剂，水煎分3次服。用于风湿性心肌炎。

㊲ 金银花120g，金鸡尾（为凤尾蕨科植物掌羽凤尾的全草）120g，甘草60g。水煎及时服。用于农药中毒。

㊳ 金银花60g。水煎即时服。用于毒蘑菇中毒。

㊴ 金银花10g，菊花10g。泡开水代茶饮。用于暑热心烦、口渴、冠心病胸闷痛。

㊵ 金银花3g，荆芥5g，蝉蜕5g，丹皮3g，土茯苓3g。将后4味药物切成小碎块，与金银花一起置入茶杯内，倒入刚沸的开水，盖严杯盖，浸泡20分钟左右即可代茶饮，可反复加入沸水浸泡数次，直至无味，每日上、下午各泡服1剂。用于全身突发风疹块，疹块发红，高出皮肤，瘙痒难忍等。

㊶ 金银花500g，菊花500g，山楂500g，精制蜂蜜5000g。前三味药洗净（山楂若系整个尚需拍破），一同放入锅内加水约30kg，用文火烧沸煮约半小时，起锅过滤取药汁；再将蜂蜜倒入锅内用文火加热保持微沸，炼至微黄色，粘手成丝；将炼制蜂蜜缓缓倒入药汁内，搅拌均匀，待蜂蜜全部溶化后，用纱布二层过滤去渣，冷却后即可服用。用于伤暑身热、烦渴、眩晕、火毒目赤、咽痛、疮疖等证。可作高血压、高脂血症、冠心病、痢疾、化脓性感染患者之饮料，更是夏季优良的清凉饮料。

使用注意

　　脾胃虚寒及气虚疮疡脓清者忌用。本品清中又有辛散之力，故又常用于外感风热及温病初起，炒炭之后可凉血止痢，故为临床常用之品。

金银花炭：取金银花，用中火炒至表面焦褐色，喷淋少量清水，熄灭火星，取出，摊凉即得。

置阴凉干燥处，防霉，防蛀。

59 鱼 螵

> 鱼螵味甘又性平　滋养筋脉又补肾
> 散瘀消肿还止血　能治多种出血症

鱼螵又名鳔、鱼肚、鱼胶、鱼白、白鳔、鱼脬、鱼螵胶，为石首鱼科动物大黄鱼、小黄鱼或鲟科动物中华鲟、鳇鱼等的鱼螵。鲟鱼、鳇鱼的鱼螵称为"黄唇肚"或"黄鲟胶"。主产于浙江、福建、上海等地。

药材识别

干燥的鱼螵多压制成长圆形的薄片，淡黄色，角质状，略有光泽。黄鱼的螵较小；鲟鱼及鳇鱼的螵大，并附有垂带2条。质坚韧，不易撕裂，裂断处呈纤维性。入水易膨胀，煮沸则几乎全溶，浓厚的溶液冷却后凝成冻胶，黏性很强。气微腥，味淡。

规格标准

均为统货。

作用用途

鱼螵具有补肾益精、滋养筋脉、止血、散瘀、消肿的功效。主要用于肾虚滑精、产后风痉、破伤风、吐血、血崩、创伤出血、痔疮等证。

用法推荐

❶ 医师处方用量。内服：煎汤，10～30g；研末，3～6g。外用：溶化或烧灰涂敷。

❷ 黄鱼螵胶500g（切碎，蛤粉炒成珠，再用乳酥拌炒），沙蒺藜240g（马乳浸一宿，隔汤蒸一炷香，焙干或晒干），五味子60g。共研为细末，炼蜜中加入陈酒再沸，候蜜将冷为丸，如绿豆大。每次服80～90丸，空腹时用温酒或盐汤送

下。用于治疗肾虚封藏不固，梦遗滑泄。

③ 鱼鳔120g，山茱萸120g，熟地180g，山药120g，芡实60g，牡丹皮60g，茯苓60g，莲须30g，龙骨10g，蛤粉适量。先将龙骨水飞，鱼鳔用蛤粉炒成珠，再与其余诸药共研为末，炼蜜为丸，每次12g，一日2次，开水冲服。用于梦遗。

④ 鱼鳔12g，枸杞子15g，淮山药15g，莲子肉15g，芡实15g。炖熟吃。用于治疗肾虚遗精。

⑤ 鱼鳔25g，沙苑子15g，菟丝子25g，五味子15g。水煎服。每早1剂。用于治疗肾虚遗精，腰膝酸软，耳鸣眼花。

⑥ 制鱼鳔25g（豆油炸），菊花15g，蔓荆子15g。水煎服。每日服2次。用于治疗脑震荡后遗症出现的头晕、耳鸣。

⑦ 鱼鳔30g，葱白10根。加水适量煲汤，油盐调味，冲入黄酒适量食用，每天或隔天1次。有滋补肾阴、养肝息风的功效，用于治疗阴虚阳亢性头痛。

⑧ 鱼鳔适量。烧存性，研为细末，临睡时用白酒和葱汁送服9g。用于头风。

⑨ 鱼鳔适量（用香油炸）。研末。每日晨空腹时服1次，7天为一个疗程。用于治疗肾虚型支气管哮喘（缓解期）。

⑩ 鱼鳔适量，水鸭1只。共炖食之。用于治疗肺阴不足之久咳短气。

⑪ 鱼鳔胶30g。以螺粉炒焦，去粉，研为末。分3次服，用蝉蜕煎汤下。用于治疗产后抽搐强直。

⑫ 鱼鳔30g，麝香少许，鱼鳔烧存性，加入麝香少许，每服6g，白酒送服。用于风入子脏之产后抽搐强直，或破伤风。

⑬ 鱼鳔18g，荆芥12g，黄蜡10g，防风10g，艾叶10g，黄酒120g。上药加水1000mL，用文火煎取浓汁250mL，趁热顿服药汁（老人，儿童减半）。用于破伤风。

⑭ 鱼鳔20g，黄酒120g。同煎灌服。用于治疗小儿急惊风。

⑮ 鱼鳔9g，红枣10余枚，当归9g。水煎服。用于治疗再生障碍性贫血。

⑯ 鱼鳔适量。炙黄研为细末，甘蔗汁调服。用于呕血。

⑰ 鱼鳔25g，白及9g，藕节炭15g，大黄炭6g，三七6g。水煎服。用于治疗吐血。

⑱ 鱼鳔适量。炙黄研为细末，同鸡子煎饼，白酒送服。用于崩漏下血。

⑲ 鱼鳔烧存性，用白酒和童便调服10～15g。用于产后血晕。

⑳ 鱼鳔、新绵适量。鱼鳔炒制，新绵烧灰，每服6g，米汤送服。用于倒经（经血逆行）。

㉑ 鱼鳔适量。溶化后涂敷伤处。用于创伤出血。

㉒ 鱼鳔胶三尺，焙黄研末，同鸡子煎饼，好酒食之。用于治疗赤白崩中。

㉓ 鱼鳔适量。常炖服。用于治疗产妇血崩和腰痛。

㉔ 鱼鳔30g，蚬鸭1只（或绿毛鸭）。炖熟吃。用于治疗肺结核。

㉕ 鱼鳔100g，姜生、冰糖适量。炖服。治疗胃及十二指肠溃疡。

㉖ 鱼鳔50g，猪蹄2只。加水共炖熟，酌加食盐调味，一日2次，适量服用。用于白带异常。

㉗ 鱼鳔30g，糯米50g。煮粥，加油、盐、味精调味服食。能补中益气，养血补肾。用于治疗妇女脾肾虚弱、腰膝酸软、白带过多、食欲不振等。

㉘ 鱼鳔30g，猪蹄子1只（前蹄）。清水放砂锅内慢火炖烂吃。用于治疗妇女白带过多。

㉙ 鱼鳔适量。煮服。用于治疗产后腹痛。

㉚ 鱼鳔胶120g，姜汁一碗。同煮熬膏摊于布上贴痛处。用于治疗痛风。

㉛ 鱼鳔3g，蜂蜡6g，鸡子1个。同炒干研末冲服，发汗；或单用鱼鳔9g，香油炸研末，黄酒冲服。用于治疗疮疖，痈肿。

㉜ 鱼鳔胶适量。用热汤或醋煎软，趁热研烂贴之。用于治疗便毒肿痛，已大而软者。

㉝ 干鱼鳔40g，伏龙肝40g。共研为细末。每次服10g，一日3次。用于治疗恶性肿瘤。

㉞ 鱼鳔适量。用麻油炸酥，研碎，一次10g，一日3次，开水送服。用于辅助治疗食道癌、胃癌。

㉟ 鱼鳔、伏龙肝各40g。共研细末，口服，一次10g，一日5次。用于治疗胃癌。

㊱ 鱼鳔40g，伏龙肝20g。共研细末，口服，一次10g，一日2次。用于治疗直肠癌。

㊲ 鱼鳔适量。用麻油炒脆，压成碎末，口服，一次5g，一日3次。用于治疗乳腺癌。

㊳ 鱼鳔150g，炮穿山甲50g。鱼鳔焙干，与炮穿山甲共研细末，口服，一次5g，一日3次，饭后用黄酒冲服，忌大葱及一切辣物。用于治疗乳腺癌。

㊴ 黄鱼鳔适量。切碎，放入牡蛎粉中拌炒，至发热膨胀呈圆珠样，筛去牡蛎粉，取出胶珠，凉干。研为细末，炼蜜为5g丸。10～15岁每次服3丸，10岁以下每次服1.5～2丸。一日3～4次，空腹服用。用于治疗遗尿症。

㊵ 鱼鳔500g（面粉炒），沙蒺藜200g，当归200g（酒洗），肉苁蓉200g（酒洗，去鳞），莲须200g，菟丝子200g（酒洗）。共研为末，炼蜜为丸，如梧桐子大，每次服6～10g。早、晚各服一次。用于肾水不足，阴虚血虚之证。

㊶ 鱼鳔30g。蛤粉炒后研为细末，用蝉蜕5g煎汤送服。用于滋养筋脉。

㊷ 鱼鳔30g，皂矾30g，朱砂10g。先将鱼鳔用面粉炒黄、皂矾炒黄，与朱砂共研

为细末，每次服10g，一日2次，热酒送服。用于癫痫症。

㊸ 鱼鳔100g，法半夏30g，枯矾10g，血竭2g，雄黄2g，朱砂3g，大蒜5头。先将前六味药共研为细末，再将大蒜捣成泥状，与药末调制成丸，如黄豆大。一次7粒，一日2次，开水送服。用于癫痫。

㊹ 鱼鳔60g，枯矾10g，朱砂6g，天竺黄15g，白酒10g。先将鱼鳔焙干，与其余药共研为细末，炼蜜为丸如麻子仁大，一次10g，一日2次，白酒送服。用于癫痫。

㊺ 鱼鳔1枚，茶叶6g，明矾30g。共研为粉，分10次服。用于治疗癫痫。

㊻ 鱼鳔适量，炙黄，研为细末，以砂糖调服。每日服9g。用于痔疮。

㊼ 鱼鳔15～30g，白砂糖30～60g。加清水适量，放瓦盅内隔水炖服。一日1剂，连服数日。用于治疗痔疮，可止血消肿。

㊽ 鱼鳔3g，蝉蜕3g，僵蚕3g，血竭3g。水煎服。用于脐风。

㊾ 鱼鳔30g（用香油炸黄），艾叶30g，荆芥15g，黄酒500g。将上药共加水500mL，煎取浓汁250mL内服，一日1剂，连服3剂。用于狂犬咬伤。

㊿ 鱼鳔15g，沙苑子、菟丝子、五味子、枸杞子、韭菜子各10g，食盐适量。将鱼鳔泡发洗净，余药用布包，放入锅中，加水同煮至鱼鳔熟后去药包，再加入食盐调味即可。此为一日量，分2次食用。可补肾壮骨。用于治疗骨质疏松症。

使用注意

胃呆、痰多者忌服。

加工制作

制鱼鳔胶：取蛤粉或滑石粉（亦有用面粉者）置锅内，用文火炒热，放入鱼鳔胶块，拌炒至鼓胀松泡时，取出，筛去蛤粉等，放凉。

鱼鳔与辅料的比例为1：0.3。

保存条件

置干燥处，防潮，防蛀。

⑥ 狗 宝

狗宝甘咸且性平　开郁解毒降气逆
痈疽疮疡配方用　民间用于噎膈症

狗宝又名狗结石、狗胃结石，为犬科动物狗的胃结石。主产于内蒙古、西藏、新疆、河北等地。全国各地均产。

药材识别

呈圆球形，大小不一，直径1.5~5cm。表面灰白色或灰黑色，略有光泽，有多数类圆形突起。质重，坚实而细腻，指甲划之表面可留下痕迹。断面有同心环状层纹，近中心较疏松，外缘细密，中心往往有一小点异物质，多为未能消化之金属或植物类残物。气微腥，味微苦，品嚼之无砂性感觉。

以个大、色白、细腻、质地坚硬、指甲划之留有痕迹、断面层纹清晰者为佳。

伪品狗宝多以水泥为原料制成，外表不光滑，全无光泽，断面全无同心环状层纹，更无包裹杂物；略取干粉末，滴加盐酸，则有大量气泡（为二氧化碳）产生；指甲划之不显痕迹，更无气腥味苦之感觉。

规格标准

均为统货。

作用用途

狗宝具有降逆气、开郁结、解毒的功效。主要用于噎膈反胃、恶心呕吐、痈疽疮疡等证。本品能软化坚积，故对痈疽疮肿不溃，或溃后不敛皆有效。

用法推荐

① 医师处方用量。内服：研末0.9~1.5g；或入丸、散。外用：研末撒。

② 狗宝0.3g，威灵仙适量。先将狗宝研为细末，以威灵仙煎水送服。用于噎膈反

胃，恶心呕吐之证。

③ 狗宝3g，麝香0.3g。共研细粉。每次服0.3g，一日1次。用于治疗噎膈反胃。

④ 狗宝2.5g，露蜂房5g。先将狗宝研为细末，以露蜂房煎水送服。用于痈疽疮疡。

⑤ 狗宝0.3g，威灵仙60g，食盐6g。先将狗宝研为细末，再将威灵仙和食盐加适量凉开水捣烂如泥，用纱布绞取汁一小杯，用药汁送服狗宝末，一日2次。用于顽固性噎食病数月不愈。

⑥ 狗宝2.5g，蟾酥0.6g，龙脑薄荷6g，麝香3g。共研为末，隔日一次，用热酒吞服0.5g，及时服用热葱白汤一碗，卧床发汗，汗出即可；并同时贴拔毒膏于患处。用于疔疮红赤。

⑦ 狗宝2.5g，蟾酥6g，龙脑薄荷6g，麝香3g。共研为末，好酒和丸，如麻子大。每次服3丸，以生葱三寸，同嚼细，用热葱酒送下，暖卧，汗出为度。服后流气追毒药，贴拔毒膏愈。

使用注意

脾胃虚弱、气血衰少者慎服；郁结伤脾，气血枯槁者不宜用。

加工制作

取原药材，研成细粉即可。

保存条件

完整者用铁盒或木盒装，置阴凉干燥处。粉末用瓷瓶装，密闭，置干燥处。

61 玳瑁

玳瑁味甘咸性寒　既归心经又归肝
清热解毒消疮毒　平肝定惊治惊痫

玳瑁又名瑇瑁、瑇蝐、文甲、瑇瑁甲、明玳瑁，为海龟科动物玳瑁的甲片。主产于台湾、福建及南海、西沙群岛等地。

药材识别

呈矩圆形，菱形或扇形板片状，长8~25cm，宽5~25cm，中间较厚，可达4mm。外表面光滑，有光泽，呈半透明状，有暗褐色与乳黄色相间而成的不规则斑块状花纹；边缘较薄，形成斜面，斜面上有近似平行的层纹。内表面有纵横交错的白色条纹，排列成云彩样图案。脊角板中间有隆起的棱脊。质坚韧，不易折断，断面角质样。气微腥，味淡。火烧之有似烧头发之臭气，但不冒火焰。

以片厚、花纹明显、半透明者为佳。

规格标准

分为进口厚片、薄片，国产统装等规格。

作用用途

玳瑁具有清热、解毒、镇惊的功效。主要用于热病惊狂、谵语、惊厥、小儿惊痫、痈肿疮毒等证。本品以其清热解毒之功，治痘疹内陷，解痘毒。

现代临床上还与露蜂房配伍用于治肝癌。

用法推荐

❶ 医师处方用量。内服：煎汤，9~15g；或磨汁；亦可入丸、散。外用：研末调涂。

❷ 生玳瑁250g（捣碎为细末），朱砂60g（水飞），雄黄15g（研细），琥珀30g（研细），麝香30g（研细），龙脑薄荷3g（研细），安息香250g（用酒煮似糊，丝绢

滤去渣）。将上药合研调匀，以安息香糊为丸，如芡实大；用童便6份，姜生汁1份调匀，送服，一次3丸。用于急风及中恶，不识人，面青，四肢逆冷等。

③ 玳瑁15g，丹砂15g，雄黄15g，白芥子15g，麝香0.3g，安息香30g。先将前四味药共研为细末，再用白酒煎煮安息香为膏，与前药末混匀制成绿豆大丸，每次用童便送服10丸，服不拘时。用于精神冒闷及中风不语等证。

④ 玳瑁、紫贝、石决明、牡蛎各30g，均为生品。共杵碎，水煎服。用于治疗中风。

⑤ 玳瑁30g，姜生片10g，料酒40g，葱白25g，鹧鸪2只。将鹧鸪杀后，用沸水烫去毛，去净内脏等，投入沸水锅中焯，捞起洗净待用。玳瑁洗净，放入盆内，加入鲜汤、料酒、葱白、姜生片、盐、鹧鸪，上笼蒸至粑状，起锅放味精即成。用于益心定惊，清热解毒，补虚强身。

⑥ 玳瑁35g，姜生片10g，胡椒粉1g，料酒40g，乳鸽2只。将乳鸽杀后，用沸水烫去毛，去净内脏等，洗净，投入沸水锅中焯，再次洗净，捞起洗净待用。玳瑁洗净，入锅，加入鲜汤、料酒、胡椒粉、姜生片、盐、乳鸽，炖至粑状，起锅放鸡精即成。用于祛风定惊，清热解毒，补肝肾。

⑦ 玳瑁25g，鲜苦笋200g，葱花20g。将玳瑁洗净入锅内，加入鲜汤、盐、鲜苦笋炖至出味后，起锅放味精、葱花即成。用于清热化痰，清心定惊，解毒明目。

⑧ 玳瑁40g，海蚌肉500g，姜生片10g，料酒40g，丁香少许。玳瑁洗净入锅，加入鲜汤、海蚌肉、料酒、姜生片、丁香、盐，炖至粑状，起锅放味精即成。用于养心定惊，清热解毒，开胃明目。

⑨ 玳瑁50g，黄豆芽200g，葱花20g，化猪油适量。玳瑁、黄豆芽洗净入锅，加入鲜汤、化猪油煮至出味，放盐，待黄豆芽煮熟，起锅放味精、葱花即成。用于清热解毒，宁心定惊，补脾益气。

⑩ 生玳瑁30g，羚羊角30g，石燕一双，薄荷适量。前三味药共研为末，一日1次，一次3g，薄荷煎汤送服。用于心肾虚热之迎风流泪。

⑪ 玳瑁、海藻、龟甲各16g，鸦胆子、露蜂房各9g，蟾酥0.6～1.2g。共研成散剂，于清晨及睡前各服1次，一次1g，开水送服。用于治疗肺癌。

⑫ 玳瑁、白花蛇舌草各30g，鳖甲、石斛、太子参、龟甲各20g，麦冬、丹参、茜草根各15g。水煎，分3次服，一日1剂，3个月为一个疗程。用于治疗肝癌。

⑬ 玳瑁10g，水牛角提取物2g，紫草根10g。加水500mL，煎至200mL，一日3次服。用于治疗脓毒血病、血中毒、痈疽疔疮、痘疮。

⑭ 生玳瑁、生水牛角提取物同磨汁，加入猪心血少许，紫草汤五匙，和匀温服。用于治疗痘疮黑陷，乃心热血凝也。

⑮ 生玳瑁以水磨如浓饮，服1盏即解。用于治疗中蛊毒。

加工制作

玳瑁粉：取原药材玳瑁，洗刷净泥土，用温水浸软后，切成细丝，干燥后研成细粉即得。

保存条件

置阴凉干燥处保存。

62 珍 珠

珍珠性寒味甘咸　既归心经又归肝
安神明目润皮肤　退翳定惊治失眠

珍珠又名珠子、真珠、蚌珠、药珠、濂珠、真珠子。商品规格有珍珠、珍珠粉，为珍珠贝科动物马氏珍珠贝、蚌科动物三角帆蚌等双壳类动物受刺激形成的珍珠。海水珍珠主产于广东、海南、广西、浙江、上海等沿海地区。淡水珍珠主产于安徽、江苏、黑龙江等地。以广东合浦产者为道地药材。

药材识别

呈圆球形、椭圆形、不规则的球形、卵形或棒状，大若黄豆小若粟，直径1.8～8mm。表面光滑或微有凹凸，呈类白色、浅粉红色、浅蓝色或浅黄绿色等，半透明，有的具有彩色光泽，光洁度均匀，用丙酮洗不掉。质坚硬，无臭无味，用火烧表面变黑，有爆裂声，并形成层层剥落的银灰色小片。

以纯净、质坚、有彩光、破面有层纹者为佳。

规格标准

规格繁多，进口品分老港七毛至二毛、新港七毛至二毛，濂珠、新光珠、老光珠、玉身、新港花珠、老港花珠、粗花等规格。国产分为淡水1～4等，海水1～4等，珍珠层混装、粉1×10；白龙珍珠（广西产）分甲、乙、丙，打眼1～3号，高德1～4等；珍珠层（广西）1～2级；珍珠胚（广西）1～2级。下面为目前市售珍珠商品规格标准：

等级	形状	标准
一等	圆球形或近圆球形，重量在0.05g以上	表面自然玉白色（或彩色）全身细腻光滑，显闪耀珠光
二等	圆球形，近圆球形，半圆形，大小不分	色较次于一等，表面自然玉白色（或彩色）浅，全身细腻光滑，显闪耀珠光彩

续表

等级	形状	标准
三等	圆球形，近圆球形，半圆形，馒头形，长圆形，腰箍形（腰鼓形）大小不分	表面玉白色，浅粉红色，浅黄色，浅橙色，紫色，全身光滑，有皱纹，显珠光
四等	半圆形，长形，腰箍形，馒头形，大小不分	全身基本光滑，显有珠光，表面色不分，有细皱纹或微沟纹
五等	不规则形，大小不分	珠身有明显皱纹或沟纹，全身有珠光

作用用途

　　珍珠具有安神定惊、明目消翳、解毒生肌的功效。主要用于惊悸失眠、惊风癫痫、目生云翳、疮疡不溃等。

　　现代有人将珍珠粉用于美容。

用法推荐

① 医师处方用量。内服：研末，一次0.3～1g，多入丸、散，不入汤剂。外用：研末干撒、点眼或吹喉。

② 珍珠1g，牛黄0.3g。共研为极细末，或吹或掺；或以灯心调服0.6～1g。用于治疗风痰火毒，喉痹，及小儿痰搐惊风。

③ 珍珠3g，茯苓30g，钩藤30g，半夏曲30g，人参18g，甘草18g。先将珍珠研为极细末，再将其他药共研为细末，共调和均匀，炼蜜为丸如龙眼核大，一日1次，用姜生汤化服1丸。用于成人惊悸怔忡，癫狂恍惚，神志不宁，及小儿气血未定，遇触即惊，或急慢惊风、抽搐等。

④ 珍珠粉0.3g，伏龙肝0.3g，朱砂（水飞）0.3g，麝香3g。共研细调匀，炼蜜为丸如绿豆大，候啼即用温开水送服1丸。用于小儿惊啼及夜啼不止。

⑤ 珍珠粉（水飞）30g，石膏细末3g。拌匀，一日3次，一次3g，加水7分，煎至4分，趁温时服。用于小儿中风，手足拘急。

⑥ 珍珠30g，地榆90g（锉）。以水二大盏，同煮至水尽，取出珍珠，以醋浸5日后，用热水淘令无醋气，研为极细末。每以铜箸，取少许点翳上，以瘥为度。用于治疗眼内久积顽翳，盖覆瞳仁。

⑦ 珍珠10g，苍术50g，人参5g。水煎服。用于治疗眼底黄斑引起的飞蚊症。

⑧ 珍珠30g，苍术12g，党参10g，谷精草9g，密蒙花9g。水煎服。用于白内障。

⑨ 口服珍珠末，一次1g，一日3次，2周为一个疗程，视力提高后再服2周，以后

改为一次1g、一日1次，维持半年。用于治疗老年性白内障。

⑩ 珍珠、贝齿各等分。研为极细粉，和匀，点于疾患处，一日3～4次。用于治疗目中生肉，稍长欲满目，及生珠管。

⑪ 珍珠2个，冰片1.5g，炉甘石2.4g，猪苦胆1个，蚯蚓1条，白糖适量。先将珍珠、冰片、炉甘石和白糖研为极细粉，再加入胆汁、蚯蚓和少许水，研成糊状，用消毒小毛刷蘸药糊涂患处，一日3次。用于睑缘炎。

⑫ 珍珠30g（研为极细末），白蜡30g，猪脂油30g，胞衣1具（烘燥，研为细末）。白蜡、猪脂火上共熔化，和入胞衣末、珍珠末，调匀。先以猪蹄汤淋洗毒疮净，将蜡油药，轻轻敷上，再以铅粉麻油膏药贴之。用于治疗诸毒疽疮，穿筋溃络，烂肌损骨，破关通节，脓血淋漓，溃久不收之证。

⑬ 珍珠3g，轻粉30g，铅粉30g，朱砂9g，冰片1g。共研为细末，外撒疮面，2～3日换药一次。用于臁疮、静脉炎溃烂后久不愈合。

⑭ 珍珠粉3g，炉甘石100g，冰片1.5g，朱砂3g。共研为细末，用凡士林调成软膏，外涂患处。用于臁疮。

⑮ 珍珠0.1g，琥珀3g，红升丹3g，冰片1g。共研为细粉，外撒疮面。用于褥疮。

⑯ 珍珠3g，银箔3g，乳香3g，没药3g，血余炭3g，人指甲3g。先将人指甲和珍珠煅烧存性，再与其余药共研为细末，撒于伤处。用于外伤成脓血者。

⑰ 珍珠（煅，研）4.5g，麝香1.5g，乳香30g，琥珀粉15g。共研为极细粉末。薄撒患处。撒布后，很快结痂，切勿清除其痂皮，以防影响上皮生长。用于治疗一切清洁疮面及烧伤、烫伤，上皮生长迟缓。

⑱ 珍珠粉6g，大黄10g，黄连10g，寒水石10g，炉甘石10g。共研为细末，用香油调涂患处。用于重度烧伤。

⑲ 珍珠细末适量。按常规消毒伤口，把珍珠末均匀涂在创面上，厚度约0.2cm，最后用无菌纱布盖好胶布包扎固定。每1～2天换药1次，直至痊愈。用于治疗皮肤和软组织缺损。

⑳ 珍珠0.3g，五倍子30g，枯矾30g，天然牛黄0.15g，冰片0.9g。先将五倍子炒炭，珍珠煅碎，再与其他各药研为细末。每三小时1次，1次0.6g，吹入喉内；小儿用量酌减。用于白喉。

㉑ 珍珠粉0.6g，龙骨3g，麝香0.1g，冰片1g，朱砂（水飞）1g，炉甘石2g。共研为细粉，取少许吹喉内，一日3～4次。用于化脓性扁桃体炎。

㉒ 珍珠9g，硼砂3g，青黛3g，冰片1.5g，黄连6g，人中白6g（煅）。共研为极细末，涂患处。用于口内诸疮。

㉓ 珍珠6g，冰片3g，钟乳石12g，琥珀6g，朱砂（水飞）6g。共研为细末，分作

10份，一日1份，分3次服。用于梅毒所致的鼻损伤，溃烂不愈者。

㉔ 珍珠1个，朱砂（水飞）6g，血竭9g，雄黄9g。共研为细末，一次2～3g，一日2次，于饭后1小时服下。用于乳痈。

㉕ 珍珠1g，琥珀1.5g，飞滑石2.4g。共研为细末，一次1g，乳汁调下。用于治疗幼孩遍体胎火胎毒，臀赤无皮，音哑鼻塞，或赤游丹毒。

㉖ 珍珠适量。研细粉，装胶囊，每粒0.5g。一日2次，一次1粒，30天为一个疗程。用于治疗中老年高血压。

㉗ 珍珠180g（与牡蛎180g，用水同煮一日，去牡蛎，只取珍珠用）。研细，水飞，候干，用蒸饼和丸如梧桐子大。每次饭前以温酒服下20丸。用于治疗虚劳梦泄。

㉘ 天然珍珠研为极细粉。每次服0.5g，一日3次。具有清热痰、润面容、治疗面部黑斑的作用。用于美容。

使用注意

发病原因不是因火而产生者，不宜用；疮毒若内毒未净，不宜用以生肌，否则难以收口。

加工制作

珍珠粉：取净珍珠置乳钵内，加入适量水研细，再加多量的水，搅拌，倾出混悬液，下沉部分再按上法反复操作数次。直至研尽，合并混悬液，静置后，分取沉淀，干燥，研散。或取净珍珠，捣碎，研成极细粉。

保存条件

密闭保存。

63 茯苓

茯苓味甘淡性平　归肺脾肾又归心
利水渗湿退水肿　健脾止泻宁心神

茯苓又名云苓、茯灵、茯菟、松腴、松薯、松苓、松木薯、不死面。商品规格有白茯苓、赤茯苓、茯苓皮、茯神、茯神木等，为多孔菌科真菌茯苓的干燥菌核。主产于云南、安徽、湖北、河南等地。以云南产者质量最佳，习称"云茯"，奉为道地药材。以安徽产量最大，习称"安苓"。

药材识别

①茯苓个：呈类球形，椭圆形或不规则的块状，大小不一。外皮薄而粗糙，棕褐色至黑褐色，有明显突起的皱纹。体重，质坚实，不易破裂。断面不平坦，外层淡棕色，内部白色，少数为淡红色，呈颗粒状，有的具有裂隙。无臭，味淡，嚼之粘牙。

以体重坚实、外皮色棕褐、皮纹细、无裂隙、断面白色细腻、粘牙力强者为佳。

②赤茯苓：为大小不一的方块或碎块，均为淡红色或淡棕色。

③茯神：呈方块状，附有切断的茯神木，质坚实，色白。

④白茯苓：为大小不一的方块或碎块，均呈白色。

规格标准

规格	等级	标准
个苓	一等	干货。呈不规则圆球形或块状。表面黑褐色。体坚实、皮细。断面白色。味淡。大小圆扁不分。无杂质、霉变
	二等	干货。呈不规则圆球形或块状。表面黑褐色或棕褐色。体轻泡、皮粗、质松。断面白色至黄赤色。味淡。间有皮沙、水锈、破伤。无杂质、霉变
白苓片	一等	干货。为茯苓去净外皮切成薄片。白色或灰白色。质细。毛边（不修边）。厚度每厘米7片，片面长宽不得小于3厘米。无杂质、霉变

规格	等级	标准
白苓片	二等	干货。为茯苓去净外皮，切成薄片。白色或灰白色。质细。毛边（不修边）。厚度每厘米5片，片面长宽不得小于3厘米。无杂质、霉变
白苓块	统货	干货。为茯苓去净外皮切成扁平方块。白色或灰白色。厚0.4~0.6cm，长宽各4~5cm。边缘可不成方形，间有长宽1.5cm以上的碎块。无杂质、霉变
赤苓块	统货	干货。为茯苓去净外皮切成扁平方块。赤黄色。厚0.4~0.6cm，长宽各4~5cm。边缘可不成方形，间有长宽1.5cm以上的碎块。无杂质、霉变
骰方	统货	干货。为茯苓去净外皮切成立方形块。质坚实。长、宽、厚在1cm以内，均匀整齐。间有不规则的碎块，但不超过10%。无粉末、杂质、虫蛀、霉变
白碎苓	统货	干货。为加工茯苓时的白色或灰白色的大小碎块或碎屑。无粉末、杂质、虫蛀、霉变
赤碎苓	统货	干货。为加工茯苓时的赤黄色的大小碎块或碎屑。无粉末、杂质、虫蛀、霉变

作用用途

　　茯苓具有利水渗湿、健脾宁心的功效。主要用于水肿尿少、痰饮眩悸、脾虚食少、便溏泄泻、心神不安、惊悸失眠等。本品性质平和，补而不峻，利而不猛，既能扶正（健脾），又能祛邪（利湿），故对脾虚湿盛之证有标本兼顾之妙，用之最为适宜。

　　现代临床上还用于婴幼儿秋季腹泻、消化不良等。

用法推荐

❶ 医师处方用量。内服：煎汤，10~15g；或入丸散。宁心安神用朱砂拌。

❷ 茯苓适量。研细过筛成粉末，炒后盛入瓶内备用。1岁以内每次0.5g，1~2岁每次1g，一日3次口服。用于治疗婴幼儿秋冬季腹泻。

❸ 茯苓、大米、白糖各适量。将茯苓、大米研为细粉，加白糖拌匀，清水调糊，以微火在平锅里摊烙成极薄饼服食。可健脾益气、养心安神。适用于脾胃亏虚所致的心悸、气短、神经衰弱、失眠以及浮肿、尿少、大便溏泄等。

❹ 茯苓5g，山楂5g，白术5g，砂仁3g。将砂仁砸碎，其他药切成小碎块，一起置入茶杯内，倒入刚沸的开水，盖严杯盖，浸泡15分钟左右即可代茶饮，可反复加入沸水浸泡数次，直至无味，每日上、下午各泡服1剂。用于脾胃虚弱之消化不良，症见脘腹胀满，不思饮食，食入反胀，大便溏泻等。

⑤ 白茯苓15~20g，人参3~5g（或党参15~20g），姜生3~5g，粳米100g。先将人参（或党参）、姜生切成薄片，把茯苓捣碎，浸泡半小时，共煎取药汁，后再煎取药汁一次，两次药汁合并，分早、晚2次同粳米煮粥食用。一年四季可间断常服，缓缓调理。具有益气补虚、健脾养胃的功能。适用于气虚体弱，脾胃不足，倦怠无力，面色青白，饮食减少，食欲不振，反胃呕吐，大便稀薄等症。

⑥ 茯苓12g，淮山药15~30g，炒扁豆10g，莲子（去心）10g，栗子30g，大枣5枚，粳米100g。将诸药洗净后，与粳米同放入锅内，加水适量，煮粥，酌加白糖，粥熟后食用。具有健脾止泻、消食开胃的功效。适用于脾胃气虚所致的泄泻。

⑦ 茯苓、山药、炒扁豆、莲子、芡实、薏苡仁、党参、白术各6g，粳米150g。先将各药洗净，加水适量，煎煮40分钟，捞出党参和白术渣，再加入淘洗干净的大米，继续煮烂成粥，分顿调糖食用，连吃数日。具有益气健脾的功效。适用于体虚乏力、虚肿、泄泻等症的饮食治疗。

⑧ 茯苓15g，白术20g。加水共煮20分钟，取汁饭前服用。用于湿盛泄泻。

⑨ 茯苓粉、面粉、白糖各等量。加水调成糊状，煎成饼服。用于心悸、失眠、食少、便溏等。

⑩ 茯苓粉6g，大米30~60g。煮稠粥，一日1次。用于脾虚食少，腹泻。

⑪ 茯苓5g，猪苓5g，白术5g，桂枝5g。切成小碎块，一起置入茶杯内，倒入刚沸的开水，盖严杯盖，浸泡20分钟左右即可代茶饮，可反复加入沸水浸泡数次，直至无味，每日上、下午各泡服1剂。用于慢性肾小球肾炎，症见全身浮肿，小便不利，肚腹胀满，不思饮食等。

⑫ 茯苓5g，猪苓3g，大腹皮5g，槟榔5g。切成小碎块，一起置入茶杯内，倒入刚沸的开水，盖严杯盖，浸泡15分钟左右即可代茶饮，可反复加入沸水浸泡数次，直至无味，每日上、下午各泡服1剂。用于脾不化湿之水肿，症见全身浮肿，小便不利，肚腹胀满，不思饮食，大便清溏等。

⑬ 茯苓20g，猪苓20g，泽泻20g，白术20g，桂枝10g，滑石30g，琥珀5g（研末分次冲服）。一日1剂，水煎服。用于小便不利。

⑭ 茯苓5g，黄芪5g，桂枝3g，防己2g，甘草2g。切成小碎块，一起置入茶杯内，倒入刚沸的开水，盖严杯盖，浸泡20分钟左右即可代茶饮，可反复加入沸水浸泡数次，直至无味，每日上、下午各泡服1剂。用于阳虚水湿泛滥之水肿，症见四肢皮肤肿盛，面色萎黄，小便不利，肚腹胀满等。

⑮ 茯苓粉制成含量为30%的饼干。成人每次服8片饼干（每片含生药约3.5g），一日3次，儿童量减半，1周为一个疗程。服药期间停用一切其他利尿药。用于治疗水肿。

⑯ 茯苓30g，黑木耳15g。共焙干，研为细末，一次15g，一日3次，开水冲服。用于水肿。

⑰ 茯苓10g，芡实15g，粳米30g。将茯苓捣碎，加水与芡实同煮，至软烂时，加入淘洗干净的粳米，煮烂成粥。一日分顿食用，连服数日。用于治疗肾虚小便不利，尿液浑浊等症。

⑱ 茯苓50g，山药125g，大枣50g，薏苡仁50g，粳米250g。洗净，共煮成粥。一日食1次。具有补中益气、长肌肉、补肺固肾的功效。适用于脾胃虚弱者，若伴有面目、下肢浮肿，可利水消肿。

⑲ 茯苓粉10g，牛奶200g。将茯苓粉用少量凉开水化开，再将煮沸的牛奶冲入，每日早晨空腹服用。用于脾胃虚弱，消化不良等。

⑳ 茯苓125g，胡椒3g，糯米250g，猪肚1个。将前两味共研为细末，与糯米共置入猪肚内，蒸熟后酌情服食。用于噎膈，反胃。

㉑ 茯苓15g，鸡蛋黄1个。将茯苓水煎取汁，趁热用药汁冲鸡蛋黄，睡前一次服下。用于入睡困难，多梦易醒。

㉒ 白鸭1只，茯神30g，麦冬30g，冬瓜500g，调料适量。将鸭子宰杀、退毛、除去内脏、洗净，诸药布包，纳入鸭腹内，加清水适量煮沸半小时后，加入冬瓜块，煮至肉熟瓜烂时去药包，加入食盐、味精调服，分3~4次服食。可清热养阴、宁心安神。适用于情绪不稳、烦躁易怒、失眠多梦等。

㉓ 茯苓9g，菖蒲12g，猪肾1个。先将猪肾剖开，除去筋膜，再将茯苓和菖蒲共研为细粉装入猪肾内，蒸熟后，一日分2次食之。用于肾虚腰痛。

㉔ 茯苓10g，炒枣仁10g，知母10g，川芎10g，甘草6g。一日1剂，水煎分3次服。用于烦躁不眠，心悸盗汗。

㉕ 茯苓20g，熟地15~20g，山药30g，茴香3g，粳米10g，红糖适量。先将茯苓、山药、茴香、熟地煎取汁，再与粳米煮成稀粥，调入红糖经常食用。具有安神定志、益肾养心的功能。适用于惊恐伤肾，精神萎顿，心神不宁，失眠，阳事不举等症。

㉖ 茯苓30g，五倍子10g，五味子20g。水煎服，用于遗精。

㉗ 茯苓12g，桂枝9g，白术9g，山茱萸9g，黄芪30g，甘草3g。一日1剂，水煎分3次服。用于血虚头晕。

㉘ 茯苓120g。与1000g白酒共浸泡10天后酌量服用。用于因脾虚而引起的肌肉麻痹，身体瘦弱及惊悸，失眠，健忘等。

㉙ 茯苓10g，何首乌10g，怀牛膝10g，枸杞子6g，菟丝子6g。一日1剂，水煎分3次服。用于肾虚腰痛。

㉚ 茯苓12g，麻黄6g，石膏30g，白术9g，苍术9g，甘草3g。一日1剂，水煎分3次服。用于热痹。

㉛ 茯苓10g，桂枝5g，桃仁10g，丹皮10g。一日1剂，水煎分3次服。用于热痹。

㉜ 茯苓7g，金樱子7g，赤石脂6g，芡实15g。一日1剂，水煎分3次服。用于赤白带下。

㉝ 茯苓5g，猪苓5g，黄柏3g，车前子3g。前三味药切成小碎块，车前子用纱布包好，一起置入茶杯内，倒入刚沸的开水，盖严杯盖，浸泡20分钟左右即可代茶饮，可反复加入沸水浸泡数次，直至无味，每日上、下午各泡服1剂。用于湿热下注之带下，症见黄带，或赤白带下，臭秽难闻，腰腹酸痛。

㉞ 茯苓20g，茵陈20g，党参15g，白术15g，栀子15g，大枣30g，炙甘草5g。大枣去核与其他药一起加水800mL，煎煮至200mL，每周一次。用于体质虚弱者预防肝炎。

㉟ 茯苓30g，生黄芪30g，柴胡15g，虎杖30g，白花蛇舌草12g，茵陈25g。一日1剂，水煎分3次服。连服三个月（服药期间可口服西药拉米夫定100mg，一日1次，疗效更佳）。用于治疗慢性乙型肝炎，有利于HbeAg转阴。

㊱ 茯苓15g，大枣10枚，大米50g。将茯苓研细，大枣去核，先将大米煮沸后，下大枣、茯苓，煮至粥熟服食，一日1剂，连续5~7天。可健脾利湿，用于治疗小儿流口水。

㊲ 茯苓5g，猪苓5g，苍术5g，白芍5g。切成小碎块，一起置入茶杯内，倒入刚沸的开水，盖严杯盖，浸泡15分钟左右即可代茶饮，可反复加入沸水浸泡数次，直至无味，每日上、下午各泡服1剂。用于慢性肠炎，症见腹部隐隐作痛，大便稀溏，日行数次，纳食不香，面色无华等。

㊳ 茯苓10g，人参5g，浮小麦20g，活团鱼1只（约500~1000g）。团鱼剁去头、沥净血水，用开水烫3分钟，刮去身上的黑膜，剥去四肢上的白衣，剁去爪和尾，剖开腹部除去内脏，洗净，用文火煮约半小时后捞出放于温水中，撕去黄油，剔除背壳、腹甲以及四肢上的粗骨，切成约3厘米见方的块，摆入碗内；将火腿100g切成小片，生板油25g切成丁，盖在团鱼面上，葱节10g，姜生片5g，绍酒10g及食盐适量，兑入鸡汤注入碗中，茯苓、浮小麦用纱布包好投入汤中，人参研成细粉撒在面上，用湿棉纸封口上笼蒸约2~3小时；出笼后拣去葱、姜，滗出原汤，把团鱼扣入另一碗中，原汤倒入锅内，加葱花、姜米、绍酒、味精、食盐调味，烧开后撇去浮沫，再打一个鸡蛋在汤内，略煮后浇在团鱼面上即可食用。用于阴虚潮热、骨蒸盗汗、神疲短气等虚弱病人，起辅助治疗作用。

㊴ 茯苓30g，鸡肉60g。加适量调味品做成馅，用面粉皮包馄饨煮食。用于老年体

弱吞咽无力或反胃，呃逆。

㊵ 代木茯苓（或茯神）30g，干金针菜20g，牛心150g。牛心洗去血，切片，金针菜用水洗净，同茯神放入锅内，煲汤，调味后饮汤食肉。治疗老年性痴呆。

㊶ 茯苓60g。水煎。一日1剂，连续服用1~3个月。用于治疗精神分裂症。

㊷ 茯苓10g，桂心1~2g，桑白皮3g，粳米50~100g。先煎茯苓、桂心、桑白皮，滤渣取汁，与粳米同煮成粥，一日1次，作早餐食用。具有温化水饮的功能。适用于水饮停蓄胃脘，上逆犯肺引起的胸闷、咳逆、痰白稀、欲呕、饮食不下等症。

㊸ 茯苓30g。一日1剂，水煎代茶饮。用于痰饮咳嗽。

㊹ 茯苓粉30g，粳米50g，红枣10枚。将红枣洗净，粳米淘洗干净，与茯苓粉共入锅内，加水600mL，武火煮沸后，改用文火煎熬成粥。茯苓粉具有健脾除湿的功效，尤其适宜脂肪肝形体肥胖者长期服用。

使用注意

虚寒滑精、气虚下陷者宜慎用。入药宜切成薄片，以利药力溶出。

加工制作

茯苓粉：取茯苓个，用水浸泡，洗净泥沙，润透，蒸后趁热削去外皮，切成块，干燥后研成细粉即得。

保存条件

置干燥处，防潮。

64 枸杞子

枸杞子味甘性平　既归肝经又归肾
滋补肝肾治虚劳　明目消渴还益精

枸杞子又名杞子、果杞、枸杞果、甘枸杞、西枸杞、西果杞、血枸子、血杞子、苟起子、甜菜子、狗奶子、红青椒、枸蹄子、地骨子、枸茄茄、红耳坠、枸杞豆、枸杞红实，为茄科植物宁夏枸杞的干燥成熟果实。主产于宁夏、内蒙古。此外新疆、河北、甘肃、青海等地亦产。

药材识别

呈长卵形或类纺锤形，略扁，长6～18mm，直径3～8mm，中部略膨大。表面鲜红色或暗红色（陈久色变深）具不规则皱纹，略带光泽。果实顶端有小凸起状花柱痕，基部有稍小凹的白色果柄痕。横切面类圆形，可见果皮柔韧，果肉柔软滋润，中间由横隔分成2室，中轴胎座，着生扁肾形种子20～50粒。种子长1.2～2mm，宽0.4～0.7mm，黄色，有细微凹点，凹侧有明显的种脐。气无，味甘微酸。

以粒大、色红、肉质柔润、籽少、味甜者为佳。

规格标准

品别	等级	标准
西枸杞	一等	干货。呈椭圆形或长卵形。果皮鲜红，紫红或红色，糖质多。质柔软滋润。味甜。每50g 370粒以内。无油果、杂质、虫蛀、霉变
	二等	干货。呈椭圆形或长卵形。果皮鲜红或紫红，糖质多。质柔软滋润。味甜。每50g 580粒以内。无油果、杂质、虫蛀、霉变
	三等	干货。呈椭圆形或长卵形。果皮红褐或淡红，糖质较少。质柔软滋润。味甜。每50g 900粒以内。无油果、杂质、虫蛀、霉变
	四等	干货。呈椭圆形或长卵形。果皮红褐或淡红，糖质少。味甜。每50g 1100粒以内。油果不超过15%。无杂质、虫蛀、霉变

品别	等级	标准
西枸杞	五等	干货。呈椭圆形或长卵形。色泽深浅不一，糖质少。味甜。每50g 1100粒以外，破子、油果不超过30%。无杂质、虫蛀、霉变
血枸杞	一等	干货。呈类纺锤形，略扁。果皮鲜红色或深红色。果肉柔润。味甜微酸。每50g 600粒以内。无油果、黑果、杂质、虫蛀、霉变
	二等	干货。呈类纺锤形，略扁。果皮鲜红色或深红色。果肉柔润。味甜微酸。每50g 800粒以内。油果不超过10%。无黑果、杂质、虫蛀、霉变
	三等	干货。呈类纺锤形，略扁。果皮紫红色或淡红色，深浅不一，味甜微酸。每50g 800粒以外，包括油果。无黑果、杂质、虫蛀、霉变

备注： 西枸杞系指宁夏、甘肃、内蒙古、新疆等地产品，具有粒大、糖质足、肉厚、籽少、味甜的特点。血枸杞系指河北、山西等地的产品，具有颗粒均匀、皮薄、籽多、糖质较少、色泽鲜红、味甜微酸的特点，各地产品可按相符标准分等，不受地区限制。

作用用途

枸杞子具有滋补肝肾、益精明目的功效。主要用于虚劳精亏、腰膝酸痛、眩晕耳鸣、内热消渴、血虚萎黄、目昏不明等。本品为药食兼用，既能补肾以生精，又能养肝血而明目，为补益肝肾之要药。无论肾阴亏虚或肾阳不足，以及精亏血虚之证，皆可应用，又可养阴润肺，疗虚劳咳嗽。自古为服食滋补强壮佳品，有延年益寿之功。

现代临床上还用于男性不育症、慢性萎缩性胃炎、高脂血症、糖尿病、链霉素副反应、脑动脉硬化、肥胖症等。

用法推荐

1 医师处方用量。内服：煎汤，5~15g；或入丸、散、膏、酒剂。

2 枸杞子90g，巴戟（去心）30g，甘菊120g，苁蓉（酒浸，去皮，炒，切，焙）60g。共研为细末，炼蜜为丸，如梧桐子大。每次服30~50丸，饭前用温酒或盐汤送服。用于治疗肝肾不足所致的眼目昏暗、瞻视不明、茫茫漠漠、常见黑花。

3 枸杞子15g。放入茶杯中，用沸水浸泡，代茶饮。用于肝肾亏损所致的腰膝酸软、头晕目眩、虚劳咳嗽、遗精、糖尿病、慢性肝炎、视力减退等。

4 枸杞子15g，菊花15g，巴戟天10g，肉苁蓉10g，金银花12g。一日1剂，首次水煎后，再徐徐添加沸水代茶饮。用于泪囊炎。

5 枸杞子500g，杭菊花120g。共研为细末，炼蜜为丸，每丸重10g。一日2次，一次1丸，温开水送服。用于白内障。

⑥ 枸杞子15g，薏苡仁15g。一日1剂，水煎分3次服。用于青光眼。

⑦ 枸杞子15g，地黄15g，密蒙花9g。一日1剂，水煎分3次服。用于夜盲。

⑧ 枸杞子15g，菊花8g。共用沸水泡，代茶饮。用于头昏眼花、泪囊炎、迎风流泪、夜盲等。

⑨ 枸杞子15g，嫩母鸡1只（约1500g）。鸡宰杀去毛、爪及内脏，冲洗干净，放入沸水中焯透，取出在凉水中洗干净；将洗净的枸杞从鸡裆部装入腹内，然后放入蒸钵内，腹部朝上，摆上姜、葱，注入清汤、食盐适量、绍酒15g、胡椒3g，用湿棉纸封口，沸水旺火上笼蒸约2小时，取出揭去棉纸，挑出姜、葱不用，放入味精调味即可食用。用于肝肾虚损，精血不足的腰膝酸软、头昏耳鸣、眼目昏花、视力减退等。

⑩ 枸杞子100g，猪瘦肉300g，青笋（或玉兰片）10g，猪油100g，各种佐料适量。将瘦猪肉洗净，切成6cm左右的细丝，青笋也同样制作，枸杞子洗净。待油七成熟时，下入肉丝、笋丝煸炒，加入料酒、酱油、食盐、味精，放入枸杞，翻炒几下，淋入麻油即可。可用作明目药膳。

⑪ 枸杞子20g，猪肝300g，葱、姜、黄酒各少许。将猪肝洗净切片，同枸杞放入砂锅内，加入少许葱、姜、食盐，加水适量，开锅文火慢炖1小时，起锅前黄酒兑入原汤少许，汤汁明透即成。用于肝肾两虚之近视、弱视及老年眼花。

⑫ 枸杞子（酒蒸）120g，白茯苓（去皮）240g，当归60g，菟丝子（酒浸，蒸）120g，青盐（另研）30g。共研为细末，炼蜜为丸，如梧桐子大。饭前用温开水送服70丸。用于治疗男子肾脏虚耗，水不上升，眼目昏暗，远视不明，渐成内障。

⑬ 枸杞子、地骨皮各500g，川萆薢、川杜仲各300g。俱晒燥，微炒，以白酒浸过药面泡1个月后。早晚随量饮之。用于治疗肾虚腰痛。

⑭ 枸杞子15g，巴戟天15g，补骨脂9g，菖蒲9g。一日1剂，水煎分2~3次服，用于腰痛。

⑮ 枸杞子30g，蝼蛄30g，白酒1000g。将前两味药置白酒中浸泡，7日后服药酒，每次15mL，一日2次。用于肾虚腰痛。

⑯ 枸杞子100g，白胡椒50g。用温火炒热，加白酒50g烹制，趁热用棉布包好，先熨后敷腰部，可治疗肾亏腰痛、筋骨寒痛等症。

⑰ 枸杞子（酒拌微炒）240g，地骨皮（微炒）300g，麦冬（去心）、熟地各120g，黄酒适量。枸杞子、地骨皮共研为末，麦冬、熟地黄酒煮后捣为膏，药末与药膏和为丸，如梧桐子大。每日早晚各用白酒送服12g。用于治疗虚劳烦渴不止。

⑱ 枸杞子25g。同大米100g煮粥，一日1~2次服用。可滋补肝肾，益精明目。适

用于老年体弱，病后体虚及糖尿病人服用；久服可益寿。

⑲ 枸杞子15g，兔肉250g。文火炖熟，食盐调味，喝汤食肉。用于糖尿病。

⑳ 枸杞子30g，粳米200g。将枸杞子、粳米淘洗干净，加水适量同煮成粥，四季均可服用。具有补肾益气、养肝明目的作用。适用于中老年肝肾不足，腰膝酸软，头晕目眩，久视昏暗，或老年糖尿病患者。

㉑ 枸杞子30g，川萆薢15g（此为土茯苓比较合适）。每日早晚干嚼枸杞子，以川萆薢煎汤送服，服100日为一个疗程。此为1次服用量。用于治疗一切痈疽恶毒，溃烂不已；及瘰疬结核，马刀肉瘿，延结不休；或风毒流注，上愈下发，左消右起，延串不止；或便毒鱼口，杨梅破烂，日久不合。

㉒ 枸杞子15g，冰片0.5g，食醋10g。先将枸杞子用黄酒、水各50mL共煮烂，并捣成糊状，再加入冰片、食醋共调匀，装入小塑料袋内，套敷患处，12小时后可再加食醋，再敷。用于蛇头疔。

㉓ 每晚嚼服枸杞子15g。连服1个月，服药期间禁房事。用于治疗男性不育症。

㉔ 枸杞子30～60g，白酒500g。浸泡7天后服，一次5～10mL，一日2～3次。用于眼目昏花，腰膝无力，阳痿，并能健身益寿。

㉕ 枸杞子5g，五味子5g，熟地5g。将五味子砸碎，熟地切成小碎块，与枸杞子一起置入茶杯内，倒入刚沸的开水，盖严杯盖，浸泡20分钟左右即可代茶饮，可反复加入沸水浸泡数次，直至无味，每日上午和晚上各泡服1剂。用于肾精不足之短气羸瘦、骨肉疼痛、腰背酸痛、遗精阳痿等。

㉖ 枸杞子5g，淫羊藿5g，熟地5g。将熟地切成小碎块，与其他药一起置入茶杯内，倒入刚沸的开水，盖严杯盖，浸泡20分钟左右即可代茶饮，可反复加入沸水浸泡数次，直至无味，每日上午和晚上各泡服1剂。用于男子肾阳虚衰的阳痿、精少；女子冲任虚寒的宫冷不孕、性欲淡漠等。

㉗ 枸杞子90g，何首乌90g，锁阳90g，山茱萸90g。将上药焙干，共研为末，每次6g，一日2次，开水冲服，长期服用。用于神经衰弱、头晕目眩。

㉘ 枸杞子18g，炒枣仁15g，朱砂（水飞）1g，猪心1个。猪心剖开，除去心内的积瘀血，再将前三味药装入心内，共蒸熟，去药渣，分2次食猪心。用于心悸。

㉙ 枸杞子30g，丝瓜络40g。一日1剂，水煎分2～3次服，用于关节炎。

㉚ 枸杞子20g，菊花20g，熟地20g，怀山药20g，山茱萸15g，丹皮15g，泽泻15g。隔日1剂，水煎分3～4次服。用于阴虚盗汗。

㉛ 枸杞子15g，红泽兰9g，红花9g。一日1剂，水煎分3次服。用于闭经。

㉜ 枸杞子30g，生地45g。一日1剂，水煎分3次服，黄酒为引。用于白带。

㉝ 枸杞子15g，旱莲草10g。水煎，取汁，徐徐含服。用于牙龈出血。

③④ 枸杞子6g，五味子6g。泡开水代茶饮，可加冰糖或白糖调味。用于强身，延年，并治平素体弱（尤其是小儿），夏季受暑之身热、心烦、口渴、自汗、胸闷、食少、脚软、消瘦等。

③⑤ 枸杞子10g，五味子6g。共研为粗末，放入保温杯内，冲入沸水约300mL，盖严，焖泡一昼夜，代茶饮。用于敛汗、生津止渴。

③⑥ 枸杞子12g，芝麻30g，黑豆30g，白糖20g。水煮约半小时后，连汤带渣同食。一日1次，连服60天。能滋养生发，对失眠多梦者尤其有效。

③⑦ 枸杞子10g，黑芝麻30g，粳米100g。共煮粥。具有补肝肾、益气血之效。适用于头发早白、脱发及阴虚燥热便秘者服用。

③⑧ 枸杞子5g，五加皮5g。将五加皮切成小碎块，与枸杞子一起置入茶杯内，倒入刚沸的开水，盖严杯盖，浸泡20分钟左右即可代茶饮，可反复加入沸水浸泡数次，直至无味，每日上、下午各泡服1剂。用于脾肾不足之虚赢少气、倦怠懒言、精神不振、面色㿠白、食少神疲等。

③⑨ 枸杞子5g，当归5g，熟地5g，白芍5g。将熟地、白芍、当归切成小碎块，与枸杞子一起置入茶杯内，倒入刚沸的开水，盖严杯盖，浸泡20分钟左右即可代茶饮，可反复加入沸水浸泡数次，直至无味，每日上、下午各泡服1剂。用于心血不足的贫血，症见头昏眼花，神疲乏力，心悸怔忡，面色无华等。

④⓪ 枸杞子100g，瘦猪肉500g，熟青笋100g。先将枸杞洗净，猪肉洗净、片去筋膜，切成二寸长的丝，熟青笋切成猪肉一样长的丝；炒锅烧热用油滑锅，放入猪油100g，烧至八成熟，再将肉丝、笋丝同时下锅划散，烹入绍酒约30g，加入白砂糖约6g、酱油约10g、食盐和味精适量搅匀，投入枸杞颠簸几下，淋芝麻油约15g推匀，起锅即可食用。用于体虚乏力，神疲，血虚眩晕，心悸，肾虚阳痿、腰痛及无病强身益寿等。本方可作虚弱，贫血，性功能低下，神经衰弱及糖尿病患者之膳食。

④① 枸杞15g，乌参（海参）2只，鸽蛋12个。先将枸杞洗净，乌参用凉水浸泡发胀后抠去内壁膜，用普通汤焯两遍后冲洗干净，在腹壁切成菱花刀；鸽蛋煮熟剥去外壳滚满干淀粉，入花生油锅中炸成深黄色；炒锅烧热注入猪油50g，烧至八成热时下葱、姜适量煸炒，随后倒入鸡汤煮2~3分钟后捞出葱、姜不用，再加入酱油15g、绍酒30g、胡椒面3g和乌参，烧沸后撇去浮沫，改小火煨40分钟，加入鸽蛋、枸杞子，再煨10分钟，取出乌参摆入盘内（背朝天），鸽蛋放在周围；汁内加入味精适量，湿淀粉着芡，再淋50g热猪油，把汁浇在海参及鸽蛋上即可食用。用于肾虚阳痿遗精、腰酸腿软、尿频耳鸣，肝肾精亏之头昏眼花、视力下降、记忆减退，以及身体素弱或病后体虚等症。

④② 枸杞子20g，精羊肉200g，大枣5枚，粳米或糯米200g左右。羊肉切片，枸杞、

大枣（去核），同放入砂锅内，另加入适量葱、姜、盐等配料，加水适量，同煮成羊肉粥，早晚食用。此为四次量。具有暖中补虚、益气养肾、暖脾护胃等功效。适用于胃脘冷痛，完谷不化，大便稀溏等症。

43 枸杞子20g，党参20g，山枣20g，桂圆20g，干荔枝10g，白胡椒3g，精盐1g，熟猪油10g，冰糖30g，熟猪肚250g。先将熟猪肚切成块，枸杞子、党参、山枣洗净，桂圆、干荔枝去壳，同装入小盆，放入白胡椒、精盐、熟猪油、冰糖。蒸半小时后加鸡精汤500mL，蒸到熟烂食用。用于老年人尿频。

44 枸杞子20g。一日1剂，水煎分2~3次服，可酌加白糖调味。用于慢性支气管炎及肾虚咳嗽。

45 枸杞子15g，肉苁蓉10g，羊肾1只，粳米50g。将羊肾剖开，去内筋膜，切碎，同枸杞、粳米、肉苁蓉放入锅内，加水适量，文火煎煮，待粥将熟时，加入食盐调味。此为一日量，分早、晚两次食用。可补益肝肾，滋阴壮骨。用于治疗骨质疏松症。

使用注意

外有表邪、内有实热、脾胃湿盛肠滑者忌用。

保存条件

置阴凉干燥处，防闷热，防潮，防蛀。

65 砂 仁

砂仁味辛且性温　归脾归胃又归肾
化湿开胃能温脾　止泻理气胎动宁

砂仁又名缩沙蜜、缩沙仁、春砂仁、阳春砂、绿砂仁，为姜科植物阳春砂、绿壳砂或海南砂的干燥成熟果实。阳春砂主产于广东、广西、云南；以广东阳春产者奉为道地药材，习称"阳春砂仁"。绿壳砂主产于越南、缅甸、泰国，以越南产者为好。海南砂主产于海南。

药材识别

①阳春砂：呈椭圆形，长1～2cm，直径1～1.5cm。外表面深棕色，具不明显的三钝棱，有短钝软刺，纵棱（维管束）隐约可见。顶端有突起的花被残基，基部有果柄痕或连有总果柄。果皮薄，易纵向撕裂，内表面淡棕色，纵棱明显。种子团呈长圆形，分成3瓣，每瓣有种子6～15粒，紧密排成2～4行，互相黏结成团块。种子呈不规则的多面体，长约3mm，宽约2mm，深棕色或黑褐色，外被膜质而粗糙的假种皮。背面平坦，在较小一端的侧面或斜面有明显的凹陷（种脐），合点在较大的一端，种脊沿腹面而上，成一纵沟。种子坚硬，种仁黄白色。气芳香浓烈，味辛、微苦。

以个大、坚实、饱满、种仁红棕色、香气浓、搓之果皮不易脱落者为佳。

②绿壳砂：呈类圆形，长1.5～2cm，直径1～1.5cm。外表黄棕色或棕色，有片状突起。种子团形状较圆，表面灰棕色至棕色，有的外面被一层白粉，不易擦落。其余与阳春砂相似。气味略逊于阳春砂。

③海南砂：呈长椭圆形或卵圆形，有明显的三棱，长1.5～2cm，直径0.8～1.2cm。表面被片状、分枝的软刺，基部具果柄梗痕。果皮厚而硬。种子团较小，每瓣有种子3～24粒。种子直径1.5～2mm。气味稍淡。

规格标准

品别	等级	标准
阳春砂	统货	干货。呈椭圆形或卵圆形。有不明显的三棱。表面红棕色或棕褐色。密生刺状突起，种子成团，具白色隔膜，分成三室，籽粒饱满，棕褐色。有细纵纹。气芳香浓厚，味辛凉微苦。果柄不超过2cm。间有瘦瘪果。无果枝、杂质、霉变
绿壳砂	统货	干货。呈棱状长圆形。果皮表面淡红棕色或棕褐色，有小柔刺。体质轻泡，种子团较小，间有瘦瘪果。无果枝、杂质、霉变
海南砂	统货	干货。呈三棱状的长圆形。表面棕褐色，有多数小柔刺。体质沉重。种子分三室集结成团，籽粒饱满，种子呈多角形，灰褐色，气芳香，味辛凉而辣。无空壳、果柄、杂质、霉变

规格	等级	标准
净砂	一等	干货。为除去外果皮的种子团，呈钝三棱状的椭圆形或卵圆形，分成三瓣，每瓣约有种子十数粒，籽粒饱满。表面灰褐色，破开后，内部灰白色。味辛凉微辣。种子团完整。每50g 150粒以内。无糖子、空壳、果壳、杂质、霉变
	二等	干货。形状气味与一等相同，唯种子团较小而瘦瘪。每50g 150粒以上。间有糖子。无果壳、杂质、霉变
砂壳	统货	干货。为砂仁剥下的果皮。呈瓢形或压缩成片状，表面红棕色、棕褐色或绿褐色，有许多短柔刺；内表面光洁，色泽较淡。气微、味淡，无杂质、霉变

作用用途

砂仁具有化湿开胃、温脾止泻、理气安胎的功效。主要用于湿浊中阻、脘痞不饥、脾胃虚寒、呕吐泄泻、妊娠恶阻、胎动不安等。本品有行气而不破气，调中而不伤中之特性。

现代临床上还配方用于治疗肝硬化腹水、慢性肾炎、胃溃疡等。

用法推荐

❶ 医师处方用量。内服：煎汤，3～6g，后下；或入丸、散。

❷ 木香、砂仁各15g，枳实（麸炒）30g，白术（米泔浸，炒）60g。共研为细末，荷叶裹，烧饭为丸，如梧桐子大。每次50丸，白术汤送服。用于破滞气，消宿食，开胃进食。

③ 砂仁5g，小茴香5g，丁香1.5g，建神曲12g，千年健10g，焦白术8g。加水共煮15分钟，一日1剂，分2次服。用于胃呆食滞，胃痛，呕吐，小儿伤食、厌食等。

④ 砂仁60g，饭锅巴1500g，炒神曲120g，焦山楂（去核）120g，莲子肉（去心）120g，炒鸡内金30g，白糖适量。上药共研细末，加入适量米粉、白糖和匀，用水调和做成小圆饼（每个约10g重），烙熟即可，随食之。用于小儿不思饮食，消化不良。

⑤ 砂仁3g，丁香2g，白术5g。将砂仁和丁香砸碎，白术切成小碎块，一起置入茶杯内，倒入刚沸的开水，盖严杯盖，浸泡20分钟左右即可代茶饮，可反复加入沸水浸泡数次，直至无味，每日上、下午各泡服1剂。用于慢性胃肠炎引起的恶心呕吐，或吐清口水，大便稀溏，一日数次，不思饮食，脘腹胀满。

⑥ 砂仁2g，寻骨风5g，黄连1g，吴茱萸2g，木香5g。将砂仁和吴茱萸砸碎，其他药切成小碎块，一起置入茶杯内，倒入刚沸的开水，盖严杯盖，浸泡20分钟左右即可代茶饮，可反复加入沸水浸泡数次，直至无味，每日上、下午各泡服1剂。用于肝胃不调，或脾胃不和的胃痛，症见胃脘胀满疼痛，胃脘痞塞胀痛，泛酸食少。

⑦ 砂仁5g，木香5g，党参5g，白术5g，山楂5g。将砂仁砸碎，其他药切成小碎块，一起置入茶杯内，倒入刚沸的开水，盖严杯盖，浸泡15分钟左右即可代茶饮，可反复加入沸水浸泡数次，直至无味，每日上、下午各泡服1剂。用于胃肠功能紊乱症，症见脘腹胀满，不思饮食，恶心欲吐，大便清溏，神疲气短，面色无华。

⑧ 砂仁240g，香附子（炒去毛）960g，甘草120g。共研为细末。每次3g，用盐汤送服。用于治疗一切气疾，心腹胀满，胸膈噎塞，噫气吞酸，胃中痰逆呕吐，及宿酒不解，不思饮食。

⑨ 砂仁20g，姜生10g，鲜竹茹15g，大米70~100g。先煎三味中药，取浓缩汁50mL。加水500mL与药汁、大米煮熬至清稀适度的稠粥。每日早、晚两餐，趁温服用。可温胃安胎，治妇女妊娠初期因恶阻出现的恶心、呕吐、食欲不振等。

⑩ 砂仁30g，白术20g，山药30g，大米80~120g。砂仁、白术煎取浓汁70mL。加水600mL与药汁、山药（切细）共煮成粥。趁温服食。用于治疗脾胃虚寒引起的腹胀腹痛、食欲不振、大便稀溏等症。

⑪ 砂仁30g，高良姜、天南星（汤洗7次，焙干）各120g。共研为末，姜生自然汁煮面糊为丸，如梧桐子大。每次50~70丸，姜生汤送服，不拘时候。用于治疗胸膈噎闷，心腹冷痛。

⑫ 砂仁9g，丁香4g，郁金12g。水煎服。用于反胃。

⑬ 砂仁10g，神曲15g，鸡蛋壳10g，蜂蜜60g。先将鸡蛋壳洗净，炒黄，再与其余药研为细末，加入蜂蜜调匀，一日分3次服用。用于胃脘痛。

⑭ 砂仁6g，桂花子6g，高良姜9g，香附9g。一日1剂，水煎服。用于胃寒气痛，新旧胃痛。

⑮ 砂仁3g，苏木5g，蒲黄5g，木香5g。将砂仁砸碎，苏木、木香切成小碎块，蒲黄用纱布包好，一起置入茶杯内，倒入刚沸的开水，盖严杯盖，浸泡15分钟左右即可代茶饮，可反复加入沸水浸泡数次，直至无味，每日上、下午各泡服1剂。用于瘀血阻滞中焦所致的胃脘疼痛，痛有定处，刺痛拒按。

⑯ 砂仁5g，紫苏叶5g，姜生3g，陈皮5g。将砂仁砸碎，姜生切成小碎块，与其他药一起置入茶杯内，倒入刚沸的开水，盖严杯盖，浸泡15分钟左右即可代茶饮，可反复加入沸水浸泡数次，直至无味，每日上、下午各泡服1剂。用于慢性胃炎，症见恶心呕吐，胃脘冷痛，喜温喜按等。

⑰ 砂仁5g，干姜5g，陈皮5g，茯苓5g。将砂仁砸碎，其他药切成小碎块，一起置入茶杯内，倒入刚沸的开水，盖严杯盖，浸泡15分钟左右即可代茶饮，可反复加入沸水浸泡数次，直至无味，每日上、下午各泡服1剂。用于慢性肠炎，症见下利清谷，滑脱不禁，四肢不温，腹部冷痛。

⑱ 砂仁30g。捣碎，用纱布包好，与500g白酒共浸泡7天后，饭后酌饮。用于消化不良，脘腹胀痛。

⑲ 砂仁6g。捣碎，与萝卜500g共煮，饭后半小时，饮汤。用于痰饮膈胀。

⑳ 砂仁适量。炒研为粗末，袋装浸酒，煮饮。用于消食和中，下气止心腹痛。

㉑ 砂仁、炮附子、干姜、厚朴、陈皮各等分。共研为末，制成丸如梧桐子大。每日2次，每次服40丸。用于治冷滑下痢不禁，虚羸。

㉒ 砂仁、胡椒、桂皮、干姜、荜茇、冬青子各等量。共研为细末，一次2g，一日2次，开水冲服。用于泄泻。

㉓ 砂仁10g，红糖50g。先将砂仁用适量姜汁拌匀，再与红糖加水煎服。用于腹泻。

㉔ 砂仁10g，胡椒30g，姜生15g，大枣5枚，猪肚1个，食盐适量。将猪肚洗净，大枣去核，胡椒、砂仁研为细末，姜生洗净细切，诸药共纳入猪肚中，加水适量，文火炖熟服食，三日1剂，5剂为一个疗程。连服2~3个疗程。可温中健脾，适用于脾胃虚寒所致的胃脘疼痛、呕吐、腹胀、腹泻等。特别适用于小儿腹泻之饮食治疗。

㉕ 砂仁5g，枳壳5g，山楂5g，神曲5g，麦芽5g。将砂仁砸碎，枳壳和山楂切成小碎块，与其他药一起置入茶杯内，倒入刚沸的开水，盖严杯盖，浸泡15分钟左右即可代茶饮，可反复加入沸水浸泡数次，直至无味，每日上、下午各泡服1

剂。用于消化不良。症见脘腹胀满，不思饮食，嗳腐吞酸，或腹泻臭秽。

26 砂仁、茄蒂（伏天晒干，切片，交秋不用）各1.5g。蒸熟，用好酒送服。用于治疝气。

27 砂仁、黄连、木贼各等分。共研为末。一次6g，用米汤送服。用于治大肠虚而夹热、脱肛脓肿。

28 砂仁末适量，猪腰1个。将猪腰剖开，除去筋膜，砂仁末涂抹在内，共煮熟，食盐调味，食肉饮汤。用于小儿脱肛。

29 砂仁1g，大枣1枚（去核），姜生少许。将砂仁放入大枣内，加入姜生，沸水浸泡，取汁，一日分2次服。用于呕吐不止。

30 砂仁5g，白术5g。将砂仁砸碎，白术切成小碎块，一起置入茶杯内，倒入刚沸的开水，盖严杯盖，浸泡15分钟左右即可代茶饮，可反复加入沸水浸泡数次，直至无味，每日上、下午各泡服1剂。用于胎动不安。

31 砂仁适量。研为细末。一次6g，热姜汤汁送服，不拘时。用于治妊娠胃虚气逆，呕吐不食。

32 砂仁40g，鲤鱼1条（约250g）。先将鲤鱼去鳞、鳃及内脏，砂仁研为细末，装入鱼腹内，煮熟食用，酌加食盐调味，用量酌定。用于胃溃疡及妊娠呕吐。

33 砂仁9g，黄芩9g，姜生6g。水煎服。用于妊娠恶阻。

34 砂仁末10g，猪肚1000g。先将猪肚洗净，在沸水中焯透捞出刮去内膜，再与花椒5g，姜片和葱节各15g，加水共煮至熟，撇去浮沫，出锅待冷后切成指头粗的条；取煮猪肚的原汤约500g，除去椒、姜、葱，烧开，下入肚条、砂仁末、胡椒粉、绍酒、猪油及味精等调味，用湿淀粉着芡炒匀起锅即可食用。用于脾胃虚弱，食欲不振，或食少腹胀、妊娠恶阻等。

35 砂仁60g，炒黄芩30g，焦白术30g，苏叶适量。将前三味药研为细末，每次9g，一日1次，用苏叶煎汤冲服。用于妊娠腹痛，胎动不安。

36 砂仁、威灵仙各4.5g。用水适量，加入砂糖半碗，煎至水量失一半。噙在口中慢慢呷下，四五次即出。用于治骨鲠。

37 砂仁常嚼之。用于治疗牙齿常疼痛。

38 砂仁适量。火煅存性为末。掺患处。用于治口疮。

39 砂仁6g，乌贼骨60g。共研为细末，一次3g，一日3次，开水冲服。用于胃痛，吐酸。

40 砂仁30g，姜生10g，大米80~120g。先煎砂仁、姜生，取浓汁70mL。加水700mL与药汁、大米共煮成粥。趁温服食。能温胃行气，止呕止嗳。

41 砂仁15g，蟾蜍1只。将蟾蜍去皮及内脏，装入砂仁，外用鲜荷叶包好，再用黄泥包裹，置火中煨焦，除去黄泥，研为细末，一次6g，一日2次，开水送服。用于肝硬化腹水、臌胀病。

42 砂仁15g，癞蛤蟆1只。将砂仁从癞蛤蟆口中填入腹内，外用黄泥包好放在火上烤酥，研为细末，每次用开水吞服3g，一日3次。可化瘀解毒抗癌。适用于慢性粒细胞性白血病的辅助治疗。

43 砂仁25g，陈皮25g，紫皮蒜25g，鲫鱼1条（约250g）。先将鲫鱼去鳞、鳃及内脏，与其余药加入适量白糖和米醋共炖汤食用。用于肾炎水肿。

44 砂仁20g，蝼蛄20g。先将蝼蛄在瓦上焙干，再与砂仁共研为细末，一次3g，一日3次，黄酒冲服。用于慢性肾炎。

45 砂仁30g，大葱9g，豆酱15g，鲫鱼1条（约250g）。先将鲫鱼去鳞、鳃及内脏，与其余药共煮至鱼熟后酌情服食。用于胃脘疼痛。

46 砂仁30g，佛手30g，山楂30g，黄酒150mL。将上药洗净，置容器中，加入黄酒，密封浸泡3～7天，即可饮用。每日早、晚各1次，每次服15～30mL。此方能调经止痛，理气活血。适用于经期延后、量少色暗有块、小腹及胸胁乳房胀闷不舒、时有叹息、心情抑郁等症。

47 砂仁6g，黄芪20g，猪肚1个。将猪肚洗净，砂仁、黄芪装入猪肚内，加水炖熟，去药，食盐调味，饮汤食肚。用于脾胃虚弱之胃痛、胃下垂。

48 砂仁6g，大鲫鱼4条（约1000g）。取胡椒3g砸碎，同辣椒6g，陈皮6g，荜茇6g，小茴香6g，葱节50g，姜生片20g，蒜片10g用食盐和匀，加入砂仁待用；鲫鱼去鳞、鳃及内脏，洗净，沥干水后将调拌好的药物和调料装入鱼腹内；烧热锅放入花生油，七成熟时，将鲫鱼下油中煎为黄色至熟，捞出沥去油；另起热锅加熟油少许与适量葱节、姜生片共煸，注入清汤，调好味后，将煎熟的鲫鱼下汤内略煮，待汤沸后起锅即可食用。用于脾胃虚弱，食少腹胀，或脾胃虚寒，腹痛泄泻等症；对体虚而水湿停滞，小便不利的病人，亦可食用。

49 砂仁末50g，猪肘子500g。肘子刮洗干净，沥去水分，用竹签将皮面扎满小眼，用炒热的花椒约5g、食盐适量在肘子上搓揉匀后腌制24小时（忌在金属容器中腌）；取出腌好的肘子再刮洗一遍，沥去水分，在肘子肉的内面撒上砂仁末，用干净布包裹成筒形，再用绳捆紧，盛入蒸钵内，放上姜生片30g，葱节100g，绍酒100g，旺火上笼蒸约2小时，取出稍晾，解去绳布，抹上麻油即可食用。本品补而不滞，脾虚湿滞或脾胃虚弱之人食之，不易致腹胀纳呆，故为食补之妙品。

使用注意

本品能耗气而致难产，有气虚的孕妇不宜用于安胎。

加工制作

砂仁末：取净砂仁，筛去灰屑，研为细末即成。用时现研为好，因含挥发油，不宜久贮。

保存条件

置阴凉干燥处。

66 哈蟆油

哈士蟆油甘咸平　既归肺经又归肾
养阴润肺治体弱　盗汗痨嗽且安神

> 哈蟆油又名哈士蟆油、哈什蟆油、田鸡油、哈蚂油、吧拉蛙油，为蛙科动物中国林蛙或黑龙江林蛙雌蛙的输卵管，经采制干燥而得。主产于黑龙江、吉林、辽宁等地。

药材识别

为不规则碎散瓣片状，弯曲，相互重叠的厚块，略呈卵形，长1.5～2厘米，厚1.5～5毫米。外表黄白色至淡黄棕色，半透明，显脂肪样光泽，偶有灰白色薄膜状韧皮连附，或未能去净的黑色卵粒，手摸之有滑腻感，用温开水浸泡可膨胀至10～15倍。微有腥臭气，无特殊味，嚼之黏滑。

以块大、肥厚、黄白色、有光泽、不带皮膜、无血筋及卵子者为佳。

规格标准

品别	等级	标准
哈蟆油	一等	干货。油色呈金黄色，块大而整齐，有光泽而透明，干净无皮肌、卵等杂物
	二等	干货。油色呈淡黄色，干而纯净，皮、籽及碎块等杂物不超过1%，无碎末
	三等	干货。油色不纯白，不变质，碎块和粉籽、皮肉等杂物不超过5%，无碎末及其他杂质
	四等	干货。保管不良变为黑红色，少有皮、籽、肉及其他杂物但不得超过10%

作用用途

哈蟆油具有补肾益精、养阴润肺的功效。主要用于身体虚弱、病后失调、精神不足、心悸失眠、盗汗不止、痨嗽咳血等证。本品可供消耗性病人食疗用。健康人服用，可防病强身，旺盛精力。老年人常服有益寿延年之功。

现代临床上还用于神经衰弱、肺结核等。

用法推荐 ···

① 医师处方用量。内服：炖汤，5～15g；或入丸剂。

② 哈蟆油 3～6g。清水 250mL，泡 1 夜，第二日再加冰糖适量炖服，一日 1 次，连服 10～20 天。用于治疗神经衰弱，产后、病后虚弱，慢性胃病，胃下垂，身体消瘦不复。

③ 哈蟆油 9g，冰糖适量。用开水泡开，由暗黑色变纯白并增大，更换水加冰糖少许煎服。用于病后体弱。

④ 哈蟆油 2 付。蒸熟 1 次服。10～15 天为一个疗程。用于治疗老年慢性气管炎。

⑤ 哈蟆油、银耳各等量。用清水洗干净、蒸熟后服用，经常服。用于肺结核吐血。

⑥ 哈蟆油 12g，银耳 15g。加冰糖熬羹服。用于阴虚潮热、盗汗、咳嗽、吐血。

⑦ 哈蟆油 9g，土燕窝 6g。用清水洗干净、蒸熟后服用，经常服。用于神经衰弱。

⑧ 哈蟆油、党参、白术、黄芪、阿胶各等量。共研为细末，炼蜜为丸，每次 5g，每日早、晚各服一次。用于身体虚弱，产后及病后失调，精神不足，心悸失常，盗汗不止等。

⑨ 哈蟆油 15g。隔水蒸汤，常服。用于补肾益精，治身体虚弱，产后及病后失调，精神不足，心悸失眠，盗汗不止。

⑩ 哈蟆油 45g，枸杞、青豆、冰糖适量。隔水蒸汤常服。健康人服用，可防病强身，旺盛精力。老年人服用可益寿延年。

⑪ 哈蟆油 50g，鸡脯肉 100g，熟瘦火腿肉 15g，鸡蛋清 2 个，鸡清汤 1500mL，猪油、葱、姜、料酒、盐、白糖、胡椒粉、淀粉、味精各适量。将泡发的哈蟆油用开水烫两次，倒入漏勺内待用。鸡脯肉撕去筋皮，剁成细泥，用鸡蛋清适量调稀过滤。将鸡蛋打散，倒入鸡泥调匀，火腿切成细末。将铁锅烧热，倒入猪油，投入葱、姜煸炒后，烹入料酒炝锅。然后倒入清汤，煮沸后投入哈蟆油，用小火煨透，倒入鸡汤放入鸡泥和盐、白糖、胡椒粉。待汤煮沸后用湿淀粉勾芡。常服。有养肺滋肾的作用。

使用注意 ···

外感初起及常年大便稀溏者慎服。

加工制作

先将原药材除去杂质及卵粒，剥去筋膜，用开水泡开，待由暗黑色变纯白并增大，再倾去余水备用。①煎服：本品与其他药共煮或单味煎煮至呈半透明状时加入冰糖。②熬羹：本品与银耳共煮，加入冰糖少许，慢火细熬或隔水熬至成羹状。③蒸服：本品与燕窝、冰糖同放入一器皿中，隔水蒸至成羹状。

保存条件

本品易虫蛀、发霉、泛油，应置阴凉干燥处密闭保存，也可用瓶装密封后置冰箱中保存。

67 胖大海

胖大海味甘性寒　归肺又归大肠经
清热润肺能解毒　润肠通便又开音

胖大海又名大发、大海、大洞果、安南子、通大海、胡大海、大海子、大海榄，为梧桐科植物胖大海的干燥成熟种子。主产于越南、泰国、印度尼西亚及马来西亚等国。以越南产者品质最佳。

药材识别

呈椭圆形，先端钝圆，基部略长，长2～2.5cm，宽1.2～1.7cm。外表深黄棕色或棕色，微有光泽，有不规则的细纵纹，基部具淡色的圆形种脐，有时残留种柄。外层种皮质轻松，易剥落，遇水膨大6～8倍，呈海绵状。内层种皮红棕色至棕黑色，先端有一黄白色圆斑。剥取内层种皮后，可见胚乳肥厚，成2片，暗棕色或灰棕色。子叶2片，紧贴于胚乳，菲薄而大。气微，味微甜。嚼之有黏液性，种仁麻辣。

以个大、坚硬、外皮细、淡黄棕色、有细皱纹与光泽、不破皮者为佳。

规格标准

因产地不同分为：

①安南子：产于越南。本品颗粒大而体结，长椭圆形，果蒂略歪，外皮皱纹细密，体质重，色棕黄微青。

②暹罗子：产于泰国。色稍黑棕黄，颗粒略小，体质较松，其皱纹较为粗松，品质稍次。

③新洲子：产于马来西亚半岛。颗粒小，多圆形，外皮粗松，色黑褐。因松易碎，故多破口，质较次。

作用用途

胖大海具有清热润肺、利咽解毒、润肠通便的功效，主要用于肺热声哑、干咳无痰、咽喉干痛、热结便闭、头痛目赤等证。

现代临床上还用于急性扁桃体炎、慢性咽喉炎。

用法推荐

① 医师处方用量。内服：煎汤或泡开水2~4枚，大剂量可用至10枚；入散剂，用量减半。

② 胖大海5枚，甘草3g。炖茶饮服，老幼者可加入冰糖少许。用于治疗干咳失音，咽喉燥痛，牙龈肿痛，因于外感者。

③ 胖大海3个，麻黄3g，甘草3g。用适量沸水冲泡，取汁，一日分2次服。用于感冒，失音。

④ 胖大海2个，生甘草10g，桔梗12g，菊花6g。一日1剂，水煎频饮。用于喉暗。

⑤ 胖大海3g，冬瓜子3g。用沸水泡透，代茶频饮。用于急性喉暗，声哑。

⑥ 胖大海3枚，金银花、麦冬各6g，蝉蜕3g。水煎服。用于治疗肺热音哑。

⑦ 胖大海9g，金银花9g，麦冬9g，山楂15g，甘草3g。一日1剂，水煎频饮。用于慢性喉暗。

⑧ 胖大海5g，蝉蜕5g，生甘草2g。一起置入茶杯内，倒入刚沸的开水，盖严杯盖，浸泡15分钟左右即可代茶饮，可反复加入沸水浸泡数次，直至无味，每日上、下午各泡服1剂。用于声音嘶哑，甚则失音不语，咽喉疼痛。

⑨ 胖大海5g，海粉15g，冰糖适量。先将胖大海和海粉加清水适量，煮沸后加入冰糖，再煎一二沸即可，一次或多次饮用。用于痰热咳喘，失音暗语的辅助性治疗。

⑩ 胖大海1个，薄荷5g，桔梗5g，连翘3g。一起置入茶杯内，倒入刚沸的开水，盖严杯盖，浸泡20分钟左右即可代茶饮，可反复加入沸水浸泡数次，直至无味，每日上、下午各泡服1剂。用于声音突然嘶哑甚至不能发音，咽喉干燥不适，口干等。

⑪ 胖大海3枚，杭菊花、生甘草各9g。水煎服。用于治疗慢性咽炎。

⑫ 胖大海3~4枚，生甘草15g。开水冲泡代茶饮。用于梅核气，慢性咽炎。

⑬ 胖大海15g，青果6g，绿茶5g，蜂蜜30g。先将青果煎煮沸片刻，取煎液冲泡胖大海和绿茶，加盖闷泡5分钟，兑入蜂蜜搅匀，慢慢饮用。用于慢性咽炎。

⑭ 胖大海2枚，板蓝根15g，山豆根10g，甘草10g。先将上药淘洗净，并置入茶杯内，倒入刚沸的开水，盖严杯盖，浸泡20分钟左右即可代茶饮，可反复加入沸水浸泡数次，直至无味，每日泡服1剂。此茶具有清热、解毒、利咽的功能。适用于慢性咽炎咽喉疼痛明显者服用。

⑮ 胖大海9g，金银花9g，甘草9g。一日1剂，水煎分3次服。用于麻疹合并喉炎。

⑯ 胖大海9g，麦冬9g，山豆根9g，薄荷6g，桔梗6g，甘草6g。一日1剂，水煎频饮。用于扁桃体炎。

⑰ 胖大海6g，生地10g，玄参10g，麦冬10g，金银花12g，桔梗9g，甘草6g。一日1剂，水煎频饮。用于慢性喉痹。

⑱ 胖大海10g，金银花15g，麦冬15g，桔梗10g，甘草10g。一日1剂，水煎频饮。用于慢性喉痹。

⑲ 胖大海9g，桔梗5g，生甘草5g。沸水焖泡10分钟后代茶饮。用于慢性咽炎及其他原因引起的咽喉部不适。

⑳ 胖大海数枚。开水泡发，去核加冰糖调服。用于治疗因热引起的大便出血。

㉑ 胖大海4~6枚，重症8枚。放入碗内，冲入沸水，加盖闷30分钟左右（天冷注意保暖），徐徐服完，间隔4天，再如法用沸水冲泡。用于治疗急性扁桃体炎。

㉒ 胖大海3~5枚。开水泡服。用于急性扁桃体炎。

㉓ 胖大海10g，青矾6g。一日1剂，水煎分2~3次服。用于急性黄疸型肝炎。

㉔ 胖大海10g，麦冬10g，红糖30g。将胖大海和麦冬水煎，取汁，用药汁冲红糖服，一日1~2剂。用于咳嗽。

㉕ 胖大海7个，羊心1个。将羊心切一口，装入胖大海，用砂锅煮熟，食盐调味，一日分2次食肉喝汤。用于癫痫。

㉖ 胖大海2枚，草决明5g，生地5g，石斛2g。先将上药淘洗净，并置入茶杯内，倒入刚沸的开水，盖严杯盖，浸泡20分钟左右即可代茶饮，可反复加入沸水浸泡数次，直至无味，每日泡服1剂。具有养阴生津、润肠通便、明目的功能。适用于肺胃热重所致的阴液不足、口燥咽干、声音沙哑、大便秘结等症。

㉗ 胖大海5g，海粉15g，冰糖适量。先将胖大海和海粉加清水适量，煮沸后加入冰糖，再煎一二沸即可，一次或多次饮用。用于痰热咳喘、失音喑语的辅助性治疗。

㉘ 胖大海2枚，地榆炭5g，炒槐花5g，荆芥炭3g。一起置入茶杯内，倒入刚沸的开水，盖严杯盖，浸泡20分钟左右代茶饮，可反复加入沸水浸泡数次，直至无味，每日上、下午各泡服1剂。用于痔疮肿大、下血不止、大便秘结等。

保存条件

置干燥通风处，防霉，防蛀。

❻⑧莲 子

莲子味甘涩性平　归脾归肾也归心
补脾止泻还止带　养心安神又涩精

　　莲子又名莲肉、莲实、藕实、莲蓬子、水芝丹，为睡莲科植物莲的干燥成熟种子。主产于湖南、福建、浙江等省。湖南产者称"湘莲"，福建产者称"建莲"，浙江产者称"湖莲"。

药材识别

　　呈椭圆形或类球形，长1.2～1.8cm，直径0.8～1.4cm。表面浅黄棕色至深红棕色，有细纵纹和较宽的脉纹。一端中心呈乳头状突起，深棕色，其周边略下陷。质硬。种皮薄，不易剥离。子叶2片，黄白色，肥厚，2片子叶间有空隙，具绿色莲子心。气无，种皮味涩，莲心极苦。

　　以个大，饱满者为佳。

规格标准

　　有红莲与白莲之分，习惯认为未去种皮的称"红莲"，已去种皮的称"白莲"。一般分为：湘莲肉统装、湖莲肉统装等。

作用用途

　　莲子具有补脾止泻、益肾涩精、养心安神的功效。主要用于脾虚久泻、遗精带下、心悸失眠等证。

　　现代临床上还用于习惯性流产。

用法推荐

❶ 医师处方用量。内服：煎汤，6～15g；或入丸、散。

❷ 莲子肉（去皮）、薏苡仁、砂仁、桔梗（炒令深黄色）各100g，白扁豆（姜汁浸

去皮微炒）150g，白茯苓、人参（去芦）、甘草（炒）、白术、山药各200g。共研为细末，一日2次，每次服6g，枣汤调服。小儿量岁数加减服。用于治疗脾胃虚弱，饮食不进，多困少力，中满痞噎，心悸气喘，呕吐泄泻等。

③ 老莲子60g（去心）。研为细末，一日2次，每次服3g，陈米汤调服。用于治疗久痢不止。

④ 鲜莲肉30g，黄连15g，人参15g。水煎浓汁，慢慢含服。用于治疗下痢饮食不入，俗名噤口痢。

⑤ 莲子肉120g，饭锅巴120g，白糖30g。将前两味药焙干，研为细末，加入白糖，调拌均匀，一日分3次服下。用于泄泻。

⑥ 莲子肉60g，淮山药60g，鸡内金18g，饭锅巴12g。各药焙黄，共研为细末，一次6~9g，早、晚各服一次，开水冲或拌稀饭服。用于大便稀溏，色淡不臭，面色萎黄。

⑦ 莲子5g，党参5g，黄连2g，甘草3g。切成小碎块，一起置入茶杯内，倒入刚沸的开水，盖严杯盖，浸泡20分钟左右即可代茶饮，可反复加入沸水浸泡数次，直至无味，每日上、下午和晚上各泡服1剂。用于噤口痢，症见下痢日久，不思饮食，人体消瘦等。

⑧ 莲子5g，白术5g，大枣5g。将大枣切碎去核，其他药切成小碎块，一起置入茶杯内，倒入刚沸的开水，盖严杯盖，浸泡20分钟左右即可代茶饮，可反复加入沸水浸泡数次，直至无味，每日上、下午各泡服1剂。用于消化不良症见大便稀溏，日行数次，日久不愈，面色萎黄，不思饮食，气短乏力等。

⑨ 莲肉120g，淮山药120g，粳米120g，茯苓60g，砂糖适量。先将各药研为细末，砂糖调和，作糕，或每日50g，开水调服。用于病后脾胃虚弱，食少，消化不良。

⑩ 莲肉、粳米各炒120g，茯苓60g，砂糖适量。共研为末，砂糖调和。一日2次，每次5~6匙，开水调服。用于治疗病后胃弱，不能饮食。

⑪ 莲子肉90g，猪肚1个。先将猪肚洗净切成块，加水适量，煮汤食之，或将莲子纳入猪肚内煮熟、烤干、研末内服。用于治疗脾胃虚弱之腹胀便溏。

⑫ 莲子20g（去心），山药10g，鸡内金5g，糯米200g。先将去心莲、山药于干净水内煮熟，后将糯米、鸡内金加入，并加水500mL煮成粥，每日早晚服用。用于脾虚腹泻的治疗。

⑬ 莲子24g，草薢30g，胡椒9g。共研为细末，一次6g，一日2次，开水送服。用于白带量多。

⑭ 莲子肉60g，荔枝干20粒。药材洗净后，放入砂锅内，加水500mL，上笼蒸熟

食用。用于治疗妇女崩漏带下。

⑮ 莲子（去心）、芡实（去壳）各60g，鲜荷叶1张（剪块），糯米、白糖各适量。用于治疗身体虚弱，妇女白带过多。洗净后加糯米一起放入砂锅，加适量水煮熟，食时加适量白糖。

⑯ 莲子30g，芡实30g，葵花茎心30g，韭菜根35g，冬瓜子20g。一日1剂，水煎分3次服。用于尿白浊。

⑰ 莲子5g，益智仁5g。分别砸成小碎块，一起置入茶杯内，倒入刚沸的开水，盖严杯盖，浸泡20分钟左右即可代茶饮，可反复加入沸水浸泡数次，直至无味，每日上、下午和晚上各泡服1剂。用于前列腺炎或前列腺肥大所致的下腹坠胀，小便湿浊如米泔水，甚者小便点滴不通等。

⑱ 莲子5g，麦冬5g，黄芩5g，车前子5g。车前子用纱布包好，其余药切成小碎块，一起置入茶杯内，倒入刚沸的开水，盖严杯盖，浸泡20分钟左右即可代茶饮，可反复加入沸水浸泡数次，直至无味，每日上午和晚上各泡服1剂。用于尿路感染所引起的小便淋涩疼痛，尿急尿频，心中烦躁，口干口渴等。

⑲ 莲子8g，远志9g，生龙骨27g，牡蛎21g，菟丝子12g。水煎服。用于遗精。

⑳ 莲子20g，金樱子20g，芡实15g。水煎服。用于遗精。

㉑ 莲子9g，淮山药15g，银耳6g，鸡蛋1~2个，砂糖适量。前三味药先炖至熟，加入鸡蛋和砂糖稍煮后服用。用于遗精。

㉒ 莲子肉、芡实各10g，山药15g，银耳6g，白糖适量。共水煎熟，食时加入适量白糖。用于治疗肾虚遗精。

㉓ 莲心5g，粳米60g，栀子仁5g，白糖适量。前2味煮粥，熟后加研细的栀子仁末，加适量白糖食用。用于治疗湿热下注之遗精。

㉔ 莲子60g，芡实100g，老鸭1只。将老鸭宰杀，去毛及内脏，腹内塞入洗净泡软的莲子、芡实，用文火煮2~3小时，调味服食。用于治疗阴虚火旺之遗精。

㉕ 莲子肉、益智仁、五花龙骨各等分。共研为细末。一日2次，每次6g，空腹时用清米汤调服。用于治疗小便白浊，梦遗泄精。

㉖ 莲子60g。研为细末。每次10g，每日早晚各1次，以沸水冲服，用于遗精崩漏。

㉗ 莲子30g，芡实30g，淮山药30g，薏苡仁30g，红曲15g，白糖30g。前五味药共研为细末，加入白糖调匀，一次9g，一日2次，开水冲服。用于盗汗，自汗。

㉘ 莲子7粒，黑枣7个，浮小麦20g，大豆7粒。一日1剂，水煎分2~3次服。用于阴虚盗汗。

㉙ 莲子60g（去心），熟地15g，丹参15g，荷叶15g，糯米250g。先将莲子用适量清水以文火煮熟后，将糯米及其他三味中药一并加入其中，再加清水1000mL，

继续以文火慢煮成粥，每日早晚加适量白糖食用，每次1碗。用于心悸失眠的治疗。

㉚ 莲子30g，桂圆肉30g，大枣10枚，冰糖适量。莲子用温热水泡软去皮、心，与桂圆肉、大枣同放入锅中，加水适量，煎煮至莲子酥烂即可，加入冰糖调和饮，睡前饮汤，亦可吃莲子、桂圆肉，每周1～2次。用于贫血乏力，心悸怔忡，健忘，睡不安等。

㉛ 莲子、桂圆肉、百合各15g，大枣10枚。以文火煎汤，分早晚2次服，末次可将药汁与诸药一并服食。有滋补宁心的作用。用于心悸怔忡，健忘，睡不安等。

㉜ 莲子（去心）20g，百合20g，瘦猪肉100g。加水适量同煲，肉熟烂后加食盐调味食用，每天1次。有清心润肺、益气安神之功效。适用于熬夜后干咳、失眠、心烦、心悸者食用。

㉝ 莲子肉10g，龙眼肉15g，百合12g，五味子9g。水煎服。用于治疗心悸，失眠，神经衰弱。

㉞ 莲子肉、红糖、米酒各30g，鸡蛋1个。前三样食材加水煎煮，待熟时打入鸡蛋，食之。一日1次，连用数日。用于治疗年老体弱，久病体虚。

㉟ 莲子20g，桂圆20g。共煮成汤，具有养心、安神、健脾、补肾的功效，最适合于中老年人、长期失眠者服用。

㊱ 莲子15g，大枣10枚，糯米100g。加水适量，文火煮粥食用。具有健脾和胃、滋阴润燥之功。可用于胃口不佳，食欲不振，心烦失眠，面色萎黄之症。

㊲ 莲子15g，山药15g，百合10g，玉竹10g，芡实10g，北沙参12g，龙眼肉15g，大枣10g。共煎汁或熬汤，取汁饮，每次1剂，可供2～3人饮用；熬汤可配入猪骨、鸡、鸭等共煲，加食盐调味作汤饮用。用于健脾益气，清热润肺。可作滋补饮料用。

㊳ 莲子、花生仁、葡萄干、红枣、桂圆干、松子各50g，红小豆100g，大米100g，砂糖300g。加水适量，煎熬成粥。此粥民间习称"腊八粥"，对于提高人体免疫力、延缓衰老都能起到大的作用。

㊴ 莲子12g，大米50g。先将莲子浸软去心，再与大米共煮粥，熟后加入适量白糖，一日1次。用于脾虚食少，乏力，心悸及眼赤嗜眠。

㊵ 莲子30g，猪肚500g。先将莲子浸软去心，装入猪肚内扎紧，炖熟后食盐调味，饮汤食肉和莲子。用于补虚强身。

㊶ 莲子30g，百合30g，黄芪15g，红枣15g，瘦猪肉100g。煎汤饮用，一日3次，末次可将上述诸药加少量白糖调匀食之。用于益脾润肾。

㊷ 莲子300g，冰糖250g，蜂蜜100g，网油一方（约200cm²），棉纸1张。锅内注入

热水（以能淹没莲子为度），置火上，下入莲子，用锅刷反复搓刷（锅中水微开为准），待红衣脱尽后，迅速离火，用温热水冲洗干净，切去两头，捅出莲心不用，再将其装入碗内，注入适量清水，上笼旺火蒸至稍烂，取出；另用一碗铺上网油，将蒸烂的莲子整齐地码在碗内，冰糖捣碎撒在上面，用湿棉纸封口，再上笼蒸至极烂；取出碗，揭去纸，滗出汁在锅内，加蜂蜜收浓，倒入莲子，蘸上汁即可食用。用于脾胃虚弱食少，腹泻，肾虚遗精、尿频，以及脾肾俱虚之带下清稀、腰酸乏力，心气心血不足之心悸不宁、虚烦不眠等症。本方可作神经衰弱、慢性肠炎及病后体虚、老年体弱之膳食。

43 莲子20g，百合15g，白扁豆10g，核桃仁15g，鲜荸荠15g，玫瑰蜜3g，金丝蜜枣10g，瓜片10g，肥儿粉50g，面粉80g，蜜樱桃10g，猪化油120g，白糖100g。荸荠去皮切成指甲片，莲子去皮、心，扁豆去壳同百合上笼蒸烂，核桃仁泡涨、去表皮、炸酥、剁碎，樱桃对剖，瓜片、蜜枣切成丁，共成配料；炒锅内下猪油50g，烧至五成熟，先将面粉下锅炒散，再加肥儿粉炒匀，即掺入开水，继续再将水、面、油倒合为一体后，放入白糖炒匀，下入上制的配料继续炒匀，起锅前再放玫瑰蜜及化猪油，炒匀即可食用。对脾虚食少、腹泻、带下，肺燥干咳、痰少、咽干及心虚不宁，肾虚遗精等症有较好疗效。可作病后体弱及营养不良、慢性肠炎、肺结核、神经衰弱患者之膳食。无病食之，亦能营养健身。

44 莲子30g，芡实30g，薏苡仁35g，龙眼肉12g，蜂蜜30g。先将前4味药加水500mL，煎煮1小时，再加入蜂蜜，调匀即可食用。用于健脾祛湿，补血润肤。

45 莲子肉15g，何首乌15g，沙参15g，玉竹20g，生薏苡仁15g，百合15g，猪心、肺各1付。诸药用纱布包紧，与洗净血水的猪心、肺放入砂锅中，加水适量，用武火煮沸，改用文火炖透，饮汤食肉，可常食之。具有养阴润肤的作用。

46 莲子30g，苎麻根50g，鸡蛋2个。先将莲子和苎麻根研为细末，再同米酒、红糖适量和匀，打入鸡蛋后蒸熟，一日2次服下。用于小产。

47 莲子50g，鲜苎麻根50g，大米100g。加清水共煮成粥，去苎麻根，吃粥，一日3次，服至足月。用于滑胎（习惯性流产）。

48 莲子50g，百合50g。水煎，代茶饮。用于慢性喉痹。

49 猪肚1只，莲子50g，山药50g，糯米100g。将猪肚去除脂膜，洗净切碎，莲子、山药捣碎，和糯米同放锅内，加水文火煮粥，早晚2次食完，隔日1剂。10天为一个疗程。可补脾胃、健中气。用于脏器下垂。

50 鸡脯肉250g，莲子60g，香菇10g，火腿肉10g，鸡蛋清、淀粉、调料适量。将鸡脯肉切丁，用鸡蛋清、淀粉拌匀；香菇泡软，同火腿肉切成小菱形块；莲子去心，蒸熟备用。先将鸡丁在油锅中煸炒至七成熟，沥去油，加入莲子、香菇、火腿及适量调味品，翻炒几下出锅即成，分数次佐餐食。有健脾补肾、养心强身的功效，适用于用脑过度，出现精神倦怠、饮食乏味等症状的人服用。

㉛ 莲子肉、粳米各50g，炒枣仁、麦冬各30g。将药材与粳米共同煮成粥，一日1剂，代早餐服食。用于戒毒者、失眠心烦者。

使用注意

脘腹胀满及大便秘结者忌用。

加工制作

去心：取莲子，温热水润透，切去两头，捅出莲子心即可。

保存条件

置干燥处，防虫，防霉。

69 核桃仁

核桃仁味甘性温　归肺大肠和肾经
补肾温肺润大肠　常治肠燥及遗精

核桃仁又名虾蟆、胡桃仁、胡桃肉、胡桃穰，为胡桃科植物胡桃的干燥成熟种子。秋季果实成熟时采收，除去肉质皮，再除去核壳。主产于辽宁、河北、河南、山西、山东、江苏、安徽、浙江、湖南、湖北、陕西、甘肃等地。

药材识别

本品多破碎，为不规则的块状，有皱曲的沟槽，大小不一。完整者类球形，直径2～3cm。种皮淡黄色或黄褐色，膜状，维管束脉纹深棕色。子叶类白色。质碎，富油性。无臭，味甘；种皮味涩、微苦。

以色黄、个大、饱满、断面色白者为佳。

规格标准

统货。

作用用途

核桃仁具有补肾、温肺、润肠的功效。主要用于腰膝酸软、虚寒喘嗽、遗精阳痿等证。本品药食兼用，有长寿果之名。食之令人肥健、润肌、黑须发。疗肾虚腰痛、虚咳久喘、肠燥便秘，常服久用，营养丰富，有延年益寿之功，还可抑制肿瘤生长，对抗抗癌药物的副作用，降胆固醇，预防动脉硬化，又是防治心血管疾病的较好药品。本品为药食兼用佳品。

现代临床上还用于老年虚损、高血压、动脉硬化、冠心病、尿路结石、皮炎、湿疹等。

❶ 医师处方用量。内服：煎汤，9~15g；单味嚼服，10~30g；或入丸、散、汤、粥等。外用：研末调敷。

❷ 核桃仁3个，五味子7粒，蜂蜜适量。睡前嚼服。用于治疗肾虚耳鸣，遗精。

❸ 核桃仁500g，冰糖500g。共捣如泥，一次30g，一日1次，开水冲服。用于肾阳不足之眩晕。

❹ 核桃仁50g，枸杞子15g，细大米适量。加水适量，共煮成粥，常佐餐用。用于肾虚精液异常、性神经衰弱及小便余沥不净、小便白浊等症。

❺ 核桃仁50g，甜杏仁50g，柏子仁50g。共研为细末，一次15g，一日1次，糖水冲服。用于腰膝酸痛。

❻ 核桃仁100g，小鸽子1对。将核桃仁打碎后放入去毛和内脏的鸽子腹内，加适量食盐蒸熟，一日分2次服。用于小儿遗尿。

❼ 核桃仁150g，开水浸泡去皮切碎。大米50g洗净，红枣50g洗净，共蒸熟，去红枣皮核；用水浸泡磨成细浆，过滤去渣。锅内放清水500mL，置火上，把细浆倒入锅内，烧开后加入白糖250g，煮熟，成核桃酪食用。用于老年人尿频。

❽ 核桃仁150g，黑芝麻150g，牛骨髓250g，面粉250g，盐或糖各适量。先将牛骨髓煮熟，黑芝麻和面粉分别炒熟，黑芝麻和核桃仁共捣碎；以上各料用沸水冲和，浓淡自选，按各自口味自选甜或咸，每日酌量食用。用于抗衰老，预防老年性痴呆的发生，防止智力减退。

❾ 生核桃仁50g，炸核桃仁60g，粳米60g，牛奶200g，白糖适量。先将粳米洗净，浸泡1小时，捞出滤干，与两种核桃仁及牛奶共磨成浆；过滤取汁，将滤汁慢慢倒入煮好的适量糖水中，边倒边搅匀，煮沸即可食用。用于老年人肠燥便秘，尿路结石。也可作润肤乌发、壮阳固精的保健饮料。

❿ 核桃仁100g，枸杞子50g，公鸡1只。核桃仁用沸水浸泡后撕去表皮，下油锅内炸熟；公鸡宰杀后去毛，剖腹除去内脏，洗净，从脊背处下刀剔骨，保持整形不破裂，用姜生片15g，葱白节20g，绍酒30g同食盐一起将鸡肉腌3小时；除去鸡肉内的姜、葱，将核桃仁和枸杞混合放在鸡肉上卷成筒形，再包卷两层干净白布用线缠紧；烧沸卤汤放入鸡卷煮40分钟，捞出待冷，解去线布，刷上麻油，切成约2毫米厚的圆片，摆入盘中即可食用。用作补肾壮阳、补气养血、明目健身之膳食。

⓫ 核桃仁60g，韭菜黄250g。先将核桃仁用沸水焯2分钟，捞出撕去表皮，沥干水分，韭菜切成3厘米的长段；锅中倒入麻油，烧至油温六成热时，下入核桃仁翻炒至色黄，再下入韭菜黄一起翻炒至熟，起锅时撒入食盐，炒匀即可食用。

对于肾阳不足之阳痿、乏力、腰膝冷痛，肾气不固之遗精、带下、小便频数等症，均有一定疗效。便秘患者，亦可食用。

⑫ 核桃仁150g，枸杞子90g，嫩鸡肉600g。先将核桃仁用沸水焯2分钟，捞出撕去表皮，沥干水分；鸡肉切成1厘米见方的丁；用食盐20g，味精2g，白糖20g，胡椒粉4g，鸡汤150mL、芝麻油20g，绍酒20g，湿淀粉15g兑成滋汁；去皮的核桃仁用温油炸透，加入枸杞起锅沥油；锅中注入猪油，烧至五成热时，投入鸡丁快速滑透，倒入漏勺内沥去油；锅再置火上，放50g热油下入姜、葱、蒜片各20g稍煸，再投入鸡丁，接着倒入滋汁，速炒，随即投入核桃仁和枸杞炒匀即可食用。用作性功能低下、老年性慢性气管炎、老年便秘、贫血及营养不良患者之膳食。体弱或无病常食，亦能健身益寿。

⑬ 核桃仁（微炒去皮）300g，枸杞子150g，大枣肉250g，鲜猪肝200g。上药同切碎，放入瓷盆中加少许水，隔水炖半小时后备用。每日取2~3汤匙，打入2个鸡蛋，加糖适量蒸为羹。本方有益肾补肝、养血明目的作用。可治疗近视、视力减退或伴有头昏健忘、腰膝酸软等症。

⑭ 核桃仁50个（煮熟，去皮），人参150g，杏仁350粒（麸炒，汤浸去皮）。共研为细粉，炼蜜为丸如梧桐子大。空腹细嚼用人参汤送服1丸，睡前再服一次。用于治疗久咳不止。

⑮ 核桃仁、人参各等分。一次15g，一日1次，水煎频频服用。用于妇女产后气喘。

⑯ 核桃仁1~2枚，姜生1~2片。一同细嚼慢咽。用于久咳痰喘。

⑰ 核桃仁100g，用蒸笼蒸熟，再与柿饼100g同装入瓷器内，蒸至融化后晾凉随意服用。用于哮喘。

⑱ 核桃仁50个，人参120g，杏仁250个。研为细粉，炼蜜为丸，每日2次，空腹时嚼服1丸，睡前再1丸，均用人参汤送服。用于久咳不止。

⑲ 核桃仁50g，姜生50g，冰糖50g，蜂蜜50g，香油适量。先将核桃仁和姜生捣碎，再与蜂蜜、冰糖、香油一同煎熬至暗红色，一次10~20mL，一日3次。用于风寒咳嗽。

⑳ 核桃仁15g，炒杏仁12g，姜生3g。一日1剂，水煎分3次服。用于哮喘。

㉑ 核桃仁100g，甜瓜仁60g，姜生汁30mL，蜂蜜30g。将前两味药捣烂如泥，加入姜汁和蜂蜜调匀，每晚睡前服10g。用于支气管哮喘、虚劳咳嗽。

㉒ 核桃仁50g，甜杏仁50g，黑芝麻50g，白糖50g。共研为细末，从冬至之日起，一次10g，一日3次，开水冲服。用于老年人哮喘。

㉓ 核桃仁45g，炒杏仁45g。共研为末，炼蜜为丸，每丸重6g，每晚睡前用姜汤送

服一丸。用于哮喘。

㉔ 核桃仁7粒，杏仁2粒，木鳖子（去壳）10g，白胡椒7粒，糯米6g，鸡蛋1个。将前五味药共研为末，用鸡蛋清调成糊状，敷涌泉穴（男左女右），五日内忌生冷食物。用于哮喘、支气管炎。

㉕ 核桃仁400g，大枣肉500g，炒杏仁250g（去皮、尖），姜生250g，党参120g，红糖500g。将上药共捣成泥状，入蒸笼蒸1~2小时，取出放罐内备用。一次20~30g，一日3次，空腹时服下。用于慢性支气管炎。

㉖ 核桃仁30g，杏仁15g，冰糖30g，蜂蜜30g。水煎服。用于慢性支气管炎。

㉗ 核桃仁5g，党参5g。将党参切成小块，与核桃仁一起置入茶杯内，倒入刚沸的开水，盖严杯盖，浸泡20分钟左右即可代茶饮，可反复加入沸水浸泡数次，直至无味，每日上午和晚上各泡服1剂，药茶同食之。用于老年性支气管哮喘。

㉘ 核桃1个，大枣1个。核桃去壳，纸裹煨熟，以姜生汤1盅，细嚼送下。用于治疗急心气痛。

㉙ 核桃仁适量。捣为粗末，与大米共煮粥食，常服用。用于老年虚损、高血压、动脉硬化、冠心病等；并有延年益寿的作用。对慢性胃炎、慢性结肠炎有食疗作用。

㉚ 核桃仁45g，炒黑芝麻45g，白胡椒（每岁1粒），黑豆（微炒）60g，大枣肉100g，姜生70g。共捣如泥状，一次20g，一日2次，开水冲服。用于胃寒痛。

㉛ 核桃仁250g，黑芝麻120g，大枣肉500g，蜂蜜500g。将前三味药共捣碎，与蜂蜜共熬成膏状，一次15~20g，一日3次。用于胃脘痛。

㉜ 核桃仁30g，猪肚子1个。将猪肚子洗净，放入核桃仁，炖熟服食，用量酌定。用于胃溃疡。

㉝ 核桃仁20g，山药10g。共研为细末，一日分3次服下。用于小儿消化不良。

㉞ 核桃100个，芒硝12g。先将核桃烧黑取仁，再与芒硝同煎至水干为度，每次食一个核桃的仁，一日2次。用于小儿疳积。

㉟ 核桃仁（去油）120g，皂角刺（炒焦）60g，补骨脂（微炒）45g，槐花（炒）30g。共研为细末，一日2~3次，每次用米汤或开水送服6g。用于治疗肠风下血，老人便秘。

㊱ 核桃仁30g，黑芝麻30g，炒火麻仁30g，蜂蜜50g。先将前三味药研细，再加入蜂蜜调匀，一次15g，一日2次，开水送服。用于便秘。

㊲ 核桃仁120g，小红枣120g，杏仁30g（去皮、尖，煮四、五沸），蜂蜜100g，酥油60g，白酒1000~2000g。先将前三味药捣碎，泡入白酒中，再将酥油和蜂蜜熔化倒入白酒中搅匀，密封浸泡7日后空腹饮用，每次50~100mL（酒量小者

酌减），一日2次，早、晚分服。用于乌须发，泽肌肤，悦容颜。亦可用于咳嗽气喘，老年便秘。

㊳ 核桃仁150g，山楂50g，白糖200g。核桃仁加入适量的水浸泡半小时，洗净后重新加入少量清水，磨成茸浆，再加入适量清水稀释调匀；山楂用水冲洗干净后加水煎熬三次，每次20分钟，过滤去渣合并滤液浓缩至约1000mL，倒入锅内加入白糖煮至溶化后，再缓缓地倒入核桃浆，边倒边搅匀，烧至微沸即可食用。用作冠心病、高血压、高脂血症、老年便秘等患者之膳食。

㊴ 核桃仁微炒捣烂，黑芝麻炒香研末，分贮瓶内。每次各取1匙，冲入牛奶（或豆浆）1杯，加蜂蜜1匙调服。可滋补肝肾、明目润燥，用于治近视及双目干涩、大便燥结诸症。

㊵ 核桃仁、黑芝麻、松子仁各30g，粳米50g，蜂蜜适量。先将核桃仁、黑芝麻、松子仁捣成泥状，与粳米共煮粥，粥将成时加入蜂蜜。一日1剂。适用于戒毒者、肠燥便秘者服用。

㊶ 核桃仁（去皮）10个，穿山甲3g。将核桃仁捣烂，兑入穿山甲，再行捣烂，兑匀，用黄酒调服。用于治疗妇女少乳或乳汁不行。

㊷ 核桃仁（煨熟，去壳）10个，槐花30g（研末）。共捣烂，用热酒调服。用于治疗一切痈肿，背痛，附骨疽未成脓者。

㊸ 带皮核桃适量，轻粉少许。带皮核桃火上烧存性，碗盖出火毒，加入轻粉，用生麻油调敷，一日2次。用于治疗小儿头疮不愈。

㊹ 核桃仁120g。食油炸酥，加冰糖适量，共研为细末，1~2天内分次服完。用于尿路结石。

㊺ 核桃仁15个。捣碎，加大米60g煮成稀粥，早晚服用，可补肾纳气、润肠通便，适用于肾亏便结、腰酸气喘及尿路结石等症。

㊻ 核桃仁30g，粳米150~200g。将核桃仁捣碎，粳米淘洗干净，加水适量同煮成粥。具有补肾、益肺、润肠的作用。适用于老年肾亏腰痛、脚软无力、肺虚久咳、气短喘促，以及慢性便秘、小便淋沥不爽，病后体虚或尿路结石者。

㊼ 核桃仁30枚。酒浸饮之。如不饮酒者，以核桃肉，早、晚各食2枚。用于治疗血寒凝滞不行，筋骨酸痛。

㊽ 核桃仁30g。捣碎，一日1剂，糖开水冲服。用于脏躁病。

㊾ 核桃仁1000g，黑豆2000g，麦麸250g，白糖500g。将前三味药炒焦，研为细末，与白糖混匀，一次30g，一日2次，用适量冬瓜皮煎汤送服。用于水肿。

㊿ 核桃仁5g，草薢5g，白茯苓5g。共切成小碎块，一起置入茶杯内，倒入刚沸的开水，盖严杯盖，浸泡20分钟左右即可代茶饮，可反复加入沸水浸泡数次，直

至无味，每日上午和晚上各泡服1剂。用于前列腺肥大及前列腺炎。

(51) 核桃仁250g，石花15g，蜜桂花少许，菠萝蜜适量，奶油100g。核桃仁加入适量的水浸泡半小时，洗净后重新加入少量清水，磨成茸浆；石花加水约250mL，煮至熔化，加入白糖搅匀；与核桃仁浆混匀，待冷后放入冰箱冻结，用刀划成菱块形，撒上蜜桂花，淋上菠萝蜜，浇上冷甜汤或汽水即可食用。用作肺心病、肺气肿、老年便秘、产后便秘及老年体弱者之膳食。无病常食，亦可健身益寿。

(52) 核桃10枚，猪腰1个，大米100g，调料适量。将猪腰去臊腺，洗净，切细。先取大米、核桃煮粥，待沸后调入猪腰及葱、姜、椒、盐等，煮至粥熟服食，可聪脑益智。

(53) 核桃仁50g，黑芝麻30g，糯米100g。加水适量共煮成粥，代早餐食用。能帮助毛发生长发育，使皮肤变得洁白、丰润。

使用注意

肺热咳嗽、阴虚有热者忌服。

保存条件

置干燥阴凉处，防霉，防蛀。

70 党　参

党参味甘且性平　健脾归肺归脾经
补中益气治虚弱　养血益肺能生津

党参又名黄参、防党参、野台党、潞党参、狮头参、中灵草。古代称"上党人参""紫团参"，为桔梗科植物党参、素花党参或川党参的干燥根。主产于山西、陕西、甘肃、四川、重庆等地。山西产者奉为道地药材，五台山地区的野生党参，习称"野台党"，视为党参中之珍品。

药材识别

党参：呈长圆柱形，稍弯曲，长10～35cm，直径0.4～2cm。表面黄棕色至灰棕色，根头部有多数疣状突起的茎痕及芽，每个茎痕的顶端呈凹下的圆点状；根头下有致密的环状横纹，向下渐稀疏，有的达全长的一半，栽培品环状横纹少或无；全体有纵皱纹及散在的横长皮孔，支根断落处常有黑褐色胶状物。质稍硬或略带韧性，断面稍平坦，有裂隙或放射状纹理。皮部淡黄白色至淡棕色，木部淡黄色。有特殊香气，味微甜。

素花党参（西党参）：长10～35cm，直径0.5～2.5cm。表面黄白色至灰黄色，根头下致密的环状横纹常达全长的一半以上，断面裂隙较多，皮部灰白色至淡棕色，木部淡黄色。

川党参：长10～45cm，直径0.5～2cm。表面灰黄色至黄棕色，有明显不规则的纵沟。质较软而结实，断面裂隙较少，皮部黄白色，木部淡黄色。

均以条粗壮、质柔润、香气浓、甜味重、嚼之无渣者为佳。

规格标准

品别	等级	标准
西党	一等	干货。呈圆锥形，头大尾小，上端多横纹。外皮粗松，表面米黄色或灰褐色。断面黄白色，有放射状纹理。糖质多、味甜。芦下直径1.5cm以上。无油条、杂质、虫蛀、霉变

品别	等级	标准
西党	二等	干货。呈圆锥形，头大尾小，上端多横纹。外皮粗松，表面米黄色或灰褐色。断面黄白色，有放射状纹理。糖质多、味甜。芦下直径1cm以上。无油条、杂质、虫蛀、霉变
	三等	干货。呈圆锥形，头大尾小，上端多横纹。外皮粗松，表面米黄色或灰褐色。断面黄白色，有放射状纹理。糖质多、味甜。芦下直径0.6cm以上。油条不超过15%。无杂质、虫蛀、霉变
条党	一等	干货。呈圆锥形，头上茎痕较少而小，条较长，上端有横纹或无，下端有纵皱纹。表面糙米色。断面白色或黄白色，有放射状纹理。有糖质、味甜。芦下直径1.2cm以上。无油条、杂质、虫蛀、霉变
	二等	干货。呈圆锥形，头上茎痕较少而小，条较长，上端有横纹或无，下端有纵皱纹。表面糙米色。断面白色或黄白色，有放射状纹理。有糖质、味甜。芦下直径0.8cm以上。无油条、杂质、虫蛀、霉变
	三等	干货。呈圆锥形，头上茎痕较少而小，条较长，上端有横纹或无，下端有纵皱纹。表面糙米色。断面白色或黄白色，有放射状纹理。有糖质、味甜。芦下直径0.5cm以上。油条不超过10%。无参秧、杂质、虫蛀、霉变
潞党	一等（老条）	干货。呈圆柱形，芦头较小。表面黄褐色或灰黄色。体结而柔。断面棕黄或黄白色，糖质多、味甜。芦下直径1cm以上。无油条、杂质、虫蛀、霉变
	二等	干货。呈圆柱形，芦头较小。表面黄褐色或灰黄色。体结而柔。断面棕黄或黄白色，糖质多、味甜。芦下直径0.8cm以上。无油条、杂质、虫蛀、霉变
	三等	干货。呈圆柱形，芦头较小。表面黄褐色或灰黄色。体结而柔。断面棕黄或黄白色，糖质多、味甜。芦下直径0.4cm以上。油条不超过10%。无杂质、虫蛀、霉变
东党	一等	干货。呈圆柱形，芦头较大。芦下有横纹。体较松质硬。表面土黄色或灰黄色。粗糙。断面黄白色，中心淡黄色、显裂隙，味甜。长20cm以上，芦下直径1cm以上。无毛须、杂质、虫蛀、霉变
	二等	干货。呈圆柱形，芦头较大。芦下有横纹。体较松质硬。表面土黄色或灰褐色。粗糙。断面黄白色，中心淡黄色、显裂隙，味甜。长20cm以下，芦下直径0.5cm以上。无毛须、杂质、虫蛀、霉变
白党	一等	干货。呈圆柱形，具芦头。表面黄褐色或灰褐色。体较硬。断面黄白色，糖质少，味微甜。芦下直径1cm以上。无杂质、虫蛀、霉变
	二等	干货。呈圆柱形，具芦头。表面黄褐色或灰褐色。体较硬。断面黄白色，糖质少，味微甜。芦下直径0.5cm以上。间有油条、短节。无杂质、虫蛀、霉变

备注：①西党：甘肃、陕西及四川西北部所产。有称纹党、晶党。原植物为素花党参。

②东党：东北三省所产者。原植物为党参。

③潞党：山西产及各地所引种者。原植物为党参。

④条党：四川、重庆、湖北、陕西四省接壤地带所产，原名单枝党、八仙党。形多条

状，故名条党，其原植物为川党参。

⑤白党：贵州、云南及四川南部所产。原称叙党，因质硬糖少，色白，故名白党。其原植物为管花党参。

作用用途

党参具有补中益气、健脾益肺的功效。主要用于脾肺虚弱、气短心悸、食少便溏、虚喘咳嗽、内热消渴等证。本品与人参补气功能相近，一般补气健脾，多用党参代替人参用，气虚欲脱的危急重证只能用人参，不能用本品代替。

现代临床上还用于功能性子宫出血、低血压、神经官能症、脏器下垂等证。

用法推荐

❶ 医师处方用量。内服：煎汤，6～15g；或熬膏、入丸、散。生津养血宜生用；补脾益肺宜炙用。

❷ 党参500g，沙参250g，桂圆肉120g。煎熬成膏。一日1～2次，每次1小酒杯，空腹时用沸水冲服。具有清肺气，补元气的功能。用于开声音，助精力。

❸ 党参10g，五灵脂10g，姜生10g，苍术10g。水煎后浓缩为200mL，一次10～20mL，一日3次，连服1～2个月。用于气虚血滞证。（虽然有党参畏五灵脂之说，但本方未见不良反应。）

❹ 党参25g，麦冬10g，北五味子6g，大枣50g，冰糖适量。共用水煎，取汁约800mL，加入冰糖适量，溶化搅匀后即可多次饮用。用于气阴不足，精神不振，气短懒言，疲劳乏力，久咳少痰及身体虚弱者。

❺ 党参15g，黄芪30g，当归10g，升麻10g，益母草10g，枳壳5g。一日1剂，水煎分3次服，用于子宫脱垂。

❻ 党参30～60g，或加入适量黄芪、当归、大枣等。炖猪肉服用，食盐调味，食肉喝汤。用于体虚，气血不足。

❼ 党参10g，大米100g，冰糖适量。将党参择净，水煎取汁，加入大米煮为稀粥，待熟时调入冰糖，再煮一二沸即成。可补中益气，健脾开胃。用于病后体弱，食少，乏力；亦可用于考试学生脾胃亏虚，食欲不振，记忆力下降等的调理。

❽ 党参30g，茯苓40g，白术40g，炙甘草30g，大枣30g，姜生20g，黄酒1000g。前六味药捣碎，纱布袋装好，用黄酒浸泡，密封，每日搅拌一次，三日后去渣取酒饮用，每日早、晚空腹各服50～100mL。用于脾胃气虚，气短乏力，食少而面黄等。

❾ 党参33g，去子红枣10枚，麦冬、茯神各10g。上述药材以2000mL的水煎成

500mL，去渣后，与洗净的米和水共煮，米熟后加入红糖服用。可达养气血安神的功效，对于心悸（心跳加快）、健忘、失眠、多梦者有明显改善作用。

⑩ 党参5g，紫菀5g，杏仁5g，五味子5g。将五味子和杏仁砸碎，党参和紫菀切成小碎块，一起置入茶杯内，倒入刚沸的开水，盖严杯盖，浸泡20分钟左右即可代茶饮，可反复加入沸水浸泡数次，直至无味，每日上、下午各泡服1剂。用于慢性支气管炎，症见久咳不止，喘促气短，懒言神疲，痰少清稀等。

⑪ 党参5g，干姜3g，半夏3g。切成小碎块，一起置入茶杯内，倒入刚沸的开水，盖严杯盖，浸泡20分钟左右即可代茶饮，可反复加入沸水浸泡数次，直至无味，每日上、下午各泡服1剂。用于妊娠呕吐，症见呕吐不止，吐出之物清稀无臭，胃脘喜温喜按，肢冷畏寒，不思饮食等。

⑫ 党参5g，白术5g，茯苓5g，甘草2g。切成小碎块，一起置入茶杯内，倒入刚沸的开水，盖严杯盖，浸泡20分钟左右即可代茶饮，可反复加入沸水浸泡数次，直至无味，每日上、下午各泡服1剂。用于脾胃气虚之倦怠乏力，面黄体瘦，不思饮食等。

⑬ 党参5g，当归5g。切成小碎块，一起置入茶杯内，倒入刚沸的开水，盖严杯盖，浸泡20分钟左右即可代茶饮，可反复加入沸水浸泡数次，直至无味，每日上、下午各泡服1剂。用于贫血或低血压，症见气短懒言，神疲倦怠，头晕眼花，面色无华，容易感冒等。

⑭ 党参5g，黄芪5g，绿茶1g。党参和黄芪切成小碎块，与绿茶一起置入茶杯内，倒入刚沸的开水，盖严杯盖，浸泡20分钟左右即可代茶饮，可反复加入沸水浸泡数次，直至无味，每日上、下午各泡服1剂。用于中气不足，症见气短乏力，神疲倦怠，食少纳呆，面色无华，头晕目眩等。

⑮ 党参5g，黄芪5g，当归5g，炮姜3g。切成小碎块，一起置入茶杯内，倒入刚沸的开水，盖严杯盖，浸泡20分钟左右即可代茶饮，可反复加入沸水浸泡数次，直至无味，每日上、下午各泡服1剂。用于妇女崩漏，症见月经量多，长期不净，少腹隐痛，血色清淡如水，气短神疲等。

⑯ 党参5g，白术5g，茯苓5g，陈皮5g。切成小碎块，一起置入茶杯内，倒入刚沸的开水，盖严杯盖，浸泡20分钟左右即可代茶饮，可反复加入沸水浸泡数次，直至无味，每日上、下午各泡服1剂。用于胃肠功能紊乱症所见大便稀溏，气短乏力，面色萎黄，不思饮食等。

⑰ 党参30g，黄芪20g。水煎成50mL，分3次服，1岁以内减半。用于治疗小儿自汗症。

⑱ 党参、黄芪、枳壳各10g，乌龟1只（约500g），调料适量。将乌龟去甲壳，洗净切块，诸药布包，加水同炖至乌龟肉熟后，去药包，加葱、姜、椒、盐、猪

油等调味服食。可补中健脾，温肾益气。适用于胃下垂日久形体消瘦，上腹胀闷，气短乏力等。特别适用于小儿腹泻之饮食治疗。

⑲ 党参5g，大枣3枚，甘草3g。先将大枣切碎去核，其他药切成小碎块，一起置入茶杯内，倒入刚沸的开水，盖严杯盖，浸泡20分钟左右即可代茶饮，可反复加入沸水浸泡数次，直至无味，最后将药渣嚼烂，用药茶送服。每日上、下午各泡服1剂。用于脾气虚弱的各种虚劳证，如贫血病，慢性肝炎，消化不良，低血压，小儿疳积等。

⑳ 党参15g，鹧鸪1只，五味子15g，山药15g，调味品及鸡清汤少许。鹧鸪宰杀，去毛和内脏，洗净，放入沸水锅中焯去血水，捞出洗净，切成块。把党参、五味子、山药分别洗净，装入纱布袋内扎口。在锅中注入鸡汤，放入药袋、鹧鸪及调味品烧煮至肉熟烂即可食用。可益肺肾，养心神，健脾胃。适用于心肺气虚，食欲不振，心悸气短，自汗乏力等。

㉑ 党参、黄芪、山药各50g，红枣10枚，粳米60g。先将中药煎煮2次，每次20分钟，合并药液约2000mL，与粳米共同煮粥服食，一日1剂。适用于戒毒之人心悸气短，神疲乏力者。

㉒ 潞党参50g，全当归50g，北黄芪100g，菌灵芝片30g，羊肉1000g，葱、姜生、料酒、味精、精盐各适量。先将羊肉洗净切块入沸水锅中汆一下，与潞党参、当归、黄芪、菌灵芝片，姜生、料酒、葱一同入砂锅内，加水适量，先用武火煮沸，再转用文火炖至羊肉熟烂，加味精、精盐调味。吃肉、吃药（黄芪除外）、喝汤。此为四人1日量，分早、晚两次服食。具有补虚养血、健脾的功能。适用于白细胞减少及各种贫血症。

㉓ 党参30g，羊肉250g，调料适量。将羊肉洗净，切极薄片备用。锅中加清水适量煮沸后，下党参及葱、姜、椒、米酒、米醋等，煮沸后，再下羊肉片，煮至羊肉熟后，加食盐、味精等调味服食。可健脾补虚。用于心脾两虚之心悸、失眠、健忘、胆怯或多寐等。

㉔ 党参15g，黄精12g，肉桂10g，大枣10枚，甘草6g。一日1剂，水煎服，15天为一个疗程，共服1~2个疗程。用于低血压。

㉕ 党参30~60g。一日1剂，水煎服，早、晚各1次。用于功能性子宫出血（月经期间连服5天）。

㉖ 党参15g，苍术9g，鸡血藤30g，何首乌30g，大枣10枚。一日1剂，水煎分3次服。用于再生障碍性贫血。

㉗ 炙党参15g，炙黄芪15g，艾叶15g，百草霜（包煎）30g，姜生3片。水煎服。用于崩漏。

㉘ 党参30~60g。一日1剂，水煎服。月经期或行经第一日开始连续服药5天。用

于治疗功能性子宫出血。

㉙ 党参20g，阿胶10g。党参加适量水，煎煮40分钟，取药汁150~200mL，兑入阿胶（烊化）顿服，一日1剂。用于治疗月经过多，产后恶露不尽。

㉚ 党参9g，马尾松30g。一日1剂，水煎分3次服。用于神经衰弱。

㉛ 党参10g，浮小麦10g，麻黄根10g，牡蛎10g，柴胡7g，升麻7g，炙甘草7g，姜生3片。水煎服。用于自汗，盗汗。

㉜ 党参15g，麻黄根9g，炒浮小麦9g。一日1剂，水煎服。用于产后盗汗。

㉝ 党参15~30g，大枣5~10g。一日1剂，水煎代茶饮。用于安神静心。

㉞ 党参15g，紫苏叶12g。水稍煎，代茶饮。用于气虚之人治疗或预防感冒。

㉟ 党参18g，姜炙半夏6g，甘草9g。水煎服。用于胃虚呕吐。

㊱ 党参15g，炒吴茱萸5g，大枣5枚，姜生5片。水煎服。用于胃痉挛而致的头痛。

㊲ 党参15g，滑石12g，甘草7g。水煎服。用于胃及十二指肠溃疡。

㊳ 党参30g，生赭石30g，清半夏30g，茯苓皮30g，全瓜蒌15g，生甘草3g。水煎服。用于反胃，呃逆。

㊴ 党参20g，黄芪30g，芡实30g，猪肾1个。剖开猪肾洗去尿味，与药共炖至熟，食盐调味，饮汤食肉。用于肾炎，蛋白尿。

㊵ 党参15g，黄芪20g，冬瓜50g，味精、香油、食盐适量。将党参、黄芪置于砂锅内加水煎15分钟去渣留汁，趁热加入冬瓜煮至熟，再加调料即成，佐餐用。有健脾益气、升阳利尿之功效。适用于前列腺增生的辅助治疗。

㊶ 党参24g，黄芪30g，茯苓、王不留行各12g，莲子20g，车前子15g，肉桂6g，白果、甘草各9g，吴茱萸5g。将以上各药洗净，水煎，去渣取汁饮用。有益气健脾、温补肾阳的功效。适用于前列腺炎肥大的辅助治疗。

㊷ 党参15g，黄芪15g，陈皮10g，鸭子1只，猪夹心肉100g，绍酒10g，姜生6g，葱白段15g及盐、味精、酱油各适量。党参、黄芪洗润后切成片，陈皮切成丝，鸭子宰杀后去毛、内脏及脚待用；将鸭皮上用酱油抹匀，下入八成热油锅中炸至皮呈金黄色捞出，用温水洗去油腻；夹心肉切成块，下沸水焯一下捞出，再洗净血污放在锅内，加入鸭子、党参、黄芪、陈皮及绍酒、姜生、葱白段，及盐、味精、酱油，加上汤，用中火烧沸，改用文火焖至鸭烂熟取出，滗出原汤，用纱布滤净待用；再将鸭子拆去大骨斩成约1.5cm宽的条块，放入大汤碗内摆好，注入原汤即可食用。用于脾胃虚弱之食少、乏力，气衰血虚之眩晕、面色无华及气虚水肿、发热等症，确有较好的疗效。还可作为贫血、营养不良及慢性肾炎患者之膳食。

㊸ 党参7g，荆芥6g，当归15g，连翘15g。水煎服。用于风疹。

㊹ 党参15g，神曲15g，伏龙肝60g。水煎，放凉后频饮。用于妊娠呕吐。

㊺ 党参40g，黄芪40g，川芎9g，白芷12g。一日1剂，水煎服。用于缺乳。

㊻ 党参50g，当归50g，乌鸡1只。乌鸡宰杀去毛及内脏，将党参和当归用布包好，放入鸡腹内，煮熟后用食盐调味，分数次服。用于子宫虚寒，长久不孕。

㊼ 党参30g，白术30g，羌活12g，木香6g，羊肝（切碎）1付。先将前四味药共研为细末，再同羊肝共拌匀，置锅内蒸熟后取出焙干，研细末，一次6g，一日2次，开水送服。用于小儿疳积。

㊽ 党参20g，当归20g，掉毛草（即昆明山海棠）10g，白酒500g。共泡药酒，7天后服药酒，一次5～10mL，一日2次。用于类风湿。

㊾ 党参20g，黄芪20g，龙眼肉20g，白术15g，茯苓15g，当归15g，酸枣仁15g，远志15g，木香15g，甘草6g。水煎取汁，一日分3次服。用于气血不足月经过多，或月经后期。

㊿ 党参10g，黄芪10g。一日1～2剂，水煎服。用于气虚月经后期。

(51) 党参10g，当归10g，黄芪10g，白芍10g，熟地10g，川芎10g。水煎服。用于痛经。

(52) 党参（焙干）、黄芪（炙）各6g，茯苓3g，生甘草1.5g，白芍2g。水煎，温服。用于治疗因过服寒凉峻剂后损伤脾胃、口舌生疮。

(53) 党参30g，黄柏15g。共研细末，吹撒患处。用于治疗小儿口疮。

(54) 党参15g，升麻3g。水煎服，5剂为一个疗程，并针刺内庭穴。用于小儿疝气。

使用注意

本品虽药性平和，但味甘能补气生热助邪，虚弱无实邪者宜用。气滞者禁用，正虚邪实者不宜单独用。反藜芦，畏五灵脂。

加工制作

炙党参：取炼蜜用适量水稀释后，加入党参拌匀，闷透，置锅内用文火加热，炒至黄棕色，不粘手时取出，放凉即得。用蜜量为20%。

保存条件

置干燥通风处，防霉，防蛀。

⑺ 海 马

海马味甘且性温　既归肝经又归肾
温肾壮阳散结肿　活血祛瘀消癥瘕

> 海马又名水马、虾姑、海蛆、马头鱼、龙落子鱼，为海龙科动物
> 线纹海马（克氏海马）、刺海马、大海马、三斑海马或小海马（海蛆）
> 的干燥体。主产于广东、福建、台湾、山东等地沿海。

药材识别

①线纹海马：体呈扁长形而弯曲，体长约有30cm。黄白色，头略似马头，有冠状突起，前方有一管状长吻，口小，无牙，两眼深陷。躯干部7棱形，尾部4棱形，渐细卷曲，体上有瓦楞形的节纹并具短棘。体轻，骨质坚硬。有轻微腥臭气，味淡或微咸。

②刺海马：体长15～20cm，黄白色头部，体上环节间的棘细而长。

③大海马：体长20～30cm，黑褐色。

④三斑海马：体长10～18cm，黄褐色或黑褐色，体侧背部第1、4、7节的短棘基部各有一黑斑。

⑤小海马：体形小，长7～10cm，黑褐色，节纹及短棘细而尖。

均以体大、坚实、头尾齐全者为佳。

规格标准

按其来源和形状分：海马、刺海马、海蛆3种。按色泽分：申海马（白色）、潮海马（黑色）、汉海马（褐色）。以体弯曲、头尾齐全、体长16～30cm为大条（一等）；黄白色、头尾齐全、体长8～15cm为中条（二等）；黄白色或暗褐色、头尾齐全、体长8cm以下为小条（三等）。进口商品除分光海马、刺海马外，也有根据大小分为大海马（体长11cm以上）、中海马（体长7cm以上）和小海马（体长5cm以上）。大海马不多见，进口以中小海马为多。目前规格仅"杂海马"1种，为光海马及刺海马的混装货。

作用用途

　　海马具有温肾壮阳、调气活血、散结消肿的功效。主要用于治疗肾阳不足引起的阳痿遗精、形寒肢冷、腰酸腿软、夜尿频繁或妇女白带清稀而多，癥瘕积聚引起的腹部肿块，跌打损伤所致的瘀血肿胀作痛；还可治疗毒疮疔，尤其小儿暑疖、脓疱疮因抵抗力低下而引起者，内服外用（粉末）均可。对肾阳虚引起的喘咳有类似于蛤蚧的治疗作用。

　　现代临床上还用于淋巴结结核。

用法推荐

① 医师处方用量。内服：煎汤，3～9g；研末，1～1.5g。外用：研末掺或调敷患处。

② 海马1对。炙燥研细粉，一日3次，每次用温酒送服1g。用于治疗男子阳痿，妇女宫冷不孕。

③ 海马12g，枸杞子12g，鱼鳔胶12g（溶化），大枣30g。水煎常服。用于治疗肾阳虚弱，夜尿频繁，或妇女因体虚而白带多。

④ 海马30g，白酒500g，浸泡7日后服，每次一小杯，一日2～3次。用于肾虚阳痿，跌打损伤。

⑤ 海马粉1g。研末吞服，一日2～3次。用于肾阳虚所致腰膝酸软、阳痿、尿频，跌打损伤等。

⑥ 海马10～20g，加适量枸杞、大枣煎汤或炖肉服。用于壮肾阳。

⑦ 大海马1对，鹿茸9g，蛤蚧1对，狗睾丸2个，麝香0.9g，钩藤30g，飞燕草（为毛茛科植物还亮草的全草）20g，阳起石30g，锁阳30g，淫羊藿15g，甘草30g。共研为细末，水泛为丸，每丸重1.5g，一次1丸（或服散1g），一日3次，开水冲服。用于阳痿。

⑧ 海马1对，白酒250g。海马泡入白酒中，15日后服药酒，用量酌定。用于肾虚阳痿。

⑨ 海马30克，羊肉300克，姜生15克，熟地黄25克（布包），红枣五枚（去核），核桃肉80克，精盐少许。将以上材料一起放入砂锅内，加水适量，文火慢煮4小时，捞出熟地黄再加精盐调味。分2～3次食用。有温肾壮阳、强中助性的作用。用于肾阳虚、阳痿、双脚痿软无力、小便频数、夜尿多等症。

⑩ 制海马1对，猪尾巴1条。加水共炖熟，一日分数次服用，隔2～3日再服，连服2～3剂。用于小儿缺钙脚软无力。

⑪ 海马1g。将海马烘干，研成细末，每次服0.5～1g，适用于哮喘和尿频，尤其对

妇女临产宫缩无力有奇效。

⑫ 海马3g，当归6g，鸡肉适量。炖鸡食用，常服食。用于治疗气喘。

⑬ 海马1对，栗子仁适量，乌骨鸡1只。先将乌骨鸡去肠杂、毛，切块，与栗子仁、海马及盐姜同放入锅内，加水适量蒸熟，分2～3次吃完，有补益脾肾的功效。适用于前列腺炎的辅助治疗。

⑭ 海马30g。焙干研末。口服，一日3次，一次3g，温开水送服。适用于年老体弱、神经衰弱。

⑮ 海马1条，蜈蚣6条，炙穿山甲45g。焙干共研为细末，口服，一日3次，一次3g，糯米酒冲服。用于乳腺癌。

⑯ 海马9g。水煎服，一日1次，适用于内伤疼痛。

⑰ 海马细粉适量。用麻油调粉末外敷患处。用于治疗疮疖。

⑱ 海马6g，伸筋草30g，牛膝6g，全蝎9g。共研为细末，一次6g，一日2次，黄酒冲服。用于大骨节病。

⑲ 海马1条，轻粉5g，红花5g，官粉9g，血竭5g。共研为极细末，外撒疮口。用于对口疮化脓已溃。

⑳ 海马（炙）6g，穿山甲（黄土炒）6g，朱砂6g，雄黄9g，轻粉3g，樟脑、麝香少许，水银6g。先将前七味药共研为极细末，再下水银共研至无星，用消毒针挑破疮口，将药粉点入疮内，一日点1次。用于发背诸恶疮，兼治疔疮。

使用注意

孕妇、阴虚内热（火旺）及外感发热者忌服。脾胃虚弱者不宜服。

加工制作

①净海马：取原药材，温水刷洗干净，湿毛巾包裹润至软，切块，干燥，得净海马。②制海马：取滑石粉置锅内，用文火炒热加入净海马，拌炒至表面微黄色，鼓起，取出，筛去滑石粉，放凉。③研末：取净海马置铁丝筛网内平放，细火烤热，用黄酒润湿，取出再烤，再用黄酒润湿，如此反复数次，至酥脆为度，放凉，研细粉。

保存条件

本品易虫蛀。原药材可加入少量花椒或樟脑丸，储藏于密闭的石灰缸内，置阴凉干燥处。净海马或粉末，可用瓷瓶或深色玻璃瓶盛装，放于冰箱中。

72 海 龙

海龙味甘且性温　既归肝经又归肾
温肾壮阳散结肿　瘰疬痰核痈肿疔

海龙又名水雁、海钻、海蛇、刁海龙，为海龙科动物刁海龙、拟海龙或尖海龙的干燥体。刁海龙主产于广东沿海。拟海龙主产于福建、广东沿海。尖海龙主产于山东、浙江沿海。

药材识别

①刁海龙：体斜长侧扁，长30～50cm。表面黄白色或灰褐色。头部前方具一管状长吻，眼眶突出，头与体轴在同一水平线上或略呈钝角。躯干部宽约3cm，五棱形，尾部渐细，尾端蜷曲。背棱二侧各有一列灰黑色斑点状色带。全体被以具花纹的骨环及细横纹，各骨环内有突起粒状棘。背鳍较长，有的不明显，胸鳍短宽，无尾鳍。体轻，质松，坚硬。气微腥，味微咸。

②拟海龙：体细长，呈鞭状，长约20cm。表面灰黄色。头与体轴在同一水平线上。躯干部宽约2cm，略呈4棱形。

③尖海龙：体细长而弯曲，长10～30cm，未去皮膜，表面黄褐色，有的腹面可见育儿囊，有尾鳍，质较脆弱，易撕裂。

均以体长、饱满、头尾齐全者为佳。

规格标准

分大条、中条、小条等。

作用用途

海龙具有温肾壮阳、散结消肿的功效。主要用于阳痿遗精、癥瘕积聚、瘰疬痰核、跌扑损伤；外治痈肿疔疮等证。本品功似海马而力强，常与海马相须为用。也可用于治老年人衰弱者的精神疲惫。

① 医师处方用量。内服：煎汤，3~9g；研末，1.5~3g。外用：研末敷患处。

② 海龙5g，海马2g，金狗脊20g（去毛），大枣20g，桑寄生10g，黄芪10g，丹参5g，紫梢花5g，菟丝子5g，羊肾1对（砂烫），熟地4g，人参3g，白蔻2g，玉竹2g，小茴香1g，鹿茸1g，丁香2g，甘草2g，白酒（40度）1000g。上药用纱布袋装好，密封浸泡于白酒中，每隔5天搅拌一次，一个月后去药渣，得药酒，每次30~50mL，每日早、晚各服1次。用于阳痿，腰膝酸软，倦怠无力，健忘失眠。

③ 海龙1000g，黄明胶750g，甘草50g，当归15g，肉桂15g，川芎10g，黄芪10g，肉苁蓉10g，白芍5g，陈皮5g，枸杞子5g。共制成胶剂，一次6~9g，一日1~2次，烊化兑服。用于肾虚阳痿，血虚痛经。

④ 海龙、黄明胶、豆油、绍酒各适量。制成胶剂。内服，一次6~8g，开水烊化服。用于男子气虚阳痿，女子血虚痛经。

⑤ 海龙1具，海马、人参、丹皮各适量。共用白酒浸泡一个月后酌量服用。用于男子肾阳不足之阳痿，女子血亏痛经。

⑥ 海龙9g，冬菇（连脚）18g，紫菜9g，大枣31g。水煎常服。用于治疗瘰疬（慢性淋巴结炎、淋巴结结核）。

⑦ 海龙适量。焙干研末，每次用温酒送服3g。用于治疗跌打内伤。

⑧ 海龙15g，黄连15g，丹参15g，夏兰15g，栀子15g，茯苓15g，郁金15g，侧柏叶15g，益母草15g。水煎服。用于吐血，咯血。

⑨ 海龙9g。煮水，冲入黄酒半杯温服。用于治疗妇女子宫阵缩无力而难产。

使用注意

孕妇、阴虚火旺者忌用。

保存条件

本品易虫蛀。原药材可加入少量花椒或樟脑丸，储藏于密闭的石灰缸内，置阴凉干燥处。净海龙或粉末，可用瓷瓶或深色玻璃瓶盛装，放于冰箱中。

73 海狗肾

味咸性热海狗肾　暖肾壮阳归肾经
益精补髓下元冷　阴虚阳盛莫乱行

海狗肾又名腽肭脐，为海狮科动物海狗或海豹科动物斑海豹、点斑海豹的雄性外生殖器。药用其阴茎及睾丸。主产于加拿大、夏威夷群岛、日本、俄罗斯以及我国辽宁等地。

药材识别

海狗：阴茎呈长条形，有不规则的棱脊、纵沟，顶端有一线状凹槽，稍向上弯曲，全长18～25cm，宽1～1.5cm，先端稍膨大成扁长椭圆形，具鞘状包皮，龟头部有黑色暗斑，中部和后部具膨大的关节状物，末端连有囊状物（膀胱）。外表面棕黄色至黄棕色，略呈半透明状，杂有血黑色暗斑，睾丸两枚大部已脱落，呈扁长圆形囊状，长5～7cm，棕黄色或黄棕色。精索较短，直径0.5cm。阴茎质坚韧，不易折断。气微辛。

斑海豹：阴茎全长19cm，分为阴茎、睾丸和"夹板骨"（部分耻骨与坐骨）3个部位。阴囊长8～10cm，略呈条形，质坚韧，有棱脊和纵沟，断面观略呈三角形，向前端渐变细。近龟头部有皮膜缠绕的结和灰白色硬毛并有结入的线绳。"夹板骨"略呈桥形，坐骨端呈扁骨状，耻骨端近圆柱形，截面直径约为6mm。睾丸紧贴于"夹板骨"向后延伸，呈长囊状，长7～8cm，中部宽约1cm，精索短沿耻骨伸向阴茎。全体黑棕色。有油臭气。

以粗长、油润、半透明、完整者为佳。

规格标准

过去多为统货。如今市面上常以单条重量分为5～10g，10～20g，20～30g三个等级。

作用用途

海狗肾具有补肾壮阳、益精补髓的功效。主要用于虚损劳伤，肾精衰损所致的阳痿、滑精、精冷、腰膝冷痛或酸软等。

用法推荐

① 医师处方用量。内服：煎汤，3~9g；或研末；或浸酒。外用适量，研末敷患处。

② 海狗肾1具，糯米500g，酒曲适量。海狗肾用酒浸后，捣烂，与糯米、酒曲酿酒，每次二汤匙，一日2次。用于补阳益精，祛寒强肾，治阳痿、腰膝冷痛等。

③ 海狗肾1具，人参15g，淮山药30g，白酒1000mL。海狗肾切片，与人参、山药共浸泡于白酒中，7日后服用，一次10~30mL，一日2次。用于肾虚阳痿，体倦乏力，精神不振等。

④ 海狗肾1具，大海马1对，大海龙1条，肉苁蓉100g，枸杞子100g，白酒1000~2000mL，冰糖适量。上药置深色容器中，密封浸泡一个月后（不喜吃糖者可不加冰糖），酌量饮用，可一边饮用一边往药酒中掺入白酒，直至无药味为止。用于男性肾虚阳痿、性功能不足。

⑤ 海狗肾1具，肉苁蓉50g，白酒500mL。药材放入白酒中浸泡1周，每次饮药酒10~20mL，一日3次。用于治疗阳痿。

⑥ 海狗肾1具，黑驴肾1具，花鹿肾1具，海马1对，蛤蚧（去头）1对，熟地300g，核桃仁200g，鹿茸100g，附子100g，人参100g，淮山药100g，桑螵蛸100g，母丁香50g，上肉桂50g，山茱萸50g，覆盆子50g，枸杞子50g，肉苁蓉50g，杭巴戟50g，木蝴蝶50g，淫羊藿50g，仙茅50g，蛇床子50g，毕澄茄50g，八角50g，小茴香50g。共研为细末，炼蜜为丸，如梧桐子大，一次10g，一日3次，淡盐汤送服。用于阳痿、滑精。

⑦ 海狗肾1具，人参20g，当归15g，白芍15g，白酒500mL。用白酒将上药温浸1周。一日3次，每次服10mL。用于治疗气虚胃弱。

使用注意

本品壮阳作用极强，故阴虚阳盛、阳事易举、骨蒸劳嗽者忌用。

加工制作

海狗肾片：取原药材，刷洗干净，用文火烤软或置笼内蒸软，切厚片，干燥。亦有用白酒浸软切片者。

保存条件

本品易虫蛀。原药材可加入少量花椒或樟脑丸，储藏于密闭的石灰缸内，置阴凉干燥处。净海狗肾或粉末，可用瓷瓶或深色玻璃瓶盛装，放于冰箱中。

74 桑 椹

桑椹味甘酸性寒　既归心肾又归肝
滋阴补血乌须发　生津润燥能通便

桑椹又名葚、桑实、乌椹、黑葚、桑枣、桑果、桑泡、文武实、桑椹子、黑桑椹，为桑科植物桑的干燥果穗。4～6月果实变红时采收，晒干或略蒸后晒干。主产于四川、重庆、江苏、山东、辽宁、山西等地。

药材识别

果穗由多数小瘦果集合而成，呈长圆形，长1～2cm，直径0.5～0.8cm。黄棕色、红棕色至暗紫色，有短果序梗。小瘦果卵圆形，稍扁，长约2mm，宽约1mm，外具肉质花被4枚，果实边缘有棱线，果皮薄。种皮淡黄色，胚乳白色，油质。气微，味微酸而甜。

以个大、色暗紫、肉厚者为佳。

规格标准

分黑桑椹和白桑椹二种，均为统货。以紫黑色者为优。

作用用途

桑椹具有补血滋阴、生津润燥的功效。主要用于眩晕耳鸣、心悸失眠、须发早白、津伤口渴、内热消渴、血虚便秘等证。本品药食兼用，老少皆宜，为久病体虚之人的滋补佳品，久服还能乌须发、明目。

现代临床上还用于防治高血压、神经衰弱、中风先兆症、脱发等。

用法推荐

1 医师处方用量。内服：煎汤10～15g；或熬膏、浸酒、生啖；或入丸、散。外用：浸水洗。

② 苍术末500g，地骨皮末500g，黑桑椹10kg。将桑椹揉碎装入绢袋内压去渣，再将上两味药末投入桑椹汁内调匀，倾入瓷罐内，密封罐口，搁置在通风之高处，昼采日精，夜采月华，直待日月自然煎干，取出研为细末，炼蜜为丸如小豆大。每次用酒汤送服10丸。适用于健脾去湿，熄火消痰，久服能轻身，白发转黑，面如童子。

③ 鲜桑椹30～60g。加水适量，煎服。用于心肾衰弱，不寐，习惯性便秘。

④ 桑椹30g（鲜者60g），糯米60g，冰糖适量。将桑椹洗净与糯米同煮，待熟后加入冰糖。趁温服之，一日1剂。该粥具有滋补肝阴，养血明目的作用。用于肝肾亏虚引起的头晕眼花、失眠多梦、耳鸣腰酸、须发早白等症。

⑤ 桑椹100g，枸杞子100g。用水煎取浓汁，再加蜂蜜浓缩成200g药膏，一次10g，一日2次，用温开水送服。用于肾虚耳鸣。

⑥ 桑椹15g，菟丝子10g，女贞子15g，枸杞子10g，黑木耳6g，紫米50g，大米50g。先将中药洗净加水煎煮，约20分钟后，将药水倒出备用；将大米加水，煮至八成熟，再将煮好的药水倒入粥中，继续煮至米烂粥熟为止。每日服1～2次。适用于头晕、双目干涩、耳鸣、脱发、遗精、腰酸腿软等症及疲劳综合征患者、老年人。

⑦ 鲜桑椹100g，糯米5000g，甜酒曲200g。将桑椹洗净捣汁（或以干品30g煎汁）取汁，鲜汁烧沸后放凉待用；糯米洗净后蒸熟，摊开晾凉，置于洁净干燥的陶器（缸、瓮、罐均可，不可沾油）中，与甜酒曲、桑椹汁相合拌匀，密封，放温暖处，经7～10天发酵，药酒成，即可食用，不拘时，徐徐饮之，冬日宜温饮。用于须发早白，神经衰弱，治肝肾阴亏之眩晕、耳鸣、消渴、便秘、目暗等症。

⑧ 桑椹5g，女贞子5g，旱莲草5g，制何首乌5g。切成小碎块，一起置入茶杯内，倒入刚沸的开水，盖严杯盖，浸泡20分钟左右即可代茶饮，可反复加入沸水浸泡数次，直至无味，每日上、下午各泡服1剂。用于肝肾阴血不足之须发早白，头目眩晕，耳鸣失眠，腰脊酸软等。

⑨ 桑椹10g，绿茶1g。桑椹切成小碎块，与绿茶一起置入茶杯内，倒入刚沸的开水，盖严杯盖，浸泡20分钟左右代茶饮，可反复加入沸水浸泡数次，直至无味，每日上、下午各泡服1剂。用于肝肾阴虚，精血不足之贫血。症见头晕，神疲，心悸，腰酸等。

⑩ 桑椹10g，制首乌10g，猪肝250g，调料适量。将桑椹、首乌水煎取汁备用。猪肝洗净，切片，勾芡。锅中放植物油烧热后，下葱、姜爆香，下猪肝片，炒至变色后，下药汁及酱油、料酒少许，炒至猪肝熟后，加食盐、味精等调味服

食。可养肝益肾。适用于肝肾阴虚之情绪不稳、烦躁易怒、肢体抖动、不寐、多梦等的保健治疗。

⑪ 桑椹10，甜杏仁10g，乌梅10g，补骨脂10g。共研为细末，一次6g，一日2次，开水冲服。用于遗精，滑精。

⑫ 桑椹20g，炒柏子仁10g，远志10g，当归10g，炒枣仁25g。一日1剂，水煎，睡前1小时服。用于失眠。

⑬ 桑椹100g。一日1剂，水煎，睡前1小时服。用于失眠。

⑭ 桑椹20g，女贞子15g，旱莲草20g，枸杞子20g，川续断9g，独活9g。一日1剂，水煎分3次服。用于尪痹，腰膝酸软。

⑮ 桑椹10g，五味子10g。一日1剂，水煎分3次服。用于自汗，盗汗。

⑯ 桑椹50g，白梨约300g。白梨切块，共煮加糖食用。适合午后低热的患者食用。

⑰ 桑椹12g，茺蔚子12g，女贞子12g，旱莲草12g，泽兰9g，枸杞子9g。一日1剂，水煎分3次服。用于经闭。

⑱ 桑椹15g，婆婆针（为菊科植物鬼针草）30g，女贞子30g，卷柏15g，制川乌9g，制草乌9g，徐长卿9g。一日1剂，水煎分3次服。用于脑震荡后遗症。

⑲ 黑桑椹适量。用布袋包好，压榨取汁，煎熬成薄膏。一日3次，用温开水送服1汤匙。用于治疗瘰疬。

⑳ 黑桑椹适量。用布袋包好，压榨取汁。一日3次，每次服50mL。用于治疗头赤秃。

㉑ 干桑椹适量。用酒适量，浸半月以上。取酒饮之。用于治疗酒精中毒。

㉒ 鲜桑椹150g。捣汁一次饮。解酒毒。

㉓ 黑桑椹适量。装入瓶中密封收藏，日久自化成水。用鸡毛蘸药敷患处。用于治疗烫火伤。

㉔ 鲜桑椹100g，枸杞叶200g。水煎服。用于高血压。

㉕ 桑椹20g，骨碎补20g，女贞子15g。水煎服。用于虚火牙痛。

㉖ 桑椹30g，海带60g。将上药装入猪大肠内，煮熟后连猪肠一并服用。用于脱肛。

㉗ 鲜桑椹30g，枯矾粉12g。共捣烂，调匀，外涂患处。用于头癣。

㉘ 桑椹30g，刺猬皮（砂炒炮）30g，炒杜仲15g。将上药焙焦，研为细末，一次9g，一日1次，开水送服。用于小儿遗尿。

㉙ 桑椹15g，杏仁30g，生桃仁30g，生栀子15g。共捣为糊状，炼蜜为丸（共制成30丸），一次2丸，一日3次。用于慢性迁延性肝炎。

㉚ 桑椹250g，何首乌500g，熟地250g，女贞子250g，怀牛膝250g，墨旱莲250g。

上药共研为细粉，炼蜜为10g丸，一日3次，每次饭后服1丸。适用于肝血不足所致的须发早白。

31 桑椹24g，黑芝麻15g，加入煮沸的大米粥中，再加少量水及冰糖，用文火熬成稀粥，一日1~2次，经常服用。用于老年人习惯性便秘。

32 桑椹30g，糯米60g，冰糖适量。加水1500mL，共煮成稀粥，早晚服用。可养肝益脑、滋阴明目、润肠通便，适用于肝阴亏虚便秘者。

33 桑椹子、枸杞子各10g，粳米100g，白糖20g。取桑椹子、枸杞子、粳米淘洗干净，放入锅中，加水适量并加入白糖，文火煎煮焖成米饭。此为一日量，分两次当主食食用。可滋阴补肾壮骨。用于治疗骨质疏松症。

使用注意

脾虚便溏者忌服。

保存条件

置通风干燥处，防蛀。

75 黄 芪

黄芪味甘又性温　补气归肺归脾经
固表行滞退消肿　托毒敛疮且生津

黄芪又名黄耆、戴糁、戴椹、独椹、独根、蜀脂、百本、王孙、羊肉、箭芪、元芪、口芪、北芪、绵芪、绵黄耆、北口芪、百药绵、二人抬、土山爆张根、土绵芪（为另一个品种），为豆科植物蒙古黄芪或膜荚黄芪的干燥根。膜荚黄芪主产于黑龙江、内蒙古、山西等地；蒙古黄芪主产于山西、内蒙古、吉林、河北等地。以栽培的蒙古黄芪质量最佳，产于山西绵山者，奉为道地药材，习称"西黄芪"或"绵芪"；产于黑龙江、内蒙古者，亦为优质产品，统称"北黄芪"。

药材识别

呈圆柱形，极少有分枝，上粗下细，长20～90cm，直径1～3.5cm。表面淡棕色至深褐色，有纵皱纹及横长皮孔。质硬略韧，不易折断，断面纤维性，并显粉性。横切面皮部约为半径的1/3，黄白色，有多数放射状弯曲的裂隙，呈菊花心。气微，味微甜，嚼之微有豆腥味。

以条粗长、皱纹少、断面黄白色、粉性足、味甜者为佳。

规格标准

品别	等级	标准
黄芪	特等	干货。呈圆柱形的单条，斩疙瘩头或喇叭头，顶端间有空心。表面灰白色或淡褐色。质硬而韧。断面外层白色，中间淡黄色或黄色，有粉性。味甘、有生豆气。长70cm以上，上中部直径2cm以上，末端直径不小于0.6cm。无须根、老皮、虫蛀、霉变
	一等	干货。呈圆柱形的单条，斩疙瘩头或喇叭头，顶端间有空心。表面灰白色或淡褐色。质硬而韧。断面外层白色，中间淡黄色或黄色，有粉性。味甘、有生豆气。长50cm以上，上中部直径1.5cm以上，末端直径不小于0.5cm。无须根、老皮、虫蛀、霉变

品别	等级	标准
黄芪	二等	干货。呈圆柱形的单条，斩疙瘩头或喇叭头，顶端间有空心。表面灰白色或淡褐色。质硬而韧。断面外层白色，中间淡黄色或黄色，有粉性。味甘、有生豆气。长40cm以上，上中部直径1cm以上，末端直径不小于0.4cm，间有老皮。无须根、虫蛀、霉变
	三等	干货。呈圆柱形的单条，斩疙瘩头或喇叭头，顶端间有空心。表面灰白色或淡褐色。质硬而韧。断面外层白色，中间淡黄色或黄色，有粉性。味甘、有生豆气。不分长短，上中部直径0.7cm以上，末端直径不小于0.3cm，间有破短节子。无须根、虫蛀、霉变

作用用途

黄芪具有补气固表、利尿托毒、排脓、敛疮生肌的功效。主要用于气虚乏力、食少便溏、中气下陷、久泻脱肛、便血崩漏、表虚自汗、气虚水肿、痈疽难溃、久溃不敛、血虚萎黄、内热消渴、慢性肾炎蛋白尿、糖尿病等。蜜炙黄芪益气补中，用于气虚乏力、食少便溏。

现代临床上还用于治疗心、脑血管疾病，十二指肠溃疡，慢性肝脏疾病、肾脏疾病，白细胞减少症，流行性出血热，前列腺肥大症，银屑病，红斑狼疮等，还能用于预防感冒。

用法推荐

① 医师处方用量。内服：煎汤，10～15g，大剂量可用至30～120g；或入丸、散、膏剂。

② 黄芪片（每片含生药0.5g）。一次5片，一日3次，或隔日口服黄芪汤剂15g，10天为一个疗程，停药5天后再进行第二个疗程。用于防治感冒。

③ 黄芪15g，白术10g，防风5g，乌梅1个。放入保温杯内用开水冲泡，当茶频频饮服，喝完再加开水，直至无味。本方提高人体免疫功能，用于体虚之人预防感冒。

④ 黄芪30g，白术15g，防风9g。水煎，分2次服，常服必验。治气虚经常感冒。

⑤ 生黄芪15g，炒白术10g，防风10g，茶叶末5g。先将生黄芪、炒白术、防风加水煎煮两次，每次沸后再煮30分钟，合并两次滤液约1000mL，用药汁泡茶叶末饮用，一日1剂，可常服用。适用于体质虚弱、春季易感风寒之人预防感冒。

⑥ 生黄芪15g，炒白术10g，防风10g，茶叶末5g。将药材水煎煮2次，每次沸20分钟，合并两次滤液共1000mL，加入茶叶末泡茶饮，一日1剂。具有益气、固

表、止汗的作用。适用于气虚感冒，表现为表虚不固、自汗恶风或体虚易感风邪者。

7 黄芪5g，紫菀5g，干姜3g，杏仁5g。先将杏仁砸碎，干姜和黄芪切成小碎块，一起置入茶杯内，倒入刚沸的开水，盖严杯盖，浸泡20分钟左右即可代茶饮，可反复加入沸水浸泡数次，直至无味，每日上、下午各泡服1剂。用于支气管炎。症见久咳不止，喘促气急，痰少而黏，气虚乏力，畏寒怕冷，容易感冒等。

8 黄芪5g，白术5g，防风5g，茉莉花1g。先将各药切成小碎块，与茉莉花一起置入茶杯内，倒入刚沸的开水，盖严杯盖，浸泡20分钟左右即可代茶饮，可反复加入沸水浸泡数次，直至无味，每日上、下午各泡服1剂。用于易出汗、易感冒者等。

9 黄芪30g，嫩母鸡1只。先将鸡宰杀去毛、爪及内脏，在沸水中焯至皮伸，凉水冲洗，沥干；黄芪洗净，切成6～7cm长的段，每段对破成2片，整齐地装入鸡腹内；将鸡装入蒸钵内，加入葱白段10g，姜生片10g，绍酒15g、食盐及清汤适量，用绵纸封口，上笼用武火蒸至沸后约1.5～2小时；出笼加入胡椒粉调味即可食用。用于脾虚食少、乏力、气虚自汗、易感冒、血虚眩晕、麻木及中气下陷之久泻、脱肛、子宫下垂等症。本方可作病后体弱及营养不良、贫血、肾炎、内脏下垂患者之膳食。无病常食，能强身健体，减少感冒。

10 黄芪150g，党参150g，当归150g，羊肉500g，大葱50g，姜生30g切碎。将当归、党参、黄芪三味药用布包好，与羊肉、葱、姜同放入砂锅内，加水适量，先用武火煮沸，再改用文火炖至羊肉烂熟时捞出药包，吃肉喝汤。分三次食用。能补气生阳。适用于少气懒言、乏力自汗、易于感冒之人。

11 黄芪90g，防风10g，白术10g。水煎成60mL，小于2岁者每次服5mL，大于2岁者每次10mL，一日2次，2个月为一个疗程。用于治疗小儿反复呼吸道感染。

12 黄芪10g，百合15g，粳米100g，大枣10枚。同煮成粥，加适量白糖或蜂蜜。可补气固表，健脾益胃，改善心肺功能，提高免疫力。适用于体虚而经常感冒且患哮喘病的小儿作为保健药膳用。

13 黄芪6g，白术6g，乌梅1只。一起置入保温杯内，倒入刚沸的开水，盖严杯盖，浸泡15分钟左右即可代茶饮，可反复加入沸水浸泡数次，直至无味，每日泡服1剂。用于预防"空调病"。

14 黄芪30g，附片18g。久煎，分2次服，可日服二剂。用于治冷汗不止，四肢厥逆。

15 黄芪30g，人参9g。水煎，代茶饮。治肺气不足，少气懒言，语音低微。

16 黄芪30g，苏条参15g，小红枣20枚。水煎服，一日1剂。用于白细胞减少症。

17 黄芪、桂圆肉各30g，人参、木香、远志各9g，酸枣仁15g，茯神、当归、白术各12g，姜生3片，大枣5枚，炙甘草6g。水煎，分3次服。治心脾亏虚之失眠多梦。

18 黄芪30g，当归15g。水煎服。民间常用此方炖鸡，效果也很好。治产后气血虚弱或失血体虚。

19 黄芪50g，大枣10枚（或加当归、枸杞各9g）。用瘦猪肉适量，加食盐等调味熬汤，食肉喝汤。用于体虚，产后或病后体弱。

20 黄芪100g熬膏，一日1剂，一日分2次服，用于慢性肾炎。或黄芪30～90g，水煎分3次服，一日1剂，12个月为一个疗程，用于系统性红斑狼疮。或黄芪25g，一日1剂，水煎服，用于盗汗。

21 黄芪30g，防己20g，菖蒲15g，白术15g，茯苓50g，桂枝10g。水煎服。用于心力衰竭。

22 炙黄芪20g，当归12g，鹿角片15g，龟板15g，昆布15g，煅龙骨15g，菖蒲10g，远志10g，生牡蛎12g。一日1剂，水煎分3次服。用于再生障碍性贫血。

23 黄芪15g，麻黄根10g。水煎服。用于产后自汗、盗汗。

24 黄芪30g，五味子10g。一日1剂，水煎服，连服3～5剂。用于产后乳汁自流。

25 黄芪30g，牡蛎24g，麻黄根9g，浮小麦18g。水煎，分2～3次服，常服必验。治自汗、盗汗。

26 黄芪45g，人参9g，丹参、当归各15g，炙甘草6g。水煎，分3次服。治白细胞减少。待白细胞恢复正常后，再服3～5剂量以巩固之。

27 黄芪100g，当归20g，嫩母鸡1只。先将鸡宰杀去毛、爪及内脏，在沸水中焯至皮伸，凉水冲洗，沥干；当归和黄芪切成片由鸡的裆部装入腹内，放入蒸钵内，腹部向上，加入葱白段10g，姜生片10g，绍酒15g，食盐及清汤、胡椒粉适量，用湿绵纸封口，上笼用武火蒸至沸后约2小时；揭去绵纸，挑出葱、姜，加味精，调好味即可食用。用于气虚血亏、神疲乏力、面色萎黄；或产后、大失血及崩漏之后，出现血虚发热者，皆可食之。

28 黄芪、黑豆各30g，桂圆肉、五味子各15g，大枣10枚。水煎，分3次服，连服一周，若不效再加人参。治血小板减少性紫癜。

29 黄芪30g，党参、白术各15g，陈皮、当归各12g，升麻、柴胡各6g，甘草3g。水煎，分3次服，数剂必效。治中气下陷引起的脏器下垂。

30 黄芪10g，鹌鹑2只。先将鹌鹑宰杀去毛、爪，由背部剖开抠去内脏，在沸水中焯约1分钟捞出；黄芪切片分成2份置于鹌鹑腹内，再把鹌鹑分放于碗内，注入清汤，用湿绵纸封口，上笼用武火蒸至沸后约半小时；揭去绵纸，滗出汁，加食盐、胡椒粉适量，调好味，再将鹌鹑翻在碗内，灌入原汁即可食用。用于气虚脾弱，水肿，小便不利或泄泻，以及体虚、中气下陷的子宫脱垂等，经常服用，有辅助治疗之效。

㉛ 猪肚1只，黄芪200g，陈皮30g。将猪肚去脂膜，洗净，黄芪、陈皮用纱布包放入猪肚中，麻线扎紧，加水适量，文火炖至猪肚熟，再加适量调味品，趁热食猪肚饮汤，分4次2天食完。5只猪肚为一个疗程。可补中气、健脾胃、行气滞、止疼痛。用于中气不足、脾胃虚弱之胃下垂，颇有效验。

㉜ 黄芪30g，党参30g，升麻20g，破故纸20g。一日1剂，水煎分3次服。用于胃下垂。

㉝ 黄芪30g，薏苡仁60g，炙龟板60g（打碎，先煎）。一日1剂，水煎分3次服。用于慢性肾炎。

㉞ 黄芪30g，白前10g，马鞭草10g。一日1剂，水煎分3次服。用于急性肾炎。

㉟ 黄芪50g，防己20g。一日1剂，水煎分3次服。用于急、慢性肾炎。

㊱ 生黄芪60g，生甘草6g。一日1剂，水煎分3次服。用于气虚小便不利。

㊲ 黄芪18g，人参9g，肉桂6g，糯米1撮（包煎），甘草3g。水煎，分2次服，连服3~7天常可见效。治痘疮气虚塌陷、气虚小便浑浊。

㊳ 黄芪10g，党参10g，小蓟20g。水煎服。用于血尿。

㊴ 黄芪60g，黄母鸡1只。炖服，食肉喝汤，酌量服用。用于营养不良性水肿。

㊵ 黄芪20g，陈皮10g，鸡内金15g，糯米50g。共煮粥，一日分2次食。用于水肿。

㊶ 黄芪15g，地胆草（为菊科植物地胆草的全草）15g，刀豆壳15g。一日1剂，水煎分3次服。用于慢性肾炎水肿。

㊷ 黄芪15g，生山药15g，玉米须30g，猪胰1个。先将猪胰切成薄片，再与余药共用水煎，服药液，并分2次食猪胰片。用于糖尿病。

㊸ 黄芪15g，天花粉25g，生地25g，棕树果10g。一日1剂，水煎分3次服。用于糖尿病。

㊹ 黄芪60g，熟地25g，天花粉30g，黄连8g，北五味子15g，甘草6g，玉米须适量。一日1剂，水煎分3次服。用于糖尿病。

㊺ 黄芪5g，瓜蒌5g，麦冬5g，生地5g。切成小碎块，一起置入茶杯内，倒入刚沸的开水，盖严杯盖，浸泡20分钟左右即可代茶饮，可反复加入沸水浸泡数次，直至无味，每日上午和晚上各泡服1剂。用于糖尿病，症见口干口渴、引饮无度、小便清长而多、人体消瘦、毛发枯萎等。

㊻ 炙黄芪10g，麦冬10g，甘草6g。共煎水取汁饮用，用于暑天汗多，体倦，心烦口渴等。

㊼ 黄芪25g，炒糯米20g，糯稻根30g，玉米须30g。共煎取汁饮用，一日1剂，连

饮3~5个月。用于肾炎蛋白尿。

(48) 黄芪35g，党参35g，白酒600g。共密封浸泡15天后，酌量饮用。用于气虚喘咳，蛋白尿等。

(49) 黄芪30g，党参18g，白茅根45g，茯神、丹参、白术、续断、杜仲各15g，炙甘草3g。水煎，分3次服，服半月停一周，再服，宜服6~8周。治慢性肾炎、蛋白尿。

(50) 黄芪30g，白术、茯苓各15g，山药、苡仁各18g，砂仁6g。水煎服，一日3次，5剂常可见效。治产后脾虚水肿。

(51) 炙黄芪25g，淮山药50g，山茱萸9g。水煎服，一日1剂。用于慢性肾炎引起的蛋白尿。

(52) 黄芪5g，茯苓5g，防己2g，桂枝3g，甘草2g。先将各药切成小碎块，一起置入茶杯内，倒入刚沸的开水，盖严杯盖，浸泡20分钟左右即可代茶饮，可反复加入沸水浸泡数次，直至无味，每日上、下午各泡服1剂。用于水肿，症见四肢皮肤肿盛，面色萎黄，小便不利，肚腹胀满等。

(53) 黄芪5g，白术5g，防己5g，姜生3g，大枣2枚。先将姜生切成薄片，其他药切成小碎块，一起置入茶杯内，倒入刚沸的开水，盖严杯盖，浸泡20分钟左右即可代茶饮，可反复加入沸水浸泡数次，直至无味，每日上、下午各泡服1剂。用于肾小球肾炎，症见全身浮肿，以头面肿为甚，恶风恶寒，小便不利。

(54) 黄芪5g，茯苓5g，防己3g，白术5g。先将各药切成小碎块，一起置入茶杯内，倒入刚沸的开水，盖严杯盖，浸泡20分钟左右即可代茶饮，可反复加入沸水浸泡数次，直至无味，每日上、下午各泡服1剂。用于水肿证，症见全身浮肿，汗出恶风，小便不利，身体重痛等。

(55) 生黄芪30g，升麻6g，桑螵蛸15g，益智仁10g。水煎服。用于小儿遗尿，面色萎黄，身体倦怠。

(56) 黄芪12g，桑螵蛸7g，升麻1.5g。水煎服，用于小儿遗尿。

(57) 生黄芪24g，白芥子12g，苏子9g，莱菔子9g，甘草6g。一日1剂，水煎分3次服。用于慢性支气管炎。

(58) 黄芪10g，甘草10g，炼蜜适量。将上药共研为细末，加炼蜜适量搅为糊状，3岁以内小儿一次1汤匙，一日3次，温开水送服。用于小儿虚喘。

(59) 生黄芪30g，薏苡仁30g，桔梗9g，川贝母9g，甘草6g。一日1剂，水煎分3次服。用于肺脓肿。

(60) 黄芪30g，当归15g，王不留行24g，通草6g。水煎服。用于缺乳。

(61) 黄芪30g，当归15g，王不留行、炮山甲、路路通、丝瓜络各6g。水煎，分2次服。治产后乳汁缺少。

㉖ 黄芪 30g，杜仲 15g，艾叶 12g。水煎服，一日 2 剂。治冲任不固引起的胎动不安。

㉖ 黄芪 30g，川芎 5g，糯米 300g。水煎成粥，分 3 次服。用于气虚胎动。

㉗ 黄芪 30g，熟地 18g，党参 31g，川芎、当归、白芍各 15g，白术、茯苓各 9g，益母草 15g，甘草 6g。共为细末，以蜂蜜为丸，一次 6g，一日 3 次，重病改丸剂为汤剂。治气血虚弱之月经不调，或白带过多，或崩漏。

㉘ 黄芪 30g，赤芍 15g，丹参 15g，当归 12g，川芎 10g。一日 1 剂，水煎服，4～6 周为一个疗程。用于气虚血瘀型急性心肌梗死。

㊽ 黄芪 60g，白芍 60g，甘草 20g，猪蹄 1 只。将上药共炖熟，除去药渣，一日分 2 次服，食猪蹄并服汤。用于腰腿痛，坐骨神经痛。

㊼ 黄芪 60g，狼毒 30g。先将上药共研为细末，加食醋 50g 调均匀，再加入猪板油 150g，用文火熬制成膏，外涂患处。一日 3 次。用于痈、疽及甲沟炎等。

㊽ 黄芪 30g，白术、炮山甲、白芷各 12g，人参 9g，皂角刺 4.5g，升麻、青皮、甘草各 3g，当归 6g。水煎服，一日 3 剂，久服必可见效。治痈疽久不溃破，或溃后久不收口。

㊾ 黄芪 30g，饴糖 30g，白芍 18g，桂枝、姜生、大枣各 9g，炙甘草 6g。上药除饴糖外，余药水煎，兑入饴糖，分 3 次服，获效甚捷。治脾胃虚寒所引起的腹痛腹泻。

㊻ 黄芪 30g，白芍、桂枝各 15g，姜生 12g，大枣 6g。水煎，分 3 次服。治阴血、阳气不足之周身麻木不仁。

㊼ 黄芪 120g，赤芍、川芎、当归尾各 15g，地龙、桃仁、红花各 9g。水煎，分 3 次服，此方可久服。治脑血栓引起的半身不遂。

㊽ 黄芪 5g，生地 5g，羌活 5g，牛蒡子 5g。先将牛蒡子砸碎，其他药切成小碎块，一起置入茶杯内，倒入刚沸的开水，盖严杯盖，浸泡 20 分钟左右即可代茶饮，可反复加入沸水浸泡数次，直至无味，每日上、下午各泡服 1 剂。用于全身肢体各关节红肿疼痛，屈伸不利。

㊾ 黄芪 5g，白芍 5g，桂枝 5g，姜生 3g，大枣 3 枚。切成小碎块，一起置入茶杯内，倒入刚沸的开水，盖严杯盖，浸泡 20 分钟左右即可代茶饮，可反复加入沸水浸泡数次，直至无味，每日上、下午各泡服 1 剂。用于血痹虚劳，症见肌肉顽麻，痹痛不仁，肢体屈伸不利，腰膝俯仰不能等。

㊼ 黄芪 18g，防己 12g，姜生、白术各 9g，大枣 5 枚，甘草 3g。水煎，分 3 次服。治风湿身重，又汗出当风。

75 黄芪粉50g，鳖鱼1只。先将鳖鱼去骨，再加黄芪粉，煮熟后加食盐调味食之，一日1剂，连服10剂。用于癫痫。

76 黄芪30g，陈皮15g，火麻仁20g。三药置砂锅内，水煎煮2次，上、下午各服1次，连服7天为一个疗程。用于老年人气虚便秘（高血压者应慎用）。

77 黄芪5g，黄连2g。将二药切成小碎块，一起置入茶杯内，倒入刚沸的开水，盖严杯盖，浸泡20分钟左右即可代茶饮，可反复加入沸水浸泡数次，直至无味，每日上、下午和晚上各泡服1剂。用于大便日行数次，清稀如水，腹隐痛，气短懒言，神疲倦怠等。

使用注意

疮疡初起，表实邪盛及阴虚阳亢等证不宜用。

加工制作

蜜炙黄芪：取炼蜜加适量开水稀释后，加入黄芪片拌匀，稍闷，置锅内用文火加热，炒至深黄色，不粘手为度，取出，放凉即得。每100公斤黄芪，炼蜜用量为25公斤或更多。

保存条件

置通风干燥处，防蛀、防潮。

76 黄　连

黄连味苦且性寒　心脾肝胃大肠胆
清热燥湿治泻痢　泻火解毒除心烦

黄连又名元连、王连、支连、川连、味连、雅连、云连、川黄连、小川连、鸡爪连、单枝连，为毛茛科植物黄连、三角叶黄连或云连的干燥根茎，以上三种黄连分别习称为"味连""雅连"和"云连"。味连主产于重庆，雅连主产于四川，云连主产于云南。

药材识别

①味连：多集聚成簇，常弯曲，形如鸡爪（习称"鸡爪连"），单枝根茎长3～6cm，直径0.3～0.8cm。表面灰黄色或黄褐色，粗糙，有不规则结节状隆起、须根及须根残基，有的结间表面平滑如茎秆，习称"过桥"。上部多残留褐色鳞叶，顶端常留有残余的茎或叶柄。质硬，断面不整齐，皮部橙红色或暗棕色，木部鲜黄色或橙黄色，呈放射状排列，髓部有时中空。气微，味极苦。

以干燥、肥壮、质坚实、断面红黄色者为佳。

②雅连：多为单枝，略呈圆柱形，形如"蚕状"，微弯曲，长4～8cm，直径0.5～1cm，"过桥"较长。顶端有少数残基。

以身干、粗壮、无须根、形如蚕者为佳。

③云连：弯曲呈钩状，形如"蝎尾"，多为单枝，较细小。

以干燥、条细、节多、须根少、色黄者为佳。

规格标准

品别	等级	标准
味连	一等	干货。多聚集成簇，分枝多弯曲，形如鸡爪或单支，肥壮坚实、间有过桥，长不超过2cm。表面黄褐色，簇面无毛须。断面金黄色或黄色。味极苦。无不到1.5cm的碎节、残茎、焦枯、杂质、霉变
	二等	干货。多聚集成簇，分枝多弯曲，形如鸡爪或单支，条较一等瘦小，有过桥。表面黄褐色，簇面无毛须。断面金黄色或黄色。味极苦。间有碎节、碎渣、焦枯。无残茎、杂质、霉变

品别	等级	标准
雅连	一等	干货。单枝，呈圆柱形，略弯曲，条肥壮，过桥少，长不得超过2.5cm。质坚硬。表面黄褐色，断面金黄色。味极苦。无碎节、毛须、焦枯、杂质、霉变
雅连	二等	干货。单枝，呈圆柱形，略弯曲，条较一等瘦小，过桥较多，质坚硬，表面黄褐色，断面金黄色。味极苦。间有碎节、毛须、焦枯。无杂质、霉变
云连	一等	干货。单枝，呈圆柱形，微弯曲，顶端微有褐绿色鳞片、叶残留。条粗壮、质坚实，直径在0.3cm以上。表面黄褐色，断面金黄色。味极苦。无毛须、过桥、杂质、霉变
云连	二等	干货。单枝，呈圆柱形，微弯曲，条较瘦小，间有过桥。表面深黄色。直径在0.3cm以下。断面金黄色，味极苦。无毛须、杂质、霉变

作用用途

黄连具有清热燥湿、泻火解毒的功效。主要用于湿热痞满、呕吐、泻痢、黄疸、高热神昏、心火亢盛、心烦不寐、血热吐衄、目赤吞酸、牙痛、消渴、痈肿疔疮；外治湿疹、湿疮、耳道流脓等。酒黄连善清上焦火热。用于目赤，口疮。姜黄连清胃和胃止呕。用于寒热互结，湿热中阻，痞满呕吐。萸黄连舒肝和胃止呕。用于肝胃不和，呕吐吞酸。本品临床应用十分广泛，内、外、妇、五官、皮肤科均视为常用药，有天然广谱抗菌药之称。

现代临床上还用于治疗肺结核、百日咳、扁桃体炎、妇科炎症、湿疹、高血压等。

用法推荐

① 医师处方用。内服：煎汤，1.5~3g；研末，一次0.5~0.6g；或入丸、散。外用：研末调敷；或煎水洗；或煎膏涂；或浸汁用。治热病高热，湿热蕴蒸，热毒炽盛诸症，宜生用；肝火上炎，目赤肿痛，头痛，宜酒拌炒；胃热呕吐，用姜汁拌炒；肝火犯胃，脘痛吞酸，宜吴茱萸煎汤拌炒。

② 黄连30g，吴茱萸30g，罂粟壳30g，木香30g。共研为细末，加面粉、米醋，调糊为丸，如梧桐子大，一次20粒，一日2次，空腹时服用。用于久泻不止（慢性肠炎）。

③ 黄连3g，紫苏叶9g。水煎服。用于胃热呕吐。

④ 黄连20g，菊花20g，羊肝适量。将黄连和菊花研末，与羊肝片拌匀，一日分2次蒸熟食之。用于肝阴不足，肝火上炎之头痛目眩。

⑤ 黄连1g，当归5g，白芍5g，黄芩3g。切成小碎块，一起置入茶杯内，倒入刚沸

的开水，盖严杯盖，浸泡20分钟左右即可代茶饮，可反复加入沸水浸泡数次，直至无味，每日上、下午和晚上各泡服1剂。用于痢疾，症见下痢赤白，如胶如冻，日行数次，腹痛肠鸣，里急后重等。

6 黄连2g，老鹳草5g，马齿苋5g。一起置入茶杯内，倒入刚沸的开水，盖严杯盖，浸泡15分钟左右即可代茶饮，可反复加入沸水浸泡数次，直至无味，每日上、下午和晚上各泡服1剂。用于急性肠炎，症见大便清溏，如水下注，腹痛肠鸣，不思饮食，小便短赤等。

7 黄连3g，当归5g，炮姜3g，沱茶2g。将前三味药切成小碎块，与茶叶一起置入茶杯内，倒入刚沸的开水，盖严杯盖，浸泡20分钟左右即可代茶饮，可反复加入沸水浸泡数次，直至无味，每日上、下午各泡服1剂。用于慢性痢疾，症见下痢赤白，日久不愈，腹中冷痛，喜温喜按，肢冷畏寒等。

8 黄连3g，乌梅5g。一起置入茶杯内，倒入刚沸的开水，盖严杯盖，浸泡20分钟左右即可代茶饮，可反复加入沸水浸泡数次，直至无味，每日上、下午各泡服1剂。用于慢性痢疾，症见便痢脓血，日久不愈，日行数次，腹中隐痛等。

9 黄连2g，生地5g，苦丁茶2g。将生地切成小碎块，与其他药一起置入茶杯内，倒入刚沸的开水，盖严杯盖，浸泡20分钟左右即可代茶饮，可反复加入沸水浸泡数次，直至无味，每日上、下午各泡服1剂。用于暑热所致的口干口渴，心中烦躁等。

10 黄连2g，竹茹5g。一起置入茶杯内，倒入刚沸的开水，盖严杯盖，浸泡15分钟左右即可代茶饮，可反复加入沸水浸泡数次，直至无味，每日上、下午各泡服1剂。用于妊娠恶阻，症见恶心欲吐，甚者呕吐频作，饮食不下等。

11 黄连3g，菊花5g，草决明5g。一起置入茶杯内，倒入刚沸的开水，盖严杯盖，浸泡15分钟左右即可代茶饮，可反复加入沸水浸泡数次，直至无味，每日上、下午各泡服1剂。用于眼结膜炎和眼泪囊炎，症见目赤肿痛，或眼缘发红，眼眵增多，泪水外溢等。

12 黄连5g，木香5g。切成小碎块，一起置入茶杯内，倒入刚沸的开水，盖严杯盖，浸泡20分钟左右即可代茶饮，可反复加入沸水浸泡数次，直至无味，每日上、下午各泡服1剂。用于痢疾，症见下痢赤白，里急后重，腹痛肠鸣，口渴思饮等。

13 黄连3g，法半夏3g，干姜3g。将半夏砸碎、黄连和干姜切成小碎块，一起置入茶杯内，倒入刚沸的开水，盖严杯盖，浸泡25分钟左右即可代茶饮，可反复加入沸水浸泡数次，直至无味，每日上、下午各泡服1剂。用于呕吐证，症见呕吐如喷，吐出物臭秽难闻等。

14 黄连3g，升麻3g，丹皮5g，生地5g。将药切成小碎块，一起置入茶杯内，倒入刚沸的开水，盖严杯盖，浸泡20分钟左右即可代茶饮，可反复加入沸水浸泡数次，直至无味，每日上、下午各泡服1剂。用于牙周炎，症见牙龈红肿疼痛，口臭等。

⑮ 黄连60g，芒硝60g，冰片3g。煎膏，加入芒硝、冰片。外敷。用于治疗痔疮。

⑯ 黄连10g，核桃4个。将黄连研为细末，同核桃仁共研为糊状，每晚涂于肛门处，外用纱布敷盖，连用5日为一个疗程。用于痔疮肿痛。

⑰ 黄连15g。共研为细末，装入胶囊，一次1.5g，一日3次，开水冲服。用于急、慢性胆囊炎；黄连15g。置100mL50%的酒精内，浸泡40小时后，取药液涂擦患处。用于皮肤瘙痒。

⑱ 黄连15g，猪苦胆1个。将黄连研为细末，装入猪苦胆内，用纱布包裹苦胆，温水泡10分钟后，外敷阴部，一日2~3次。用于阴痒。

⑲ 黄连3g，蓖麻油9g。将黄连研为细末，与蓖麻油共调匀。涂抹患处。用于奶癣。

⑳ 黄连10g，潞党参10g，枇杷叶15g，桑白皮10g，黄柏10g。药加水共煎熬三次，合并滤液，分成3份，一日1剂，每次服用1份。适用于肺经风热所致的粉刺丘疹呈红色或有痛痒者。

㉑ 黄连、当归各10g，生地黄、丹皮各12g，升麻10g。一日1剂，水煎服。亦可加青黛。用于治疗黄褐斑。

㉒ 黄连3g，鹿角霜6g，炮姜6g，陈皮6g，半夏6g，肉桂9g，炒谷芽9g。共研为细末，一次6g，一日1次，开水冲服。用于噎膈，反胃，消化不良。

㉓ 黄连8g，连翘10g，鸡内金10g，红豆蔻5g。水煎服，一日1剂，分3次服用。用于胃溃疡。

㉔ 黄连60g，煅牡蛎60g，丁香6g。共研为细末，一次3g，一日2次，开水冲服。用于胃痛，吐酸。

㉕ 黄连30g，黄芩30g，大黄30g，棕榈炭30g，白茅根30g，丹皮30g，荷叶30g。将上药分别炒焦（棕榈炭除外），共研为细末，一次15g，一日3次，温开水送服。用于吐血。

㉖ 黄连10g，陈皮10g。切成小块，一起置入茶杯内，倒入刚沸的开水，盖严杯盖，浸泡15分钟左右即可代茶饮，可反复加入沸水浸泡数次，直至无味，每日3~5杯，10日为一个疗程，连服1~6个疗程。用于治疗慢性胃炎。

㉗ 生黄连粉适量。将黄连粉混于150mL温水中灌肠用。用于治疗溃疡性结肠炎。

㉘ 黄连65g。研成细末，置烧瓶中，加水至2000mL，煮沸3次，每次15分钟，冷却备用。使用时取药液适量，注入小瓷杯中，将患指伸入浸泡，以药液浸没全部病灶为度。一日1次，每次1~3小时。用于治疗指骨骨髓炎。

㉙ 黄连、生马钱子各适量。用白酒浸泡数日后，外擦患处。用于治疗脱骨疽，各种毒疮，小儿痱子。

㉚ 黄连15g，冰片1g，75%乙醇100mL。将前3味制成醇浸滴耳液。先将3%过氧化氢溶液冲洗外耳道，拭净，将滴耳液滴入患耳，一日2次，一次2滴，至痊愈。用于治疗中耳炎。

㉛ 黄连3g，冰片1.5g。共研为细粉，取少许吹入患耳内，一日3次。用于中耳炎。

㉜ 黄连10g，硼砂1.5g。先将黄连研为细末，加开水浸泡5分钟后，取药液，再加入硼砂溶化调匀，用棉签蘸药液涂眼睑，一日3次。用于结膜炎。

㉝ 黄连3g，黄柏3g，青黛3g，人中白3g，硼砂1g，枯矾1g。将上药共研为细粉，取少许撒患处，一日3次。用于口疮。

㉞ 黄连10g，大黄10g，明矾10g。水煎，取汁含漱，一日数次。用于牙痛。

㉟ 黄连9g，黄柏9g，雄黄3g，甘草3g。水煎浓汁，含漱，一日3～5次。用于牙周炎，牙龈出血。

㊱ 蜜炙黄连6g，白僵蚕3g。共研为细末。撒于舌上，涎出即好。用于治疗重舌，木舌。

㊲ 黄连、白及各等分。将二药焙干，研末混匀，消毒后备用。治疗时将药粉黏附于凡士林纱布条或纱球上，采用鼻腔或后鼻孔填入，48小时后取出，若出血则再次填塞。用于治疗鼻衄。

㊳ 黄连粉适量。1日4～6次，内服，每次0.6g。用于治疗白喉。

㊴ 黄连3g，肉桂2g，灯心草适量。水煎服。用于失眠。

㊵ 黄连3g，龙胆草3g，桔梗3g，姜生适量。水煎服。用于小儿惊风。

㊶ 黄连1.5g，儿茶1.5g。共研为细末，用梨汁冲服。用于小儿流涎。

㊷ 黄连3g，灯心草3g，薄荷3g，淡竹叶少许。水煎服。用于小儿夜啼。

㊸ 黄连、芦荟各等分。共研为细末。每次用蜂蜜水送服1.5g。用于治疗小儿口疳。

㊹ 黄连2g，姜生5g，甘草5g。将姜生和甘草切成小碎块，一起置入茶杯内，倒入刚沸的开水，盖严杯盖，浸泡15分钟左右即可代茶饮，可反复加入沸水浸泡数次，直至无味，每次欲吐时泡服1剂。用于恶心呕吐，甚者呕吐频作，胃中隐痛等。

㊺ 黄连30g，天花粉135g，薏苡仁150g，茯苓125g，知母90g，麦冬60g。将方中各药装入猪肚子内，蒸熟后将其焙干，研为细末，制丸如梧桐子大，一次20丸，一日2次，开水送服。用于糖尿病。

㊻ 黄连21g。水煎，空腹时温服，小儿减量。用于治疗心经实热。

本品苦寒易伤脾胃，故脾胃虚寒者慎用。

加工制作 ┈┈┈┈┈┈┈┈┈┈┈┈┈┈┈┈┈┈┈┈┈┈┈┈┈┈┈┈┈┈┈

①酒黄连：取黄连片，用酒拌匀，闷润至透，于锅内文火炒干，摊凉即得。100公斤黄连，酒用量为12.5公斤。②姜黄连：取黄连片，用姜汁拌匀，闷润至透，于锅内文火炒干，摊凉即得。100公斤黄连，姜生用量为12.5公斤；干姜用量为4公斤。③萸黄连：取吴茱萸，加水，置锅内煎煮约半小时，捞出吴茱萸，将药汁拌入黄连片，闷润至透，文火炒干，摊凉即得。黄连每100公斤用吴茱萸10公斤。

保存条件 ┈┈┈┈┈┈┈┈┈┈┈┈┈┈┈┈┈┈┈┈┈┈┈┈┈┈┈┈┈┈┈

置通风干燥处。

77 黄　精

黄精味甘且性平　归脾归肺又归肾

健脾益气治虚弱　润肺益肾能填精

黄精又名龙衔、白及、免竹、垂珠、鸡格、米脯、菟竹、鹿竹、重楼、救穷、戊己芝、萎蕤、苟格、马箭、气精、黄芝、姜生、米铺、懒姜、野仙姜、山姜生、野姜生、土灵芝、老虎姜、山捣白、鸡头参、玉竹黄精、白及黄精、仙人余粮，为百合科植物滇黄精、黄精或多花黄精的干燥根茎。滇黄精主产于云南、贵州、广西等地，黄精主产于河北、内蒙古、陕西等地，多花黄精主产于贵州、湖南、云南、安徽、浙江等地。

药材识别

根据其外形不同分为：

①鸡头黄精：呈不规则的圆锥形，常有一至数个粗短的突起或分枝，头大尾细，形似鸡头，长3~10cm，直径0.5~1.5cm。表面黄白色至黄棕色，半透明，全体有细纵皱纹及稍隆起呈波状的环节，地上茎痕呈圆盘状，中心常凹陷，根痕多呈点状突起。质坚脆，断面淡棕色，稍带角质，并有多数黄白色点状筋脉（维管束）。气微，味甜，有黏性。

②姜形黄精：呈结节状，分枝粗短，形似姜生，长2~18cm，宽2~4cm，厚1~2.5cm。表面黄棕色至暗棕色，较粗糙，有明显突起的须根痕。凹陷的圆盘状茎痕大而突出。质坚硬。

③大黄精：呈肥厚块状或串珠状，长至10cm以上，宽3~6cm，厚2~3cm。表面淡黄色至黄棕色，有不规则皱纹及须根痕，每个结节有凹陷的圆盘状茎基，习称"鸡眼"。质坚硬而韧，不易折断，断面淡黄色至黄棕色，半透明。微带焦糖气，味甜，有黏性。

均以块大、肥润、色黄、断面透明者为佳。

....

一般均为统货。分内蒙古、辽宁统货，江苏生统、熟统等规格。

作用用途 ....

黄精具有补气养阴、健脾、润肺、益肾的功效。主要用于脾胃虚弱、体倦乏力、口干食少、肺虚燥咳、精血不足、内热消渴等。因其滋补强壮作用，也用于病后体弱、营养不良，为药膳食疗养生的佳品，还能和颜悦色，乌须发，可作美容用。

现代临床上还用于治疗肺结核、低血压、高脂血症、中毒性耳聋、手足癣、蛲虫病等。

用法推荐 ....

① 医师处方用。内服：煎汤，10～15g，鲜品30～60g；或入丸、散，熬膏。外用：煎汤洗；熬膏涂；或浸酒搽。

② 鲜黄精60g，冰糖30g。开水炖服，或黄精15～30g，炖猪肉食之。用于肺结核。

③ 黄精500g，玉竹200g，百部250g，白及250g。共研为细末，炼蜜为丸，每丸重9g，一次1丸，一日3次，开水送服。用于肺结核咳血、咯血。

④ 黄精500～1000g，党参500g，枸杞子500g。先将后两味药水煎取汁，再将黄精切片，蒸透，置药汁中，待吸净药汁后再次蒸透，取出放入蜂蜜中，15天后早、晚各服黄精片10g。用于肺结核（阴虚型）。

⑤ 黄精15～30g，糯米100g。先将黄精煮汁，浓缩后除去药渣，同糯米一起煮，粥熟后加白糖适量调味服用。对脾胃虚弱、干咳无痰、肺痨咳血等有滋补作用。

⑥ 黄精10g，冰糖适量。将黄精切成小碎块，与冰糖一起置入茶杯内，倒入刚沸的开水，盖严杯盖，浸泡20分钟左右即可代茶饮，可反复加入沸水浸泡数次，直至无味，每日上午和晚上各泡服1剂。用于肺结核恢复期，症见干咳无痰，潮热盗汗，神疲乏力，口干舌燥等。

⑦ 黄精9g，党参9g，大枣5枚，猪肘750g。先将黄精切成薄片、党参切成短节用纱布包好，猪肘子洗净于沸水中焯去血水，捞出；再将药包、大枣、猪肘、葱段和姜片各15g一起放入锅内，注入适量清水，置武火上烧沸，撇净浮沫，改文火继续煨至猪肘熟烂，除去药包即可食用。用于脾胃虚弱、饮食不振、肺虚咳嗽、病后体虚等。

⑧ 黄精250g，熟地25g，猪肉100g。共炖熟，食盐调味，食肉喝汤，一日1剂，分2次服。用于糖尿病。

⑨ 黄精200g，熟地30g，绿豆60g，猪肋条肉500g。共炖熟，食盐调味，食肉喝汤，一日2次，服量酌定。用于糖尿病。

⑩ 黄精30g，瓜蒌30g，羊奶适量。将前两味药研为细末，用羊奶调和为丸，一次5g，一日3次，开水冲服。用于糖尿病。

⑪ 黄精20g，玉竹15g，枸杞子15g。水煎服，一日1剂。对老年糖尿病且体质消瘦者有良好效果。

⑫ 黄精20g，何首乌30g。水煎服，连服20～30剂。用于须发早白。

⑬ 黄精25g，黑芝麻25g，枸杞子25g，大米100g。将药、米分别淘洗干净，共煮成粥，分早、晚两次吃。用于治疗肾虚血亏引起的须发早白、脱发不生。

⑭ 黄精30g，阿胶20g。黄精水煎取汁，兑阿胶烊化服。用于崩漏。

⑮ 黄精30g，瘦猪肉500g。共炖至熟，食盐调味，饮汤食肉及黄精。用于病后体虚。

⑯ 黄精30g，枸杞子30g，苍术30g，天冬20g，松叶40g，白酒1500g。前五药共捣碎，用纱布包好，置白酒中浸泡（每日搅拌一次）7日后，取药酒，空腹温饮，每次30～60mL，每日早、晚各服1次。用于润养五脏，延年益寿。久服健身，治头晕目眩、腰膝不利、食少纳呆、体倦乏力等。

⑰ 黄精300g，何首乌150g，枸杞子150g，酸枣仁150g，白酒3000g。将黄精和何首乌切碎，与枸杞子、酸枣仁用纱布包好，密封浸泡于白酒中，每隔5日搅拌一次，60天后即可饮用，每次20mL，每日早、晚各服1次。用于头晕失眠、食欲不振、腰腿酸痛无力、年老体衰等。

⑱ 黄精15～30g，粳米100g，白糖适量。先煎黄精去滓取浓汁。同粳米煮粥，粥成后加入白糖即可。黄精具有补气养阴，健脾的作用。此粥适用于脾胃虚弱、体倦乏力、口干食少等症。

⑲ 黄精5g，枸杞子5g。将黄精切成小碎块，与枸杞子一起置入茶杯内，倒入刚沸的开水，盖严杯盖，浸泡20分钟左右即可代茶饮，可反复加入沸水浸泡数次，直至无味，每日上午和晚上各泡服1剂。用于虚劳精亏，筋骨失养而致的腰脊酸痛无力、须发早白、头晕眼花、遗精滑精等。

⑳ 黄精10g，米酒20g。将黄精切成小碎块，置入茶杯内，倒入刚沸的开水，盖严杯盖，浸泡20分钟左右即可服用，饮用时，先将米酒溶入药液中再饮之，可反复加入沸水浸泡数次，直至无味，最后将药嚼食之，每日上午和晚上各泡服1剂。用于须发早白、腰膝酸软、失眠健忘、头晕乏力等。

㉑ 黄精5g，党参5g，山药5g，红茶1g。将黄精、党参和山药切成小碎块，与红茶一起置入茶杯内，倒入刚沸的开水，盖严杯盖，浸泡20分钟左右即可代茶饮，可反复加入沸水浸泡数次，直至无味，每日上、下午各泡服1剂。用于虚劳

证，症见气短乏力、神疲倦怠、食少纳差、大便清溏、面色无华等。

㉒ 黄精5g，麦冬5g，熟地5g，天花粉5g。将各药切成小碎块，一起置入茶杯内，倒入刚沸的开水，盖严杯盖，浸泡20分钟左右即可代茶饮，可反复加入沸水浸泡数次，直至无味，每日上、下午各泡服1剂。用于消渴证，症见口干口渴、引饮无度、头晕神疲、腰膝酸软等。

㉓ 黄精15g，鸡血藤30g，夜交藤12g，山药18g，白术9g，五味子8g。水煎，一日1剂，分3次服。用于头晕目眩。

㉔ 黄精、党参、淮山药各50g。炖鸡食。用于治疗脾胃虚弱。

㉕ 黄精12g，枸杞子12g。水煎服，一日1剂。适用于病后体弱、贫血、神经衰弱、精神萎靡等。

㉖ 黄精15g，党参15g，拳参15g。水煎，一日1剂，分3次服。用于神经衰弱。

㉗ 黄精适量。洗净，加水煎熬去渣，加糖，再掺以糖浆制成100%糖浆（每1mL含黄精1g），一次10mL，一日3次，4周为一个疗程。用于治疗白细胞减少症。

㉘ 黄精20g，当归12g，鸡蛋2个。黄精、当归水煎，再将鸡蛋煮熟去壳，放入药汤再煮，饮汤吃蛋。常服用。用于治疗血虚、面色焦黄无光泽。

㉙ 黄精15g，黄芪15g，枸杞子15g。水煎，一日1剂，随意服。用于悦颜色，长精神，延年益寿。

㉚ 酒炙黄精50g。一日1剂，水煎服。用于贫血。

㉛ 黄精250g，黑豆60g。煮食之。常服用。用于治疗肾虚腰痛。

㉜ 黄精200g，米酒1000g。浸泡1周后饮用。能强壮身体，益精补血，健腰壮阳。

㉝ 黄精15g，韭菜根30g，猪肉适量。共炖熟，食盐调味，一日分2次，食猪肉喝汤。用于阳痿。

㉞ 黄精、枸杞子各1000g。洗净黄精，烘干研碎，与枸杞子和匀，阴干，研为细粉，炼蜜为丸如梧桐子大。每次服30～50丸，空腹时用温酒送下。用于助气固精，保镇丹田。

㉟ 黄精20g，夏枯草15g，益母草15g，车前草15g，豨莶草15g。一日1剂，水煎代茶饮。高血压属中医眩晕病证，多由脾肾不足、肝阳偏亢所致，为虚实挟杂之证。本方能补脾、平肝、通络以降血压，宜于脑血管硬化、肾病水肿兼有高血压者。现代药理研究表明，方中黄精、夏枯草、益母草均有良好的降压作用；益母草、车前草又有良好的利尿作用，故又可通过利尿而降压。

㊱ 黄精30g，山楂25g，何首乌15g。水煎服，一日1剂。用于治疗动脉粥样硬化。

㊲ 黄精20g，黄芪20g，山药10g，白芍10g，大米100g。先将中药洗净加水煎煮，约20分钟后，将药水倒出备用；将大米加水，煮至八成熟，再将煮好的药水倒

入粥中，继续煮至米烂粥熟为止。每日服 1~2 次。用于身倦、乏力、气短、纳差等，如疲劳综合征、贫血、心脏供血不足等。

38 黄精 25g，昆布 25g，柏子仁 25g，菖蒲 15g，郁金 15g，延胡索 10g，山楂 40g。水煎服。用于冠心病，心绞痛。

39 黄精 30g，党参 30g，炙甘草 10g。水煎炖服，一日 1 剂。用于低血压。

40 黄精 25g，丹参 30g，糯稻根须 25g。一日 1 剂。水煎服。用于治疗慢性肝炎，疲乏无力，腹胀不适，胃口不好，尿量减少，汗多口干。

41 蔓菁子 500g（以水淘净），黄精 1000g（和蔓菁子蒸九次）。共研为散。一日 3 次，早饭前用粥下 6g，中、晚饭后用温开水再调服 6g。用于补肝气，明目。

42 黄精 1000g，煨大枣 120~180g。焙干研末，炼蜜为丸如黄豆大。每次 6g，一日 3 次，开水调服。用于治疗小儿五迟、五软。

43 黄精 30g，蜂蜜 30g。开水炖服。用于小儿下肢痿软。

44 黄精 40g，白酒 1000g。将黄精切片，用纱布包好，密封浸泡入白酒中，每隔 3 日搅拌一次，一个月后酌量饮用。用于病后体虚血少，筋骨软弱，风湿疼痛等。

45 黄精 4500g，黑豆 500g，白糖 500g。制成每 1mL 含黄精 1g 的糖浆。一次 20mL，开水冲服。25 天为一个疗程。用于治疗近视程度不深的近视眼。

46 黄精 10g，黑豆 5g。水煎服，一日 2 次，服前加黄酒 10mL。用于学生近视眼。

47 黄精 30g，白芷 10g，生甘草 10g，细辛 3g。水煎服。用于虚火牙痛。

48 酒炙黄精 15g，干姜 10g。水煎服。用于胃脘痛。

49 黄精 24g，冰糖 30g。炖服。用于蛲虫病。

50 黄精 100g。切成薄片，用 75% 酒精 250mL、米醋 150mL，制成黄精醇醋液，外擦患处，一日 3 次。用于手足癣。

51 鲜黄精 60g。捣碎，用 75% 的酒精 200mL 浸泡 24 小时，取药酒擦患处。用于足癣。

52 黄精 30g，丁香 10g，百部 10g。煎水外洗，一日 2 次。用于治疗足癣、体癣。

53 黄精 100g。加 75% 的乙醇 250mL，密闭浸泡半月，过滤取汁，与普通米醋 150mL 和匀即成黄精醇醋液。用时将患处用温水洗净，擦干，以棉签蘸药液涂擦患处，一日 3 次。用于治疗手足癣。

54 黄精 12g，藿香 30g，大黄 12g，黑矾 12g。共捣为粗末，用米醋 1000g 浸泡，3 日后以药液浸洗患处，一日 2 次，一次半小时。用于手足癣。

使用注意

本品滋腻，易助湿滞气。凡脾虚有湿，咳嗽痰多，中寒便溏及痞满气滞者不宜用。

酒黄精：取原药材，洗净，用黄酒拌匀，置一能密闭的容器中，至酒被吸尽。或置适当容器内，蒸至色黑，内滋润为度。取出，晒至外表稍干时，切厚片，干燥即得。黄精每100公斤，用黄酒20公斤或白酒10公斤。

置通风干燥处，防蛀、防霉。

78 菟丝子

菟丝子辛甘性平　归肝归脾又归肾
明目安胎还止泻　补益肝肾能固精

菟丝子又名吐丝子、菟丝实、黄丝子、黄藤子、黄萝子、龙须子、萝丝子、黄网子、豆须子、缠龙子、菟丝饼、无娘藤米米，为旋花科植物菟丝子的干燥成熟种子。主产于江苏、辽宁、吉林、河北、山东、河南等地。

药材识别

呈类圆形或卵圆形，直径 1 ~ 1.5mm。表面灰棕色或黄棕色，微粗糙。扩大镜观察表面有细密的深色小点，一端有微凹的线形种脐。质坚硬，不易被指甲压碎。用开水浸泡，表面有黏性，加热煮至种皮破裂时露出白色卷旋状的胚，形如吐丝。气微，味淡。

规格标准

统货。分山东、江苏、东北、河南统装及饼统等规格。

作用用途

菟丝子具有滋补肝肾、固精缩尿、安胎、明目、止泻的功效。主要用于阳痿遗精、尿有余沥、遗尿尿频、腰膝酸软、目昏耳鸣、肾虚漏胎、胎动不安、脾肾虚泻；外治白癜风等。本品取其汁可用于美容祛斑。

现代临床上还用于防止小儿呼吸道反复感染、神经衰弱、男子不育症、女子黄体不健的不孕症、乳腺增生症、前列腺增生、前列腺炎等。

用法推荐

❶ 医师处方用量。内服：煎汤，6 ~ 15g；或入丸、散。外用：炒研调敷。

❷ 菟丝子150g，淫羊藿150g。共研为末，一日3次，每次用黄酒送服5g。20天为一个疗程。同时配合自我按摩会阴及阴部，先自左向右，再自右向左，反复按摩10次，每日按摩3遍；再配合用川芎、细辛各15g，煎水坐浴，每次20分钟，每晚1次。治疗期间禁房事3个月。用于治疗阳痿。

❸ 菟丝子10g，五味子10g，覆盆10g，车前子10g，枸杞子10g，山药10g。一日1剂，水煎分2～3次服。用于阳痿，遗精。

❹ 菟丝子30g，五味子30g，白酒500g。浸泡7日后，一次20～30mL，一日2～3次。用于健身益寿，并治肝肾不足之腰痛、眩晕、遗精等。

❺ 菟丝子50g，红糖60g。先将菟丝子捣碎，加水取汁，再加入红糖冲溶和匀，当茶饮。一日数次，30天为一个疗程。用于肾虚所致的精液异常、精液量不足、早泄、腰膝酸软等症。

❻ 菟丝子5g，枸杞子5g，车前子5g，覆盆子5g，五味子5g。将覆盆子和五味子捣成碎块，与其他一起置入茶杯内，倒入刚沸的开水，盖严杯盖，浸泡20分钟左右即可代茶饮，可反复加入沸水浸泡数次，直至无味，每日晚睡觉前泡服1剂。用于男性性功能失调。症见遗精滑精，阳痿早泄，或举而不坚，头目昏花，腰酸乏力等。

❼ 菟丝子100g，枸杞子100g，肉苁蓉60g（切片），牛鞭1000g，狗鞭100g，羊肉1000g，肥母鸡500g，花椒6g，老姜片15g，葱白段20g，绍酒50g。牛鞭先用温水反复浸泡，发涨去净表皮，顺尿道对剖成两块，用清水洗净再以冷水漂30分钟；狗鞭用油酥炮，以温水浸泡30分钟，刷洗干净；羊肉洗净后再入沸水中焯去血水，入凉水内漂洗；菟丝子、枸杞子和肉苁蓉片用纱布袋装好。牛鞭、狗鞭、羊肉共置锅中烧开，撇去浮沫，放入花椒、老姜片、葱白段、绍酒及母鸡肉，再烧沸后，改移文火上，煮至六成熟时，用纱布滤去汤中花椒、姜、葱，再置火上，药包放入汤中同时煨炖，至牛鞭、狗鞭熟烂时，取出牛鞭、狗鞭、羊肉，牛鞭切成3cm长条，狗鞭切成1cm长节，羊肉切片，鸡肉捞出备用。把切好的肉分装成碗，再将原汤加入碗中，加食盐和猪油调味即可食用。药渣不用。用于肾阳不足，精血亏损的阳痿、早泄、遗精、形寒畏冷、神疲乏力，以及妇女少腹虚寒、宫冷不孕等证。

❽ 酒菟丝子60g，五味子30g。共研为细末，炼蜜为丸如梧桐子大，每次服70丸，空腹时用酒或盐汤送下。用于治疗精气不足，肾水涸燥，咽干多渴，耳鸣头晕，目视昏，面色黧黑，腰膝疼痛，脚膝酸弱，屡服药不得痊者。

❾ 酒菟丝子60g，麦冬60g（去心）。共研为细末，炼蜜为丸如梧桐子大，每次服70丸，空腹时用盐汤送下。用于治疗心肾不足，精少血燥，心下烦热，怔忡不安，或口干生疮，目赤头晕，小便赤浊，五心烦热，多渴引饮，及精虚血少，

不受峻补者。

⑩ 菟丝子150g，白茯苓90g，石莲子（去壳）60g。共研为细末，酒煮糊为丸如梧桐子大，每次服30丸，空腹时用盐汤送下。用于治疗心气不足，思虑太过，肾精虚损，真阳不固，溺有余沥，小便白浊，梦寐频泄。常服镇益心神，补虚养血，清小便。

⑪ 菟丝子150g（酒浸三日，曝干，别捣为末），车前子30g，熟地黄90g。共研为细末，炼蜜为丸如梧桐子大。每日早、晚空腹时以温酒送服30丸。用于治疗肝肾俱虚，眼常昏花。

⑫ 菟丝子5g，覆盆子5g。将覆盆子捣碎，与菟丝子一起置入茶杯内，倒入刚沸的开水，盖严杯盖，浸泡20分钟左右即可代茶饮，可反复加入沸水浸泡数次，直至无味，每日晚睡觉前泡服1剂。用于遗尿或小便失禁，症见小便清长而频数，肢冷畏寒，腰膝酸软等。

⑬ 菟丝子5g，茯苓5g，莲子5g，泽泻5g。茯苓、泽泻和莲子切成小碎块，与菟丝子一起置入茶杯内，倒入刚沸的开水，盖严杯盖，浸泡20分钟左右即可代茶饮，可反复加入沸水浸泡数次，直至无味，每日上午和晚上各泡服1剂。用于前列腺炎，症见小便浑浊如米泔，点滴难下，小腹坠胀等。

⑭ 菟丝子5g，石菖蒲5g，远志5g，熟地5g。石菖蒲、远志和熟地切成小碎块，与菟丝子一起置入茶杯内，倒入刚沸的开水，盖严杯盖，浸泡20分钟左右即可代茶饮，可反复加入沸水浸泡数次，直至无味，每日上午和晚上睡前各泡服1剂。用于健忘证，症见记忆力减退，失眠多梦，头晕脑涨，精力不足等。

⑮ 菟丝子5g，枸杞子5g，车前子5g，熟地5g。将熟地切成小碎块，与其他一起置入茶杯内，倒入刚沸的开水，盖严杯盖，浸泡20分钟左右即可代茶饮，可反复加入沸水浸泡数次，直至无味，每日上、下午各泡服1剂。用于肝肾不足，精血不养瞳仁的目昏目暗、视力减退、视物昏花等。

⑯ 菟丝子30g。水煎至300mL，一日1剂，分2次服。连服3个月为一个疗程。用于治疗隐匿性肾炎。

⑰ 菟丝子20～30g。一日1剂，水煎分2～3次服。用于多梦。

⑱ 酒菟丝子15g，炙桑螵蛸15g，泽泻适量。共研为细末，炼蜜为丸如梧桐子大。每次空腹时以清米汤送服30丸。用于治疗膏淋。

⑲ 菟丝子、车前子各等分。共研为细末，炼蜜为丸，饭后服1丸。用于治疗小便淋涩。

⑳ 菟丝子40g，芡实25g，海螵蛸20g（冲细）。一日1剂，水煎分3次服。用于白带过多。

㉑ 菟丝子15g，白术15g，桑叶15g，桑寄生9g。水煎服。用于滑胎。

㉒ 菟丝子50～80g。一日1剂，水煎服。用于月经期劳累过度引起的血崩。

㉓ 菟丝子15g，熟地12g，当归12g，白芍12g，山药15g，茯苓10g，荆芥炭10g，柴胡9g。一日1剂，水煎分3～4次服。用于月经先后无定期。

㉔ 菟丝子5g，白术5g，续断5g。白术和续断切成小碎块，与菟丝子一起置入茶杯内，倒入刚沸的开水，盖严杯盖，浸泡20分钟左右即可代茶饮，可反复加入沸水浸泡数次，直至无味，每日上、下午各泡服1剂。用于胎动不安或漏胎，即妊娠2至3个月出现动红下血。

㉕ 菟丝子5g，阿胶5g。一起置入茶杯内，倒入刚沸的开水，盖严杯盖，浸泡20分钟左右即可代茶饮，饮用时，先用汤匙搅拌药液，使阿胶完全溶化后再饮，每日上、下午各泡服1剂。用于胎动不安或习惯性流产。

㉖ 菟丝子60g，粳米100g，白糖适量。将菟丝子捣碎，加水取汁去渣，加入粳米煮粥，粥成后加入白糖（不喜甜食者可加少量食盐调味）。此粥可用于习惯性流产的饮食治疗。

㉗ 炒菟丝子120g，桑寄生60g，川续断60g，阿胶60g。除阿胶外，其余共研为细末，水化阿胶和为丸，每丸重（干足）0.3g，一日2次，每次用温开水送服20丸。气虚者，加人参60g。大气陷者，加生黄芪90g。食少者，加炒白术60g。凉者，加炒补骨脂60g。热者，加生地60g。用于治疗滑胎。

㉘ 菟丝子10g。煎汁，冰糖调服代茶饮。用于消渴不止。

㉙ 菟丝子15g。将菟丝子捣碎后用纱布包入沸水，冲泡代茶饮。能滋补肝肾。适用于肝肾两虚、腰酸乏力的糖尿病日久患者。

㉚ 菟丝子12g，菊花12g，天麻12g，枸杞子9g。共研为细末，炼蜜为丸，每次9g，一日2次，开水冲服。用于肝肾不足型眩晕。

㉛ 菟丝子20g，何首乌20g，鸡蛋2只。共加水煮熟，一日分2次，食蛋喝汤。用于眩晕。

㉜ 菟丝子30g，棕榈根30g，金樱子根30g，大枣30g，何首乌12g，升麻10g。一日1剂，水煎分3～4次服。用于子宫脱垂，腰痛。

㉝ 菟丝子10g，枸杞子10g，覆盆子10g，五味子10g，补骨脂10g。一日1剂，水煎分3次服。用于小儿遗尿。

㉞ 菟丝子10g，全当归15g，旱莲草25g，何首乌25g，大枣4枚。加水共煮，一日1剂，早、晚各服一碗，连服1个月。用于乌须发，治白发者。

㉟ 菟丝子适量。绞取汁涂之。用于治疗面上粉刺。

㊱ 菟丝子25g。煎汤，洗患处。用于漆疮。

㊲ 菟丝子250g。捣碎，置500g白酒内浸泡7日后，取药液涂擦患处，一日3次。用于白癜风。

㊳ 菟丝子15g，木贼15g，白蒺藜9g，青葙子9g。一日1剂，水煎分3~4次服。用于沙眼。

㊴ 菟丝子30g，肉苁蓉30g，枸杞子25g，珍珠母30g，磁石40g，麻雀肉100g。先将五味药共研为细末，同麻雀肉共调匀，蒸熟，焙干，再研为细末，一次6g，一日3次，温开水送服。用于白内障。

㊵ 酒炙菟丝饼10g，鸡蛋1只。菟丝子研细粉，调入鸡蛋中煎食之。用于肝血不足，视物模糊。

使用注意

阴虚火旺、大便燥结、小便短赤者不宜服用。

加工制作

酒炙菟丝饼：取净菟丝子置锅内，加适量水煮至开裂，不断翻动，待水被吸尽呈糊状时，加入黄酒拌匀，取出压成大片，切成长方块（长约2cm、宽约1.5cm、厚约1cm），干燥。

菟丝子每100公斤用黄酒15公斤或白酒15公斤。

保存条件

置通风干燥处，防蛀、防霉。

79 菊花

菊花味甘苦微寒　既归肺经又归肝
疏风散热能明目　清热平肝除晕眩

菊花又名节华、日精、女节、女华、女茎、更生、周盈、阴成、金精、金蕊、药菊、甘菊、真菊、白菊、亳菊、滁菊、贡菊、怀菊、祁菊、川菊、白菊花、杭白菊、白茶菊、黄菊花、杭黄菊、黄甘菊、甜菊花、馒头菊、簪头菊、傅延年，为菊科植物菊的干燥头状花序。主产于安徽、河南、浙江、山东等地。按产地和加工方法不同分为亳菊、滁菊、贡菊、杭菊等。以安徽所产亳菊、滁菊最负盛名。

药材识别

①亳菊：呈倒圆锥形或圆筒形，有时压扁呈扇形，直径 1.5～3cm，离散。总苞碟状；总苞片 3～4 层，卵形或椭圆形，草质，黄绿色或褐绿色，外面被柔毛，边缘膜质。花托半球形，无托片和托毛。舌状花数层，雌性，位于外围，类白色，劲直上举，纵向折缩，散生金黄色腺点；管状花多数，两性，位于中央，为舌状花所隐藏，黄色，顶端 5 齿裂。瘦果不发育，无冠毛。体轻，质柔润，干时松脆。气清香，味甜，微苦。

②滁菊：呈不规则球形或扁球形，直径 1.5～2.5cm。舌状花白色，不规则扭曲，内卷，边缘皱缩，有时可见淡褐色腺点；管状花大多隐藏。

③贡菊：呈扁球形或不规则球形，直径 1.5～2.5cm。舌状花白色或类白色，斜升，上部反折，边缘稍内卷而皱缩，通常无腺点；管状花少，外露。

④杭菊：呈碟形或扁球形，直径 2.5～4cm。常数个相连成片。舌状花类白色或黄色，平展或微折叠，彼此粘连，通常无腺点；管状花多数，外露。

均以花朵完整、颜色新鲜、气清香、味甜、微苦、少梗叶者为佳。

规格标准

品别	等级	标准
亳菊花	一等	干货。呈圆盘或扁扇形。花朵大、瓣密、苞厚、不露心，花瓣长宽，白色，近基部微带红色。体轻，质柔软。气清香，味甘微苦。无散朵、枝叶、杂质、虫蛀、霉变
	二等	干货。呈圆盘或扁扇形。花朵中个，色微黄，近基部微带红色。气芳香，味甘微苦。无散朵、枝叶、杂质、虫蛀、霉变
	三等	干货。呈圆盘或扁扇形。花朵小，色黄或暗，间有散朵。叶棒不超过5%。无杂质、虫蛀、霉变
滁菊花	一等	干货。呈绒球状或圆形（多为头花）。朵大色粉白，花心较大，黄色。质柔。气芳香，味甘微苦。不散瓣，无枝叶、杂质、虫蛀、霉变
	二等	干货。呈绒球状圆形（即二水花）。色粉白。朵均匀，不散瓣。无枝叶、杂质、虫蛀、霉变
	三等	干货。呈绒球状，朵小、色次（即尾花）。间有散瓣、并条，无杂质、虫蛀、霉变
贡菊花	一等	干货。花头较小，圆形，花瓣密、色白，花蒂绿色，花心小、淡黄色、均匀不散朵，体轻、质柔软。气芳香，味甘微苦。无枝叶、杂质、虫蛀、霉变
	二等	干货。花头较小，圆形色白，花心淡黄色，朵欠均匀。气芳香，味甘微苦，不散朵。无枝叶、杂质、虫蛀、霉变
	三等	干货。花头小，圆形色白，花心淡黄色，朵不均匀。气芳香，味甘微苦。间有散瓣。无枝叶、杂质、虫蛀、霉变
药菊	一等（怀菊、川菊、资菊）	干货。呈圆盘或扁扇形。朵大、瓣长、肥厚。花黄白色，间有浅红或棕红色。质松而柔。气芳香，味微苦。无散朵、枝叶、杂质、虫蛀、霉变
	二等	干货。呈圆盘或扁扇形。朵较瘦小，色泽较暗。气芳香，味微苦。间有散朵。无杂质、虫蛀、霉变
杭白菊	一等	干货。蒸花呈压缩状。朵大肥厚，玉白色。花心较大、黄色。气清香，味甘微苦。无霜打花、浦汤花、生花、枝叶、杂质、虫蛀、霉变
	二等	干货。蒸花呈压缩状。朵大厚，较小、玉白色。花心黄色、气清香，味甘微苦。无霜打花、浦汤花、枝叶、杂质、虫蛀、霉变
	三等	干货。蒸花呈压缩状。朵小、玉白色。花心黄色、气清香，味甘微苦。间有不严重的霜打花和浦汤花。无枝叶、杂质、虫蛀、霉变
汤菊花	一等	干货。蒸花呈压缩状。朵大肥厚，亮黄色。气清香，味甘微苦。无严重的霜打花、浦汤花、生花，无枝叶、杂质、虫蛀、霉变
	二等	干货。蒸花呈压缩状。花朵小，较瘦薄、黄色。气清香，味甘微苦。间有霜打花和浦汤花。无黑花、枝叶、杂质、虫蛀、霉变

备注：菊花的产区较多，花形各异，所定的规格标准，是按照花形不同结合传统名称制定的。新产区产品，符合哪个品种，即按哪个品种规格分等。

作用用途

菊花具有散风清热、平肝明目的功效。主要用于风热感冒、头痛眩晕、目赤肿痛、眼目昏花等。本品又能清热解毒，用于疗痈肿毒。本品尚有白、黄之分。亳菊、滁菊、贡菊、怀菊、祁菊、川菊、杭白菊等均属白菊花，长于平肝潜阳、明目，主治肝阳上亢证和各种目疾；黄杭菊为黄菊花类，疏散风热效力胜过白菊，主治风热外感和热毒疮肿。

现代临床上还用于治疗冠心病、高血压、高脂血症、神经官能症等。

用法推荐

1. 医师处方用量。内服：煎汤，10～15g；或入丸、散；或泡茶。外用：煎水洗；或捣烂敷。

2. 菊花3g，桑叶7.5g，杏仁6g，连翘4.5g，桔梗6g，苇根6g，甘草2.5g，薄荷2.5g。用水2份，煮取1份，一日服3次。用于治疗风热感冒，但咳，身不甚热，微渴者。

3. 菊花、排风子、甘草各30g。共捣为散，睡觉前用温水调下5g。用于治疗热毒风火上攻，目赤头旋，眼花面肿。

4. 菊花、川芎、石膏各10g。共研为末，每次服10g，清茶调服。用于治疗偏正头痛。

5. 杭菊花20g。用开水1000mL浸泡，一日分3次服用，或代茶常年饮用。2个月为一个疗程。用于治疗偏头痛。

6. 白菊花15g，苏叶20g，薄荷9g，牛蒡子10g。水煎服。用于头痛。

7. 菊花30g，桑叶30g，荷叶30g。水煎，代茶饮。用于肝阳上亢型眩晕。

8. 菊花适量。晒干，研末和米蒸作酒服。治头风眩晕。

9. 菊花12g，石决明24g，枸杞12g，桑叶9g。一日1剂，水煎分3次服。用于肝肾阴虚之头晕目眩，心烦。

10. 杭菊花10g，乌龙茶3g。沸水冲泡，代茶饮。可清肝明目。菊花性味苦凉，其气清轻上达善能平肝潜阳，清利头目；乌龙茶甘苦性凉，醒脾开胃，亦清利头目。此茶对肝阳上亢之眩晕有效。

11. 菊花10g，槐花10g，绿茶3g。共放茶杯内，冲入沸水，加盖浸泡10分钟即可。边饮边加开水，一日1剂。有平肝祛风、清火降压的作用。对早期高血压引起的头痛、头晕、目赤肿痛、眼底出血、鼻出血等效果较佳。

12. 菊花3g，槐花3g，绿茶3g。一起置入茶杯内，倒入刚沸的开水，盖严杯盖，浸泡10分钟左右即可代茶饮，可反复加入沸水浸泡数次，直至无味，一日数次。

用于肝阳上亢之头痛目胀、心烦易怒。

⑬ 菊花5g，苍耳子5g，天麻2g。先将苍耳子砸碎、天麻切成小碎块，与菊花一起置入茶杯内，倒入刚沸的开水，盖严杯盖，浸泡20分钟左右即可代茶饮，可反复加入沸水浸泡数次，直至无味，每日上、下午各泡服1剂。用于美尼尔氏综合征，症见头晕、头痛、目眩、目暗、耳鸣、恶心呕吐、如坐车船等。

⑭ 菊花5g，钩藤5g，生地5g，白芍3g。将生地和白芍切成小碎块，与其他药一起置入茶杯内，倒入刚沸的开水，盖严杯盖，浸泡20分钟左右即可代茶饮，可反复加入沸水浸泡数次，直至无味，每日上、下午各泡服1剂。用于高血压，症见头痛头胀、目眩眼花、心烦易怒、失眠多梦等。

⑮ 菊花5g，槐花3g，夏枯草10g。一起置入茶杯内，倒入刚沸的开水，盖严杯盖，浸泡15分钟左右即可代茶饮，可反复加入沸水浸泡数次，直至无味，每日上、下午各泡服1剂。用于高血压，症见头晕目眩、耳鸣耳聋、口苦、烦躁、情急易怒等。

⑯ 菊花100g，桑叶100g，金银花100g，竹叶100g，竹茹100g，灯心草50g，薄荷50g。装入布袋做枕头，具有一定的降压作用，还可缓解神经性头痛、头目眩晕、耳鸣耳聋等症状。

⑰ 菊花、金银花各24～30g（头晕明显者加桑叶12g，动脉硬化、血脂高者加山楂12～24g），混匀，分4次用沸滚开水冲泡10～15分钟后当茶饮，冲泡2次即可弃掉另换，不可煎熬。用于治疗高血压病、动脉硬化症。

⑱ 菊花12g，夏枯草15g。水煎常服。用于高血压。

⑲ 白菊花90g，桑寄生120g，草决明180g，酸枣树根皮90g。共研为细末，过80～100目筛，水泛为丸如绿豆大，一次3g，一日3次，温开水送服。用于高血压。

⑳ 菊花25g，葛粉25g，蜂蜜适量。将菊花焙干研末；葛粉加水熬成糊状，加入菊花末和蜂蜜，可经常服用。用于高血压。

㉑ 白菊花15g，白矾2g。共煎水，取汁，趁热熏洗患处，一日3次。用于睑缘炎。

㉒ 菊花50g，木贼20g，白蒺藜50g，蝉蜕20g。共研细末。一次9g，一日3次。用于眼目赤肿，昏暗羞明。

㉓ 白菊花20g。水煎，取汁，头煎内服，二煎洗患处，一日2次。用于麦粒肿。

㉔ 白菊花30g，野菊花10g，龙胆草6g，甘草5g。一日1剂，水煎分3次服，用于麦粒肿。

㉕ 黄菊花30g，桑叶30g，冰片2g。先用水煎桑叶、菊花，取汁，再加入冰片调匀，熏洗患眼，一日2～3次。用于泪囊炎。

㉖ 菊花15g，枸杞子15g，巴戟天10g，肉苁蓉10g，金银花12g。一日1剂，水煎分

3～4次服。用于泪囊炎。

㉗ 白菊花3g，草决明3g，灯心草3g，大黄3g，白蒺藜3g，竹叶3g。将上药共用水煎取药液，洗患眼，一日2～3次。用于急性结膜炎。

㉘ 菊花22g，谷精草15g，木贼15g，水煎服；或菊花9g，桑叶9g，木贼4.5g，水煎服；或鲜菊花30g，蒲公英30g，水煎服；或菊花9g，白蒺藜9g，防风4.5g，水煎服。用于急性结膜炎、风火赤眼。

㉙ 菊花10g，龙井茶3g，荷叶3g。一起置入茶杯内，倒入刚沸的开水，盖严杯盖，浸泡10分钟左右即可代茶饮，可反复加入沸水浸泡数次，直至无味。一日1剂，不拘时饮服。用于外感风热或肝火上炎所引起的赤眼病、急性结膜炎、虹膜炎、麦粒肿。

㉚ 杭菊花15g，枸杞子50g，榛子仁50g，羊肝100g。将羊肝洗净切片，同枸杞子放入砂锅内，加入榛子仁，加水适量，煮至羊肝熟，出锅前15分钟加入菊花，服食饮汤。适用于老年人视物昏花、迎风流泪。

㉛ 菊花、黄柏各15g。研细，冷开水煎煮3次合并，取药汁250～300mL，澄清待凉。此为一日剂量。用消毒不带针头注射器吸药液冲洗患眼，或用吸管吸眼液滴眼，一日5次。晚上眼前可用无菌纱布浸药液湿敷于患眼上，用胶布固定，第二日早上揭去。用于治疗天行赤眼。

㉜ 菊花、石榴皮各适量。煎汤蒸洗。用于治疗阴疮。

㉝ 菊花6g，金银花6g。水煎取液，内服外洗。用于小儿痱子、疮肿。

㉞ 白菊花120g，甘草12g。水煎，顿服，渣再煎服。用于疔毒。

㉟ 黄菊花25g，蝉蜕10g，枳实10g，大黄9g。水煎服。用于小儿风疹。

㊱ 白菊花30g，泽泻9g，煅人中白9g。先将人中白研为细末，菊花和泽泻水煎，分2次冲服煅人中白末。用于前列腺炎。

㊲ 杭菊花30，紫花地丁15g。水煎，分早、晚2次温服；或用鲜菊花叶，捣烂取汁，加入研细的冰片少许，调匀滴入耳内；或用鲜菊花叶，鲜薄荷叶各适量，洗净切碎，捣烂取汁，用时先按常规清除外耳道积脓后，将药汁滴入耳内，一日2次。用于急慢性中耳炎。

㊳ 鲜菊花叶1把，捣细，绞汁，加水代茶饮；或用鲜菊花叶1把，冰糖30g，捣碎抹于红肿疼痛处。用于齿龈炎。

㊴ 鲜菊花叶5～7片，捣烂绞汁，加入冰片末0.3～0.6g，拌匀，用棉花蘸药涂于患处。用于口腔溃疡。

㊵ 鲜菊花叶适量，揉烂塞鼻。用于鼻出血。

㊶ 菊花100g。水煎至100mL，每晚1次，保留灌肠。用于治疗溃疡性结肠炎。

㊷ 白菊花300g。加温水浸泡过夜，次日煎2次，每次30分钟，待沉淀后除去沉渣，再浓缩至500mL。一日2次，一次25mL，2个月为一个疗程。用于治疗冠心病。

㊸ 杭白菊10g（用纱布包好），鲜芦根100g，糯米50g。共煮粥，加冰糖调味。用于午后低热患者食用。

㊹ 白菊花50g，鸡冠花50g，月季花50g，大乌泡根15g，土牛膝15g。水煎，取汁，兑红糖50g和匀，一日分3次服。连服3剂。用于经闭。（大乌泡根为蔷薇科植物川梅的根；土牛膝为苋科植物柳叶牛膝的根茎及根。）

㊺ 菊花15g，白芍12g，金银花12g，柠檬酸2g，白糖适量。将前三味药同煮20分钟，取汁，加入柠檬酸、白糖即可服用。用于夏季防暑。

㊻ 菊花12g，金银花15g，桔梗10g，玄参10g，麦冬10g，木蝴蝶3g。冷水浸泡，煎汤取汁，一日1剂，3～4次服完。用于急性喉炎、喉痛咳嗽。

㊼ 菊花6g，枸杞子6g，绍兴酒200mL，蜂蜜适量。将绍兴酒浸泡菊花、枸杞子10～20日，去渣后加入蜂蜜，每日早晚各饮一小杯。用于风寒感冒。

㊽ 菊花100g，蔓荆子、侧柏叶、川芎、桑白皮、细辛、旱莲草各50g。水煎去滓后洗发，可乌发固齿，并防头发脱落以及阴虚风热所致的头屑过多等。

㊾ 菊花5～10g，冬桑叶5～10g，甘草2g，龙井茶3g。每天泡水当茶饮。具有驱风清热、利咽止咳的作用。适用于风热感冒，表现为身热咳嗽、头痛咽痛、口微渴等。

㊿ 白菊花6g，粳米50g。粳米加水煮粥，待粥快熟时，放入用纱布包好的菊花，再煮10分钟，后加入冰糖溶化、和匀。食之能清热解暑，醒脑提神。

保存条件 ··

置阴凉干燥处，密闭保存，防蛀、防霉。

80 雪莲花

雪莲花甘微苦温　既归肝经又归肾
温肾壮阳治阳痿　止血除痹且调经

雪莲花又名雪莲、雪荷花、大木花、大拇花、杯唾勒、恰果苏巴，为菊科植物绵头雪莲花、水母雪莲花、三指雪莲花、鼠曲雪莲花、槲叶雪莲花及同科植物的其他品种的带根全草。主产于四川、云南、西藏、甘肃、青海、新疆等地。

药材识别

绵头雪莲花：全草干缩呈棉花团状，上宽下狭，略呈倒圆锥形，长10~30cm；全体密被交织的白色或淡黄色长绵毛。根茎粗壮，表面棕褐色，外皮易剥落，有褐色残留叶柄。叶极密集，倒披针形或匙形，枯绿或棕色，长8~15cm，宽1.5~2cm，先端稍尖，基部渐狭成长柄，边缘有波状浅齿，上面密生蛛丝状绵毛或脱落，下面密生褐色绒毛。头状花序多数，无梗，在茎上部排成椭圆形穗状，苞片条状披针形，棕绿色，被白色密绵毛；总苞半球形，外层总苞片条状披针形，有白色密绵毛；内层披针形，有黑褐色长毛。花白色，常脱落。瘦果长约3mm；冠毛黑褐色。气微，味淡。

水母雪莲花：地上部分长8~15cm。主根长约15cm。根茎细长，有褐色残留叶柄。基部叶倒卵形或匙形，上半部边缘有8~12个粗齿，基部楔形；上部叶渐小，卵形或卵状披针形，两面被白色绵毛；最上部叶条形或条状披针形，边缘有条裂或细齿。花紫色或淡红色，冠毛白色，内层羽状。

三指雪莲花：地上部分长达15cm，根圆柱形，肉质。叶羽状分裂，裂片先端钩卷。头状花序紫色多数，集成半球形，半外露于白色叶及苞片之外；花托有刺毛。冠毛淡褐色，刺毛状。

鼠曲雪莲花：地上部分长1.5~6cm，根茎纤细而长，常有一至数个莲座状叶丛。叶短圆形或匙形，长2~4cm，宽3~8cm，两面被白色或黄褐色绒毛，上部边缘有疏圆齿或全缘；叶柄稍扩大，紫色；上部叶小，包裹球状花序。花浅红色，冠毛淡褐色，外层少数，毛状，内层羽状。

槲叶雪莲花：地上部分长4～6cm，簇生。根茎粗，常分枝。基部叶椭圆形或狭倒卵形，长3～4cm，宽6～15cm，边缘有粗锯齿。上面有白色疏毛，下面密被白色绒毛；上部叶渐小，披针形，有疏齿或全缘。头状花序多数密集成球状。花红紫色。冠毛黑褐色，外层易脱落，内层羽毛状。

另外，市面上有一个品种叫天山雪莲花（又名大苞雪莲花，新疆雪莲花），主产于新疆，其性状特征为花多破碎。根棕褐色。木质化，外部栓皮常呈条形剥落，折断面粗糙，内部黄白色，微苦，具特异香气。茎粗壮，具纵肋棱，中空。叶多脱落，留有残基，排列密集；完整叶呈长卵形或广披针形，黄绿色；近草质，边缘有锯齿。苞叶长卵形或卵形，黄白色，膜质。头状花序10～30个密集呈球状。梗极短；总苞呈半球形；总苞片3～4列，披针形，长约1.5cm，外层多呈褐色，外表面被众多柔毛，内层棕黄色或黄白色，顶端被柔毛；全部为管状花，花冠紫红色，花药紫色，雌蕊柱头2裂。瘦果有2层羽毛状冠毛，灰白色。

规格标准

均为统货。

作用用途

雪莲花具有清热解毒、祛风除湿、通经活络、壮阳、补血、强筋骨的功效。主要用于风湿性关节炎、经闭、阳痿、血热病引起的头痛等证。

天山雪莲花能祛风胜湿，通经活络。用于风湿性关节炎、小腹冷痛、月经不调。

用法推荐

❶ 医师处方用量。内服：煎汤，6～12g；或浸酒。外用：捣敷。（民间有用天山雪莲花，有毒，应慎用。）

❷ 雪莲花50g，白酒500g。将雪莲花切成段，与白酒共浸泡10天，一次饮10mL，一日2次。用于阳痿、风湿痹痛、关节屈伸不利。

❸ 雪莲花3g，党参15g，峨参15g，薏苡仁100g，母鸡1只（约1500g），姜生片50g，葱白段50g。将上药择洗干净后，雪莲花、党参切成4厘米长的段，峨参切成0.1厘米厚的片，共用纱布包好，薏苡仁洗净另用纱布包好；母鸡宰杀去毛及内脏，洗净，加水适量与药及姜葱共煮，先用武火煮沸后改用文火炖2～3小时；捞出鸡肉砍成2～3厘米见方的块，放入碗内，再把煮熟的薏苡仁捞出，解开抖散，分散于碗中，加入药汤，用食盐调味即可食用。用于脾肾虚寒、腰膝酸软乏力、阳痿、妇女月经不调，以及风湿痹痛、水肿、小便不利等证。

④ 雪莲花9~15g。一日2~3次，水煎服。用于治疗体虚头晕，耳鸣眼花。

⑤ 雪莲花15g，白酒或黄酒100g。共浸泡7天后，一次饮10mL，一日2次。用于妇女少腹冷痛、经闭、胎衣不下等。

⑥ 雪莲花30g。或与适量当归、黄芪、党参炖鸡，吃肉喝汤。用于气血不足之不孕、崩漏、月经不调。

⑦ 雪莲花适量。研末，一次1~1.5g，开水冲服，一日3次。用于肺寒咳嗽，痰多、白色。

⑧ 雪莲花3棵，白酒或黄酒1000g。雪莲花与白酒或黄酒共浸泡21天，一次服10mL，一日2次。用于月经先后不定期伴经期腹痛。

⑨ 雪莲花10g，乌贼骨10g，鸡冠花10g，红菌子10g。水煎或泡酒服。用于月经不调、白带多。

⑩ 雪莲花200g，白酒或黄酒1000g。共浸泡21天后，一次服20mL，一日2次。用于痛经，月经先后不定期。

⑪ 雪莲花6~12g。生吃或水煎服。用于雪盲，牙痛。

⑫ 雪莲花适量。捣烂，敷患处。用于外伤出血。

使用注意

孕妇、阴虚火旺者忌服。过量可致大汗淋漓。酒剂量宜减少。天山雪莲花毒性大，不宜泡酒服。本品性大热，不可过量服用。中毒解救可参照乌头碱中毒。

保存条件

置通风干燥处，防蛀。

81 银 耳

银耳味甘淡性平　强身归肺归胃经
滋阴润肺治劳咳　虚热口渴养胃津

银耳又名白耳、雪耳、桑鹅、白木耳、白耳子、五鼎芝，为银耳科真菌银耳的干燥子实体。主产于四川、贵州、福建、江苏、浙江、湖北、陕西等地。

药材识别

呈不规则的花朵状或皱缩的块片，由众多细小屈曲的条片组成。外表黄白色或黄褐色，略呈半透明状，微有光泽。质硬而脆。有特殊气味。

以身干、黄白色、朵大、体轻、有光泽、胶质体厚者为佳。

规格标准

一般分1～4等。

一等：每朵直径为4cm以上。身干，色白，有光泽，肉质肥厚，有弹性，无板皮和耳脚。

二等：每朵直径为3cm左右。身干，色白，有光泽，肉质肥厚，有弹性，无板皮和耳脚。

三等：每朵直径为2cm左右。身干，色白，有光泽，肉质肥厚，有弹性，略有斑点和耳脚。

四等：朵形大小不一。色略黄，肉薄，无板皮和僵块，略有耳脚。

作用用途

银耳具有滋阴润肺、养胃生津的功效。主要用于虚劳咳嗽、虚热口渴等证。为药食兼用、滋补强身的佳品。

现代临床上还用于治疗高血压、动脉硬化、老年干燥症等。

用法推荐

① 医师处方用。内服：煎汤，3～10g；或炖冰糖、肉类服。

② 银耳10g，百合10g，太子参10g，南沙参10g，冰糖适量。上药与冰糖炖食之。用于虚劳咳嗽，痰中带血。

③ 银耳6g，竹参6g，淫羊藿3g，冰糖、猪油各适量。先将银耳及竹参用冷水发胀，然后加水一小碗及冰糖、猪油适量调和，再取淫羊藿切成段，置碗中共蒸，服时去淫羊藿渣，银耳、竹参连汤内服。具有润肺、止咳、滋补的作用。

④ 银耳6g，冰糖15g。银耳先用清水浸泡，发胀，倒去浸泡水，加入冰糖及清水适量，隔水共蒸透，制成银耳糖汤。一日1剂，分2次服用。用于治疗肺阴虚所致咳嗽、痰少、口渴。

⑤ 银耳9g，瘦肉200g，杏仁15g，红枣10枚，冰糖适量。先将银耳用温水浸透，加入瘦肉、杏仁、红枣、冰糖及水适量，煲3小时，常服用。具有润肺、凉血、止咳的功效。适用于秋燥咳嗽、肺痨、肺燥咳血等。

⑥ 银耳50g，鸽蛋20个，冰糖250g。将银耳漂洗干净，熬制成羹；鸽蛋分别打入20个抹上猪油的酒盅内，上笼文火蒸3分钟出笼，将鸽蛋取出，放在清水中漂起；银耳羹烧开，放入冰糖，溶化后打去浮沫，把鸽蛋下入锅内，同煮至沸即可食用。用于阴虚肺燥的干咳、久咳，肠燥便秘，以及病后阴虚体弱的病人。

⑦ 银耳10g，芦根15g，小环草10g。水煎，取银耳，去药渣，喝汤，并吃银耳，一日1剂。用于治热病伤津，口渴引饮。

⑧ 银耳10g，太子参10g，石斛6g，冰糖适量。上药与冰糖炖食之。用于虚热口渴。

⑨ 银耳10g，太子参15g。加入冰糖适量经常炖服。用于气阴不足之咽干口渴，气短乏力，心悸。

⑩ 银耳15g，白扁豆20g，白茅根100g，白糖适量。加水煎煮25分钟；捡出白茅根，加入白糖饮用。用于热病烦渴，胃气上逆，水肿等。

⑪ 银耳、白糖、甜糯米酒各适量。将银耳充分泡发，加开水，蒸烂后加白糖，然后取出蒸好的银耳，倒入锅内，加入甜糯米酒，烧开，撇尽泡沫，即可食用。具有滋阴润肺的作用。适合心烦口渴、大便秘结患者食用，健康人食用能保健强身。

⑫ 银耳10g。一日1剂，炖服。用于嗓音保护，作为演员、教师、广播员保护嗓音的保健食品。

⑬ 银耳、菊花各10g，枸杞子15g，糯米100g。共煮成粥，食前加入适量蜂蜜。常服此粥能养肝补血、明目润肤、祛斑增白。

⑭ 银耳10g，黑木耳10g，冰糖30g。共煎熬成汤，食木耳饮汤，一日1剂，一日3次。用于高血压及眼底出血；也可用于头晕、耳鸣、盗汗、失眠、口干舌燥、大便干结、腰膝酸软、心烦易怒或注意力不集中者食用。此方常用于考试期间考生的药膳调理。

⑮ 水发银耳50g，煮熟的鹌鹑蛋3个，加少许黄酒、味精、食盐。慢火炖烂后食用，一天一次。用于减少老年斑。

⑯ 银耳6g，黑木耳10g，百合10g，麦冬10g，黑芝麻10g，生地15g，大米50g。先将中药洗净加水煎煮，约20分钟后，将药水倒出备用；将大米加水，煮至八成熟，再将煮好的药水倒入粥中，继续煮至米烂粥熟为止。每日服1~2次。适用于失眠、夜寐不安、白发、记忆力下降、便干等，如疲劳综合征、更年期综合征患者及老年人等。

⑰ 银耳10g，米醋10mL，鸡蛋3个。先将鸡蛋煮熟去壳，再加入用清水发透的银耳及米醋，加水适量，共慢火炖汤，吃银耳和鸡蛋。一日吃1个鸡蛋，并喝汤吃银耳。用于治疗原发性高血压病。

⑱ 银耳50g，炙杜仲50g，冰糖250g。将杜仲煎熬3次，收取药液4000mL；银耳用温水发透择去杂质，揉碎；冰糖用水溶化后，置文火上熬至色微黄时过滤；用杜仲汁熬银耳（水不足时可适量加清水），先用武火煮沸，改用文火煮3~4小时，再冲入冰糖水熬稠即可食用。用于脾肾两虚型高血压病，症见头昏、耳鸣、失眠、腰膝酸痛等。

⑲ 银耳适量。加适量冰糖经常炖服。用于阴虚头晕、高血压、动脉硬化。

⑳ 银耳10g，鲜莲子30g。用清鸡汤炖服，加料酒、盐、白糖、味精等调味。用于心烦失眠。

㉑ 银耳6~10g。一日1剂，加冰糖炖服。冬季服用，用于预防夏季低热易汗、齿衄、鼻衄、肌衄、崩漏。

㉒ 银耳10g，粳米100g。加冰糖适量，煮粥食。用于老年干燥症。

㉓ 银耳适量。将银耳充分泡发，放入煮沸的鸡汤内，加入盐、料酒、胡椒面，用大火蒸，待银耳发软入味，取出，放味精，然后放入清汤食用。适用于咽干、干咳少痰等患者食用，亦可作为癌症病人的辅助治疗。

㉔ 银耳12g，绞股蓝45g，党参、黄芪、薏苡仁、粳米各30g。先将银耳、绞股蓝、党参、黄芪共用清水煎煮45分钟，取出银耳，滤去药渣，药汁和银耳中加入薏苡仁、粳米煮粥吃。一日1剂，长期配合癌症病人放疗、化疗食用，可防止白细胞下降。

㉕ 银耳50g，黄芪100g，土老母鸡1只。将银耳泡发洗净，黄芪洗净，母鸡宰杀后

除去毛和内脏；银耳、黄芪、母鸡一同入锅内，加水适量，先用武火煮沸，再文火炖至熟烂即可。一日1次，每次一小碗。黄芪补中气；银耳滋阴润燥；母鸡益中气、增精髓。本品具有补中气、益精血的功效。适用于头晕耳鸣、精神萎靡、神疲乏力、气短、懒言、食欲不振、形体消瘦等症。

㉖ 银耳3g，枸杞子5g，鸡肝100g，茉莉花24朵。银耳用水泡发洗净，择去杂质，撕成小片，用清水浸泡；茉莉花择去花蒂，淘洗干净；鸡肝洗净切成薄片，加入适量的湿淀粉、绍酒、姜汁、盐调味；锅内放入清汤，加入绍酒、姜汁、盐、味精，随即下银耳、鸡肝、枸杞子，烧开撇去浮沫，待鸡肝刚好，撒上茉莉花即可食用。用于肝肾不足，头昏眼花，视力减退的辅助治疗。

㉗ 银耳9g，地榆炭15g。水煎服。用于便血。

㉘ 银耳10g（黑木耳15g），粳米200g，大枣10枚，冰糖适量。将银耳用水浸泡变软，粳米、大枣加水适量同煮，米熟时加入银耳、冰糖，稍煮沸即可食用。最适宜于中老年体质虚弱，气喘咳嗽，痰中带血属阴虚内热者，或慢性便血、痔疮出血等。

㉙ 银耳20g，山药60g，大蒜适量。水煎服。用于久泻。（大蒜用量一岁1头，最多6头）

使用注意

风寒咳嗽者及湿热酿痰致咳者禁用。

加工制作

银耳羹：取干银耳放入盆内用温水（50℃～60℃）浸泡20分钟，待发透后摘去蒂头，择净杂质、泥沙，用手将银耳叶片反复揉碎，捞出后倒入洁净的锅中加足够量的水（视银耳品种而定，一般可加至银耳重量的150倍），置武火上烧沸后改用文火继续炖熬3～4小时，至银耳熟烂汁稠即成。

保存条件

密闭保存，防潮，防霉，防蛀。

82 鹿 尾

花鹿马鹿鹿尾全　性温无毒味甘咸
腰痛阳痿可选用　阳盛有热不宜餐

鹿尾又名鹿尾巴，为鹿科动物马鹿或梅花鹿干燥尾。鹿宰杀后，割取鹿尾，置沸水中微烫，拔去长毛，除净绒毛及残肉，用线将尾皮缝合，置通风干燥处阴干或低温烘干即得。主产于东北、河北、青海、甘肃、四川、云南等地。

药材识别

马鹿尾：呈舌形，长9～15cm，宽4～7cm，厚1～2.5cm，表面紫红色至紫黑色，平滑有光泽，常常有少数皱沟。先端钝圆，基部微宽，割断面钝角形。完整者边缘肥厚，背面隆起，腹面凹陷。质坚硬，味微腥。

梅花鹿尾：呈长圆锥形，长10～18cm，基部直径2.5～4cm。先端尖，基部不规则。表面有纵棱及皱沟。

均以粗壮、黑亮、不带毛、完整者为佳。一般以马鹿尾为好，梅花鹿尾瘦小，甚少采用；雌性尾巴优于雄性尾巴。

规格标准

有"毛鹿尾"和"光鹿尾"之分，均为统货。

作用用途

鹿尾具有暖腰膝、壮阳生精的功效。主要用于肾虚腰膝冷痛、不能屈伸、遗精阳痿、头昏耳鸣等证。

用法推荐

❶ 医师处方用量。内服：煎汤，6～15g；或入丸剂。或煮食或浸酒。

❷ 发好的鹿尾1只，熟火腿5g，水发兰片20g，熟油菜各10g，酱油1g，盐1g，味精1g，绍酒10g，花椒水5g，白糖5g，湿淀粉15g，葱5g，姜块5g，鸡汤150g，猪油适量。将发好的鹿尾用开水焯一下，放入小盘内，添鸡汤，加葱、姜块，上屉蒸烂取出，切成块。火腿、兰片切成片，油菜切成段。勺内放入猪油，热时放入兰片、火腿、酱油和鸡汤。鹿尾、绍酒、花椒水、白糖放入锅内烧开，慢火煨20分钟，放入味精，勾淀粉芡，淋上明油。油菜摆放于盘底，再将鹿尾等菜品盛入盘内油菜上即成。此为滋补强壮药膳，有增强身体机能、暖腰膝、养血、益肾精的作用。适用于腰背疼痛不能屈伸及肾虚、遗精、头昏耳鸣等人群食用。

❸ 鹿尾1只，鹿肾1付，鹿茸片20g，制鹿筋50g，肉苁蓉100g，枸杞子100g，菟丝子100g，补骨脂100g，白酒3500g，冰糖适量。先将鹿尾、鹿肾切片与鹿茸片、制鹿筋一起于白酒中浸泡一个月，再将其他药（用纱布松包）同置白酒内密闭再浸泡一个月，每隔5日搅拌一次，取出加入冰糖适量，每日早、晚各服10～20mL。用于腰膝疼痛、不能屈伸、肾虚遗精、头昏耳鸣等证。

❹ 鹿尾1只，人参3g，陈皮3g，母鸡1只，瘦火腿肉50g，瘦猪肉50g，水发蘑菇50g，各种调料适量。先将鹿尾退去毛（方法见"加工制作"）；锅中下油，八成热时再下入姜片10g、葱白25g，煸香后，烹入绍酒25g，加水适量，将鹿尾下锅滚烧10分钟捞出，再重起油锅煸姜片10g、葱白25g、烹入绍酒25g，加入鹿尾，二汤滚烧10分钟后，捞起姜、葱，再用文火煨10分钟后，捞出鹿尾；母鸡宰杀洗净、除去内脏及脚爪，剖成两半，下沸水锅焯透捞出，剔去大骨；瘦猪肉和火腿各切成三件，瘦肉先下开水锅略焯后捞起，洗净后同火腿、蘑菇、鸡放入蒸钵内；人参切薄片和陈皮一起放入蒸钵内，然后再将鹿尾切成两半放在鸡肉两旁；将顶汤约1000g倒入锅内，加入白糖适量烧开后倒入蒸钵内，加盖并用湿棉纸粘贴密封，上笼蒸约1.5小时取出，启封放少量食盐调味即可食用。用于肾虚腰痛、阳痿遗精、头昏耳鸣、倦怠乏力等证。常人服食，可起到壮腰健肾的作用。

使用注意

阳盛有热者忌服。

加工制作

去毛：将鹿尾先用开水稍泡取出，洗净污秽，再下沸水锅滚烧10分钟捞出煺去毛，如不易煺净，可反复再烫，至煺净为止。

保存条件

瓷罐或铁听装，置阴凉干燥处，防霉，防蛀。

83 鹿 肾

鹿肾别名称鹿鞭　性温无毒味甘咸
归经膀胱和肝肾　阳痿宫寒腰膝酸

鹿肾又名鹿鞭、鹿冲、鹿冲肾、鹿阴茎、鹿茎筋，为鹿科动物梅花鹿或马鹿的干燥阴茎及睾丸。鹿宰杀后，割取阴茎及睾丸，除去残肉及油脂，整形后风干或低温烘干。主产于东北、河北、青海、甘肃、四川、云南等地。

药材识别

梅花鹿鞭：阴茎呈类扁圆形，长25～50cm，中部直径1.2～1.8cm。阴茎一侧多有凹沟，对应一侧多有隆脊，两侧面光滑，半透明，斜肋纹明显。包皮有的呈环状隆起，直径1.4～2cm，不隆起者有的伸长达12cm，先端带有鹿毛。阴茎中下部带二枚睾丸，睾丸扁椭圆形，长4.5～9cm，中部直径2.5～4.5cm，表面棕黄色至黑棕色，皱缩不平，一侧有附睾附着，附睾体狭窄而弯曲，附睾尾变粗呈瘤状突起，长约1～1.5cm。质坚韧，不易折断，气微腥。

马鹿鞭：阴茎长约35～60cm，中部直径1.3～2.4cm。睾丸长6～11cm。

以粗壮、条长、无残肉及油脂者为佳。

规格标准

统货。

作用用途

鹿鞭具有补肾、壮阳、益精血的功效。主要用于劳损，肾虚腰膝酸痛、耳聋、耳鸣、阳痿、宫冷不孕等证。

① 医师处方用量。内服：煎汤，6~15g；或煮食，或熬膏，或入丸、散。或炖服或浸酒。

② 鹿鞭50g，肉苁蓉60g，粳米适量。先将鹿鞭温水泡润除去脂、膜，切薄片；再将肉苁蓉用白酒浸泡一宿，刮去粗皮，切片；粳米加水煮成粥，下鹿鞭片、肉苁蓉片，加入葱白、姜生、花椒、食盐调味，食之。用于五劳七伤、阳气衰弱，可增气力。

③ 鹿鞭1具。熬成膏，与等量阿胶兑入，烊化酌量服之。用于妇人血虚、淋证、带下证、腰膝酸软、不孕等。

④ 鹿鞭50g，狗肾1具，枸杞子100g，菟丝子100g，杭巴戟100g，白酒2000~4000g。先将鹿鞭、狗肾切片，其他药用纱布包好，共置入白酒内，每隔5天搅拌一次，密封浸泡一个月后适量服用。用于阳痿。

⑤ 鹿鞭2具，白酒2000g。浸泡7天（隔日搅拌一次）后服，每次一小杯，一日2次。用于肾阳虚之阳痿、早泄，以及体倦乏力。

⑥ 鹿鞭1具，豆豉汁、粳米各适量。将鹿鞭温水泡润除去脂、膜，切薄片与豆豉汁相和，再加水与粳米共煮成粥，空腹食之。用于肾气虚损、耳聋。

⑦ 鹿鞭1具，狗肾1具，枸杞子100g，菟丝子100g，杭巴戟100g。先将鹿鞭、狗肾分别研成粉，再与其余药共研为细粉，炼蜜为丸，常服。用于阳痿。

⑧ 鹿鞭1具，海狗肾1具，驴肾1具，海马1对，蛤蚧1对，鹿茸20g，枸杞子50g，覆盆子50g，蛇床子50g，淫羊藿50g，补骨脂50g，白酒5000g。将药用纱布袋装好，放入干净的泡酒容器中，倒入白酒，密封不使泄气，放置阴暗处浸泡三个月以上，每隔半月搅拌一次，方可开封取饮。空腹饮用，一次10~20mL，一日2~3次。具有补肾壮阳、填精益髓、兴阳起痿、补虚壮力的功能。主要用于阳痿、早泄、滑精，及头晕、耳鸣、腰痛腿软、倦怠乏力等。

⑨ 鹿肾1具，补骨脂30g，肉苁蓉30g，枸杞子30g，韭菜子30g，巴戟天30g。共研为末，炼蜜为9g丸。一日2次，每次服1丸。用于治疗男子阳痿，妇女宫寒不孕。

⑩ 鹿鞭2具，狗肾100g，枸杞子15g，菟丝子30g，杭巴戟9g，猪肘子800g，肥母鸡800g，绍酒50g，各种调料适量。鹿鞭用温水发透，约10~12小时，中途需换水几次，刮去粗皮杂质，剖开再刮去里面的粗皮、杂质，洗干净切成3cm长的段，狗肾用油砂炒炮，温水浸泡后刷洗干净，漂30分钟，山药切片，菟丝子用纱布包好；鸡肉切成长约3cm、宽1cm的条，猪肘刷洗干净；锅内注入清水约1500mL，放入姜、葱、绍酒和鹿鞭段用武火煮15分钟，捞出鹿鞭，原汤不用，此法再反复2次；锅内掺入清水适量，放入猪肘、鸡块、鹿鞭、狗肾、用

武火烧开，撇去泡沫，加入绍酒、大葱、花椒，改用文火炖1.5小时，除去姜、葱，将肘子肉取出另作其他用途，再将山药、枸杞子、巴戟、菟丝子、食盐、胡椒粉放入锅内，改用旺火炖至山药烂汤汁浓；捞出山药铺于碗底，上盛猪肘、鸡块，再摆上狗肾、鹿鞭，加入原汤即可食用。具有温肾壮阳、补血益精的作用。用于肾阳不足之阳痿、遗精较明显的患者。

⑪ 鹿鞭、鹿茸、鹿筋、清汤、豆苗、盐、味精各适量。将鹿茸加汤蒸10分钟，鹿筋、鹿鞭用清水煮发，鹿筋切段，鹿鞭剔花刀，焯水，用清汤上笼蒸软透。涂抹油的盅内放入鹿茸、鹿筋、鹿鞭、清汤、盐，上笼蒸3小时至筋、鞭熟烂时，加味精及点缀豆苗即可食用。为补肾壮阳之佳品。适用于肾阳虚衰、阳痿早泄、性功能减退人群食用。

⑫ 发好的鹿鞭100g，鸡蛋清3个，水发兰片20g，水发冬菇5g，火腿30g，西蓝花50g，红辣椒适量，姜丝3g，绍酒10g，花椒水10g，盐2g，味精2g，猪油2g，湿淀粉10g，高汤250g。将鹿鞭从中间豁开，去掉中间的白皮，用水洗净，顶刀切成薄片。鸡蛋清和高汤搅匀，加盐、味精、绍酒再搅匀，上屉蒸熟取出，西蓝花掰成数朵烫熟，摆放于四周。兰片、火腿切成象眼片，冬菇切成四片。鹿鞭片用开水焯透捞出，滗净水分。勺内放入高汤，加入兰片、火腿、冬菇、盐、姜丝、绍酒、花椒水、鹿鞭片，烧开后，撇净浮沫，放入味精，用湿淀粉勾成米汤芡，淋上明油，盛入芙蓉汤碗内即成。有补肾、壮阳、益精的作用。适合劳损之腰膝酸痛、肾虚耳聋耳鸣及阳痿、宫冷不孕等人群食用。常食可提高性生活质量。

⑬ 牛鞭、鹿鞭、黄狗鞭各50g，猪瘦肉500g，红参10g，红枣5个，枸杞子10粒，各种调料适量。将三鞭用温水泡软，割去残肉，切块，用姜汤煮10分钟，去姜汤用清水漂过。猪瘦肉洗净、切块，人参切片，红枣（去核）洗净，与三鞭、猪瘦肉、枸杞子一齐放入炖盅内，加开水适量，炖盅加盖，文火隔开水炖3~4小时，调味即可，亦可加少许白酒调服。有大补元气、温肾壮阳的作用。适合阳气不足，肾阳虚衰之精神不振、乏力、畏寒肢冷、阳痿、早泄、夜尿频多、性功能减退等人群食用。

⑭ 鲜鹿鞭1只，干贝30g，大海米30g，水发香菇30g，嫩母鸡肉500g，鲜蘑90g，清汤1750g，料酒15g，胡椒粉、湿玉米淀粉、鸡油、香菜末、葱、姜、盐、味精、带皮猪肉各适量。取鲜鹿鞭用刀将其顺长破开，将尿道层用刀片掉，再用开水将外皮烫掉，然后再去掉一层皮，上锅用开水煮1小时左右，凉水洗净，放入锅内，加上清汤、干贝、大海米、水发香菇、嫩母鸡肉、带皮猪肉、葱、姜生、料酒等调料，炖至鹿鞭烂即成。有补肾壮阳的作用。适合男性性功能低下之人群食用。

阴虚火旺，出血、便秘、心烦及外感实热等忌用。

加工制作 ···

①鹿鞭片：取鹿鞭，除去顶端棕毛，刷洗干净，烘烤至软，切3～4mm斜片或圆片，干燥即得。②制鹿鞭（或鹿鞭粉）：取鹿鞭净片，置锅内油砂炒灵活后，投入鹿鞭片拌炒至松泡后，筛去油砂，喷淋白酒，放凉即得，也可研粉用。鹿鞭每100公斤，用白酒20公斤。又法：将鹿鞭片，用酒拌匀润透，置铁丝网上慢慢烤酥，可反复喷酒酥烤，直至酥脆为度。

保存条件 ···

置阴凉干燥处（鹿鞭片或粉用瓷坛装），防蛀。

84 鹿 茸

鹿茸味甘咸性温　既归肝经又归肾
壮阳益精强筋骨　托疮毒且调冲任

鹿茸又名斑龙珠。有黄毛茸、青毛茸、鹿茸片、鹿茸血片、鹿茸粉之分，为鹿科动物梅花鹿或马鹿的雄鹿未骨化、密生茸毛的幼角。主产于东北、河北、青海、甘肃、四川、云南等地。商品有"花鹿茸"（黄毛茸）和"马鹿茸"（青毛茸）之分。

药材识别

梅花鹿茸：呈圆柱状分枝，具一个分枝者习称"二杠"，主枝习称"大挺"，长17～20cm，侧枝习称"门庄"，长9～15cm，直径较大挺略细。外皮红棕色或棕色，多光润，表面密生红黄色或棕黄色细茸毛，上端较密，下端较疏。分叉间具有一条灰黑色筋脉，皮茸紧贴。锯口黄白色，外围无骨质，中部密布细孔。具2个分叉者习称"三岔"，主枝长达23cm以上，直径较二杠细，略呈弓形，微扁，枝端略尖，下部有纵棱线及突起的小疙瘩，茸毛较稀而粗，体轻，有腥臭气，味微咸。

以粗壮、主枝圆、顶端丰满、质嫩、毛细、皮色红棕、有油润光泽者为佳。

马鹿茸：较梅花鹿茸粗大且长，分枝多，仅1个侧枝称"单门"，2个称"莲花"，3个称"三岔"，4个称"四岔"或更多；外皮灰色或灰黑色，茸毛青灰色或灰黄色，锯口面外皮较厚，色较深或呈灰黑色，中部密布蜂窝状细孔，质较嫩（三岔以上常见骨质），腥臭气重，味微咸。

以饱满、体轻、毛色灰褐而细密、下部无棱筋、锯口未骨质化者为佳。

规格标准

品别	规格	等级	标准
梅花鹿茸	二杠锯茸	一等	干货。体呈圆柱形，具有八字分岔一个，大挺、门桩相称，短粗嫩壮，顶头钝圆。皮毛红棕或棕黄色。锯口黄白色，有蜂窝状细孔，无骨化圈。不拧嘴，不抽沟，不破皮、悬皮、乌皮，不存折、不臭、无虫蛀。每支重85g以上

品别	规格	等级	标准
梅花鹿茸	二杠锯茸	二等	干货。体呈圆柱形,具有八字分岔一个,大挺、门桩相称,短粗嫩壮,顶头钝圆。皮毛红棕或棕黄色。锯口黄白色,有蜂窝状细孔,无骨化圈。不拧嘴,不抽沟,不破皮、悬皮、乌皮,存折不超过一处,虎口以下稍显棱纹。不臭、无虫蛀。每支重65g以上
		三等	干货。体呈圆柱形,具有八字分岔一个,大挺、门桩相称,枝杆较瘦。皮毛红棕或棕黄色。锯口黄白色,有蜂窝状细孔,无骨化圈。不拧嘴,不抽沟,兼有悬皮、乌皮、破皮不露茸,存折不超过二处,虎口以下有棱纹。不臭、无虫蛀。每支重45g以上
		四等	干货。体呈圆柱形,具有八字分岔一个,不拧嘴,不臭、无虫蛀。兼有独挺、怪角。不符合一、二、三等者,均属此等
	三岔锯茸	一等	干货。体呈圆柱形,具有分岔二个。挺圆茸质松嫩,嘴头饱满。皮毛红棕或棕黄色。不乌皮(黑皮茸除外),不抽沟,不拧嘴,不破皮、悬皮、乌皮,不存折,不怪角。下部稍有纵棱筋,骨豆不超过茸长的30%。不臭、无虫蛀。每支重250g以上
		二等	干货。体呈圆柱形,具有分岔二个。挺圆茸质松嫩,嘴头饱满。皮毛红棕或棕黄色。不乌皮(黑皮茸除外),不抽沟,不拧嘴,不破皮、悬皮,存折不超过一处,不怪角。突起纵棱筋长不超过2cm,骨豆不超过茸长的40%。不臭、无虫蛀。每支重200g以上
		三等	干货。体呈圆柱形,具有分岔二个。条杆稍瘦,茸质嫩。不拧嘴,稍有破皮不露茸,不悬皮,存折不超过一处,不怪角。纵棱筋、骨豆较多。不臭、无虫蛀。每支重150g以上
		四等	干货。体畸形或怪角,顶端不审尖,皮毛色乌暗。不臭、无虫蛀,凡不符合一、二、三等者,均属此等
	初生茸	统货	干货。体呈圆柱形,圆头质嫩,锯口有蜂窝状细孔,不骨化、不臭、不虫蛀
	再生茸	统货	干货。体呈圆柱形,兼有独挺,圆头质嫩。锯口有蜂窝状细孔,不骨化、不臭、不虫蛀
马鹿茸	锯茸	一等	干货。体呈支岔类圆柱形,皮毛灰黑色或灰黄色。枝杆粗壮,嘴头饱满。质嫩的三岔、莲花、人字等茸,无骨豆,不拧嘴,不偏头,不破皮、不发头,不骨折,不臭,不虫蛀。每支重275~450g以内
		二等	干货。体呈支岔类圆柱形,皮毛灰黑色或灰黄色。质嫩的四岔茸、不足275g的三岔,人字角茸。四岔茸嘴头不超过13cm,骨豆不超过主干长度的50%。破皮长度不超过3.3cm。不拧嘴,不发头,不骨折,不臭,不虫蛀

续表

品别	规格	等级	标准
马鹿茸	锯茸	三等	干货。体呈支岔类圆柱形，皮毛灰黑色或灰黄色。嫩五岔和三岔老茸。骨豆不超过主干长度的60%，破皮长度不超过4cm。不窜尖，不臭，不虫蛀
		四等	干货。体呈支岔类圆柱形或畸形，皮毛灰黑色或灰黄色。老五岔、老毛杠和嫩再生茸，破皮长度不超过4cm。不臭、不虫蛀
		五等	干货。体呈支岔圆柱形或畸形，皮毛灰黑色或灰黄色。茸皮不全的老五岔、老毛杠、老再生茸。不臭、不虫蛀
	锯血茸	一等（A级）	干货。不臭，无虫蛀，不骨化，茸内充分含血，分布均匀，肥嫩上冲的莲花、三岔茸。不偏头，不破皮、不畸形。主枝及嘴头无折伤，茸头饱满，不空、不瘪。每支重不低于500g

备注：1. 梅花茸一等中门庄存折者，降为二等；大挺纯折者，降为三等。

2. 梅花茸一、二等中有破皮、悬皮等不符合规定者，均应酌情降等。

3. 马鹿的锯血茸，主要是供出口的规格，如在国内购销也应照此标准。

4. 三岔锯茸一等中有存折一处者降为二等。凡有不符合分等规定标准者均应酌情降等。

5. 骨化超过全茸的40%以上、茸体脱皮者，作鹿角收购。

作用用途

鹿茸具有壮肾阳、益精血、强筋骨、调冲任、托疮毒的功效。主要用于阳痿滑精、宫冷不孕、羸瘦、神疲、畏寒、眩晕耳鸣耳聋、腰脊冷痛、筋骨痿软、崩漏带下、阴疽不敛等证，是冬季常用的补药。

现代临床上还用于治疗乳腺增生，房室传导阻滞，风湿性心脏病引起的心力衰竭，白细胞减少症，再生障碍性贫血，创伤性骨折，小儿筋骨萎软、行迟、齿迟、囟门不合等。

用法推荐

1 医师处方用量。内服：研粉冲服，1~3g；或入丸剂，亦可浸酒服。

2 鹿茸片6g，山药30g，白酒500g。共浸泡7天后服，每次一小杯，一日2次。用于肾虚阳痿，小便频数。

3 鹿茸片1g，鸡牙子肉150g，火腿小凤眼片3片，豌豆3粒，鸡蛋清2个，盐1g，绍酒5g，花椒水5g，味精1g，猪油50g，高汤100g。将鸡牙子肉剔去筋，砸成细泥，加入鸡蛋清、盐、味精、花椒水、汤搅匀；锅内放入底油，油热倒入鸡泥煸炒，热时撒上鹿茸片、豌豆，放上绍酒，翻炒几下，炒熟盛入盘内，火腿撒在上面即成。适合身体虚弱，腰膝痿弱，遗精，阳痿早泄，或老年人阳气亏损，手脚冰冷，喜暖畏寒，气虚血弱，头晕脚软等人群食用。

④ 鹿茸粉0.5g，泡发海参300g，火腿片30g，人参片4g，汤、调料各适量。泡发海参切成条状洗净，人参片加清水少许蒸软，再起油锅将海参、火腿片略加煸炒，加上汤、人参及鹿茸粉煮数分钟加调料即成。能益气补肾，种子壮阳。适用于男子性功能减退，婚久不育人群食用。

⑤ 鹿茸粉0.5g，猪腰子250g，黄瓜15g，水发玉兰片15g，红椒5g，盐6g，绍酒3g，姜丝3g，味精0.3g，花椒油15g。猪腰子片成两半，去掉腰心，顺着腰子切成深而不透的花纹，再横切片成坡刀片；锅内加清水烧开，放入腰片余透，捞出过凉水，控干水分，放在盘内；黄瓜、玉兰片、红椒切成象眼片，用开水焯后过凉，与腰片放在一起，再放上鹿茸粉、盐、味精、绍酒、姜丝、花椒油拌匀，装入盘中即成。有壮元阳、补气血、益精髓、强筋骨的作用。适用于肾虚阳痿、腰膝酸冷人群食用。

⑥ 鹿茸片5g，菟丝子15g，小茴香9g，羊肾1对。共炖熟，加食盐调味，饮汤食肉。用于肾虚腰痛，劳累则甚。

⑦ 鹿茸粉0.5g。隔日一次，白开水吞服或蒸鸡蛋同服。用于肾阳不足、精血亏虚、畏寒肢冷、阳痿早泄、宫冷不孕、小便频数、腰膝酸痛、头晕耳鸣、精神疲乏等证。

⑧ 鹿茸粉少许（0.5～1g）。温开水冲服。一日1次。用于小儿发育不良之骨软行迟、囟门不合证。亦可治小儿遗尿。

⑨ 鹿茸3g，淫羊藿100g，食盐5g。先将鹿茸研为细末，其余2味水煎取汁冲服鹿茸粉，一日1剂，一周服1～2剂。用于遗精。

⑩ 鹿茸20g，冬虫夏草90g，白酒1500g。共浸泡10天后，一次10～15mL，一日2次。用于肾阳虚衰，精血亏损所致腰膝酸软无力，畏寒肢冷，男子阳痿不育等证。

⑪ 鹿茸片10g，川芎10g，山药30g，黄芪30g，杜仲15g，牛膝8g，肉桂3g，白酒2500g。将上药用纱布袋装好，放入干净的泡酒容器中，倒入白酒，密封不使泄气，放置阴暗处浸泡三个月以上，每隔半月搅拌一次，方可开封取饮。空腹饮用，每次15～30mL，一日2～3次。具有补肾阳、益气血、强筋骨、壮腰膝的功能。主要用于男子虚劳精衰、气血两亏、阳痿、遗精、畏寒、夜尿频多，女子白带增多、畏寒肢冷等。

⑫ 鹿茸18g，雄蚕蛾4.5g（去足、翅），肉苁蓉30g，山药30g。共研为细末，炼蜜为丸，每丸重9g，一次1丸，一日2次，开水送服。用于肾虚不孕。

⑬ 鹿茸60g（酒炙），黑附片15g，沉香15g，麝香3g，肉苁蓉45g。将前4味药共研成细末，肉苁蓉用酒煮烂，捣绒，另加酒适量熬成膏，与药粉制丸如梧桐子大。每次用温酒或盐汤于饭前送服50丸。用于补虚，益真气，暖下焦，助老扶

弱，久服强健。

⑭ 鹿茸6g，红参20g，白酒1000g。先将红参、鹿茸蒸软后，放入白酒中，加盖密封，浸泡15天后饮用。用于老人冬季阳虚，畏寒，肢体不温。

⑮ 乌龟1只，鹿茸片2g，人参片6g，红枣2枚，盐适量。乌龟放入盆中烫死剖净（或切成块），人参片、红枣洗净；龟肉放入锅内（或起锅下油略炒龟肉），加适量清水煮滚后倒入炖盅，放入鹿茸、人参片、红枣，加盖隔水小火炖3小时，放入盐调味即成。有益气血、补精髓、养颜美发的作用。适用于气血精衰、面色不华、发质差之人群食用。此汤感冒发热及有实火之人不宜食用。

⑯ 鹿茸2g，仔土公鸡1只（重约1500g），黄芪50g，当归、料酒各10g，盐6g，肉桂、姜各5g，胡椒粉3g，清汤1400g。土仔公鸡宰杀，去毛、内脏及脚爪，洗净焯水、切块；黄芪、鹿茸、当归、肉桂加水浸泡；净锅上火倒入清汤、姜片、料酒、胡椒粉、黄芪、鹿茸、当归、肉桂、土公鸡煲至熟即可。有益气血、温肾阳的作用。适用于气血不足，肾阳虚衰之头昏眼花乏力、畏寒肢冷、性功能减退人群食用。常人食用可强身健体。

⑰ 鹿茸血片10g，虫草10g，枸杞子30g，淮山药30g，蜜枣30g，羊肉500g，姜生6g，精盐适量。先将羊肉洗净切块入沸水锅中余一下，与洗净的鹿茸血片、虫草、枸杞子、淮山药、蜜枣、姜生一同入砂锅内，加水适量，先用武火煮沸，再转用文火炖至羊肉熟烂，加精盐调味。吃肉、吃药、喝汤。此为四人一日量，分早、晚两次服食。适用于肝肾两虚之妇女带下、阴冷不孕、子宫发育不良及男子精少不育、阳痿早泄、腰酸腿软、夜尿频多、心悸失眠、自汗盗汗等症。

⑱ 鹿茸30g，羊鞭1付，狗鞭1付，牛鞭1付，当归100g，肉苁蓉100g，茯苓100g，黄精100g，炙首乌100g，五加皮50g，枸杞子50g，淫羊藿30g，地骨皮25g，白术25g，白芍25g，淮牛膝25g，补骨脂25g，杜仲15g，天冬15g，白酒2500～5000g。将药用纱布袋装好，放入干净的泡酒容器中，倒入白酒，密封不使泄气，放置阴暗处浸泡三个月以上，每隔半月搅拌一次，方可开封取饮。空腹饮用，一次10～20mL，一日2～3次。具有固腰健肾、提神补气的功能。用于阳痿滑精，畏寒肢冷，腰膝酸软无力，宫寒崩漏等证。

⑲ 鹿茸粉适量与乌贼骨、蒲黄、当归等制成散剂。用于妇女冲任虚寒、带脉不固所致的崩漏不止、白带过多。

⑳ 鹿茸、桑黄各等量，食醋适量。用食醋浸泡鹿茸、桑黄至食醋被药材吸干，然后烘干研末。一日3次，每次服1.5g。用于治疗妇女崩中漏下，赤白带不止。

㉑ 鹿茸（醋蒸，焙干）60g，白蔹、金毛狗脊（去毛）各30g。艾叶煎醋汁适量。前3味药共研为末，用艾叶煎醋汁，打糯米糊丸，如梧桐子大。每次空腹时用温酒送服50丸。用于治疗室女冲任虚寒，带下纯白。

㉒ 鹿茸15g。附片9g，草果3g，菟丝子9g，茯苓15g。用清水5杯，煮取2杯，一日2次服，药渣再煮一杯服。用于治疗湿久不治，伏足少阴，舌白身痛，足跗浮肿。

㉓ 鹿茸30g（炙酥），麝香4.5g（另研末）。鹿茸研为末，方入麝香，以灯心煮枣肉为丸，如梧桐子大。空腹时，每次服50丸。用于治疗下痢危困。

㉔ 鹿茸60g（炙酥令微黄），白龙骨30g（烧过），山茱萸30g。共研为末，炼蜜为丸，如梧桐子大。空腹及晚饭前，用盐汤送服20丸。用于治疗小肠虚冷，小便数多。

㉕ 鹿茸15g，麝香少许。鹿茸用无灰酒三盏，煎至一盏，去渣，加入麝香服用。用于治疗眩晕之甚，抬头则屋转，眼前黑花，观见常如有物飞动，或见物有二。

㉖ 鹿茸5g，黄芪50g，当归15g，阿胶珠15g，白术15g，茜草15g，艾叶15g。每周服1～2剂，水煎分3次服。用于紫癜。

㉗ 鹿茸5g，血竭6g，赤石脂6g，牡蛎6g，海螵蛸15g，三七粉4.5g。先将前五味药水煎取汁，冲服三七粉，一日2次。用于产后下血，淋漓不止。

㉘ 鹿茸片2g，黄芪20g，老鸡肉500g，瘦肉200g，姜10g，盐5g。将鹿茸片放置清水中洗净，黄芪浸泡洗净，姜切片；老鸡肉、瘦肉洗净，斩成块放入沸水中氽水；所有原料放入沙煲中，加入适量清水，大火煮沸后再改小火煲3小时，放入盐调味即可。有补肾壮阳、益精生血的作用。

㉙ 鹿茸2g，西洋参片5g，乌鸡1只（约500g），红枣3枚，枸杞子5g，姜、料酒各10g，清汤3000g，调料适量。西洋参片浸泡，鹿茸用酒浸后洗净，乌鸡宰杀，去毛、内脏及脚爪，过水去浮沫，切块，红枣浸泡去核；乌鸡放入炖锅内加入料酒、鹿茸、西洋参片、红枣、枸杞子、姜及各种调料，注入清汤，大火煮沸，改用小火炖75分钟即成。有滋阴润肺、益气补血的作用。常人食用可强身健体。

㉚ 鹿茸片1g，淮山药30g，枸杞子10g，红枣5枚，姜生、米酒少许，调味品各适量。淮山药、枸杞子、红枣（去核）分别用清水洗净，与鹿茸片一齐放入炖盅内，加开水适量及姜生、米酒少许，炖盅加盖，置锅内用文火隔水炖2小时，调味供用。有补养肝肾、强筋健骨的作用。适用于肾阳亏虚，精血亏损所致的关节炎，症见关节寒痛、筋骨无力、神疲乏力、头晕耳鸣等人群食用。

㉛ 鸡肉200g，鹿茸片5g，当归15g，红枣5枚，枸杞子5g，调味品适量。鸡肉去皮及脂肪，洗净切小块，当归、红枣（去核）、枸杞子分别用清水洗净；以上备用料一齐放入炖盅内，加开水适量，炖盅加盖，置锅内用文火炖3小时，调味供用（此为10份量）。有温补肾阳，养血调经的作用。适用于肾阳虚衰、肾精不足所致的月经病等，症见月经先后不定期、经量不定、闭经、痛经、面色晦黯、眼眶黯黑、经色黯淡、手足冷或畏寒、头晕耳鸣、腰酸膝软、带下清稀、

大便溏薄等人群食用。亦用于产后体弱或身体素虚人群食用。

㉜ 鹿茸5g，人参10g，黄芪20g，枸杞子10g，乌骨鸡肉200g，盐、味精少许。乌鸡肉洗净切成块，人参、黄芪、枸杞子、鹿茸洗净；上原料全部放入炖盅内，加适量清水加盖，用文火隔水炖2~3小时，加入盐、味精食用（此为10份量）。有双补气血、强壮益精的作用。适用于纵欲房劳，气血亏虚，脏腑失养所致的头晕目眩、自汗盗汗、五心烦热、心悸怔忡、失眠多梦、遗精早泄等人群食用。

㉝ 鹿茸片5g，枸杞子25g，乌骨鸡1只，姜生3片。鹿茸片、枸杞子、姜生（去皮）分别用清水洗净，姜生用刀背拍碎；乌骨鸡剖净，去内脏，洗净斩件；上料一齐放入炖盅内，加清水适量，盖好，用文火隔水炖4小时，调味供用（此为10份量）。有补益气血，补肾养肝的作用。适用于身体虚弱之面色苍白、手脚不温、精神疲乏、头晕目眩、头痛及妇女产后体虚等人群食用。

㉞ 鹿茸片1g，羊肉150g，川芎12g，锁阳15g，红枣6枚，调味品适量。羊肉洗净，用开水汆过，切块；川芎、锁阳、红枣（去核）分别用清水洗净；一齐放入砂煲内，加清水适量，武火煮沸后，改用文火煲3小时，去渣调味，食肉饮汤。用于肾阳不足所致的偏头痛，症见头痛头晕、头脑空虚、反复发作日久不愈，遇寒尤甚，腰酸肢冷，小便清长等。

㉟ 鹿茸1g，水鸭1只（重约1500g），姜生3片，调味品适量。水鸭宰杀剖净，去内脏及脚爪，洗净切块，姜生刮去皮，洗净切片；以上备料一起放入砂煲内，加清水适量，武火煮沸后，改用文火煲3小时，调味供用。适用于身体虚弱，腰膝痿弱、遗精、阳痿、早泄，或老年人阳气亏损之手脚冰冷、喜暖畏寒、夜尿频多及气虚血弱之头晕脚软等人群食用。

㊱ 鹿茸粉1g，水发银耳50g，鸡肉25g，猪膘肉5g，火腿5g，冬笋5g，油菜5g，鸡蛋清1个，枸杞子5粒，盐2.5g，绍酒5g，花椒水5g，味精1.5g，高汤500g。将鸡肉、猪膘肉砸成细泥，用鸡蛋清调散，放入少许盐、花椒水、味精、鹿茸粉、枸杞子、少许高汤，调成粥状；火腿、菜油、冬笋切成小象眼片；锅内放入清水，水八成开时将粥泥挤成樱桃大小的丸子，放入锅内，汆熟捞出；锅内放入高汤，加入味精、绍酒、花椒水、冬笋、油菜、火腿、银耳和丸子。烧开后撇净浮沫，盛入汤碗内即成。适用于肾阳虚衰之阳痿、滑精、腰膝冷痛、虚寒带下、精亏眩晕、耳鸣等人群食用。

㊲ 鹿茸0.5g，水发海参10g，大虾10g，水发干贝5g，火腿5g，水发口蘑5g，冬菇5g，豌豆5g，鸡牙子肉50g，鸡蛋清1个，味精2g，绍酒10g，湿淀粉3g，鸡油15g，高汤250g，盐适量。将鸡牙子肉砸成细泥，加入鸡蛋清、高汤、味精、盐搅匀；海参、大虾、熟鸡脯肉均切三分正方丁，干贝撕开；锅内放入清水，八

成开时，将搅拌好的鸡泥撒入锅内，凝固成疙瘩状，氽熟捞出，再将大虾、海参用开水焯后，控净水分；锅内放入高汤，加入盐、绍酒，放入氽熟的鸡泥疙瘩、海参、大虾、熟鸡脯肉、干贝、火腿、豌豆、口蘑、冬笋，烧开后，撇净浮沫，放入味精、鹿茸片，用湿淀粉勾成米汤芡，淋上鸡油，盛入汤碗内即成。适用于宫冷、肾虚精衰不孕者症见婚久不孕、月经不调、经血色淡量少、小腹有冷感、腰酸无力等人群食用。

❸❽ 鹿茸1g，山药粉20g，粳米60g，盐适量。鹿茸研细粉，大米淘洗干净，同入锅内煮至粥八成熟时加入山药粉，再煮至粥熟，加入盐调味即可食用。有益髓填精、补肾助阳的作用。适用于肾衰精少人群食用。

❸❾ 鹿茸粉2g，枸杞子15g，大米150g，白糖15g。大米煮粥，待沸后加入鹿茸粉、枸杞子同煮为粥，白糖调味食用。适用于肾阳虚症见畏寒肢冷、腰膝酸痛、尿频、男子阳痿、遗精，女子宫寒不孕、带下清稀等人群食用。

使用注意

发热、外感未清、平素阳盛体壮实者均忌用；高血压病一般不宜服用，但属肾性高血压有眩晕和四肢麻木者可配方服用。多服可致鼻衄、头重或全身出现红色疹，服食水煮白萝卜可缓解上述不适症状。

加工制作

①切片：取原药材，燎去茸毛，洗净，以纱布缠绕茸体，自基部锯口小孔不断灌入热白酒，至灌满，浸润至透。稍蒸，横切成薄片，压平，晾干。②打粉：取原药材，燎去茸毛，刮净，劈成碎块，研成细粉。又法：取茸片，均匀平放铁丝网筛内，文火烤热，投入白酒内渍淬，反复数次，酥至深黄色，边上起小泡并有酥香气，以酥脆为度，放凉，研细粉。再法：取茸片，均匀平放于铁丝网筛内，文火烤热，涂羊脂，反复数次至酥，放凉。研细粉，此法借羊脂甘热之力，有助大补元阳之功。另尚有醋制、盐制、盐酒共制等法，视用途而定。③制散：将处方中其他药研成细粉，再将鹿茸粉配入即可。④泡酒：取茸片置密闭容器中，加入白酒浸泡7天以上即可服用，此为冬季中老年人常用服法。

保存条件

本品易生虫，应密闭保存。可在存放鹿茸的密闭容器中放入适量的樟脑丸，也可直接用烟叶包裹茸体存放。若发现虫蛀，应及时曝晒或烘烤杀虫。茸片用密封铁盒装，茸粉用密封瓶装，置阴凉干燥处或直接放入冰箱。

85 鹿筋

| 鹿筋微寒偏温性 | 既归肝经又归肾
| 壮筋健骨除风湿 | 手足无力脚转筋

鹿筋为鹿科动物梅花鹿或马鹿的四肢干燥筋。鹿宰杀后，取四肢的筋，保留悬蹄及蹄骨，用水浸泡2~5天，经常换水，除净残肉及筋膜，整形后晒干或低温干燥即得。主产于东北、河北、青海、甘肃、四川、云南等地。

药材识别

呈细长条状，表面金黄色至棕黄色，凸凹不平，有光泽而半透明。长30~70cm，粗约0.8~1.5cm。上端带肉质，下端留有二个半圆形黑色悬蹄和四小块蹄骨，蹄甲处有鹿毛，质坚韧，不易折断。气微腥。

以身干、条长、粗大、表面金黄色有光泽者为佳。

规格标准

统货。

作用用途

鹿筋具有补劳续绝、强筋健骨的功效。主要用于肾虚足膝无力，精血不足，身体虚弱、腰腿疼痛、肢节软弱、转筋等证。本品多作健身食品用。

用法推荐

① 医师处方用量。内服：煎汤或煮食，60~120g。

② 鹿筋30g，猪脚1只，淮山药60g，枸杞子5g，姜生3片，红枣5个，调料适量。猪脚刮净毛，去蹄甲，放入沸水锅内略煮，除去异味，切断，洗净；鹿筋用温水泡软，放入沸水锅内略煮，洗净；淮山药、枸杞子、姜生洗净，红枣去核洗

净，与猪脚、鹿筋一同放入炖盅内，加开水适量，炖盅加盖，文火隔水炖3小时，调味即可。有补脑益智，强筋壮骨的作用。适用于肝肾亏虚引起的腰膝酸软无力、智力减退者食用。

③ 水发鹿筋200g，水发兰片50g，水发冬菇20g，油菜10g，火腿100g，酱油15g，醋1g，绍酒10g，花椒水10g，味精1g，白糖2g，葱、姜各10g，湿淀粉25g，猪油25g，高汤100g，盐适量。水发鹿筋切成长一寸的段，兰片、油菜、火腿切成片，冬菇切两半，葱、姜切成块；锅内放入开水，把改刀的鹿筋放入锅内烫透，捞出控净水分；锅内放入底油，油热后用葱、姜块、酱油炝锅，再放入兰片，火腿，油菜煸炒，添入汤，取出葱姜块弃之，加入白糖、绍酒、醋、花椒水、味精等，放入鹿筋，慢火煨开后用湿淀粉勾芡，淋上明油，盛入盘内即成。有强筋壮骨的作用。适用于劳损、风湿性关节炎、脚转筋等人群食用。

④ 发好的鹿筋300g，兰片50g，火腿100g，油菜50g，水发冬菇20g，绍酒10g，花椒水10g，枸杞子10粒，精盐2g，味精2g，猪油50g，湿淀粉50g，高汤50g，葱、姜块各2g。鹿筋切成一寸三分长的段，兰片、火腿切成长方片，油菜切成段、焯一下控净水分，冬菇切三瓣；锅内放入清水，烧开后将鹿筋、兰片、枸杞子、油菜、冬菇、火腿块一起盛在盘中；空锅内放入猪油，用葱、姜块炸锅，添入高汤，捞出葱、姜块弃之，放入鹿筋和全部配料，烧开后，移在慢火上煨三分钟左右，用湿淀粉勾芡，淋上明油，盛在盘内即成。有壮筋骨的作用。适用于劳损、风湿性关节炎、脚转筋等人群食用。

⑤ 水发鹿筋600g，鹿茸1g，油菜心200g，枸杞子5粒，盐15g，味精2.5g，绍酒15g，鸡汤250g，淀粉5g，鸡油15g，猪油50g，葱、酱油各10g。鹿筋切成5cm长的段，用开水烫透，控净水分；锅内放入猪油，油热后，加入鸡汤，放入鹿筋，加味精、盐、绍酒，用文火煨2分钟；另用锅加底油，加入鸡汤、油菜心、枸杞子、味精、盐、绍酒，开锅后用淀粉勾芡，淋上明油，将油菜心取出，根向内摆在圆盘周围；把锅内的鹿筋移至武火上，勾淀粉芡，加葱、姜、酱油、鸡油，盛在盘中间即成。有温补肾阳的作用。适用于肾阳虚之阳痿、滑精、腰膝酸冷、虚寒带下、精亏眩晕、耳鸣、脚转筋等人群食用。

⑥ 水发鹿筋150g，鸡蛋清4个，水发兰片50g，西蓝花适量，火腿50g，水发口蘑20g，红辣椒20g，盐1g，味精1g，绍酒10g，花椒水10g，葱5g，姜5g，湿淀粉15g，猪油15g，鸡油2g，鸡汤250。水发鹿筋切成八分长的段，兰片、火腿、口蘑、红辣椒切成片，葱、姜切成块；蛋清放入汤盘内，加入盐、味精、汤搅匀，上屉蒸熟取出成芙蓉蛋底；西蓝花洗净煮熟，头向内摆放于芙蓉蛋底四周；锅内放入开水，把鹿筋放入烫透捞出，控净水分；锅内放入底油，用葱、姜块炸锅，放入兰片、西蓝花、口蘑、火腿煸炒，添入汤，取出葱姜块弃之，

加入盐、绍酒、花椒水、味精，再放入鹿筋，烧开后，用湿淀粉勾成米汤芡，淋上鸡油，盛入蒸好的芙蓉蛋底上即成。有强筋壮骨的作用。适用于劳损、风湿性关节炎、脚转筋等人群食用。

7 鹿筋200g，鸡脚200g，火腿肉25g，雪莲花3g，枸杞子10g，蘑菇片50g，味精5g，绍酒10g，葱白、姜生、盐、高汤各适量（此为10份量）。鹿筋先用冷水洗净，加入开水浸泡，水冷再换，反复多次，待鹿筋发涨后（约需2天，急用时可用蒸的方法）才能使用；姜生切片、葱切节；发好的鹿筋修净筋膜，切成指条块下锅，加入姜、葱、绍酒和清水，鹿筋煨透取出，除去姜、葱，放入蒸钵内；鸡脚用开水烫透，脱去黄衣，剁去爪尖，折去大骨，洗净后放入盛鹿筋的蒸钵内；雪莲花淘洗净后用纱布袋松装放入盛鹿筋的蒸钵内，面上再放火腿片、蘑菇片、枸杞子，加入高汤、绍酒、姜生、葱白，上笼蒸至鹿筋熟软时取出（约2小时），滗出原汤，汤中加入味精、盐，搅匀后倒入蒸钵内，再蒸半小时取出即成。有补肝肾、强筋骨、除寒湿的作用。适用于风湿关节疼痛、腰膝酸软及手足乏力等人群食用。

8 鹿筋100g，怀牛膝10g，鸡肉500g，火腿50g，蘑菇25g，胡椒5g，味精0.5g，绍酒30g，姜生10g，葱白10g，食盐5g。怀牛膝洗润后切成斜片；鹿筋放于蒸钵中，加水适量，上笼蒸约4小时后，待其酥软时取出，再用冷水浸漂2小时，剥去外层筋膜，洗净；火腿洗净后切成丝；蘑菇水发后切成丝；姜、葱洗净后，切成姜片、葱段。发涨后的鹿筋切成长节，鸡肉剁成2厘米的方块，取蒸碗将鹿筋、鸡肉放入碗内，再把怀牛膝片摆放在鸡肉之上，火腿丝、蘑菇丝和匀后撒在周围，姜片、葱段放入碗中，再用胡椒粉、味精、绍酒、食盐、清汤，调好汤味灌入碗中，上笼蒸约3小时，待鹿筋熟烂后出笼，拣去姜、葱，再调味后即可食用。用于补肝肾，强筋骨，利关节；对肝肾不足的腰腿酸痛、软弱无力亦有良效。

9 干鹿筋200g，雪莲花3g，蘑菇片50g，鸡脚200g，火腿肉25g、其他调料适量。鹿筋先用冷水洗净，加入开水浸泡，水冷再换，反复多次，待鹿筋发涨后（约2天，急用可用蒸的方法）修去筋膜，切成指头宽条块下锅，加入葱白段、姜生片、绍酒和水各适量，煨透取出，除去葱、姜，鹿筋放入蒸钵内；将鸡脚用水烫透，脱去黄衣，斩去爪尖，拆去大骨，洗净后加入蒸钵内；将雪莲花淘洗净后用纱布袋装，放入蒸钵内，面上放预先切好的火腿肉片、蘑菇片，加入顶汤、绍酒、姜生片、葱白，上笼蒸至鹿筋熟软时取出（约2小时），滗出原汤，汤中加入味精、食盐，搅匀后再次倒入蒸钵内，再蒸半小时取出即可食用。此汤有补肝肾，强筋骨，除寒湿之功。用于风湿关节疼痛、腰膝软弱及手脚乏力等证。

❿ 鹿筋30g，水鸭1只（重约1500g），何首乌60g，淮牛膝30g，淡菜30g，陈皮6g，姜生3片。水鸭宰杀，剖净，去内脏及尾部，洗净切块，放入开水锅内用武火煮5分钟，捞起过冷水；鹿筋用温水浸软，切段；首乌、淮牛膝、淡菜、姜生、陈皮（去白）分别用清水洗净；上料一齐放入砂煲内，加清水适量，武火煮沸后，改用文火煲3小时，调味即成。补肾益精、强壮筋骨。用于虚劳形瘦，肝肾不足，精血亏虚之腰膝酸软、肌肤麻木、肢体乏力，或产后血虚之下肢痿软、头晕乏力等人群食用。

⓫ 鹿筋70g，花生米250g，调味品各适量。鹿筋、花生米分别用清水洗净，一齐放入砂煲内，加清水适量，武火煮沸后，改用文火煲3小时，至鹿筋熟烂时，调味食用。有补脾暖胃、强筋壮骨的作用。适用于慢性腰腿痛、四肢麻痹、关节酸痛、腰膝冷痛等人群食用。

⓬ 鹿筋100g，猪腰1个，附片30g，枸杞子5粒，姜生1片，调料适量。猪腰切开去脂膜，洗净切片；鹿筋用温水浸软，洗净切段；附片、枸杞子、姜生洗净，与猪腰、鹿筋一齐放入砂煲内，加清水适量，武火煮沸后，改用文火煲3小时，加调味品随量食用。有温补肾阳、散寒祛湿的作用。适用于肾病属肾阴虚衰，寒湿内蕴，症见面色晦滞、畏寒怕冷、下肢欠温、尿少或清长、大便溏薄或腹泻、口淡不渴及肾功能减退等人群食用。

加工制作

制鹿筋：取鹿筋用温水略洗，置铁筛上用炭烘软，趁热切成小段块，加入白酒拌匀，稍润，至酒全部吸收后，用油砂炒至松泡，取出筛去油砂，放凉即得。

又法：将拌酒鹿筋置铁丝筛上反复喷酒酥烤至松泡香脆为度。

鹿筋每100公斤，用酒20公斤。

保存条件

瓷坛装，置阴凉干燥处。防蛀。

86 鹿角胶

鹿胶性温味甘咸　既归肾经又归肝
补血益精除虚劳　阳痿滑精去宫寒

> 鹿角胶又名鹿胶、白胶，为鹿科动物梅花鹿或马鹿的角煎熬而成的胶块。主产于东北、河北、青海、甘肃、四川、云南等地。

药材识别

为扁方块，长3～4cm，厚约0.6cm。黄棕色或红棕色，半透明，有的上部有黄白色泡沫层，系冷却时浮面的泡沫干燥而成。质脆，易碎，断面光亮。气微，味微甜。以切面整齐、平滑，棕黄色、半透明，无腥臭气者为佳。

规格标准

统货。

作用用途

鹿角胶具有补血益精的功效。主要用于肾气不足，虚劳赢瘦，腰痛，阴疽，男子阳痿滑精，妇女子宫虚冷、崩漏、带下等证。其止血之功，还用于咳血、吐血、尿血、便血等出血证。

现代临床上还用于治疗大脑水肿。

用法推荐

❶ 医师处方用量。内服：6～12g；制丸或配方烊化服。

❷ 鹿角胶、鹿角霜、酒炙菟丝子、柏子仁、熟地黄各等量。将鹿角霜、酒炙菟丝子、柏子仁、熟地黄共研为细末后，与鹿角胶用酒煮糊为丸，如梧桐子大。早、晚空腹时用酒或盐汤送服50～100丸。用于治疗虚劳。

❸ 鹿角胶90g，牛奶500mL，蜂蜜50g，酥油50g，姜生汁50g。上5味，先煎牛

奶，欲熟，即下胶，稍等，再下姜汁，最后缓缓下入蜂蜜，煎十余沸，倒入瓷器中；入酥油，搅拌数次，勿使酥油浮于面上，待凝后用竹刀切成小片。每次饭后，细细含咽之。用于治疗五劳七伤，身无润泽，腰脊疼痛，四肢沉重，久服填骨髓，好颜色，祛风气，润鬓发。

④ 鹿角胶60g，鹿角霜500g，茯苓250g。后2味共研为细末，用鹿角胶加水溶化为丸，如梧桐子大。空腹时用米汤或酒送服100丸。用于治疗肾经虚损，真元不足。

⑤ 鹿角胶30g，覆盆子30g，车前子30g。共研为散。每次饭前用温酒调服6g。用于治疗虚劳梦泄。

⑥ 鹿角胶12g，龟板胶10g，人参10g，枸杞子15g。共研为末，炼蜜为人参6g丸。每次用淡盐汤送服1丸。用于治疗肾虚腰膝痿弱，筋骨不健，早衰。

⑦ 鹿角胶30g，黄酒50g。将鹿角胶加水烊化后，一日分2次用黄酒冲服。用于肾虚遗精。

⑧ 鹿角胶48g，鹿角霜48g，熟地60g，菟丝子60g，柏子仁60g，肉苁蓉60g，淫羊藿90g。共研为细末，水泛为丸，一次9g，一日2次，开水冲服。用于阳痿。

⑨ 鹿角胶25g，莲须25g，五味子25g，熟地50g，牡蛎50g，补骨脂30g。将上药共研为细末，炼蜜为丸，一次15g，一日3次，开水送服。用于神经衰弱。

⑩ 鹿角胶6g。于热粥中加热烊化服，一日1次。用于肾虚阳痿，腰痛尿频。

⑪ 鹿角胶6g。加入250g牛奶中加热烊化，加入蜂蜜少许调服，一日1次。用于肾虚腰膝酸痛，四肢倦怠，头晕眼花，面色无华等。

⑫ 鹿角胶30g，白龙骨30g，桂心30g，当归30g，附片60g，白术30g。共研为散。每次饭前用稀粥调服6g。用于治疗妇女白带下不止，面色萎黄，绕脐冷痛。

⑬ 鹿角胶30g，皂矾10g，核桃肉50g，大枣20枚，红糖30g。先将皂矾焙干，研为细末，红枣去核，再与其余诸药共研匀，炼蜜为丸，一次10g，一日3次，开水冲服。用于再生障碍性贫血。

⑭ 鹿角胶30g，人参15g，白茯苓15g。共研为粗末，一次5g，水煎去渣温服。用于治疗妊娠胎动，漏血不止。

⑮ 鹿角胶30g，生地黄汁适量。加热令胶烊化于地黄汁中，分2次服。用于治疗吐血不止。

⑯ 鹿角胶适量。以沸汤浸软。贴于鼻坳上，左病贴右，右病贴左。用于治疗鼻衄。

⑰ 鹿角胶5～10g，旱莲草15g。水煎旱莲草，取汁，将鹿角胶烊化于汁中服。用于治疗肾虚尿血。

⑱ 鹿角胶9g，熟地30g，肉桂3g，麻黄1～5g，白芥子6g，姜炭1～5g，生甘草3g。水煎服。用于治疗鹤膝风、贴骨疽及一切阴疽。

⑲ 鹿角胶适量。研为末，用温酒调服3g。用于治疗小儿面上疮，豆子癍。

⑳ 鹿角胶10g，大枣15枚。水煎大枣取汁，烊化鹿角胶服。用于久泻不止。

㉑ 鹿角胶15g，阿胶15g（二胶均烊化服），党参25g，血余炭15g，小蓟炭15g，白茅根15g，炒白芍15g，炙黄芪15g，熟地15g。隔日1剂，水煎分3次服。用于紫癜。

㉒ 鹿角胶12g，阿胶珠12g（二胶均烊化服），黄芪30g，当归30g，党参12g，冬瓜子12g，白术12g，赤芍9g，红花6g。水煎服。用于老年血崩。

㉓ 鹿角胶15g，续断15g，侧柏炭15g。后两味药水煎取汁，一日分3次烊化鹿角胶服用。用于崩漏。

㉔ 鹿角胶6g（烊化服），熟地6g，泽泻6g，茺蔚子6g（纱布包煎），山茱萸7g，茯苓7g，猪苓7g，当归7g，牡丹皮7g，山药9g。一日1剂，水煎服，4周为一个疗程。用于小儿解颅（脑积水）。

㉕ 鹿角胶20g，粳米100g，姜生3片。粳米淘洗干净，放在锅内，加入清水适量，用武火煮沸，投入鹿角胶和姜生片，改用文火煎熬30分钟即可食用。有补肾温阳、养血益精的作用。适用于肾阳虚弱，精血不足之阳痿、早泄、腰痛等人群食用。

㉖ 鹿角胶15g，银耳30g，冰糖15g。银耳放入砂锅内，加水适量，慢火煎煮，熟后再加入鹿角胶、冰糖烊化，熟透即成。适用于阳痿人群食用。

㉗ 鹿角胶30g，鸡肉150g，红枣8枚，姜生4片，调料适量。鸡肉去皮，洗净切块，红枣（去核）、姜生（去皮）分别用清水洗净；以上用料及鹿角胶一起放入炖盅内，加开水适量，炖盅加盖，置锅内用文火隔水炖1~2小时，调味趁热食用。有补肾益精、固崩止血的作用。适用于久病伤肾，肾阳不足，精血亏虚症见崩漏、下腹冷痛、腰膝酸软、头晕乏力或虚劳羸瘦等人群食用。亦适用于子宫功能性出血、贫血眩晕等人群食用。

㉘ 鹿角胶适量。水煎，稀稠适度，外涂患处。用于烫火伤。

使用注意

阴虚火旺、目赤、口舌干燥、五心烦热、尿黄、便秘以及外感发热者忌服。

加工制作

烊化：将鹿角胶置药汁或沸水中，隔水炖化或上笼蒸化。

保存条件

置阴凉干燥处，密闭保存。防热，防潮。

87 羚羊角

羚羊角咸且寒性　既归肝经又归心
清肝明目解热毒　平肝息风能止痉

羚羊角又名羚角、羚羊角粉、羚羊角片，为牛科动物赛加羚羊雄兽的角。主产于中国新疆西北部、俄罗斯。

药材识别

呈长圆锥形，略呈弓形弯曲，长15~33cm，类白色或黄白色，基部稍呈青灰色。嫩枝透视有"血丝"或紫黑色斑纹，光润如玉，无裂纹，老枝则有细纵裂纹。除尖端部分外，有10~16个隆起环脊，间距约2cm，用手握之，四指正好嵌入凹处。角的基部横截面圆形，直径3~4cm，内有坚硬质重的角柱，习称"骨塞"，骨塞长约占全角的1/2或1/3，表面有突起的纵棱与其外面角鞘内的凹沟紧密嵌合，从横断面观，其结合部呈锯齿状。除去"骨塞"后，角的下半段呈空洞，全角呈透明，对光透视，上半段中央有一条隐约可辨的细孔道直通角尖，习称"通天眼"。质坚硬。气无，味淡。

以质嫩、色白、光润、内含红色斑纹（习称血丝）、无裂纹者为佳。

规格标准

现行规格标准分：①大支羚羊角：每支重200~250g，底部直径约3cm，角肉丰满。②小支羚羊角：每支重30~180g，长10~15cm角短小而壮满。③老角（老劈柴、倒山货）：系大枝中年久枯萎或死后遗留的角，外形干枯。④羚角尖：锯下的角尖，品质最佳。⑤羚羊角粉：羚羊角研成的粉。⑥进口品：分大支和小支两大类。现多为统装进口，国内将其分为1~4等及等外5个等级。

作用用途

羚羊角具有平肝息风、清肝明目、散血解毒的功效。主要用于高热惊痫、神昏痉厥、子痫抽搐、癫痫发狂、头痛眩晕、目赤翳障、温毒发斑、痈肿疮毒等证。本品属贵重药，多为散剂吞服或冲服。

现代临床上还用于治疗流脑、乙脑、中毒性痢疾、中毒性肺炎等病的高热惊厥。

用法推荐

① 医师处方用量。内服：煎汤，1.5～3g，宜单煎2小时以上；磨汁或研粉末，0.3～0.6g；或入丸、散。外用：煎汤或磨汁涂敷。

② 羚羊角6g，川贝母20g，朱砂12g，胆南星12g，没药15g，乳香15g，琥珀15g，天竹黄15g，栀子15g，牛蒡子25g，蜈蚣6g，薄荷30g，全蝎30g，菊花30g，钩藤30g，生龙骨30g，生石决明30g。共研为细末，炼蜜为丸，每丸重9g，一次1丸，一日2次，开水送服。用于癫痫。

③ 羚羊角适量，灯心、甘草各3g。羚羊角磨汁，甘草、灯心煎汤，汁、汤全服。用于治疗伤寒时气，寒热伏热，汗、吐、下后余热不退，或心惊狂动，烦乱不宁，或谵语无伦，人情颠倒，脉仍数急，迁延不愈。

④ 羚羊角（镑）30g，水牛角（镑）8g，羌活（去芦头）45g，防风45g，薏苡仁（炒）60g，秦艽60g。共研细末，炼蜜为丸，如梧桐子大。每次服20～30丸，煎竹叶汤下。用于治疗中风手颤，语涩。

⑤ 羚羊角屑30g，独活30g，附片30g。共研为末。每次服10g。加水适量，另加入姜生1块，同煎取汁，去渣，药汁中加入竹沥适量，再煎2沸。温服。用于治疗肝中风，筋脉拘急，舌强语涩。

⑥ 羚羊角（镑）30g，独活（去头芦）60g，乌头1g，防风30g。共研为粗末。每次7.5g，水煎，去渣取药汁，分2次温服。用于治疗偏风，手足不随，四肢顽痹。

⑦ 羚羊角、人参各90g，赤茯苓60g，远志、大黄各15g，甘草10g。共研为粗末。每次10g，水煎，去渣不计时温服。用于治疗阳厥气逆，多怒。

⑧ 羚羊角适量，金银花45g。羚羊角磨汁与金银花煎汤一碗，和服。用于治疗血虚筋脉挛急，或肢节掣痛。

⑨ 羚羊角屑0.3g，黄芩0.3g，水牛角屑2.4g，甘草0.3g，茯神0.3g，去心麦冬15g。共研为粗散。每次水煎服3g（据儿童体重酌选量）。用于治疗小儿夜啼及多惊热。

⑩ 羚羊角屑1g，独活30g，当归1g，防风30g，人参15g，赤芍15g，细辛15g，桂心15g，麻黄30g。共研为粗散。一次12g，加入姜生一小块，水煎取汁，不计时温服。用于治疗产后中风，身体反张如角弓。

⑪ 羚羊角屑适量。微炒，研为散，温酒送服1.5g。用于治疗中风，心烦，恍惚，腹中痛或时闷绝。

⑫ 羚羊角（镑）60g，升麻45g，细辛30g，甘草15g。一半做蜜丸如梧桐子大；一

半为粗散，用泔水煎。先服煎散适量，后服丸50～70丸。用于治疗陷翳久不得去。

⑬ 羚羊角（镑）1g，黄芩1g，柴胡1g，升麻1g，甘草30g。共研粗末。一次7.5g，水煎去渣，饭后服。用于治疗心肺风热冲目，生努肉。

⑭ 羚羊角屑15g，泽泻15g，甘菊花30g，玉竹15g，酒浸菟丝子15g。共研为粗散。每次10g，水煎去渣取药汁，不计时温服。用于治疗眼卒生白翳膜。

⑮ 羚羊角3g，菊花20g，草决明25g，石决明25g，五味子12g，夏枯草12g。一日1剂，水煎，代茶频饮。用于慢性单纯性青光眼。

⑯ 羚羊角屑30g，黄芩30g，栀子仁30g，黄连30g，升麻30g，炒枳壳30g。共研为细末，炼蜜为丸如梧桐子大。每次不计时用竹叶汤送服30丸。用于治疗时气七日，心神烦热，胸膈不利，目赤，不得睡卧。

⑰ 羚羊角（镑）45g，肉桂（去粗皮）60g，大黄30g。共研为粗末。每次水煎冷服4.5g。用于治疗卒呕血。

⑱ 羚羊角烧灰30g，香墨末15g。共研细，不计时候煎，薄荷煎汤调服6g。用于治疗血运迷闷。

⑲ 羚羊角（炭火上烧作胶）60g，白芍60g（炒黄），枳壳60g（炒令黄色）。共研为散。水调服1.5g。用于治疗产后下血不尽，烦闷腹痛。

⑳ 羚羊角适量。研为细末。每次用温开水调服3g。用于治疗骨蒸，饮食不作肌肉，发热自汗，若日夜间热易治，日夜俱热难愈。

㉑ 羚羊角磨汁适量，黄芪、金银花各60g。羚羊角磨汁，和于金银花、黄芪煎液中服。用于治疗痘瘄后余毒未清，随处肿痛。

㉒ 羚羊角、薄荷、附子、独活、白芍、防风、川芎各等分，姜3片。水煎服。用于治疗筋痹，肢节酸痛。

㉓ 羚羊角30g。研为极细末，每次不计时以稀粥为饮调服3g。亦可以角水磨涂咽喉外。用于治疗卒食噎。

㉔ 羚羊角粉2g，玳瑁粉2g，鲜藕汁150mL。将鲜藕汁盛容器中置火上缓慢加热，勿使其沸腾。以此加热的藕汁送服羚羊角粉、玳瑁粉。用于治疗白血病鼻衄。

㉕ 羚羊角10g，黄连5g，白酒适量。将前两味药共研为细末，一次1g，一日2次，白酒冲服。用于头痛。

㉖ 羚羊角粉0.5g（冲服），知母6g，川贝母6g，金银花12g，连翘12g，黄芩12g，石韦10g，茜草10g，生地15g，玄参15g。水煎服。用于流行性出血热。

㉗ 羚羊角粉1g（冲服），升麻12g，杏仁12g，枳实12g，乌梅12g，黄芩12g，桂枝12g，甘草12g，防风18g，当归18g，大枣18g，菟丝子18g，独活18g，陈皮18g。一日1剂，水煎分3～4次服。用于半身不遂，风湿麻木，瘫痪。

使用注意

为咸寒之品，无火热者不宜用。

加工制作

羚角片、粉：取原药材，除去骨塞，用温水浸润，镑成纵向薄片，晾干。或者锉碎，研成细粉。

保存条件

置阴凉干燥处。

88 琥 珀

琥珀味甘且性平　归心归肝膀胱经
镇惊安神治失眠　活血散瘀又通淋

琥珀又名育沛、虎珀、虎魄、江珠、兽魄、顿牟、血珀、红琥珀、血琥珀、老琥珀，为古代松科植物的树脂埋藏地下经久凝结而成的碳氢化合物。主产于云南、河南、广西、福建、贵州、辽宁等地。

药材识别

①琥珀：为不规则的块状、颗粒状或多角形，大小不一，块状者可长达6cm。血红色（习称"血珀"）或黄棕色，表面不平，有光泽、质松脆，捻之即成粉末。气无，味淡，嚼之易碎无沙感。以火燃之易熔，爆炸有声，冒白烟，微有松香气。

②煤珀：黑琥珀。通常为多角形或不规则的块状物，少数呈滴乳状，大小不一。表面棕色至乌黑色，略有光泽，若将表面黑色部分除去，则呈透明或半透明玻璃样体。质坚硬，不易碎。气无，味淡，嚼之坚硬无沙感。

以色红、明亮、块整齐、质松脆、易碎者为佳。

规格标准

过去按产地不同分为云珀（云南）、广西珀、河南珀、湖南珀、抚顺珀、金珀，均分为1～3等。按加工不同分为：毛珀、光珀2种。

作用用途

琥珀具有镇惊安神、散瘀止血、利水通淋的功效。主要用于惊风癫痫、惊悸失眠、血淋血尿、小便不通、妇女闭经、产后血瘀腹痛、痈疽疮毒、跌打创伤等证。本品质重降下而镇惊安神，归心肝走血分而活血化瘀，入膀胱则利尿通淋。

现代临床上还用于阴囊及妇女阴唇血肿。

用法推荐

1. 医师处方用量。内服：研末，1~3g；或入丸、散。外用：研末撒；或点眼。

2. 琥珀、羚羊角、人参、白茯苓、制远志、甘草各等分。共研为细末，猪心血和，炼蜜为丸如芡实大，金箔为衣。每次用灯心草汤嚼服1丸。用于治疗健忘恍惚，神虚不寐。

3. 琥珀5g，酸枣仁19g，赤茯神12g，石决明12g，川芎5g，五味子6.3g，麦冬9g，天麻9g，白芍9g，龟板胶9g，山茱萸9g，龙骨9g，牡蛎9g。共研为细末，炼蜜为丸，每丸重9g，每次1丸，一日3次，开水送服。用于治疗神经衰弱。

4. 琥珀、防风各3g，朱砂1~5g。研为细末，猪乳调匀，入口中。用于治疗小儿胎惊。

5. 琥珀5g，全蝎5g，胆南星10g，天麻10g。共研为细末，每次0.15~0.25g，开水送服。用于治疗小儿急惊风。

6. 琥珀粉10g，大枣10枚。将大枣去核，装入琥珀末，焙干研末，一次1g，一日3次，开水送服。用于治疗慢惊风。

7. 琥珀粉2g，猪胆汁适量。将胆汁放入铁勺内，再加少量水，用微火烧沸，入琥珀粉搅匀，3岁小儿一次服一汤匙，一日2次。用于治疗小儿热喘。

8. 琥珀粉10g，朱砂粉10g，鱼线胶30g，炒黄铅粉30g，明雄黄6g，枣肉120g。先将前五味药共研为细末，再将枣肉捣烂如泥，与药粉共制为丸，一次2g，一日2次，开水冲服。用于治疗癫痫。

9. 琥珀3g，朱砂6g，硼砂6g，天竺黄15g，白矾30g，煨巴豆2g。共研为细末，分为6包，一日1次，一次1包，开水冲服。用于治疗癫痫。

10. 琥珀适量。研为细末，开水冲服。用于阴囊及妇女阴唇血肿、产后血瘀肿痛等；亦可用于治疗血淋、热淋、石淋、小便不通、癃闭不通者。

11. 琥珀4.5g。研为细末，用萱草根煎浓汁服下，饭前服。用于治疗心经蓄热，小便赤涩不通，淋沥作痛。

12. 琥珀6g，灯心草50g。研为细末，用灯心草煎汁冲服。用于尿血。

13. 琥珀、灯心草、薄荷各适量。先将琥珀研细，每次6g，用灯心草、薄荷煎汤送服。用于治疗小便溺血。

14. 琥珀5g，甘草5g，滑石粉30g。共研为细末，一次10g，一日3次，开水冲服。用于治疗小便不通。

15. 琥珀9g，蝼蛄1只。先将蝼蛄在瓦上焙干，再与琥珀共研为细末，用开水一次冲服。用于治疗小便不利。

16. 琥珀粉2g（冲服），火硝1.5g，怀牛膝15g，乳香5g，海金沙15g，泽泻15g，续断15g。一日1剂，水煎服。用于治疗肾结石。

⑰ 琥珀粉6g（冲服），鲜菟丝草100g，鲜金丝桃（为金丝桃科植物金丝桃的根）100g，金钱草20g，木通10g。一日1剂，水煎服。用于治疗肾结石，输尿管结石。

⑱ 琥珀3g，海金沙9g，生蒲黄9g，生没药9g。共研为细末，一次3g，一日3次，开水冲服。用于治疗肾结石。

⑲ 琥珀、人参各适量。先将琥珀研末，用人参煎汤调下3g。用于治疗体虚老人小便不通。

⑳ 琥珀适量。研为极细末，点目中。用于治疗目中翳。

㉑ 琥珀1g。研极细末。撒于患处，即能止血收口。若脓水不干，用黄葵花煎汤洗。用于治疗一切痈疽痔漏恶血不止。

㉒ 琥珀、降香、血竭各适量。研为极细末。敷伤处。用于治疗金疮出血不止，敷此无瘢痕。

㉓ 琥珀15g，没药15g，生地黄250g。琥珀、没药共研粗末，生地黄捣汁备用；每次取药末6g，用水、酒各半先煎片刻，入地黄汁再煎数沸，去渣不拘时温服。用于治疗妇女经络瘀涩，腹内有瘀血，痛不可忍。

㉔ 琥珀3g，大豆（去皮，炒）45g，茯神30g，乌豆、紫苏各适量。将琥珀、大豆、茯神共研为末。每次6g，空腹时用浓煎的乌豆、紫苏汤送服。用于治疗产后恶露未尽，寒热自汗，或肚腹作痛。

㉕ 琥珀5g，人参10g，三七粉5g，桂枝3g。共研为细末，一次0.5～3g，一日3次，温开水冲服。用于治疗胸痹（气血虚型）。

㉖ 琥珀1g，沉香1g，甘遂6g，牵牛子6g。先将后两味药水煎取汁，再将琥珀和沉香共研为细末，用药汁冲服药末，隔日1剂，连服数剂。用于治疗肝硬化腹水。

㉗ 琥珀9g，制炉甘石15g，钟乳石9g，滑石30g，朱砂3g，冰片0.3g，红花5g。共研为细粉，外撒患处。用于治疗压疮。

㉘ 琥珀10g，黄柏30g，大枣10枚。先将黄柏焙焦，再将大枣去核焙焦枯，与琥珀一起共研为细末，用香油调敷患处。用于治疗湿疹。

使用注意

阴虚内热及无瘀滞者忌服。

加工制作

琥珀粉：取原药材，除去杂质，轻轻击碎，研成细粉末即成。

保存条件

置阴凉干燥处，不宜在高温处存放。

89 紫河车

紫河车甘咸性温　归心归肺又归肾
温肾补精治羸瘦　益气养血治不孕

紫河车又名胞衣、衣胞、人胞、胎衣、胎盘、混沌皮、混沌衣、混元丹、混元母、佛袈裟、仙人衣，为健康妇女生产后留下的干燥胎盘。全国各地均有。

药材识别

呈椭圆形碟状、圆板状、葵花头状或荷叶状，直径9~15cm，厚薄不一，一般为2cm左右。黄色、黄棕色或紫黑色。一面凸凹不平，具皱缩纹和不规则沟纹，形似菜花状；另一面较平坦周边向内卷曲，在中央或偏向一侧，常附有弯曲扭转的残余脐带，其四周散布隐约可见的网状纹（干缩的血管）。质硬脆。有特异腥气。

以身干、个大整齐、黄色、无臭味、洁净者为佳。

规格标准

分为1~3等及统装等规格。

作用用途

紫河车具有温肾补精、益气养血的功效。主要用于虚劳羸瘦、骨蒸盗汗、咳嗽气喘、食少气短、阳痿遗精、不孕少乳等证。本品为临床上使用的强壮药，可以增强人体的抵抗力。常服紫河车粉，或新鲜紫河车煮食，可治诸虚百损。

现代临床上还用于治疗肺结核、神经衰弱、贫血、支气管哮喘等慢性疾病，但须较长时间服用方能见效。

用法推荐

❶ 医师处方用量。内服：研末，每次1.5~3g，重症加倍；或入丸剂；新鲜胎盘，

半个或一个，水煎服食，一周2~3次。

② 鲜紫河车1具，杏仁15g，百合30g，核桃仁30g。先将鲜紫河车挑去血络，用冷水漂洗数次，直至干净为止，再加入其他药，加水适量，炖至熟，再加入适量食盐、酱等调味。分早、晚各1次食之。用于治疗老人久病喘息，咳嗽，吐少量清稀痰，动则喘甚，张口抬肩，心悸少寐，虚羸消瘦，舌淡，两寸尺脉弱。

③ 紫河车1具。研为细末，一次15g，一日2~3次，开水送服。用于治疗不孕症。

④ 紫河车15g，党参18g，山药12g，茯苓10g，百合30g。共研为细末，一次6g，一日2次，开水送服。用于治疗神经衰弱。

⑤ 鲜紫河车1具，炒枣仁60g。先将鲜紫河车挑去血络，用冷水漂洗数次，直至干净为止，煮熟，焙干，再同炒枣仁共研为细末。一次10g，一日2次，开水送服。用于治疗神经衰弱、健忘、头痛。

⑥ 紫河车1具，韭菜子30g（或适量）。分别焙焦，共研为细末，一次10g，一日2次，空腹时开水送服，连服数剂。用于不孕，亦可用于治疗男性不育。

⑦ 紫河车9g（研末冲服），益智仁15g，乌药15g。水煎服。用于治疗遗尿。

⑧ 鲜紫河车1具，瘦猪肉250g，姜和食盐适量。先将鲜紫河车挑去血络，用冷水漂洗数次，直至干净为止，与瘦猪肉（也可单独炖）共炖至熟，加姜和食盐调味，分数次食用。用于治疗体虚或病后衰弱。

⑨ 鲜紫河车1具，大枣60g。先将鲜紫河车挑去血络，用冷水漂洗数次，直至干净为止，与大枣共炖熟，分数次食之。用于治疗体虚贫血。

⑩ 鲜初生男孩紫河车1具（清水漂净污血，切块），茯苓末120g。以酒煮直至烂为度（忌铁器煮），取出杵烂入泥，加入茯苓末和匀，以酒为丸如梧桐子大。每次100丸，用米汤或酒送服。用于治疗吐血、失血后，劳疾后。

⑪ 鲜紫河车1具（清水漂净污血，切块），杏仁15g（去皮尖），百合30g（清水浸一宿，当白沫出，去其水），核桃仁30g。上四味，加水4碗，熟炖至2碗，加入食盐、酱油等调味品，分两次食之，早、晚各服1次。用于治疗老人久病喘息，咳嗽，吐少量清稀痰，动则喘甚，张口抬肩，心悸少寐，虚羸消瘦。

⑫ 紫河车1具。洗净后置瓦上焙干，研为细末，一次3~4g，一日2~3次，黄酒送服。或直接将洗净的紫河车加水炖熟，分2~3次服。用于治疗肺结核。

⑬ 紫河车60g，白及24g，百部60g，川贝母60g，海螵蛸15g。共研为细末，一次6g，一日2次，早、晚服。用于治疗肺结核。

⑭ 紫河车30g，川贝母30g，海螵蛸15g，白及120g。共研为细末，一次9g，一日2次，早、晚服。用于治疗空洞型肺结核。

⑮ 紫河车1具，白及15g，百部15g。若为鲜品应先将鲜紫河车挑去血络，用冷水

漂洗数次，直至干净为止（干品应浸软洗净），与白及和百部共炖熟，食盐调味，分数次食之。用于肺结核体弱、咳嗽、痰中带血、潮热、盗汗。

⑯ 紫河车1具，黄精30g。若为鲜品应先将鲜紫河车挑去血络，用冷水漂洗数次，直至干净为止（干品应浸软洗净），与黄精共炖熟，食盐调味，分数次食之。用于治疗肺结核体弱者。

⑰ 紫河车1具，白茯苓15g，人参30g，山药60g。共研为末，以面糊为丸如梧桐子大。一日1次，空腹时用米汤送服30~50丸。咳嗽甚，五味子煎汤下。用于治疗劳瘵虚损，骨蒸等症。

⑱ 鲜紫河车1具。洗净，切片，用香油微炒，加姜生5片、食盐少许，加水适量共炖汤服。适用于老年性慢性支气管炎属肺肾两虚，经常易感冒导致咳喘痰多者服用。

⑲ 鲜紫河车1具，黑豆适量。先将鲜紫河车挑去血络，用冷水漂洗数次，直至干净为止，再将黑豆灌入其中，装满为止，焙干，研为细末，炼蜜为丸，如黄豆粒大。一次20丸，一日3次，开水送服。用于治疗哮喘。

⑳ 鲜紫河车1具。先将鲜紫河车挑去血络，用冷水漂洗数次，直至干净为止，焙干，研末。一次6g，一日3次，开水冲服。用于治疗哮喘。

㉑ 肥厚紫河车1具。研烂，加入人乳调如泥。1日服2~3次。用于治疗小儿惊痫。

㉒ 紫河车1具。洗净，煮烂食之。用于治疗久癫失志，气虚血弱。

㉓ 紫河车1具，当归50g，潞党参50g，菖蒲15g，朱砂2g。共研为细末，炼蜜为丸，一次10g，一日2次，开水冲服。用于治疗癫痫。

㉔ 紫河车1具，川贝母15g，制南星12g，法半夏12g，枯矾10g。先将紫河车焙干，共研为细末，一次5g，一日3次，开水冲服。用于治疗癫痫。

㉕ 紫河车1具，朱砂10g，全蝎15g，白矾60g。共研为细粉，分包成30包，一日1包，温开水冲服。用于癫痫。

㉖ 鲜紫河车1具。洗净血污，炖烂食之。用于治疗久癫失志，气虚血弱。

㉗ 紫河车1具。洗净，慢火炒焦，研末，每日晚饭后服1.5~3g。用于治疗乳汁不足。

㉘ 紫河车1具。将其浸于白酒中，7天后取出，焙黄，研末，一次10g，一日3次，开水冲服。用于治疗缺乳。

㉙ 紫河车1具，猪蹄1只。若为鲜品应先将鲜紫河车挑去血络，用冷水漂洗数次，直至干净为止（干品应浸软洗净），与猪蹄共炖熟，姜和食盐调味，分数次食之。用于治疗产后乳汁少。

㉚ 紫河车30g（研末冲服），红参10g（研末冲服），阿胶30g（烊化服），肉苁蓉30g，白芍15g，益母草20g，仙茅5g。一日1剂，水煎分3次服。用于治疗经闭。

㉛ 鲜紫河车1具。先将鲜紫河车挑去血络，用冷水漂洗数次，直至干净为止，用炭火烤干（或低温干燥），研末，一次10～15g，一日2次，开水冲服。用于治疗崩漏。

㉜ 紫河车粉50g，制鳖甲粉500g，山楂150g，青皮50g，蜂蜜适量。共研为细末，炼蜜为丸，每丸重9g，一次1丸，一日3次，开水送服。用于治疗早期肝硬化。

㉝ 紫河车1具，党参90g，山药90g，熟地120g，玉竹15g，炒枣仁60g，柏子仁20g，远志30g，白芍30g。共研为细末，炼蜜为丸，每丸重10g，一次2丸，一日2次，开水冲服。用于治疗贫血；月经过少并伴有头晕，失眠健忘，心悸气短，肠鸣泄泻等。

㉞ 紫河车200g，活鳖鱼500g，蜈蚣10条。先将鳖鱼用纸包裹，置火中烧成黄焦状，再同另两味药共研为细末，分为30份，一日1份，分2次温开水送服。用于治疗脊椎结核。

㉟ 紫河车1具。暴干，烧末，点目眦中。用于治疗目赤及翳。

使用注意

阴虚火旺者不宜单独使用。外感表邪及有实热者忌用。

加工制作

紫河车粉：取原药材，除去灰屑，砸成小块，研成细粉即可。或取紫河车块，用酒拌匀，待吸尽后用文火炒至或烤至酥脆，放凉，研粉即得。

保存条件

置阴凉干燥处，防尘，防蛀。

90 蛤蚧

蛤蚧味咸且性平　既归肺经又归肾
补肺益肾定喘息　纳气助阳且益精

蛤蚧又名蛤蟹、石牙、仙蟾、蚧蛇、大壁虎，为壁虎科动物蛤蚧的干燥体。主产于广西。

药材识别

腹部张开撑于竹片上，呈扁片状，全长20～30cm，头颈部及躯干长9～18cm，头颈部约占1/3，腹背横宽6～11cm，尾长6～12cm。头略呈扁钝三角形，眼眶凹陷成窟窿状，无眼睑。口内有锯齿状细齿，密生于腭的边缘，无大牙。周身密披有光泽的细鳞片，有红褐色斑点。背部表面呈灰黑色或银灰色，有12～14纵列突起的圆形大鳞片镶嵌在多角形小鳞片中。腹面呈浅灰色，散有粉红色斑点。脊椎骨和肋骨均呈山脊状突起。4足均具5趾，趾间具蹼，足趾底面有褶皱状突起的吸盘，爪短，呈钩状，除第1趾外，均具爪。尾渐细，微现骨节，颜色同背部，有7个明显的银灰色环节，质坚韧。腥气重，味微咸。

以个大、尾全、不破碎者为佳。

规格标准

等级	标准
特庄	横腰执中横量8.6cm以上
五庄	横腰执中横量7.7～8.5cm以上
十庄	横腰执中横量7.2～7.6cm以上
二十庄	横腰执中横量6.8～7.1cm以上
三十庄	横腰执中横量6～6.7cm以上
断尾蛤蚧	（再生尾不足6cm）均作下一等处理

蛤蚧具有补肺益肾、纳气定喘、助阳益精的功效。主要用于治疗虚证喘咳：包括肾阳虚和肺阴虚所致的慢性喘咳、支气管哮喘、心性喘息、肺气肿，特别是对肺结核引起的喘咳、痰中带血有较好的治疗作用；对肾阳虚引起的阳痿、遗精、性机能减退、五更泻、小便频数也有较好的治疗作用。此外，也用于治久病体虚，神经衰弱。

现代临床上还用于治疗支气管哮喘、心性喘息、肺气肿等。上症若属外邪所致者忌用。

用法推荐

① 医师处方用量。内服：煎汤，3～6g；研末，1～1.5g；或入丸、散；或泡酒服用。

② 蛤蚧1对，川贝母30g，紫菀30g，杏仁30g，鳖甲60g，皂角仁30g，桑白皮30g。共研末，炼蜜为丸如梧桐子大。一日3～4次，用枣汤送服20丸。用于治疗虚劳咳嗽及肺壅上气。

③ 大蛤蚧1对（约50g），西洋参50g，黑芝麻250g（炒熟），核桃仁250g（炒熟），白糖250g，猪脚油250g（炼出油去渣）。先将蛤蚧、西洋参、黑芝麻、核桃仁共研为末，拌入白糖、猪脚油和匀，搓成30个丸子。每日早晨1个，用沸水化服。用于治疗老年慢性支气管炎咳喘甚者。

④ 大蛤蚧1对，人参50g。共研为末，熔蜡120g，滤去渣，和药末，作成6个饼子。每日空腹时用稀糯米粥送服1个饼，趁热细细呷之。用于治疗肺气咳嗽、面肿、四肢浮肿。

⑤ 蛤蚧、阿胶、生水牛角（加倍）、鹿角胶、羚羊角各30g。除二胶外，共研为末，再加入二胶，分4次服。用于治疗久嗽不愈，肺间积虚热，久则成疮，故嗽出脓血，晓夕不止，喉中气塞，胸膈噎痛。

⑥ 蛤蚧6g，人参60g，熟地60g，麦冬9g，肉桂3g，苏子3g，半夏1g。水煎服。用于治疗产后气喘，气血两脱。

⑦ 蛤蚧、人参各等分。先将蛤蚧齐眼处去头、再去爪，人参切片，共烘干后研为细末，一次2g，一日2次，温开水吞服。具有补气壮阳益精的功能。主要用于强身健体、延缓衰老。

⑧ 蛤蚧2对，白酒1000g。蛤蚧去内脏、头脚及鳞，酒洗后晾干，放入白酒中，密封浸泡60天后饮用，每日饮50mL，分2～3次服。用于治疗体虚早衰、虚劳、喘咳、阳痿等。

⑨ 蛤蚧1对，黄酒500g。蛤蚧去内脏、头脚及鳞，放入黄酒中，密封浸泡7天后饮

用，一日1~2次，每次服1~2汤匙。用于治疗肾虚阳痿，尿频等。

⑩ 蛤蚧1对，葱籽、韭菜籽各60g。将三药焙脆，研细末，分成12包，夫妇同床前2小时服1~2包，黄酒送服。用于治疗阳痿、不孕。

⑪ 蛤蚧粉2g，人参粉3g，糯米50~100g。先将糯米煮成粥，待粥熟时加入蛤蚧粉、人参粉搅匀，趁热服。用于治疗肺肾两虚咳嗽，气喘，面浮肢肿。

⑫ 蛤蚧粉6g，羊肺100g。羊肺洗净炖汤，熟后加入蛤蚧粉搅匀，食盐调味，趁热饮汤食肉。用于治疗身体虚弱，肺痨咳嗽。

⑬ 蛤蚧粉适量。一日2次，一次4.5g，开水冲服。用于治疗肺结核，咳血。

⑭ 蛤蚧25g，川贝母37g。共研为细末，分为20份，一日2次，一次1份，开水冲服。用于治疗浸润型肺结核。

⑮ 蛤蚧2对，冬虫夏草30g，川贝母9g，白果仁10g。蛤蚧去头足，用香油炸焦，同其他药共研为细末，一日2次，一次5g，开水冲服。用于治疗肺结核。

⑯ 蛤蚧粉4.5g，白及21g，海浮石4.5g。共研为细末，一日2次，一次2.4g。用于治疗肺结核。

⑰ 蛤蚧1对，黄连30g，百部60g，白及60g，枯矾9g。共研为细末，炼蜜为丸，每丸重9g，一日服3次，一次1丸。用于治疗空洞型肺结核。

⑱ 蛤蚧2对（去头脚），冬虫夏草60g，川贝母60g，海螵蛸80g。共研细末。每次服2g，一日服2~3次。用于治疗老年慢性、喘息性支气管炎。

⑲ 蛤蚧1对，西洋参20g，白芥子20g，川贝母10g，炙麻黄10g。共研为细末，一次2g，一日3次，开水冲服。用于治疗气管炎、喘息属肺肾两虚型者。

⑳ 蛤蚧1对，蝙蝠（去毛）5只。分别焙干，共研为细末，一次10g，一日1次，开水冲服。用于治疗哮喘。

㉑ 蛤蚧粉15g（冲服），阿胶30g（烊化服），艾叶15g。水煎服。用于治疗胎气上冲，胎漏。

㉒ 蛤蚧15g，诃子15g，蛇床子15g，升麻15g，防风15g，五味子15g，肉桂9g。水煎，取汁，熏洗患处。用于治疗子宫脱垂。

㉓ 蛤蚧粉9g（冲服），熟地15g，山药15g，丹皮6g，山萸肉9g，附子9g，肉桂9g，益智仁9g，破故纸9g，覆盆子9g，诃子9g，桑螵蛸9g。一日1剂，水煎分3次服。用于治疗子宫脱垂。

㉔ 活蛤蚧1对，地龙30g，白酒500g。药与酒共浸泡，7日后服药酒，一次10mL，一日3次。用于治疗风湿痹证。

㉕ 蛤蚧1只。去内脏，切碎，同猪肉适量，或鸡蛋2个，共炖熟，食之。用于治疗小儿疳积。

㉖ 蛤蚧粉30g，煅石决明30g。共研为细末，一次10g，一日2次，黄酒冲服。用于治疗产后鸡爪风。

使用注意

对急性支气管炎、肺炎所致的喘咳疗效不显著；咳喘属风寒痰饮者也不宜用。喘咳患者不宜服用本品制成的酒制剂，因酒对呼吸道有刺激作用，反为不利。

加工制作

本品用时须切去头（齐眼处切除，因眼睛含毒素）和脚爪。①切块：取原药材，除去竹片，洗净，切去头和脚爪，稍润软后切成小块，干燥。②研粉：取蛤蚧块，用酒浸润，待酒吸干后，烘干，放凉，研细粉。又法：蛤蚧块置铁丝筛网上，用文火烤热，喷适量黄酒，置火上酥制，如此反复多次，酥至松脆为度，放凉，研细粉。再法：取蛤蚧涂上麻油，用无烟火烤至色黄、质松脆为度，除去头和脚爪，放凉，研细粉。

保存条件

用木箱严密封装，常用花椒伴存，置阴凉干燥处，防蛀。蛤蚧块或粉可用瓷坛或深色瓶装，密封，置冰箱内。

91 锁 阳

锁阳味甘性且温　归肝大肠又归肾
润肠通便除便秘　补肾壮阳能益精

锁阳又名项阳、不老药、黄骨狼、锁严子、地毛球、羊锁不拉、耶尔买他格（雅名）、锈铁棒、乌兰-告亚（蒙名），为锁阳科植物锁阳的干燥肉质茎。主产于甘肃、内蒙、新疆。此外宁夏、青海等地亦产。

药材识别

呈扁圆柱形，微弯曲，一端略细。长5~21cm，直径1.5~5cm。表面棕色或棕褐色，皱缩，有明显纵沟及不规则凹陷，偶见残存的三角形黑棕色鳞片。体重，质坚硬，不易折断。断面浅棕色或棕褐色，有黄色三角状维管束。气微，味甘而涩。

以条粗肥、色红棕、断面肉质性者为佳。

规格标准

分内蒙古1~2等及统装，甘肃原装等。

作用用途

锁阳具有补肾阳、益精血、润肠通便的功效，主要用于腰膝酸软、阳痿滑精、肠燥便秘等证。

现代临床上还用于治疗各种瘫痪，如外周型弛缓性瘫痪、周围神经炎、脊髓神经根炎、小儿麻痹后遗症等。

用法推荐

1 医师处方用量。内服：煎汤，5~15g；或入丸、散。

2 锁阳、桑螵蛸、茯苓各9g，龙骨3g。水煎服。用于治疗肾虚滑精，腰膝软弱。

3 锁阳60g，瘦猪肉50g。共用水煮熟，食盐调味，一日分2次，食肉喝汤。用于治疗遗精。

④ 锁阳10g，阳起石10g，龙骨10g，淫羊藿10g，山茱萸10g，乌贼骨10g，黄狗肾1具。共用水炖熟，食盐调味，一日分2次，食肾喝汤。用于治疗阳痿。

⑤ 锁阳9g，熟附片6g，仙茅6g，山茱萸4.5g，五味子4.5g，阳起石30g。一日1剂，水煎分3次服。用于治疗阳痿（肾阳虚型）。

⑥ 锁阳30g，白酒500g。浸泡7天后，隔日搅拌一次，一次1小杯，一日2次服用。用于治疗肾虚阳痿。

⑦ 锁阳15g，大米50～60g。先将锁阳洗净切成薄片，再与大米共煮稠粥，一次食用。用于治疗肾虚阳痿、遗精腰痛、老年阴虚气弱便秘等。

⑧ 锁阳5g，覆盆子5g，党参5g，山药5g。先将锁阳、党参和山药切成小碎块，与覆盆子一起置入茶杯内，倒入刚沸的开水，盖严杯盖，浸泡20分钟左右即可代茶饮，可反复加入沸水浸泡数次，直至无味。每日上午和晚上各泡服1剂。用于治疗肾阳不足，精关不固的阳痿、遗精、滑精、早泄，女子宫冷阴淡（性欲淡漠）等。

⑨ 锁阳5g，知母5g，熟地5g。将上药切成小碎块，一起置入茶杯内，倒入刚沸的开水，盖严杯盖，浸泡20分钟左右即可代茶饮，可反复加入沸水浸泡数次，直至无味。每日上午和晚上各泡服1剂。用于治疗肝肾不足，精血亏损，筋骨失养的痿证，症见双腿痿弱，步履无力，骨蒸劳热等。

⑩ 锁阳9g，山茱萸9g，何首乌90g，枸杞子90g。共研为细末，一次6g，一日2次，开水冲服。用于治疗神经衰弱。

⑪ 锁阳5g，熟地5g，知母5g，黄柏3g。将药切成小碎块，一起置入茶杯内，倒入刚沸的开水，盖严杯盖，浸泡20分钟左右即可代茶饮，可反复加入沸水浸泡数次，直至无味。每日上、下午各泡服1剂。用于治疗精血不足，虚火内灼，筋骨失养所致的痿证，症见四肢痿软无力，不能站立行走，骨蒸劳热等。

⑫ 锁阳1500g，蜂蜜240g。用水煎熬3次，取3次滤液合并，过滤，沉淀，取上层清液于锅中（忌铁锅）浓缩至能粘手时加入蜂蜜收成膏，入瓷瓶内收贮。每日早、中、晚各于饭前用热酒服十余茶匙。用于治疗阳弱精虚，阴衰血竭，大便燥涸，便秘不运。

⑬ 锁阳15g，桑椹15g，蜂蜜30g。锁阳和桑椹加水煎取汁，入蜂蜜搅匀，分2次服。用于治疗老年阴虚气弱便秘，并健身益寿。

⑭ 锁阳5g，蜂蜜适量。将锁阳切成小碎块，置入茶杯内，倒入刚沸的开水，盖严杯盖，浸泡20分钟左右即可代茶饮，饮用时，将蜂蜜溶入药液内，拌匀，可反复加入沸水浸泡数次，直至无味，最后将药渣嚼烂，用药液送服。每日上午和

晚上各泡服1剂。用于治疗老年人习惯性便秘，症见大便干结，数日不解，努挣无力，气短懒言，四肢不温等。

⑮ 锁阳15g，忍冬藤15g，白茅根35g。一日1剂，水煎分3次服。用于治疗泌尿系感染尿血。

⑯ 锁阳9g，珠芽蓼9g。一日1剂，水煎分3次服。用于治疗胃溃疡。

⑰ 锁阳15g。一日1剂，水煎分3次服。用于治疗消化不良。

⑱ 锁阳125g，寒水石160g，红盐3g，龙胆草30g，冰糖320g。共研为细末，一次9g，一日3次，开水送服。用于治疗胃痛，胃酸过多。

⑲ 锁阳15g，木通9g，车前子9g，五味子9g，甘草9g，大枣3枚。一日1剂，水煎分3次服。用于治疗二度子宫脱垂。

⑳ 锁阳10g，淫羊藿10g，杜仲15g，桑寄生12g。一日1剂，水煎分3次服。用于治疗佝偻病。

㉑ 锁阳25g，鹿寿草25g（为鹿蹄草科植物日本鹿蹄草的全草），枸杞子25g，生地25g，何首乌25g。一日1剂，水煎服，并将药渣捣烂敷患处。用于治疗赤毛癣。

㉒ 锁阳15g，沙枣树皮9g。水煎服。用于治疗妇女白带量多。

使用注意

阴虚阳旺、脾虚泄泻、实热便秘者忌服。

保存条件

置通风干燥处。

92 猴 枣

猴枣性寒味苦咸　经归心肺和肝胆
豁痰镇惊疗痰厥　清热解毒治脑炎

猴枣又名猴丹、申枣、猴枣子、羊肠枣，为猴科动物猕猴等内脏的结石。主产于印度、马来半岛及南洋群岛等地。

药材识别

呈椭圆形，略似小枣，大小相差悬殊，大者如鸡卵，小者如黄豆，一般如莲子大。表面青铜色或绿黑色，平滑而有光泽。质硬而脆，击之易碎；断面灰黄色，有层次，中央有核。气微香，味微苦涩，嚼之有砂粒感。

以个大、色深、质脆者为佳。

规格标准

统货。

作用用途

猴枣具有清热解毒、镇惊的功效。主要用于痰热喘嗽、小儿惊痫、瘰疬痰核等证。本品治热痰效果最佳，优于牛黄八宝散。

现代临床上还用于治疗小儿急性支气管炎。

用法推荐

❶ 医师处方用量。内服：研末吞服 0.6 ~ 1.5g。外用：醋摩涂。

❷ 猴枣 12g，羚羊角 3g，麝香 1.2g，煅月石 3g，伽南香 3g，川贝母 6g，青礞石 3g，天竹黄 9g。先将川贝母去心，青礞石煅成绛色、水飞，天竹黄水飞，将各药研成细粉末；各取净粉末，除麝香、伽南香外，将其余药粉充分和匀，研至极细，随后加入麝香和伽南香二味细粉混合均匀，瓶装封固。每次服 0.3 ~

0.6g，一日服 1～2 次，温开水送服。用于小儿惊风，痰多气急，喘声如锯，烦躁不宁等证。

3 猴枣 30g，沉香 30g，天竹黄 230g，川贝母 170g，金礞石 70g，法半夏 70g，硼砂 70g，朱砂 20g，麝香 10g，冰片 10g。先将金礞石煅透、朱砂水飞，再与其他药一起研为极细粉末，用瓷瓶密封装。1～2 岁小儿一次服 0.3g，3 岁以上 0.6g，一日 2～3 次，温开水冲服。用于小儿痰涎壅盛、急热惊风。

4 猴枣 30g，朱砂 30g，天竹黄 150g，仙半夏 200g，川贝母 200g，沉香 200g。先将朱砂水飞，再与其他药一起研为极细粉末，用瓷瓶密封装，每次服 0.3g，一日服 2～3 次，温开水送服。用于小儿急性支气管炎。

保存条件

瓷瓶装，置干燥处。

93 蜈蚣

蜈蚣辛温有毒性　息风止痉归肝经
攻毒散结治疮疡　既可通络又止疼

蜈蚣又名天龙、吴公、百脚、百足虫、金头蜈蚣，为蜈蚣科动物少棘巨蜈蚣的干燥体。主产于江苏、浙江、湖北、湖南、安徽、河南、陕西等地。以湖北、浙江两地产者为大。

药材识别

呈扁平长条形，长9～15cm，宽0.5～1cm。由头部和躯干部组成，全体共22个环节。头部暗红色或红褐色，略有光泽，有头板覆盖，头板近圆形，前端稍突出，两侧贴有鄂肢一对，前端两侧有触角一对。躯干部第一背板与头板同色，其余20个背板为棕绿色或墨绿色，具光泽，自第四背板至第二十背板上常有两条纵沟线；腹部淡黄色或棕黄色，皱缩；自第二节起，每节两侧有步足一对；步足黄色或红褐色，偶有黄白色，呈弯钩形，最末一对步足尾状，故又称尾足，易脱落。质脆，断面有裂隙。气微腥，有特殊刺鼻的臭气，味辛、微咸。

以身干、条长、头红、足红棕色、身黑绿、头足完整者为佳。

规格标准

按大小分为大、中、小条3等，亦有分竹条把统及净条把统等规格。

作用用途

蜈蚣具有息风镇痉、攻毒散结、通络止痛的功效。主要用于小儿惊风、抽搐痉挛、中风口㖞、半身不遂、破伤风症、风湿顽痹、疮疡、瘰疬、毒蛇咬伤等证。

现代临床上还用于治疗结核病（结核性胸膜炎、结核性肋膜炎、肺结核、散发性结核、骨结核、乳腺结核及颈淋巴结核等）、癌症（食道癌、乳腺癌、皮肤癌、肺癌、子宫癌、唇腺癌等）。

用法推荐 ....

① 医师处方用量。内服：煎汤，2～5g；研末，0.5～1g；或入丸、散。外用：研末撒、油浸涂或研末调敷。

② 蜈蚣1条。焙干研末，加猪胆汁调敷患处。用于中风口眼㖞斜。

③ 蜈蚣、全蝎各等分。共研为细末，一次0.5～1g，一日3次，开水吞服。用于手足抽搐，角弓反张。

④ 蜈蚣1条，麝香少许，草乌头尖14个（姜生、薄荷汁浸1宿）。共研为细末。每见潮搐时，取小米大的药末吹入鼻中。用于治疗小儿急、慢惊风，搐搦潮作。

⑤ 去脚蜈蚣半只。烧焦，研极细末。以猪乳和之，分3～4次服。用于治疗初生儿口噤不开，不收乳。

⑥ 蜈蚣2条，防风30g。研为细末。每日晚饭后用防风煎汤送服，药后避风寒，小儿用量酌减。用于治疗周围面神经麻痹。

⑦ 蜈蚣2条，全蝎3g，白芷10g，防风10g，豨莶草20g，僵蚕10g，川芎10g，生甘草6g，当归15g。一日1剂，水煎分3次服。用于治疗周围面神经麻痹。

⑧ 蜈蚣1条，防风15g。将蜈蚣研为细粉，用防风煎汤一日分2次冲服蜈蚣粉末。用于治疗面神经麻痹。

⑨ 蜈蚣3g，马钱子1个，全蝎3g，僵蚕3g。先将马钱子用水浸软，切成20片，放在胶布上贴敷患侧；再将其余3味药共研为细末，一次1g，一日2次，开水冲服。用于治疗面神经麻痹。

⑩ 蜈蚣、雄黄各等分。共研为细末，外敷患处。用于治疗肿毒恶疮。

⑪ 蜈蚣、茶叶各等分。共研为细末，外敷患处。用于治疗瘰疬溃烂。

⑫ 蜈蚣1条，白矾适量，雷丸1个，百部6g。共研为末。醋调敷患处。用于治疗丹毒瘤。

⑬ 蜈蚣适量。研为细末，一次1.8～3g，一日3次，开水送服。用于治疗毒蛇咬伤。

⑭ 蜈蚣3条，全蝎5只。于瓦上焙存性研极细末。一日2次，用绍酒或黄酒送服，三日可愈。用于治疗乳痈。

⑮ 蜈蚣、茶叶各适量。炙至香熟，捣为细末。先用甘草汤洗净溃疡面，敷之。用于治疗瘰疬溃疡。

⑯ 取活蜈蚣2条，红花5g。用75%乙醇500mL浸泡7天即可使用。用棉签蘸药液涂患处，已溃烂流脓者涂四周，每日涂3～5次，3～10天为一个疗程。用于治疗无名肿毒。

⑰ 活蜈蚣2条。炭火烧存性，研末。用好酒调，饭前服下。用于治疗一切便毒，

连连作痛，更不肿起，名曰阴毒。

18 蜈蚣3条。研细粉，平分成6份，每份与水混合均匀后敷在胼胝上。一日1次，一般6天可见效。用于治疗胼胝。

19 蜈蚣30条，乌梅9g。共研为细末，装入瓶内。加入茶油或香油浸泡7～10天，和匀成膏。先以1%温盐水浸泡患部15～35分钟，待粗皮软化后剪去（以见血丝为度），取药膏适量外敷，纱布包扎，每12小时换药一次，3天为一个疗程，可连用3个疗程。用于治疗鸡眼。

20 蜈蚣1条，南星末适量。焙干末敷之。外以南星末醋和敷四周。用于治疗趾疮，甲内恶肉突出不愈。

21 蜈蚣10条，白芷10g，雄黄10g，甘草10g，香油60g。将前四味药于油中浸泡3日，或随浸调搽。用于治疗蛇窠疮，兼治蛇咬伤。

22 蜈蚣3g，冰糖10g。装入小碗，隔水蒸，水沸后30分钟取出，去虫体取汁，1次口服。隔日重复一次。用于治疗疥疮。

23 蜈蚣适量。制成冲剂，每日早、晚各用开水冲服6g，1周为一个疗程。用于治疗复发性口腔溃疡。

24 蜈蚣、全蝎、土豆各等量。共研为细末，一次3g，一日3次，开水冲服，连服3～6个月。用于治疗痈疽溃后久不收口，以及骨结核等。

25 蜈蚣7条，全蝎7只，僵蚕7条，炮穿山甲18g，磁石5g，公丁香5g，母丁香5g。共研为细末，外撒疮面。用于治疗痈疽疔疮化脓已溃。

26 蜈蚣5条（去头足），夏枯草30g，炮穿山甲10g，吴茱萸0.7g，僵蚕7g，蛋虫7只，全蝎4g。共研为细末，加白面120g调匀，做成6个饼，烤熟，一天吃1个。用于治疗瘰疬。

27 蜈蚣10条，核桃仁18个，火硝0.7g，全蝎0.7g，炮穿山甲8g，僵蚕8g。共研为细末，一次3g，一日2次，开水送服。用于治疗瘰疬。

28 蜈蚣10条，全蝎14只，炮穿山甲15g，火硝1g，桃仁10个。共研为细末，一次4.5g，一日1次，白酒送服。用于瘰疬。

29 蜈蚣1条，全蝎2只，鸡蛋4个。将前2味药共研为细末，在鸡蛋上打一小洞，把药粉分别装入，封严，用水煮熟食之，一日1次，一次1个，连食12个。用于治疗湿疹。

30 蜈蚣1条。将蜈蚣置碱水内浸泡半日后取出，晒干，再浸，如此反复7次后，研为细末，撒于鸡眼上，外贴胶布固定，隔日换药一次。用于治疗鸡眼。

31 蜈蚣40条。研为细末，分为30包，晨起用新鲜鹅血（一只鹅的血）冲服1包，连服20天。用于治疗食道癌。

㉜ 蜈蚣30g，乌梅30g，全蝎30g，紫硇砂15g，麝香0.3g，冰片3g。共研为细末，炼蜜为丸，每丸重6g，一日含化2~3丸。用于治疗食道癌。

㉝ 大蜈蚣5条，僵蚕60g，雄黄10g，炮穿山甲30g，山慈菇30g，朱砂10g，马钱子5g。先将马钱子用香油炸焦，再同前5味药共研为细末，朱砂水飞（一半入药末内、另一半穿衣用），炼蜜为丸，每丸重6g，一次1丸，一日2次，饭前半小时温开水送服。用于治疗胃癌、乳腺癌。

㉞ 蜈蚣3~5条。去头、足，焙干，研为细末，一日分3次，开水送服。用于治疗结核病。

㉟ 蜈蚣2~3条。焙干，研为细末，一日分3次，开水送服。用于治疗癌症。

㊱ 蜈蚣4.5g，甘草15g。共研为细末，一次2g，一日3次，开水送服。用于治疗百日咳。

㊲ 蜈蚣2条，全蝎3g。共研为细末，分成12包，一次1包，一日2次，开水冲服。用于治疗脑血栓，脑震荡后遗症。

㊳ 蜈蚣2条，川芎15g，当归15g，赤芍15g，元胡15g，茯苓15g，蔓荆子10g，生甘草10g，鸡内金15g，夜交藤30g。一日1剂，水煎分3次服。用于治疗血管神经性头痛。

㊴ 蜈蚣2条，蝉蜕10g，赤芍20g，丹皮10g，丹参15g，当归15g，紫草15g，土茯苓20g，金银花20g，生地30g，生甘草10g，制首乌20g，白蒺藜10g。一日1剂，水煎分3次服。用于治疗皮肤瘙痒症。

㊵ 蜈蚣3条，土鳖虫15g，党参15g，当归20g，川芎10g，淡附子5g，桂枝10g，细辛3g，生甘草10g，杜仲15g，丹参15g。一日1剂，水煎分3次服。用于治疗雷诺氏病。

㊶ 蜈蚣2条（研细粉），川芎10g，防风10g，钩藤15g。将后3味药水煎取汁，一日分3次冲服蜈蚣粉。用于治疗产妇头风。

㊷ 蜈蚣1条（焙干），丝瓜子（炒熟）30粒，甘草15g。共研为细末。用淡盐水一次服下，每日2次，分早、晚两次服，7天为一个疗程。用于治疗男子阳痿。

㊸ 蜈蚣2条，乌梢蛇15g，独活10g，桑寄生30g，杜仲15g，金毛狗脊10g，续断10g，威灵仙20g，千年健30g，川牛膝15g，鹿角片15g，宣木瓜10g，赤芍15g，当归15g。一日1剂，水煎分3次服。用于治疗强直性脊柱炎。

使用注意

本品有毒，中毒量一般为15~30g，故用量不宜过大。孕妇慎用。

中毒表现及救治：口服本品过量可出现恶心、呕吐、腹痛、腹泻、疲乏无力、巩膜黄染、神志不清，心动过缓、休克等。大剂量可使心肌麻痹，并能抑制呼吸中枢而死亡。救治一般可用：①以4%碳酸氢钠洗胃，继则硫酸钠导泻。②输葡萄糖盐液，并加输碳酸氢钠，必要时可输血。③心动过缓可肌注阿托品。④呼吸、循环衰竭可加用中枢兴奋剂、强心剂及升压药。也可加用氢考。⑤民间常用凤尾草100g、金银花100g、甘草30g，水煎服。⑥其他对症处理。

加工制作

蜈蚣粉：取原药材，去竹片，洗净，微火焙干，剪成段，研为细末即成。

保存条件

置石灰缸罋内，放少许花椒可防虫蛀。

94 蜂 蜜

蜂蜜味甘又平性　归肺脾和大肠经
补中润燥又解毒　敛疮生肌疮疡平

蜂蜜又名蜜、蜂糖、石蜜、沙蜜、食蜜、白蜜、蜜糖、白沙蜜，为蜜蜂科昆虫中华蜜蜂或意大利蜂酿的蜜。全国各地均有生产，多为人工饲养，南方山区有少数野生。

药材识别

为半透明、带光泽、浓稠的液体，白色至淡黄色或橘黄色至黄褐色，放久或遇冷渐有白色颗粒状结晶析出。气芳香，味极甜。

以含水分少、有油性、稠如凝脂、用木棒挑起时蜜丝下流不断并成叠状、味甜不酸、气芳香、无异臭杂质者为佳。

规格标准

常见的几种主要分等规格：

（1）花种分等：有龙眼、荔枝、枇杷、荆条、椴树、洋槐、枣树等花蜂蜜及相当于以上的花种蜜为一等；棉花、瓜花、芝麻、葵花、油菜、紫云英等花种蜂蜜及相当于以上的花种蜜为二等；荞麦、乌桕、皂角、水莲、大葱等花种蜂蜜及相当于以上的花种蜜为三等。

（2）浓度分等：通常以波美氏比重计浓度45度为一级，44度为二级，以下每低一度下降一个等级。37度为九级，36度及36度以下为等外级。

（3）按采收季节和颜色分等：①春蜜（多为洋槐、橙花、梨花、油菜、紫云英等花蜜）：白色至淡黄色，黏度大，气清香，味甜，质量较好。②伏蜜（多为枣树、椴树、葵花、瓜类等花蜜）：多为淡黄色，深黄色至琥珀色，黏稠度大，细腻，气清香，味甜，质量较次。③秋蜜（多为棉花、荞麦等花蜜）：深琥珀色至暗棕色，气微臭，味稍酸，质粗，不透明，质量最次。④冬蜜（多为桂树、龙眼等花蜜）水白色或白色，质量最佳。

作用用途

蜂蜜具有补中、润燥、止痛、解毒的功效。主要用于脘腹虚痛、肺燥干咳、肠燥便秘；外治疮疡不敛、水火烫伤等。另本品又有矫味和调和药性作用，可作膏丸赋形黏合剂。蜂蜜被人们誉为"百花之精"。

现代临床上还用于解乌头类药物之毒，治烧伤。

用法推荐

① 医师处方用量。内服：冲调，15~30g；或入丸剂、膏剂。外用：涂敷。

② 蜂蜜50g，食盐10g。先将蜂蜜炼成膏状，再加食盐搅拌均匀，一次10g，一日2次，开水送服。用于习惯性便秘。

③ 白蜜15g，当归10g，火麻仁10g。将后两味药水煎，取汁，加入蜂蜜后和匀，一日分2次服。用于便秘。

④ 蜂蜜30g，香油30mL。先将香油炼热，再加入蜂蜜，熬至蜂蜜成团，并将蜂蜜团炸焦取出，服用香油，一日1次。用于便秘。

⑤ 蜂蜜30g，黑芝麻15g。将芝麻炒焦，研细，与蜂蜜调匀，每晚睡前服1次。用于老年人津枯便秘。

⑥ 蜂蜜30g，猪牙皂10g，食盐1.5g。先将牙皂焙干，研为细末，再把蜂蜜炼至滴水成珠程度，加入牙皂末和食盐，拌匀，待稍凉后，将其搓成5cm长药条，每次取1条，纳入肛门内。用于便秘。

⑦ 蜂蜜50g。倒入茶杯中，冲入凉开水250mL，搅拌均匀饮用，一日1~2次。可润肺止咳、润肠通便、解毒。也用于多种疾病的辅助治疗。

⑧ 蜂蜜50g，香油25g。将蜂蜜盛在瓷盅内，用筷子或小勺不停地搅拌，使其起泡，泡子浓密时，边搅动边将香油缓缓注入，共同搅拌均匀；将开水约100mL，晾至温热（约45℃）时，徐徐注入蜂蜜和香油的混合液内，再搅拌均匀成混合液态状，一次服用。用于津亏便秘、热结便秘、习惯性便秘，服之立效；民间还用此方治胎漏血干之难产。

⑨ 蜂蜜1000g，白矾30g。先将蜂蜜加热，除去杂质，兑入白矾，再继续加热，将其熬成膏状，一次5~10g，一日服2次。用于胃溃疡。

⑩ 蜂蜜50g，生甘草10g，陈皮5g。加水适量，先煎甘草、陈皮，去渣，冲入蜂蜜，一日3次服用。用于治疗胃及十二指肠溃疡。

⑪ 蜂蜜35g，鸡蛋1个。蜂蜜微炒后加水适量，打入鸡蛋，早晚服用。用于气管炎。

⑫ 蜂蜜100g，胡萝卜1000g，明矾3g。胡萝卜切片，加水350mL，煮20分钟，去

渣留汁，加入蜂蜜、明矾，搅拌均匀，再煮沸即可，一次50mL，一日3次服。用于咳嗽痰白，肺结核咯血等。

⑬ 蜂蜜60g，杏仁30g，柿霜30g，绿豆粉30g，真酥30g，羊肺1具。先将杏仁去皮后研成细末，同柿霜、绿豆粉、真酥装入碗内，倒入蜂蜜调匀，边调边加入清水，直至和匀成浓汁状；再将羊肺洗干净，挤尽血水，把调匀的浓药汁灌入羊肺内，羊肺装入容器中，加水约500mL，隔水炖熟即可食用。用于久病体弱，阴虚内热，虚火灼肺，宣降失常之肺痿咳嗽、吐痰黏稠多白沫、精神疲乏、形体消瘦、心悸气喘、口唇干燥等症。本方可作肺结核、气管炎、肺气肿、肺心病患者之膳食。

⑭ 蜂蜜30g。每天早、晚各1次，用温开水冲服，连服15天。可增强血管壁的弹性，亦可防治动脉硬化。用于治疗高血压。

⑮ 蜂蜜500g，食醋500g。先把醋置锅内加热至沸，再加入蜂蜜炼为糊状，一次9g，一日3次，开水冲服。用于高血压。

⑯ 蜂蜜8g，食醋15g，姜汁2mL。共倒入杯中混匀，冲入5倍量的凉开水，搅拌均匀饮用。可滋润皮肤、软化血管、降低血压、增进食欲、消除疲劳，用于皮肤干燥、血压升高、厌食、体乏等。

⑰ 蜂蜜200g，白糖250g，山慈菇（研末）9g。将上药用开水一次冲服。用于砒霜中毒。

⑱ 蜂蜜40g。用温开水冲服，能解酒精中毒。

⑲ 蜂蜜适量。涂于疮上。用于治疗痘疮痒甚，误搔成疮，及疮痂欲落不落者，可使其痂自落，且无疤痕，亦不臭秽。

⑳ 生蜂蜜、侧柏叶灰各适量。涂于患处。一日3~5次。用于治疗烫火伤。

㉑ 生蜂蜜适量。频用涂于疮上。三五次即愈。用于治疗口疮糜烂。

㉒ 蜂蜜适量。创面经清洁处理后，用棉球蘸蜂蜜均匀涂布，不可太厚或太薄，早期一日2~3次或4~5次，待结痂改为一日1~2次，采用暴露疗法。用于治疗Ⅰ度及Ⅱ度中小面积烧伤。

㉓ 蜂蜜200g，鲜地龙100g。将鲜地龙浸于清水中吐净泥土，放入有蜂蜜的器皿中，静置10~12小时，去地龙，将所浸液体过滤高压消毒备用。疮面外围用2%碘酒消毒，然后用75%酒精脱碘，疮面用3%过氧化氢溶液清洁处理后，用棉球棒蘸地龙蜂蜜液均匀涂敷在溃疡面上，一日3~6次，清创后再行涂布，至疮面痊愈。用于治疗下肢溃疡。

㉔ 蜂蜜30g，面粉30g，南瓜瓤30g。共研调匀，外敷患处。用于乳痈。

㉕ 蜂蜜50g，大黄15g。将大黄研为细末，蜂蜜加热，共调匀，外涂患处。用于湿疹。

㉖ 蜂蜜、白酒各适量。调和均匀，稍暖，空腹食之。用于治疗风疹痒不止。

㉗ 蜂蜜70g，猪油30g。先将猪油煎汤待冷，加入蜂蜜调匀，装瓶待用。用时将患处洗净，敷上药膏，一日2次。如有感染可外撒白及粉，同时敷上猪油蜂蜜膏。用于治疗手足皲裂。

㉘ 生蜂蜜、黄柏各适量。先将黄柏煮烂洗患处，再涂上蜂蜜。早、晚各1次。用于治疗男子阴疮。

㉙ 蜂蜜500g，鲜木瓜1个。先将鲜木瓜削去外表皮，切成薄片，加入蜂蜜浸泡，装瓶密封10天后用，每次嚼含数片，一日3次。用于治疗慢性咽炎。

㉚ 蜂蜜15g，蒲公英20g，甘草3g，绿茶15~20g。先将后3味药加水煎煮15分钟，取药汁加入蜂蜜服用。一日1次，分3次服。具有清热解毒的作用。适用于风热感冒，表现为发热、微恶风寒、有汗不出、头痛鼻塞、口干微渴、咽喉肿痛等。

㉛ 好蜂蜜适量。稍稍服之，令下。用于治疗诸鱼骨及杂物鲠于咽喉。

㉜ 蜂蜜500g，茵陈60g。将茵陈水煎取汁，兑入蜂蜜，再煮沸，过滤取汁，当茶服用。用于阴黄。

㉝ 蜂蜜50g，鲜侧柏叶100g。将侧柏叶捣烂取汁（酌加少量开水），再兑入蜂蜜调匀，一日分2次服用。用于吐血。

㉞ 蜂蜜60g，丝瓜络60g。用丝瓜络水煎溶液冲服蜂蜜，一日1~2次。用于尿道炎。

㉟ 蜂蜜30g，石菖蒲6g。将石菖蒲水煎取汁，用其汁冲服蜂蜜，一日2次。用于淋证。

㊱ 蜂蜜适量，白萝卜1500g。先将白萝卜洗净，去皮切片，再用蜂蜜浸泡10分钟，放在瓦上焙干，再浸再焙，不要焙焦，连焙3次。每次嚼服数片，盐水送服，每日嚼服4~5次，常吃。适用于气血瘀滞型慢性前列腺炎的辅助治疗。

㊲ 蜂蜜250g。将蜂蜜1次服下。用于水蛭入腹。

㊳ 蜂蜜500g，蜂王浆50g，白酒250g。同放入一个洁净容器中，搅拌均匀，再入凉开水1000mL，混合均匀，另灌入玻璃瓶中密封保存，饮用时，先将酒瓶摇晃均匀，再倒出，每次饮50mL，一日1次。用于风湿性关节炎，心脏病，糖尿病，神经衰弱等。

㊴ 蜂蜜15mL，西红柿2个。将西红柿去皮，放入绞碎机内，加入适量凉开水，绞成汁，再加入蜂蜜即可饮用。一次饮用300mL，能使酒后头晕感逐渐消失。

使用注意

凡湿阻中满、湿热痰滞、便溏或泄泻者宜慎用。

加工制作

炼蜜：取纯净的蜂蜜，用文火熬炼，过滤去沫，即为炼蜜。每100公斤生蜂蜜经炼煮后，一般得炼蜜80公斤。

保存条件

置阴凉干燥处。宜在30℃以下保存。

⑨⑤ 熊　胆

熊胆味苦且性寒　经归脾胃和肝胆
清热镇痉又杀虫　明目退翳功最专

熊胆为熊科动物黑熊或棕熊的胆囊，主产于黑龙江、吉林、云南、四川等地。云南产者习称"云胆"，品质最优；黑龙江、吉林产者习称"东胆"，产量最大。

药材识别

干燥胆囊呈长扁卵形，上部狭窄，下部膨大，长10~20cm，宽5~8cm。表面灰黑色或棕黑色，显光泽，有皱褶，囊皮薄，迎光视之，上部常呈半透明。质坚硬，破开后，断面纤维性。囊内藏有干燥胆汁，习称"胆仁"，呈块状、颗粒状、粉末状或稠膏状。有光泽，颜色不一，金黄色透明光亮如琥珀，质松脆，味苦回甜者习称"金胆"或"铜胆"；黑色、质坚而脆或稠膏状者，习称"墨胆"或"胆铁"；黄绿色、光亮较差、质亦较脆者，习称"菜花胆"。气微清香或微腥，入口溶化，味极苦，清凉而不粘牙。

以个大、胆仁多、金黄色、半透明、质松脆者为佳。

规格标准

历史上多按产地、颜色分等。近年已改用现行的规格标志：分黑龙江1~3等及混统；云南毛金胆、毛菜胆、毛墨胆及净胆等规格；一等干重50g以上，二等干重35g以上，三等干重35g以下。

人工引流干燥熊胆汁，作用、用法、用量与熊胆相同。

作用用途

熊胆具有清热、镇痉、明目、杀虫的功效。主要用于热黄、暑泻、小儿惊痫、疳积、蛔虫痛、目翳、喉痹、鼻蚀、疔痔恶疮等。

用法推荐

① 医师处方用量。内服：入丸、散，0.1~0.5g。外用：研末调敷或点眼。

② 熊胆0.5g，郁金10g，茵陈蒿15g。水煎，一日分2次服用。用于治疗胆道炎，胆石症，黄疸。

③ 熊胆粉适量。一次0.5~1g，一日1~2次，开水冲服。用于治疗黄疸。

④ 熊胆粉少许，红花少许，闹羊花0.6g，五灵脂5g，马兜铃5g。共研为细末，一次5g，一日2次。用于治疗肝炎。

⑤ 熊胆如黄豆大两粒，和乳汁及竹沥服之。用于治疗小儿惊痫瘈疭。

⑥ 熊胆0.5g，黄连3g，冰片0.9g。加冷水12g调匀，贮于瓶内备用。常点患处。孕妇慎用。用于治疗目赤障翳。

⑦ 熊胆少许，冰片1~2粒。以水化开，点眼。用于治疗目赤障翳。

⑧ 熊胆3g，麝香1.5g，壁宫（去头、足、尾，面裹煨熟，焙干，研细），黄连3g。共研为极细末，以适量蟾酥和丸，如黍米大。每次用米汤送服5丸。随儿童大小加减。用于治疗小儿一切疳疾，胸腹虚胀，爱食泥土，四肢壮热。

⑨ 熊胆、使君仁各等分。研细，放入瓷器中，蒸熔，制丸如麻子大。用米汤送服20丸。用于治疗疳疾羸瘦。

⑩ 熊胆如大豆大1粒。和水服。用于治疗蛔虫痛。

⑪ 熊胆0.15g。以水溶化，调敷于鼻中。用于治疗小儿疳疮蚀鼻。

⑫ 熊胆9g，冰片1.2g。共研为末，用猪胆汁调搽患处。用于治疗风火牙痛。

⑬ 熊胆少许。以水溶化，外涂，一日数次。用于治疗痔疮。

⑭ 熊胆粉3g，黄连3g，冰片1g。共研为细末，用棉球蘸药末纳入肛门内，每晚1次。用于治疗痔疮肿痛。

⑮ 熊胆粉1g，冰片0.3g。共研为细末，用清油调涂患处，外敷纱布。用于治疗痔疮肿痛。

⑯ 熊胆粉1g，麝香1g，儿茶1g，冰片1g，干地龙30g。将地龙烧灰存性，同其余各药共研为细末，用香油适量调涂痔核。用于治疗痔疮（若用于外痔时，可先用消毒针将痔核挑破，再涂药）。

⑰ 熊胆粉9g，冰片1.2g。共研为末，用猪胆汁调搽患处。用于治疗风虫牙痛。

⑱ 熊胆0.5g，珍珠粉0.5g，朱砂0.5g，麝香0.5g，硼砂3g，元明粉2g，冰片2g。共研为极细末，取少许吹撒咽喉，一日2~3次。用于治疗白喉。

⑲ 熊胆汁1.5~3g。冲酒服。用于治疗跌扑昏迷。

使用注意

本品恶防己、地黄。

保存条件

装瓶或装小盒内，置石灰缸内，防黏结生霉，或置阴凉干燥处。

96 熊掌

熊掌性平味甘辛　归脾归胃共二经
滋补气血益气力　可除风寒湿痹症

熊掌又名熊蹯，为熊科动物黑熊或棕熊的足掌。主产于黑龙江、吉林、云南、四川等地。

药材识别

熊掌多连皮带毛，前掌较短小，长15～20cm，后掌较长，约20～30cm。前掌较宽。掌心均呈黑色，具有厚实干枯的肉垫，肉垫表面无毛。趾5个，各趾都有弯曲的利爪；足趾间及爪的背面，密生黑色或棕褐色的细毛。有腥气。

以宽大、厚实、身干、气腥而不臭者为佳。

规格标准

统货。

作用用途

熊掌具有补气养血、祛风除湿、健脾胃、续筋骨的功效。主要用于脾胃虚弱，风寒湿痹，及诸般虚损等证。

用法推荐

❶ 一般用量。内服：煮食，30～60g。

❷ 熊掌、大枣、黄芪、当归各适量。共加水煮熟，食肉喝汤。用于气血不足所致的头昏眼花、腰膝酸软等症。

❸ 熊掌1只。煮熟加葱、姜、蒜、食盐调味食用。用于补益气血，强壮身体，增加抗寒能力。（一只熊掌可供多人食用。）

❹ 熊掌、熊筋适量。加葱、姜、蒜、胡椒、食盐调味，炖熟食用。用于筋软无力

及筋骨损伤。

⑤ 熊掌1对（约1500g），黄芪100g，人参5g，肥母鸡肉500g，连皮猪瘦肉1000g，葱1000g，化猪油100g，酱油50g，味精20g，绍酒500g，姜生80g，食盐10g，胡椒粉2g，高汤适量。①将熊掌用清水约5000mL在锅中用武火煮1.5小时，捞出后去净茧巴，镊净茸毛，洗刷干净。②黄芪润洗干净后切成斜片，人参研成细粉。③肥鸡肉切成2cm长、1cm宽的条方块，连皮瘦肉切成4cm长、0.5cm厚的条方片子，大葱切下葱白、葱叶分成3份，姜生分成4块，拍破。④将锅置旺火上烧烫，倒入猪油，再放入姜、葱叶各1份，稍炒后随即加入高汤、绍酒100g和熊掌，煮沸约30分钟，倒去锅中调料，按上法反复煮三次，捞出熊掌，把骨剔净。⑤锅置火上加猪油20g，放入黄芪片、猪肉、鸡块煸炒，再加入酱油、姜、盐、高汤（约1000mL）、胡椒粉、味精、绍酒、葱白、熊掌等用文火煮烂，然后取大圆盘，先将锅中葱白拣入，再将熊掌、掌心向上盖在葱白上。锅中的黄芪、鸡肉等捞去不用。用武火将原汁熬浓，加入人参粉搅匀，淋在熊掌面上即可食用。本品有益气血、补虚弱、除风湿、强筋骨的作用。用于体质虚弱、腰膝乏力、风湿关节疼痛等症。

加工制作

去毛及茧巴：将熊掌用清水淹没，在锅中用武火煮1.5小时左右，捞出后去净茧巴，镊净茸毛，洗刷干净。（若未能去净者，可如此反复操作一次）

保存条件

置阴凉干燥通风处，防霉，防蛀。

97 蕲 蛇

蕲蛇味甘咸性温　归属肝经有毒性
祛风通络除疥癞　止痛且能定抽痉

蕲蛇又名花蛇、龙蛇、盘蛇、白花蛇、褰鼻蛇、棋盘蛇、五步蛇、五步跳、百步蛇、翘鼻蛇、犁头蛇、聋婆蛇、蕲州白花蛇。为蝰科动物五步蛇的干燥体。主产于浙江、江西、福建、台湾及两湖、两广等地。

药材识别

呈圆盘状，盘径17～34cm，体长可达2m。头在中间稍向上，呈三角形而扁平，吻端向上，习称"翘鼻头"。上腭有管状毒牙，中空尖锐。背部两侧各有黑褐色与浅棕色组成的"V"形斑纹17～25个，其"V"形的两上端在背中线上相接，习称"方胜纹"，有的左右不相接，呈交错排列。腹部撑开或不撑开，灰白色，鳞片较大，有黑色类圆形的斑点，习称"连珠斑"；腹内壁黄白色，脊椎骨的棘突较高，呈刀片状上突，前后椎体下突基本同形，多为弯刀状，向后倾斜，尖端明显超过椎体后隆面。尾部骤细，末端有三角形深灰色的角质鳞片1枚。气腥，味微咸。

以个大、头尾齐全、花纹明显、内壁洁净者为佳。

规格标准

分为浙江、江西蕲脊、蕲肉、蕲料等规格。

作用用途

蕲蛇具有祛风通络、定痉止痛的功效。主要用于风湿顽痹、中风口眼㖞斜、半身不遂、瘫痪麻痹、小儿惊风、破伤风、麻风厉毒、瘰疬恶疮。

现代临床上还用于镇痛、降压、消炎。

① 医师处方用量。内服：煎汤，3~10g；研末，一次1~1.5g；浸酒、熬膏或入丸、散。

② 蕲蛇25g，当归15g，羌活15g，防风15g，天麻15g，秦艽15g，五加皮15g，白酒1500g。用白酒浸泡诸药，隔水加热后，再密闭浸泡7天（隔日搅拌一次）后服用，每次服10~15mL，一日2次。用于治疗风湿关节痛，半身不遂。

③ 蕲蛇120g，羌活60g，防风30g，天麻60g，秦艽60g，五加皮60g，白酒2500g。上药共研为粗末，纱布袋装之，入白酒中密闭浸泡7天后，每次服1小盅，一日3次，或酌量饮服。用于治疗中风口眼㖞斜、半身不遂、瘫痪麻痹等症。

④ 蕲蛇、乌梢蛇、蜈蚣各等量。同研为细末，温黄酒调服适量。用于治疗小儿急慢惊风、破伤风。

⑤ 蕲蛇（酒浸三宿，去皮、骨，炙）60g，白蒺藜（炒去刺）3g，蔓荆子（酒浸一宿）30g，白附子5枚（酒浸一宿，切成片，炒干），荜澄茄20粒。共研为散。每次用薄荷自然汁和温酒调服1.5g。用于治疗脑风头痛甚者。

⑥ 蕲蛇2寸（项后取，先酒浸，去骨并酒炙），乌梢蛇2寸（项后取，先酒浸，去骨并酒炙），蜈蚣1条。共研为散。每次3~4.5g，煎酒小沸调服。用于治疗破伤风，项颈紧硬，身体强直。

⑦ 蕲蛇60g，大黄60g，蝉壳54g，皂角刺60g。共研为末。每次服15~18g，用大风子油3g，朴硝少许，老酒适量调化送服。服药毕用水漱口，以蜜过口；切不可睡去，令人伴坐很久，肚腹大痛最妙，泻四五次，用薄粥补之。用于治疗大麻风。

⑧ 蕲蛇、乌梢蛇、土桃蛇各1条（酒浸二三日，去骨取肉，晒干），苦参500g（取疕末200g）。共研为细末。以皂角500g，锉长寸许段，无灰酒浸一宿，去酒，以新水1碗，揉取浓汁，去渣，银石器内煎熬成膏，和药末制丸如梧桐子大。每次服六七十丸，煎防风通圣散送下，粥饭压之，每日服3次，三日浴以大汗出为应，再三日又浴取大汗，三浴乃安。用于治疗疠疾手足麻木，毛落眉脱，遍身疮疡，皮肤瘙痒，抓之成疮，及一切疥癣风疾。

⑨ 蕲蛇肉240g（酒炙），天麻23g，薄荷、荆芥各7.5g。共研为末，好酒适量，蜜120g，熬成膏（忌铁器）。每服适量，温汤送服，急于暖处取汗。用于治疗风瘫疬风，遍体疥癣。

⑩ 蕲蛇10g，川黄连10g，鳖甲10g，薄荷10g，朱砂10g，海马10g，天麻10g，黄柏6g，木瓜6g，连翘6g，陈皮6g，威灵仙6g，龟板12g，荆芥12g，羌活12g，独活12g，制大枫子12g，防风16g，桂枝16g，白蜡16g，白附子16g，麝香0.6g。共研为细末，水泛为丸，一次3g，一日3次，开水冲服。用于治疗麻风。

⑪ 蕲蛇1条，蝮蛇1条，乌梢蛇1条，苦参130g，皂角500g，白酒适量。先将各种蛇浸泡于白酒中7天后取出晒干，与苦参共研为细末；再将皂角切碎后用酒浸，去酒加水适量，煎水取汁，浓缩为膏状，加药末共制为丸，如梧桐子大，每次服50丸，一日2次；服药后一定要服少量稀饭。用于治疗麻风。

⑫ 蕲蛇1条。焙干，研为细末，炼蜜为丸，每丸重6g，一次1丸，一日2次，早、晚服。用于治疗麻风。

⑬ 蕲蛇肉6g，乌梢蛇肉6g，蝮蛇肉6g，雄黄6g，生大黄15g。共研为细末，每次6g，3天服1次，开水送服。用于治疗麻风厉毒、手足麻木、眉毛脱落、皮肤瘙痒等。

⑭ 蕲蛇（酒浸软，去皮、骨，焙干）60g，生水牛角36g，黑牵牛15g（半生半炒），表皮15g。共研为末。每次服6g，天亮前（五更）用糯米饮调下。用于治疗九漏瘰疬，发于项腋之间，憎寒发热，或痛或不痛。

⑮ 蕲蛇（酒浸一宿，去皮、骨，炙）30g，白附子（炮）30g，白僵蚕（炒）30g，白蒺藜（炒去刺）30g。共研散。每日早、晚饭前各用温酒调服6g。用于治疗肾脏风毒攻注，四肢头面生疮，遍身瘙痒。

⑯ 蕲蛇（酒浸一宿，炙黄，去骨，焙干）适量，麝香少许。研为末。每次少量用蝉蜕汤调下。用于治疗小儿疮疹痘。

⑰ 蕲蛇20g，脆蛇10g，乌梢蛇150g，生地50g，冰糖500g，白酒10000g。三种蛇剁去头，用酒洗后切成短节干燥，生地切成小碎片；冰糖置锅中加入适量水溶化，待糖质成黄色时，趁热用一层纱布过滤；将白酒装入泡酒容器中，三蛇、生地直接倒入酒中，加盖密闭，每天搅拌1次，10～15天后取出过滤，加入冰糖汁充分拌匀，再滤一次即可酌量服用。用于风寒湿痹之筋骨疼痛、肢体麻木、屈伸不利、半身不遂，跌打损伤之瘀肿、疼痛及风邪入络之抽搐、惊厥等证，亦适用于骨结核、中风后遗症患者。

⑱ 蕲蛇肉30g，制南星30g，生石膏60g，荆芥60g，地骨皮10g。共研为细末，每次服3g，一日2～3次，茶水送服。用于头风头痛年久不愈者。

⑲ 蕲蛇1条。焙干，研为细末，一次2.5g，一日2次，开水冲服。用于坐骨神经痛。

使用注意

本品性温有毒，如属阴亏血虚或内热生风之症者，则当忌用。

加工制作

蕲蛇肉：取原药材去头，用酒润透后，除去皮、骨，干燥后即得。

保存条件

置干燥处，防霉，防蛀。可放入石灰缸内或与花椒共存。

98 燕 窝

燕窝味甘且性平　归肺归胃归肾经
养阴润燥治痨瘵　益气补中噎膈症

燕窝又名燕根、燕窝菜、燕菜、燕盏、燕蔬菜，为雨燕科动物金丝燕及多种同属燕类用唾液与绒羽等混合凝结附着于岩石壁上所筑成的巢窝。主产于印尼、泰国、缅甸、日本等国，我国广东、福建、海南及南海诸岛也产。市售有官燕（白燕）、毛燕、血燕等三个规格。

药材识别

完整者呈不整齐的半月形或船形。长6.5～10cm，宽3～5cm，凹陷成兜状；表面黄白色或灰白色，附着于岩石的一面较平，外面微隆起，附着面黏液凝成层排列较整齐，较隆起面细致，呈波状，燕窝的内部粗糙，呈丝瓜络样，放大镜下可见细小羽毛。质硬而脆，断面微似角质。入水则柔软而膨大。

以色白、洁净者为佳。

规格标准

现行规格标志分为：白燕、毛燕、血燕。

①白燕（官燕）：色洁白，偶带少数绒羽。质佳。

②毛燕：色灰，内有较多灰黑色羽毛。质较次。

③血燕：含有赤褐色血丝。质次。

作用用途

燕窝为药食兼用之品，具有养阴润燥、益气补中、化痰止咳的功效，能润肺滋肾，使金水相生，能补中益气，使胃气得安。虽补而不燥，润而不腻。疗阴虚、气弱、虚劳咯血、痰喘、久疟、久痢不食、噎膈反胃，无不取其滋补强壮之功。本品富含蛋白质，营养价值极高，为补益珍品。

现代临床上还用于老年性慢性支气管炎、肺气肿、肺结核等证。

用法推荐

1 医师处方用量。内服：绢包，煎汤或蒸服，5~10g；或入膏剂。

2 白芷9g，燕窝9g，冰糖适量。将白芷、燕窝隔水炖至极烂，过滤去渣。加冰糖调味后再炖片刻即成，一日1~2次。具有补肺养阴、止咳止血的作用。用于肺癌患者食疗。

3 燕窝6~9g，煎汤服，或以鸡汤炖服，或与老母鸡、猪瘦肉共炖食之，或与梨共炖食。用于老年性慢性支气管炎、肺气肿、肺结核等证。

4 燕窝10g，百合20g，冰糖适量。蒸熟，一次食之，一日2次。用于肺结核咯血。

5 燕窝6g，白及6g，冰糖少许。将前两味药加水适量，用小火炖至燕窝全化，弃药渣，加入冰糖再炖，每日早、晚各服1次。用于肺结核。

6 燕窝10g，沙参6g，百合15g。共炖烂食。用于治虚劳咳嗽。

7 燕窝3g，秋白梨一个，冰糖3g。梨去心，入燕窝，先用滚水泡，再加入冰糖蒸熟，每日早晨服下，勿间断。用于治老年痰喘。

8 燕窝4.5~9g。与母鸡、火腿肉、鸡蛋皮丝共炖，调制成菜肴食用。适合噎膈反胃。

9 燕窝6g，人参1.2g。加水七分，隔水炖熟，徐徐食之。用于噤口痢。

10 燕窝10g（水发），银耳100g，与粳米50g共煮粥，酌加冰糖调味。用于午后低热患者食用。

11 燕窝25g，紫菜25g，海带25g，豆腐3块。将海带切成细丝，同燕窝、紫菜共煎熬成汤，加入葱姜和食盐调味，再放入切成小块的豆腐稍煮即可食用。用于高血压。

12 燕窝10g，冰糖5g。燕窝去绒毛，加水250mL与冰糖共炖。用于老年疟疾及久虚，小儿虚疟，胎热。

13 燕窝5g，黄芪20g。水煎，一日2次。用于身体虚弱乏力者。

14 燕窝适量炖鸡肉吃。用于身体虚弱乏力者。

15 燕窝3~5g，高丽参3g，龙眼肉10枚，红枣10枚。隔水炖服。用于身体虚寒者、产后体弱者服用。

16 燕窝10g，益智仁5g，桑螵蛸5g。后两味药研末同燕窝同蒸熟食之。用于治疗小便频数。

17 燕窝15g，椰子一整个连汁带肉。共放入炖盅里隔水炖3小时，可再加入杏子、川贝、淮山药等。用于清肺、润喉亮嗓。

18 燕窝18g，净猪肺片300g，鸡冠花、调味品各适量。将燕窝洗净，加入清水上笼蒸至燕窝软烂。将清汤、精盐、料酒、姜葱汁、蒸软的燕窝、焯水后的净猪肺片放入锅内，置旺火上烧沸后，放入鸡冠花，煮熟入味后即可食用。可滋阴润燥、补益脾胃，适用于肺结核、慢性胃炎、消化性溃疡的食疗。

使用注意

脾胃虚寒、痰湿内停及有表邪者忌用。

加工制作

去绒毛和杂质方法：用冷水浸30分钟，滗去污水，倒入开水（以淹没燕窝为度），加盖浸泡40分钟。待其发涨质软时，轻轻取出，放盆上，用镊子或竹签除去小绒毛和杂质，再放入瓦盅内，倒开水浸泡30分钟。再次除绒毛和杂质，直到除净为止。

保存条件

置干燥处或密封于干燥处保存。防止压碎。

99 薏苡仁

薏苡仁甘淡凉性　归脾归胃归肺经
健脾渗湿能止泻　清热排脓除痹证

薏苡仁又名薏米、起实、感米、玉秫、裕米、益米、川谷、六谷、米仁、草珠子、薏珠子、草珠儿、回回米、薏米仁、六谷米、珠珠米、药玉米、水玉米、沟子米等，为禾本科植物薏苡的干燥成熟种仁。全国各地均有栽培，河北、辽宁较多。

药材识别

呈长卵形或椭圆形，长4～8mm，宽3～6mm。表面乳白色，光滑，偶有残存的黄褐色种皮。一端钝圆，另一端较宽而微凹，有一淡棕色点状种脐。背面圆凸，腹面有一条较宽而深的纵沟。质坚实，断面白色，粉性。气微，味微甜。

以粒大、饱满、色白、完整者为佳。

规格标准

一般为统货。分江苏壳统、仁统等规格。

作用用途

薏苡仁具有健脾渗湿、除痹止泻、清热排脓的功效。主要用于水肿脚气、小便不利、湿痹拘挛、脾虚泄泻、肺痈、肠痈等。本品药力和缓，既是药品又是食品，为药食兼用之佳品。健脾止泻宜炒用，清热利湿宜生用。

现代临床上还用于治疗扁平疣、鞘膜积液。

用法推荐

1 医师处方用量。内服：煎汤，10～30g；或入丸、散，浸酒，煮粥，作羹。健脾益胃宜炒用；利水渗湿、清热排脓、舒筋除痹均宜生用。本品力缓，宜多服久服。

② 薏苡仁粉 15g，大麦粉 15g，大豆粉 30g。混合均匀，加水 1000mL，煮沸饮用。用于治疗食滞泄泻，水肿胀满等。

③ 炒薏苡仁 25g。加水 100mL，用小火煮至 1/2 量时，饮其汁。用于治疗水肿，脾虚泄泻。

④ 薏苡仁 120g，白酒 1000g。将薏苡仁用纱布包好，扎紧，密封浸泡于白酒中，隔日搅拌一次，7 天后酌量服用。用于治疗寒湿阻滞经脉，复受风邪而致的下肢浮肿，全身骨节疼痛、沉重等症。

⑤ 薏苡仁 200g，粳米 100g。将薏苡仁、粳米淘洗干净，加水适量同煮成粥。具有补中利湿、健脾和胃的作用。适宜纳食减少、周身乏力、口淡无味，或肢体浮肿无明显原因者。

⑥ 薏苡仁 15g，南沙参 3g，茯苓 3g，白术 6g，陈皮 2g，甘草 1g，枳实 15g，炒莱菔子 10g。一日 1 剂，水煎分 3 次服。用于治疗慢性腹泻。

⑦ 薏苡仁、炒扁豆、山药、茯苓各等量。共研为细末，一次 10g，一日 3 次。用于治疗腹泻。

⑧ 薏苡仁、大麦芽各 12g。两味炒焦后水煎取汁。此为一日量，分早、晚两次服用。具有消食止泻的功能。用于治疗消化不良之腹泻。

⑨ 薏苡仁 60g，饭锅巴 60g。同加水煮成稀饭，一日 3 餐按患者食量酌情食用。用于治疗五更泻。

⑩ 薏苡仁 50g，莲子 15g，粳米 250g，鲜荷叶 3 张，扁豆 30g，白豆蔻 10g，杏仁 20g。先将粳米淘洗干净，放入开水锅里煮七成熟，捞入盆内，拌入适量白糖。把以上诸料放在荷叶上，再将粳米放在上面，将荷叶包好，上笼蒸熟。取出扣入盘中，再撒上胡萝卜丝和小葱等，分次服食之。本方具有健脾燥湿、利尿消肿的作用，且饭色香味俱美，为长夏时节中常用的食疗方。

⑪ 薏苡仁 30g，芡实 30g，莲子 30g，龙眼肉 8g，老鸭 1 只。先将老鸭宰杀退毛，除去内脏，清洗干净，与薏苡仁、莲子、芡实、龙眼肉一同放入砂锅内，加入高汤或水适量，武火煮沸，改用文火炖 4 小时左右，至鸭肉烂熟时，酌加食盐调味，即可食用。用于改善皮肤粗糙、黑斑、皱纹较多。

⑫ 薏苡仁 50g，红枣 5 枚，粳米 100g，白糖少许。将薏苡仁、粳米淘洗干净，先将薏苡仁加水煮，后将粳米加入锅内，最后加入红枣，用文火慢慢熬煮成粥，加入少量白糖调服。具有健脾和胃的功能，便于消化吸收，可以长期食用。

⑬ 郁李仁 60g，薏苡仁适量。郁李仁研细，以水滤汁煮薏苡仁饭。一日 2 次食之。用于治疗水肿喘急。

⑭ 生薏苡仁 18g，小白菜 500g。先将薏苡仁煮成稀粥，再加入切好洗净的小白菜，

煮2~3沸，待白菜煮熟即成，食用时不加盐。一日1剂，分早、晚两次服食，10日为一个疗程。用于治疗急性肾炎。

⑮ 薏苡仁60g，生黄芪30g，炙龟板60g（先煎）。一日1剂，水煎分3次服。用于治疗慢性肾炎。

⑯ 生薏苡仁30g，赤小豆30g，炙黄芪15g。一日1剂，水煎分3次服。用于治疗慢性肾炎。

⑰ 薏苡仁20g，茯苓15g，猪鬃草5g，车前草15g。一日1剂，水煎分3次服。用于治疗膀胱炎。

⑱ 薏苡仁25g，萆草20g。一日1剂，水煎分3次服。用于治疗膏淋。

⑲ 薏苡仁30g，猪胰1个。共用水炖熟，加少量食盐调味，一日分2次服。用于治疗糖尿病。

⑳ 生薏苡仁60g，鲜鱼腥草120g。先将薏苡仁水煎熟，再加入鱼腥草煮20分钟，去鱼腥草，一日分2次服食。用于治疗肺痈。

㉑ 薏苡仁30g，一枝黄花根20g，百部20g，冬瓜子30g。一日1剂，水煎分3次服。用于治疗肺痈。

㉒ 薏苡仁60g，猪肺1付。猪肺洗净，共煮熟，少量食盐调味，酌量食之。用于治疗咳血。

㉓ 薏苡仁60g，苏子10g，茯苓30g，大米100g。先将米淘净，与薏苡仁、茯苓、苏子一起放入锅内，煮至粥成，随时服用。具有健脾渗湿、化痰和中的功用。用于慢性支气管炎痰多质稀，易于咳出，肢体困倦者的饮食治疗。

㉔ 薏苡仁60g，白术30g。一日1剂，水煎分3次服。用于治疗风湿腰痛。

㉕ 薏苡仁30g，木瓜30g，猪蹄1只。共加水炖熟，少量食盐调味，一日分2次，食蹄喝汤。用于治疗风湿痹证。

㉖ 生薏苡仁18g，防风9g。加水500mL，煎煮30分钟后取药汁置保温瓶中；再往药渣中加水500mL，煎煮30分钟，取药汁与第一次药汁混匀，代茶饮。一日内分数次饮完，一日1剂，7日为一个疗程。用于治疗湿热痹痛。

㉗ 薏苡仁24g，土茯苓18g，苍术6g，车前子9g（包煎），苦参12g，黄柏6g，鸡冠花15g。一日1剂，水煎分3次服。用于治疗带下病。

㉘ 薏苡仁18g，大米60g，土茯苓10g。皆淘洗干净，土茯苓装入纱布袋，扎口，水煮至米烂粥浓，去药袋，食粥。此为一日剂量，分早、晚两次服用。用于治疗带下病。

㉙ 薏苡仁30g，小米30g。一日1剂，水煎分3次服。用于治疗扁平疣。

㉚ 生薏苡仁、大青叶、牡蛎各10g，败酱草、夏枯草、赤芍各6g。一日1剂，水煎

2次。头煎水适量；二煎加水煎取药汁1000mL，备用。头煎汤汁分早、晚两次内服之；二煎药汁倒入盆内，趁热熏洗患处。一日2次，每次10~20分钟。用于治疗扁平疣。

㉛ 薏苡仁10~30g。水煎。一日1次，连续服用2~4周。用于治疗扁平疣。

㉜ 薏苡仁60g（小儿为30g），大米适量。混合煮饭或粥吃。一日1次，连吃20天。用于治疗扁平疣。

㉝ 薏苡仁500g，白砂糖500g。薏苡仁研细末与白砂糖共拌匀，一次1匙，一日2~3次，连续服用20天。用于治疗扁平疣。

㉞ 薏苡仁100g，木贼草15g。一日1剂，水煎分3次服，另用药渣煎汤洗患处，七天为一个疗程。用于治疗扁平疣。

㉟ 生薏苡仁10g，白糖适量。将薏苡仁研成细粉加入白糖，开水冲服。一日3次，20天为一个疗程，可连续服用2个疗程。用于治疗传染性软疣。

㊱ 生薏苡仁30g，白扁豆30g。一日1剂，水煎分3次服。用于治疗寻常疣。

㊲ 生薏苡仁50g。一日1剂，水煎分3次服，10~15日为一个疗程。用于治疗寻常疣。

㊳ 薏苡仁30g，甘草9g。一日1剂，水煎分3次服汤吃薏苡仁。用于治疗体癣。

㊴ 薏苡仁15g，苦参9g，甘草9g，大黄6g。一日1剂，水煎汤，洗患处。用于治疗脓疱疮。

㊵ 薏苡仁18g，粳米60g，冰糖少量。将薏苡仁、粳米共煮为粥，再放入少量冰糖即成。一日1剂，分早、晚两次服用。具有健脾除湿的功能。适用于治疗脾虚型湿疹。

㊶ 薏苡仁粉100g。放入瓶中，再注入360mL白酒，经常摇动，使薏苡仁均匀散开，一个月后即可饮用。一次20mL，用水果汁调和饮用更好。用于美容。

㊷ 薏苡仁20g。用500mL水煎成一杯汁。煎好后加入软骨素1g，混和均匀，一次饮用。能使皮肤光润，用于美容。不会饮酒的人可选用这种饮料。

㊸ 薏苡仁20g。放于锅内，加水少量，用文火煮成泥状即成，一次服用。用于美容。

㊹ 薏苡仁加水适量，煮烂成粥，调白糖适量，一次顿服。用于美容。

㊺ 薏苡仁18g，赤小豆15g，粳米60g。先将薏苡仁、赤小豆用冷水浸泡半日后同粳米煮粥。一日1剂，分早、晚两次服食，10日为一个疗程。用于治疗老年性肥胖症。

㊻ 薏苡仁10g，生谷芽10g，蝉蜕5g，竹叶5g，山楂5g，双钩藤10g，灯心花3朵。一日1剂，水煎取汁代茶饮。用于小儿防病；治小儿消化不良，烦躁易怒，夜啼易惊，小便短赤或不明原因之发热等。

㊼ 薏苡仁15g，高丽参5g，紫藤子3g，梓叶2g。将薏苡仁、高丽参和紫藤子分别用文火炒至微黄，放入茶杯中，再加入梓叶，一日1剂，用沸水冲泡饮用。用于强身，清热解毒。本方尚有延年益寿的作用。

㊽ 薏苡仁30g，杏仁10g，大米50g，白糖适量。将杏仁去皮心；取薏苡仁、大米煮粥，待半熟时下杏仁，煮至粥成，白糖调味服食，一日1剂。可健脾除湿，用于治疗小儿流口水。

㊾ 炒薏苡仁、大腹皮各适量。一日1剂，水煎分3次服。用于治疗小儿厌食症。

㊿ 薏苡仁5g，苍术5g，羌活5g，独活5g。将薏苡仁砸碎、其他药切成小碎块，一起置入茶杯内，倒入刚沸的开水，盖严杯盖，浸泡20分钟左右即可代茶饮，可反复加入沸水浸泡数次，直至无味。每日上、下午各泡服1剂。用于治疗着痹所致的四肢重着、麻木疼痛、活动则舒等。

51 薏苡仁5g，续断5g，防风5g，羌活5g。将薏苡仁砸碎、其他药切成小碎块，一起置入茶杯内，倒入刚沸的开水，盖严杯盖，浸泡20分钟左右即可代茶饮，可反复加入沸水浸泡数次，直至无味。每日上、下午各泡服1剂。用于治疗风湿之邪阻滞经络的痹证，症见腰脊酸软疼痛，腿膝沉重，屈伸不利，步履不便，俯仰困难等。

52 薏苡仁150g，薄荷15g，荆芥15g，葱白15g，豆豉50g。先将后4味药洗净，加水1500mL煮10分钟，取药汁煮薏苡仁，至薏苡仁开裂酥烂，加少量食盐调味，宜空腹时服用。用于治疗风湿阻滞经络或兼袭表之一身尽痛、筋脉挛急、屈伸不利或兼见手热、心烦等症。

53 薏苡仁50g，甲鱼1只（约500g），调料适量。甲鱼宰杀后，用沸水烫过，脱去背部黑泥，在腹部开一个"十"字形口，去内脏及爪内黄油，用酒、姜片、精盐渍半小时，薏苡仁米浸发后，填入甲鱼腹内，放入葱、姜、盐、味精等，清蒸2～2.5小时，熟烂后食用。可滋阴补虚、软坚散结。适用于阴虚潮热、肝脾肿大等症的辅助治疗。

54 薏苡仁20g，猪膀胱1个。将薏苡仁灌入洗净的猪膀胱内，扎紧，加水炖熟，加少量食盐调味，分数次服用。用于治疗遗尿。

55 薏苡仁18g，萆薢6g，粳米60g，冰糖适量。先将萆薢水煎取汁，再与薏苡仁、粳米同煮粥，粥熟后加入冰糖，稍煮片刻即可。一日1剂，分早、晚2次服食，5日为一个疗程。用于治疗遗精。

56 炒薏苡仁18g，艾叶、干姜各6g。先将干姜、艾叶煎水取汁，然后加入洗净的薏苡仁煮粥。一日1剂，分早、晚两次服食，一般于月经前2日开始服用，连续服8天。用于治疗寒湿凝滞之痛经。

57 薏苡仁30g，茯苓60g，白术30g，车前子15g（包煎），乳香9g，桂心3g，没药9g。一日1剂，水煎分3次服。用于治疗脱骨疽。

58 生薏苡仁60g。加水300mL，煎至200mL，一日分2次服用。用于治疗坐骨结节滑囊炎。

59 生薏苡仁60g，附子12g，败酱草30g。开水煎服。一日1剂。服药期间令患者将其药渣热敷右侧天枢穴。用于治疗慢性阑尾炎。

60 薏苡仁、粳米各30g，大枣10枚，枣仁30g。共煮成粥，一日1剂。具有益气安神之功。失眠患者可常服。

61 薏苡仁15g，防己6g，赤小豆30g，甘草6g。一日1剂，水煎分3次服。用于治疗面神经麻痹（肌束震颤）。

保存条件

置通风干燥处，防霉，防蛀。

100 麝 香

麝香味辛性且温　心脾兼行十二经
活血通经消肿痛　催产开窍又醒神

麝香又名寸香、元寸、遗香、脐香、生香、臭子、腊子、元寸香、射父香、当门子、心结香、麝脐香、四味臭、香脐子，为鹿科动物林麝、马麝或原麝成熟雄体香囊中的干燥分泌物。主产于西藏、四川及云南等地，陕西、甘肃、青海、新疆、内蒙、东北等地亦产。割取香囊，阴干，习称"毛壳麝香"；剖开香囊，除去囊壳，习称"麝香仁"。

药材识别

毛壳麝香：为扁圆形或椭圆形的囊状体，直径3～7cm，厚2～4cm。开口面的皮革质，棕褐色，略平，密生白色或灰棕色短毛，从两侧围绕中心排列，中间有一小囊孔。另一面为棕褐色略带紫的皮膜，微皱缩，偶显肌肉纤维，略有弹性，剖开后可见中层皮膜呈棕褐色或灰褐色，半透明，内层皮膜呈棕色，内含颗粒状、粉末状的麝香仁和少量细毛及脱落的内层皮膜（习称："银皮"）。

以饱满、皮薄、捏之有弹性、香气浓烈者为佳。

麝香仁：野生者质软，油润，疏松；其中颗粒状者习称"当门子"，呈不规则圆球形或颗粒状，表面多呈紫黑色，油润光亮，微有麻纹，断面深棕色或黄棕色；粉末状者多呈棕褐色或黄棕色，并有少量脱落的内层皮膜和细毛。饲养者呈颗粒状、短条形或不规则的团块；表面不平，紫黑色或深棕色，显油性，微有光泽，并有少量毛和脱落的内层皮膜。气香浓烈而特异，味微辣、微苦带咸。

以当门子多、质柔润、香气浓烈者为佳。

规格标准

规格	等级	标准
毛壳	统货	干货。呈球形或扁圆形，囊壳完整，剪净革质盖皮周围的边皮，面皮灰褐色，囊口周围有灰白色及棕褐色的短毛。内囊皮膜质，无毛、棕褐色。内有饱满柔软的香仁和粉末，质柔润。囊内间有少许细柔毛及彩色膜皮。香气特异、浓厚、味微苦辛。无杂质、霉变

规格	等级	标准
净香	统货	干货。为去净外壳的净麝香。有颗粒状香仁和粉末。香仁表面光滑，柔润。黑褐色。断面黑红色。粉末呈棕黄、紫红或棕褐色，间有薄膜（俗称银皮）。香气浓厚，味微苦辛。无杂质、霉变

作用用途

麝香具有开窍醒神、活血通络、消肿止痛的功效。主要用于热病神昏、中风痰厥、气郁暴厥、中恶昏迷、经闭、癥瘕、难产死胎、心腹暴痛、痈肿瘰疬、咽喉肿痛、跌扑伤痛、痹痛麻木等证。本品常作为急救之品，以治各种急性热病之神昏及中风昏迷等证。

现代临床上还用于治疗肿瘤、白癜风、慢性前列腺炎等。

用法推荐

① 医师处方用量。内服：入丸、散，0.03~0.1g，一般不入汤剂。外用：研末掺、调敷或入膏药中敷贴。

② 麝香6g。研末，入清油60g，和匀灌之。用于治疗中风不醒。

③ 麝香0.3g，活地龙3~5条，白糖10g。先将地龙洗净，和白糖一起捣烂，加面粉适量做成小饼，麝香置于神阙穴（肚脐）内，再将药饼盖于脐上，用绷带或胶布固定。直至高热退下、惊厥停止后数小时取下。用于治疗小儿高热惊厥。

④ 麝香30g，牛黄15g，水牛角2.4g。共研为散。每日中午饭前及晚上临睡时各用温酒调服3g。用于治疗胸痹。

⑤ 麝香、水蛭各30g。将水蛭锉碎，炒至冒烟，与麝香共研为末。每次用酒调服1.5g，无效再服。用于治疗从高坠下及跌打损伤。

⑥ 麝香6g，雄黄1.5g。共研细末，装入瓶内。每遇闪气者，将药点于眼潭内。用于治疗闪气伤胁肋疼痛。

⑦ 麝香0.15g，牛膝15g。先煎牛膝，去渣，调麝香服。用于治疗砂淋、石淋，此症溺如血块，小腹痛者。

⑧ 麝香0.15g，大葱3根（叶、根、须俱全）。先将大葱捣烂如泥，再入麝香捣匀，放于铁勺内文火炒热，用纱面包裹二三层，稍压成饼状，贴脐下1寸许（即气海穴后），外用布带束紧，勿使药物移动。10~15分钟后即可排尿。用于治疗小儿小便不能。

⑨ 麝香黄豆大1粒，巴豆1粒，细辛末1.5g。共研细，以枣肉为丸，如粟米大。以

新棉裹1丸，于痛处咬之，有涎即吐出，有蛀孔即纳1丸。用于治疗牙痛。

⑩ 麝香1g，雄黄15g，乳香30g、没药30g、黄米粉23g。先将前4味药共研为细末，以黄米粉打糊为小丸，每次服1.5～3g，一日2次，开水送服。用于治疗痈疡初起，红肿疼痛。

⑪ 麝香1g，冰片2g，硼砂2g。共研为极细末，取少许吹入患处，连用5次。用于治疗白喉。

⑫ 麝香0.15g，大田螺2只。将田螺捣烂，加麝香混匀，做成饼状，烘热后敷肚脐处。用于治疗噤口痢。

⑬ 麝香0.3g，白芥子60g，白芷6g，轻粉0.5g，蜂蜜150g。将前四味药共研为细末，与蜂蜜调匀后外敷肺俞穴处，每次敷24小时，连敷3～4次。用于治疗喘促气短，喉中痰鸣，痰稀多沫，遇寒即发。

⑭ 麝香0.3g，雄黄0.5g，辛荑1.5g，牙皂1.5g，冰片1g，洋金花半朵。共研为极细末，取少许吹入鼻内。用于治疗心绞痛。

⑮ 麝香0.6g，黄精30g，麻雀脑9个，大五倍子1个。共研为末，炼蜜为丸，每丸9g，一次1丸，一日2次，开水送服。用于治疗遗精，经久不愈。

⑯ 麝香、冰片、鳝鱼血各适量。调匀后外敷患处，歪斜在左者敷右侧，歪斜在右者敷左侧。用于治疗口眼㖞斜。

⑰ 麝香0.01g，鲜黄鳝1段，鲜地龙1条。共捣如泥，外敷患侧。用于治疗面神经麻痹。

⑱ 麝香0.3g，生南星3g，生半夏3g，细辛3g，猪牙皂3g。共研为细末，取少许吹入鼻孔内。用于治疗中风不语，半身不遂。

⑲ 麝香0.6g，血竭4g，麻子仁10g。先将血竭、麻子仁共捣如泥，摊于直径5～15cm的圆形布料上，再将麝香撒于表面。敷前，用毫针取患侧下关穴直刺，强刺激，不留针，随即将膏药敷于耳前面神经分布区。7天换药一次。用于治疗口眼㖞斜（吊线风）。

⑳ 麝香0.5g，猪苦胆1个。将麝香装入猪苦胆内，套患指上。用于治疗甲沟炎，蛇头疔。

㉑ 麝香1g，轻粉50g，铅丹50g，煅石膏50g，硼砂15g，朱砂6g，冰片1g。①共研为细末，用棉签蘸药末外撒疮面；②将药末撒黑膏药上外贴患处；③用药末制成药捻，插疮口内。用于治疗疔毒已溃，脓腐不净。

㉒ 麝香1g，轻粉10g，制硇砂10g，冰片15g。共研为极细末，外撒伤面。用于治疗烧伤化脓。

㉓ 麝香1g，燕窝土1g。共研为细末，外撒患处。用于治疗脓疱疮。

㉔ 麝香1g，雄黄6g，硼砂9g，朱砂9g，冰片3g。共研为细粉，外撒患处。用于治疗足癣，臁疮。

㉕ 麝香1g，乌贼骨20g，冰片5g。共研为细粉，取少许吹入患耳内，一日3次。用于治疗中耳炎。

㉖ 麝香1g，枯矾20g，冰片2g。共研为细粉，待患耳用3%的双氧水洗净后，取药末0.5g吹入患耳内，一日1次。用于治疗慢性中耳炎。

㉗ 麝香1g，活大田螺1个。将田螺盖揭开，加入麝香，使田螺化成液体，装瓶密闭备用。一日取1～2滴，滴入患耳，一日3次。用于治疗耳聋，耳疖。

㉘ 麝香0.1g，葱白10g。共捣烂，纱布包裹，塞鼻孔内。用于治疗鼻窦炎。

㉙ 麝香少许，枯矾3g。共研为细粉，取少许擦牙，早、晚各1次。用于治疗口臭。

㉚ 麝香1g，青盐5g，硼砂5g，白矾3g，冰片2g。共研为细粉，取少许撒患处，一日3次。用于治疗口疮。

㉛ 麝香1～1.5g（研末），紫皮大蒜头10～15个（捣烂如泥）。一般于农历五月初五中午，令患者伏卧，局部消毒，将麝香均匀撒于第七颈椎棘突至第十二胸椎棘突宽2.6～3.3cm的区域内，上覆蒜泥，60～75分钟后取下，涂以硼酸软膏，盖上塑料薄膜，胶布固定。用于治疗哮喘病。

㉜ 麝香6g，海藻60g，三七60g，水蛭60g，壁虎60g，牛黄4g。共研为细末，一次4g，一日2次，黄酒送服。用于治疗食道癌。

㉝ 0.4%麝香注射液。于病灶下多点注射，剂量依病灶面积大小而定（每次用量：约1cm×1cm的面积注射0.3mL），一周2次，3个月为一个疗程。用于治疗白癜风。

使用注意

孕妇及虚脱者禁用。本品服用过量易引起中毒，应注意。

保存条件

密闭，置阴凉干燥处，遮光，防潮，防蛀。

主要参考文献

程如海. 2006. 奇方名药治百病[M]. 北京：中医古籍出版社.

国家药典委员会. 2010. 中华人民共和国药典[M]. 北京：中国医药科技出版社.

郭晓庄. 1992. 有毒中草药大辞典[M]. 天津：天津科技翻译出版公司.

侯士良. 2001. 中药八百种详解[M]. 郑州：河南科学技术出版社.

梁颂名. 1991. 中药方剂学[M]. 广州：广东科技出版社.

吕侠卿. 1999. 中药炮制大全[M]. 长沙：湖南科学技术出版社.

南京中医药大学. 2006. 中药大辞典[M]. 上海：上海科学技术出版社.

彭怀仁. 1990. 中华名医方剂大全[M]. 北京：金盾出版社.

《全国中草药汇编》编写组. 1975. 全国中草药汇编[M]. 北京：人民卫生出版社.

谢宗万. 2001. 常用中药名与别名手册[M]. 北京：人民卫生出版社.

曾宪策，曾庆. 2008. 100种常见病药食治[M]. 重庆：重庆出版社.

曾宪策，何琴，罗欣. 2012. 临床常用中药400种[M]. 重庆：重庆出版社.

周文东. 2015. 药食同源日常应用3000例[M]. 重庆：重庆出版社.

中医研究院，赵金铎. 1985. 中医症状鉴别诊断学[M]. 北京：人民卫生出版社.

中国药材公司. 1995. 中国民间单验方[M]. 北京：科技出版社.

张贵君. 1997. 常用中药鉴定大全[M]. 黑龙江：黑龙江科学技术出版社.

延伸阅读

药食两用中药日常识别应用一本通

《药食同源日常应用3000例》　周文东　编著

重庆出版社　定价：58.00元

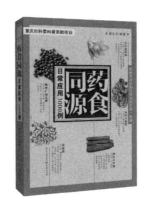

　　本书是在中医基础理论的指导下，结合现代药理研究成果，选取了日常生活中最常用的50味药食同源中药，系统阐述了这些药物的日常鉴别、临床功效、现代药理研究、临床常用方剂以及在日常生活中的应用，并针对多种常见病精选了近2000个组方简单、制作方便、安全有效的经典方剂及民间药膳食疗方，图文并茂，寓医于食，指导读者在日常生活中自我调理，摆脱疾病困扰。书中配有大量的精美中药成品及中药原植物图片，可使读者更加直观生动地认识、辨认中药。

中国西部地区优秀科技图书奖获奖图书

《临床常用中药400种》　曾宪策　何　琴　罗　欣　编著

重庆出版社　定价68.00元

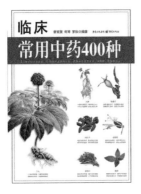

　　全书收录了临床最常用的中药共400种，每种分别按药名、歌诀、处方名、异名、来源、主要作用、用法用量、使用注意、中毒解救、贮存、药材或饮片识别、用法推荐等内容进行编排及介绍。此外，由于历史原因，每种中药均有若干个处方名和异名，对中药的使用造成了一定的混乱，为此，本书编写了"药物中文名索引"，以便于读者从处方名和近万个异名中查对到这400种常用中药。

全面而系统的性与生殖疾病诊治方案

《生殖健康验方精粹》　陈镕时　原著　王显华　李宗柏　编著

重庆出版社　定价：38.00元

中医在两性生殖健康领域的研究已有二千余年的历史，对生殖生理的认

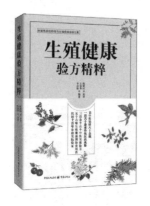

识，最早可追溯到中医经典《黄帝内经》。中医对妇科和男科疑难杂病的治疗具有整体调理、灵活施治、毒副作用小、效果肯定的优势。

本书引用了传统中医古籍160余种，系统论述了多种常见的性与生殖疾病，如性功能衰退、阳痿、早泄、梦交、滑精、脱精、性生活无快感等男科病，女子阴道松弛、女阴疼痛、妇人子宫脱垂、妇人阴疮等妇科病，以及男女不孕、不育症等病的辨证、治法、主治方剂、加减用药。

著名中医临床专家李可称之为"王氏药论"

《中医百家药论荟萃（修订版）》　王辉武　主编

重庆出版社　定价：198.00元

《中医百家药论荟萃》是一本中药临床工具书，记载了古今名家临床用药经验。全书共160万字，1300余页。

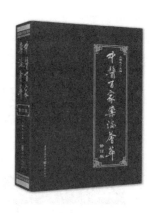

本书参阅历代中医药临床专著、本草专著、经史百家、文学札记等600余种，重点就中药的临床效用进行了全面系统的搜集整理。上篇为单味中药药论，收载最常用的中药400余味，以及能体现单味中药独特疗效的验方、单方、秘方5000余个；下篇为专题中药药论，专论中药的临床效用，有三分之二的内容是首次整理问世。

持续畅销20余年，深为读者认可的插图译解全本

《黄帝内经》　倪泰一　编译

重庆出版社　定价：68.00元

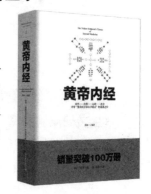

本书为《黄帝内经》白话全译本，全书配有插图三百余幅。这些插图是编译者历经十年，查阅了百余部中华文化古籍才得以收集而成。插图强化了该书的阅读效果，更利于读者对全书的理解，也更加适合当今读者的阅读习惯。